臨床疫学
臨床研究の原理・方法・応用

［監訳］**福井次矢**
聖路加国際病院 院長
聖ルカ・ライフサイエンス研究所 臨床疫学センター センター長
京都大学 名誉教授

CLINICAL EPIDEMIOLOGY
Principles, Methods, and Applications for Clinical Research

DIEDERICK E. GROBBEE, MD, PhD
PROFESSOR OF CLINICAL EPIDEMIOLOGY
JULIUS CENTER FOR HEALTH SCIENCES AND PRIMARY CARE
UNIVERSITY MEDICAL CENTER UTRECHT
UTRECHT, NETHERLANDS

ARNO W. HOES, MD, PhD
PROFESSOR OF CLINICAL EPIDEMIOLOGY
JULIUS CENTER FOR HEALTH SCIENCES AND PRIMARY CARE
UNIVERSITY MEDICAL CENTER UTRECHT
UTRECHT, NETHERLANDS

インターメディカ

監訳者

福井次矢　聖路加国際病院 院長
　　　　　　聖ルカ・ライフサイエンス研究所 臨床疫学センター センター長
　　　　　　京都大学 名誉教授

訳者一覧（掲載順）

副島久美子　聖路加国際病院 麻酔科
　　　　　　　聖ルカ・ライフサイエンス研究所 臨床疫学センター

シャピロ美奈　元聖ルカ・ライフサイエンス研究所 臨床疫学センター

石田也寸志　聖路加国際病院 小児科
　　　　　　　聖ルカ・ライフサイエンス研究所 臨床疫学センター

小俣富美雄　聖路加国際病院 内視鏡内科
　　　　　　　聖ルカ・ライフサイエンス研究所 臨床疫学センター

水野　篤　聖路加国際病院 循環器内科

高橋　理　聖路加国際病院 一般内科
　　　　　　聖ルカ・ライフサイエンス研究所 臨床疫学センター 副センター長

津川友介　ハーバード大学医学部ベスイスラエル・ディーコネス・
　　　　　　メディカル・センター 一般内科

上塚芳郎　東京女子医科大学医療・病院管理学 教授

松井邦彦　山口大学大学院医学系研究科総合診療医学分野 教授

大出幸子　聖ルカ・ライフサイエンス研究所 臨床疫学センター

内山　伸　聖路加国際病院 呼吸器内科／浅草クリニック

堀之内秀仁　国立がん研究センター中央病院 呼吸器腫瘍科 呼吸器内科

河北俊子　聖路加国際病院附属クリニック・予防医療センター センター長

小林大輝　聖路加国際病院 一般内科

医療統計アドバイザー

柳井晴夫　聖路加看護大学大学院特任教授
　　　　　　大学入試センター名誉教授

Clinical Epidemiology: Principles, Methods, and Applications for Clinical Reseach
By Diederick E. Grobbee, Arno W. Hoes

Copyright © 2009 by Jones and Bartlett Publishers, LLC.

Japanese translation rights arranged with JONES AND BARTLETT PUBLISHERS, INC. through Japan UNI Agency, Inc., Tokyo.

ORIGINAL ENGLISH LANGUAGE EDITION PUBLISHED BY
Jones and Bartlett Publishers, Inc. 40 Tall Pine Drive, Sudbury, MA 01776
ALL RIGHTS RESERVED

© First Japanese edition 2011 by Inter Medica Co., Ltd., Tokyo

Printed in Japan

With contributions by:
Ale Algra, MD, PhD, Professor of Clinical Epidemiology
Huibert Burger, MD, PhD, Associate Professor of Clinical Epidemiology
Yolanda van der Graaf, MD, PhD, Professor of Clinical Epidemiology
Geert JMG. van der Heijden, PhD, Associate Professor of Clinical Epidemiology
Jacobus Lubsen, PhD, Professor of Clinical Epidemiology
Karel GM Moons, PhD, Professor of Clinical Epidemiology
Yvonne T. van der Schouw, PhD, Associate Professor of Epidemiology

To Sjoukje and Carin

目　次

序　文　xi
前書き　xiii
ジュリアスセンター　xvi
著者について　xviii
協力者　xx
謝　意　xxii
監訳者　序文　xxiv

第1章　序　論　1

臨床疫学　2
患者ケアに関する研究　4
疫学的研究デザイン　8
データ収集のデザイン　12
データ解析のデザイン　13
診断、因果、予後、介入研究　14
研究から実践への移行：関連性と一般化　24

第2章　因果研究　30

疫学分野における因果研究　31
理論的デザイン　32
交絡因子　35
因果関係　46
修飾と交互作用　48

v

　　　　修飾因子と交絡因子　60
　　　　コホート研究、症例対照研究、実験研究の
　　　　　デザインとデータ収集　63
　　　　臨床疫学において、因果関係に関する
　　　　　よくある疑問　68
　　　　サンプル研究　70

第3章　診断研究　76

　　　　臨床実践における診断　77
　　　　実地臨床における診断から診断研究　86
　　　　合理的な診断研究　93
　　　　理論的デザイン　93
　　　　データ収集のデザイン　95
　　　　診断研究におけるバイアス　109
　　　　データ解析のデザイン　112
　　　　臨床における研究結果の適用　128
　　　　サンプル研究　129

第4章　予後研究　135

　　　　臨床現場での予後　136
　　　　予後予測へのアプローチ　139
　　　　予後予測は多変量過程である　141
　　　　追加予後価値　142
　　　　臨床現場での予後から予後研究へ　145
　　　　予後研究における予測的特質　145
　　　　広く行われている予後研究の評価　148
　　　　論理的予後研究　151
　　　　実験的研究または観察研究　154
　　　　予後研究のバイアス　160
　　　　データ解析のデザイン　161

　　　　成功例　164
　　　　結　論　171

第5章　介入研究：意図した効果　173

　　　　介入の効果　175
　　　　自然経過　176
　　　　外的効果　181
　　　　観察者効果　186
　　　　治療効果　187
　　　　自然経過の比較可能性　189
　　　　ランダム化（無作為化）　194
　　　　外的効果の比較可能性　198
　　　　観察の比較可能性　200
　　　　試験の限界　200
　　　　因果研究のパラダイムとしてのランダム化試験　208

第6章　介入研究：副作用　212

　　　　介入の副作用に関する研究　214
　　　　介入の副作用に関する研究：原因研究　218
　　　　A型副作用とB型副作用　222
　　　　理論的デザイン　226
　　　　データ収集のデザイン　227
　　　　観察研究における比較可能性　237
　　　　交絡を限定するための方法　240
　　　　介入による副作用の研究のための基盤としての
　　　　　ヘルスケア・データベース　252

第7章　データ収集のデザイン　255

　　　　時　間　256
　　　　全数調査または標本調査　259

　　　　実験研究または観察研究　　262
　　　　疫学データを収集する際の用語　　264

第 8 章　コホート、および横断研究　　267

　　　　データ収集の時期　　268
　　　　因果関係、および記述的なコホート研究　　271
　　　　実験的コホート研究　　274
　　　　横断研究　　276
　　　　生態学的研究　　277
　　　　日常診療のデータを用いるコホート研究　　278
　　　　コホート研究の限界　　293
　　　　例：The SMART study　　295

第 9 章　症例対照研究　　301

　　　　症例対照研究の論理的根拠と特質　　304
　　　　臨床研究における症例対照研究の歴史　　308
　　　　理論的デザイン　　310
　　　　データ収集のデザイン　　312
　　　　症例の決定　　315
　　　　症例の有病率と発生率　　316
　　　　対照の抽出：研究基盤集団の原則　　320
　　　　対照シリーズの特殊タイプ　　327
　　　　複数の対照シリーズ　　334
　　　　症例と対照のマッチング　　335
　　　　データ解析のデザイン　　339
　　　　症例コホート研究　　343
　　　　事例交叉研究　　346
　　　　対照が存在しない症例対照研究　　349
　　　　症例対照研究の利点と限界　　349
　　　　計画された例　　351

第 10 章　ランダム化試験　357

「通常の」、並列、因子、クロスオーバー、
　クラスター臨床試験　359
参加者　364
治療の割り付けとランダム化　366
インフォームドコンセント　369
盲検化　369
アウトカム　371
データ解析のデザイン　372

第 11 章　メタ分析　381

理論的根拠　382
原　理　384
理論的デザインとリサーチクエスチョン　387
データ収集の方法論　388
批判的吟味　398
データ解析のデザイン　400
メタ分析結果の報告　416
メタ分析からの推論　424

第 12 章　臨床疫学データの解析　427

疾患頻度の測定：発生率と有病率　428
臨床疫学研究におけるデータ解析の戦略　431
決定因子とアウトカムの関係　436
交絡因子の補正　444
回帰分析　446

文　献　466

索　引　496

序　文

　膨大な活字情報と、適切な応用臨床研究を必要とする今日の EBM 時代においては、既存のエビデンスを批判的に吟味し、新しい研究計画（デザイン）を策定する上での重要なツールとして、臨床疫学の重要性はますます高まってきている。

　本書は、応用臨床研究をデザインしたり実施したりする人だけでなく、現在臨床に携わっている人やその関連分野（薬学、健康科学、看護科学、獣医学、および歯科学）の人のために書かれたものである。応用臨床研究のこれら「利用者（ユーザー）」だけでなく、「実践者（ドゥーアー）」（特に医学生、医学部や関連学部の博士研究員）にも本書の内容は役立つであろう。臨床疫学の教官にとっては、本書が授業での価値あるリソースとなるであろう。

　本書の目的は、ユーザーとドゥーアーの双方に定量的臨床研究について教授することにある。疾病の診断、因果関係、予後、そして介入効果の定量的エビデンスを得るために、臨床疫学の原理と方法が用いられる。本書の内容は、応用臨床研究の方法論に関するわれわれの 20 年以上にわたる教育経験を反映している。この新しい教科書を作ろうというわれわれの決意を促したのは、かつてない発展を遂げている臨床疫学方法論であり、われわれの教材と既存の疫学教科書の間の深まるばかりの矛盾であり、われわれの授業を反映した簡潔な教科書を望む多くの学生や臨床医からの要請であった。

　本書を通じて扱ったのは、われわれ臨床医が日常診療で直面する問題

と診療上必要とされる定量的学問知識である。因果関係（特に因果研究と介入効果を示す研究）を解明する研究と、疾患の存在（診断研究）や結果（予後研究）の予測を目的とする記述研究とを明確に区別した。

（経験の少ない、または上級の）臨床研究者と、臨床研究の結果を主に用いる読者の双方にとって役立つよう、本書は3つのパートから構成されている。

パート1（第1章）では、日常診療において、関連する臨床知識と臨床疫学の相互作用を概観する。加えて、臨床疫学の原理と方法、それに応用臨床研究の重要な4つのタイプの研究である診断研究、因果研究、予後研究、介入研究について解説する。

パート2（第2～第6章）は、4つの主なタイプの臨床研究の原理について、さらに詳細に述べる。各章は、臨床試験の基本原理の紹介を含め、介入の主要効果と副次効果を評価する研究について解説する。これらの5つの章には、これら各分野において研究を計画し、実行する人々にとって多くの実践的な勧告が含まれている。

パート3（第7～第12章）は、臨床疫学に応用される個別のツールについて、さらに詳細な情報を欲する人のために書かれている。ここでは、よく用いられる研究デザイン（例えば、メタ分析や症例対照研究、ランダム化試験など）や基本的なデータ解析事項が扱われている。

本書のすべてのセクションで、すでに解決された日常診療の例と臨床的に関連する臨床研究のうち練習問題として使えるものを掲載している。加えて、学部生、大学院生の教育で本書の使用を促すために、各章の解答つき最新練習問題がジュリアスセンター出版局のウエブサイト（Julius' clinical epidemiology/exercises）に公開されている。

われわれは、臨床疫学の持つ強みをさらに理解する上で、また、日常診療をさらに改善しようと努力している、定量的臨床研究のユーザーと研究者の双方を支援する上で、本書が役に立つことを願っている。

この初版本には不一致や間違いがあるかもしれない。内容を改善すべく、読者からの指摘を歓迎する。

前書き

　臨床医は、疫学は臨床研究とは異なるものと考えがちである。そのために、公衆衛生上の戦略的課題だけでなく、疫学的手法、疾病の原因、予防医学は、主に疫学講座や公衆衛生大学院で教えられてきた。しかし、これらの講座や大学院の多くは、実際の臨床現場と臨床研究の実践からあまりにもかけ離れたものになってしまった。そして、疫学研究と臨床研究の両陣営とも、互いの孤立から生じる悩みを抱えてきた。高度に進んだ方法論による強力なツールボックスを提供する疫学は、臨床医学との密接な相互作用によってより発展するであろう。疫学の原理と方法は公衆衛生に不可欠なだけでなく、臨床研究とも密接な関連がある。今日でもなお、この基本的事実が多くの臨床研究者には十分に理解されていない。

　疫学的手法と臨床疫学は、本当に臨床研究に革命をもたらすのか？方法論的厳密さ、充分なサンプルサイズ、そして、熟練した統計解析はより急速な進歩や素早い重要な発見を可能にするのか？　私は、25年前にこの大胆かつ愚直ともいえるアイデアを思いつき、そして、これが真実であろうとの私の直感は、ますますその度を増してきている。当時、私はまだ現役の外科医であり、私の研究はどうしても疫学の基本原理にある程度則って行わざるをえないものであった。そしてこのことが手術室、病棟、外来、救急室、医学生を教える教室での、私のプロとしてのパフォーマンスについての考えを大きく変えた。

　第一に、疫学的方法論に徐々に精通してくると、因果関係の推論に対

する基本的必須事項が理解され、結局、治療の成功は、よいアウトカムをもたらす原因の1つにすぎないことを悟った。このことを知ることによって、われわれの治療的介入、主に外科的介入の本当の利益とわれわれの診断技術の成果に対して、ますます疑念を抱くようになった。それは、人工股関節手術、冠動脈バイパス手術、乳房温存手術、腹腔鏡下胆嚢摘出術、腎臓移植、血管再建術、そして、拡大前立腺摘出術（いくつか例として挙げただけであるが）が―しばしば、ランダム化試験からの新しい技術のサポートや利便性なしに―、手術室でのわれわれの仕事を大きく変えた時期であった。同時に、CT、超音波、PET スキャン、そして続いて MRI がわれわれの臓器可視化能力と身体機能の評価に革命をもたらした。今日の新手の治療的・診断的技術はさらに革命の度合いを強めている。

　この間、臨床医として私は、2つの相矛盾する気持ちを抱いて過ごしてきた。1つは、新しい臨床技法が無計画に使用されたり組み合わせられたりしていることについていや増すフラストレーションである。例えば、新薬の厳しい認可とは異なり、新しい外科手法がリスクと利益を定量的に評価されることなく一夜にして取り入れられることがある。当然の結果として、われわれの患者の人生と健康に影響を与える決定のほとんどは科学的根拠に基づかない。一方で、もう1つの思いも大きくなっている。疫学的理論と方法論は、臨床実践をエビデンスに基づかせる方向に直接貢献してきたという魅惑的な考えである。外科医として17年間働いた後、私は平和的に、永久的に、そしてフルタイムの疫学者になることにまったく後悔なく手術室を去った。

　臨床医が行う研究に著しく妥当な方法が、疫学ツールボックスから簡単に用いることができると彼らを説得することは容易でない。しかし、より難しいのは、光明と機会を見出す助けとなる読みやすい教科書を提供することである。まさにこの文脈において、本書『臨床疫学：臨床研究の原理・方法・応用』が、既存の文献に加えて非常に有用な文献となるのである。私は、25年前にこの本があればよかったのにと思ってい

る。人の集団における多岐にわたる臨床現象を研究しなくてはならないという状況下で、今や強固かつ安定した支援を受けることのできる若き同僚を祝福する。そして本書が、最先端の臨床研究で使われた洗練された手法を理解しなくてはならない臨床医－その数は増え続けている－にも読まれることを願っている。

Hans-Olov Adami
2007年9月　ボストンにて

　Hans-Olov Adami 博士（MD, PhD）は、ハーバード大学公衆衛生大学院疫学部門の疫学教授・学科長である。また、スウェーデン、ストックホルムのカロリンスカ大学医療疫学生物統計学部門のがん疫学教授である。

ジュリアスセンター

　ヘルスサイエンス・プライマリケア・ジュリアスセンター（http://www.juliuscenter.nl）は、1996年12月、ユトレヒト大学メディカルセンターに設立された。ジュリアスセンターは、もともとあった疫学、公衆衛生、臨床疫学などの小さな部門を基盤に作られ、その後プライマリ・ケアにまで拡大した。

　ジュリアスセンターという名前は、センターに組み込まれた学問領域を明示するためというよりは、革新的なヘルスサイエンスのためのロゴとして選ばれた。写真のHendrik Willem Julius（1901〜1971）は、20世紀前半のユトレヒト大学ヘルスサイエンスの教授であり、臨床試験の早くからの提唱者であった。Juliusが、当センターで働いたことはない。Juliusの子孫の同意を得て、われわれのセンターに彼の名前を使うことを誇りに思う。

　創設以来ジュリアスセンターは、その主な対象領域である研究、教育、そして患者ケアで成長を続けてきた。センターのあり方を決めた原則がいくつかあった。1つは、疫学は基盤医学分野であるということである。これは、センターとスタッフの研究テーマに反映されていて、スタッフの多くは、他の多くの生物医学系出身の疫学者と一緒に、協調的な雰囲気の中で働いている医師である。2つ目の原則は、臨床疫学は臨床医学と密に接近し、相互に影響し合うことにより、もっとも存在価値が高まるということである。その結果として、このセンターは病院環境内に位置し、ユトレヒト市内の広大な新興地内のプライマリ・ケアセン

ターで臨床ケアを提供している。一方、他の学部に併任職を持つことで継続的な交流が支援されている。最後にもっとも重要な原則は、経験を積んだスタッフだけでなく若手フェローによる研究の質は、疫学の原則と手法をどれだけ深く理解しているかによって決まるということである。この目標を達成するためには、良質な教育が不可欠である。

　センターが開設したばかりでまだ規模が小さかった頃、互いに教え合い、協力し、考えを新たなものにすることで、共通の理論基盤を作ることにとりかかった。これにより、ユトレヒト大学で提供されている疫学の国際理学修士（MS）課程の内容と、われわれがオランダ国内外の医学生、臨床医、その他医療専門家に教えている内容を含むユトレヒトの現在の疫学カリキュラムの基礎が作られた。

　一般的で一貫性のある原理と方法こそが疫学の最大の長所であり、臨床疫学が今日の応用臨床研究に提供しなければならない真の価値はそこにあるとわれわれは信じている。

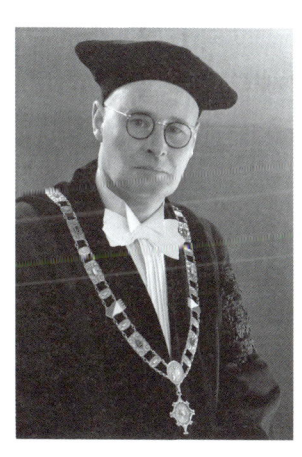

Hendrik Willem Julius

著者について

　Diederick E. Grobbee, MD, PhD（1957）は、ユトレヒト大学医学部を卒業後、内科研修を行い、ロッテルダムのエラスムス大学で疫学博士号を取得した。その後、モントリオールのマギル大学で学び、ハーバード大学公衆衛生大学院の客員助教授となった。約10年間、エラスムスにおいて、心臓血管疫学グループを率いる臨床疫学教授となった。その後、ユトレヒトメディカルセンターの臨床疫学教授、そして、ジュリアスセンターの創設者にして学部長になった。現在、ユトレヒト大学の疫学の国際理学修士課程のプログラムディレクターであり、オランダヘルスサイエンス学会委員である。また、臨床研究のための学術アライアンスの取締役員であり、オランダ王立人文科学アカデミーの医学諮問会議委員、『European Journal of Epidemiology』の編集者でもある。複数の国で多岐にわたる聴衆に対して臨床疫学と臨床研究方法のコースを教授した経験を持つ。

　Arno W. Hoes, MD, PhD（1958）は、オランダ・ナイメーヘンのカトリック大学で医学を学び、ロッテルダムのエラスムス大学で臨床疫学博士号を取得した。その後ロンドン衛生熱帯医学大学院で学んだ。1991年、エラスムスメディカルセンターの一般内科と疫学・生物統計学科の両学科で、臨床疫学と一般内科の助教授になった。一般内科では、「プライマリ・ケアにおける循環器疾患」という研究チームを率いた。1996年、ユトレヒト大学メディカルセンターのジュリアスセンター

に異動し1998年、臨床疫学とプライマリ・ケアの教授に就任した。現在ジュリアスセンターの研究長である。また、研究デザイン、臨床疫学、診断研究、薬物リスク評価、そして、循環器疾患のコースを教授した経験を持つ。1998年以来、オランダ医療評価評議会のメンバーである。

協力者

本書に対して、多大なる貢献や批評的コメントを寄せてくれた同僚や友人に謝意を表する。

Ale Algra, MD, PhD, ジュリアスセンター臨床疫学の教授であり、ユトレヒト大学メディカルセンター神経学の教授、そして、オランダ・ライデン大学メディカルセンターの臨床疫学の教授である。

Ale Algra は、神経血管疾患のランダム化臨床試験のデザイン、実施、解析において豊富な経験を持つ。その経験と細部にわたる見識は、第10章に反映されている。

Huibert Burger, MD, PhD, オランダ・フローニンゲン大学メディカルセンターおよび、ユトレヒト大学メディカルセンター、ヘルスサイエンス・プライマリケア・ジュリアスセンターの臨床疫学・生命情報工学部の臨床疫学准教授である。

Huibert Burger は予測研究の理論的基礎に強い興味を持っており、第4章の予後研究の章に大きく貢献した。

Yolanda van der Graaf, MD, PhD, オランダ・ユトレヒト大学メディカルセンター、ヘルスサイエンス・プライマリケア・ジュリアスセンターおよび放射線科の臨床疫学教授である。

Yolanda van der Graaf は、われわれのグループの中でもっとも経験

が多く「実践的な」臨床疫学者の1人で、第12章で述べられているように臨床的見地からデータ解析を行うのに長けている。

Geert JMG. van der Heijden, PhD, オランダ・ユトレヒト大学メディカルセンター、ヘルスサイエンス・プライマリケア・ジュリアスセンターの臨床疫学准教授である。

Geert van der Heijden は EBM について造詣が深く、文献検索のエキスパートである。彼の知識は、メタ分析に関する第11章に反映されている。

Jacobs Lubsen, PhD, オランダ・ロッテルダムのエラスムス大学医学部の臨床疫学教授である。

Koos Lubsen は、長年の師であり友である。彼の刺激的で明快なアイデアは、第11章で見出される。

Karel G.M. Moons, PhD, オランダ・ユトレヒト大学メディカルセンター、ヘルスサイエンス・プライマリケア・ジュリアスセンター臨床疫学および麻酔科の教授である。

Karel Moons は診断研究のエキスパートであり、豊富な臨床経験を基に概念的かつ理論的根拠について研究している。彼の見解は、診断研究について述べた第3章に表されており、予後研究についての第4章にも大きく貢献した。

Yvonne T. van der Schouw, PhD, オランダ・ユトレヒト大学メディカルセンター、ヘルスサイエンス・プライマリケア・ジュリアスセンターの臨床疫学准教授である。

Yvonne van der Schouw は因果疫学研究において大きな実績を挙げた。彼女はまた、健康に対するさまざまな栄養因子の効果についてコホート研究やランダム研究を行っている。第2章の例を提供した。

謝　意

　ジュリアスセンターの臨床疫学に関する理念を唱え、応用臨床研究の実践を促す上で決定的な役割を果たした現在と過去の当センターのすべてのメンバーに対し、謝意を表する。ジュリアスセンターの開設後ほどなく作られた共同教育プログラムは、本教科書の執筆につながる最初の重要な一歩となった。多くのスタッフメンバーが、本書のさまざまな部分に貢献してくれた。彼らの専門知識、情熱、そして勤勉ぶりに深く感謝する。

　われわれの疫学的思考と（同意に至らなかったときでさえ）刺激的な議論を発展させてくれたロッテルダムのエラスムスメディカルセンター疫学・生物統計学部門のかつての同僚たちに謝意を表する。

　多くの学生、博士研究員、臨床医、オランダ内外でのわれわれの教育プログラムへの参加者から寄せられた批判、議論、そして機知が、われわれの教育手法を改善し、臨床疫学の理解をさらに深めるよう励まし続けたことに感謝する。

　臨床疫学に対するわれわれの考えは、多くの科学者の影響を受けている。ここで、特に3人について言及したい。

　Hans A. Valkenburgは、彼の臨床知識と臨床疫学の知識を、大規模研究のデザインや臨床部門と検査部門を密接に関連させるという企業家精神と結合させて、オランダの臨床疫学の基礎を築いた。われわれは、ロッテルダムの彼の研究室で臨床疫学のトレーニングを受けたことを誇りに思う。彼のアイデアは、いまだにジュリアスセンターやオランダ国

内の他の臨床疫学講座のロールモデルとなっている。

われわれは、Olli S. Miettinen の臨床疫学についての豊富なアイデアに強い影響を受けた。世界中の至るところで彼と交わした多くの刺激的な議論により、われわれ自身のこの学問分野への貢献については謙虚でなければならないことを知り、臨床疫学の基礎とその臨床研究への応用をさらに探求するよう強く刺激された。彼が本書を読むことで、さらに刺激的な相互作用と将来の改良がもたらされることは疑いない。

Albert Hofman の友情と、われわれの科学面での進歩の重要な局面における支援に深く感謝する。彼は、われわれが臨床疫学のキャリアを選んだことについて少なくともその一部について責任がある。周囲の者に広がるような彼の疫学に対する情熱と科学的卓越性への献身は、われわれの仕事に大きなインパクトを与えた。

原稿の準備段階での Monique den Hartog と Giene de Vries による精緻な仕事なくして、本書は出版されなかったであろう。彼らの重要な秘書的貢献に対し、心から感謝する。

監訳者　序文

　1747年、医療の分野で統計学を用いた最初の研究が行われた。壊血病の船員12名を6つのグループに分けて、異なる食事をさせて症状を観察し、レモンを摂取したグループの船員のみで壊血病が治ることを示した、James Lindによるものである。James Lindは英国エジンバラの医師で、数値で医療の有効性を評価する考えは英国エジンバラに発祥していて、そのような考え方を継承する医師のグループを"エジンバラ学派"と呼ぶようである。

　私は、過去数十年間のEBM（Evidence-based Medicine）推進における英国のリーダーシップ、それに英国だけでなくフランスやオランダなど欧州各国でのQuality Indicator ―その背景にはEBMのフィロソフィーと実践が必須である― を用いた医療の質向上への先進性を知るにつれ、欧州におけるEBMとその基盤学問である臨床疫学の源流を辿りたいと常々考えていた。上記の18世紀半ばのJames Lindの研究は、その回答の一部と思われる。

　本書は、そのような数理統計学的な医療評価を良しとする文化を引き継ぐ、欧州オランダのユトレヒト大学メディカルセンターにあるジュリアスセンターの臨床疫学分野のDiederick E. Grobbee教授とArno W. Hoes教授による『Clinical Epidemiology：Principles, Methods, and Applications for Clinical Research』の日本語訳である。ジュリアスセンターは、ユトレヒト大学内にかつて存在した疫学、公衆衛生学、臨床疫学の3部門を統合してできた部署である。ここでは、臨床疫学は「医

学の基礎学問」と位置づけられ、あらゆる生物医学研究の方法論的基盤をなし、共同研究の体制がとられ、臨床分野、特にプライマリ・ケアとの強い関連性のもとに活発な活動を行っているという。私自身、ジュリアスセンターの設立経緯や活動理念や業績に深く賛同するところが多く、2005年には、私も聖ルカ・ライフサイエンス研究所に「臨床疫学センター」を開設し、聖路加国際病院との連携のもと、まさにジュリアスセンターとほぼ同様の活動を行ってきたところである。

本書は、臨床疫学・EBMを実践する上でどうしても理解しておかなくてはならない疫学的原理、臨床研究への応用を大変わかりやすく記述したものであり、わが国の医学・医療の発展のためには焦眉の急とされている臨床研究の推進・普及に、必ずや役立つものと確信する。

多忙中、副島久美子、シャピロ美奈、石田也寸志、小俣富美雄、水野篤、高橋理、津川友介、上塚芳郎、松井邦彦、大出幸子、内山伸、堀之内秀仁、河北俊子、小林大輝の諸先生方が翻訳の労を執ってくださり、聖路加看護大学大学院の柳井晴夫特任教授から統計用語について懇切丁寧なアドバイスをいただいた。そして、このような臨床疫学の教科書を出版する意義をご理解いただいた（株）インターメディカ赤土正幸社長をはじめ出版スタッフの皆様に深謝申し上げる。最終的な翻訳の責任は私にあり、読者の方々には、誤りに気づかれた折にご指摘いただければ幸甚である。

2011年8月
福井次矢

第1章 序論

序　論

　疫学とは、事象生起の研究である［Miettinen, 1985］。疫学研究の対象は疾病の発生とその決定因子の関係である。疫学研究は、あらゆる分野のトピックを扱う。例えば、小児の炎症性腸疾患の発症におけるはしかウイルス感染の因果関係、心不全を疑わせる症状の患者での新たなBタイプナトリウム利尿ペプチドのベッドサイド検査の付加的価値、細菌性髄膜炎の重症度がその後の学業成績にもたらす影響について、小児の急性中耳炎で症状の持続期間に対する抗生剤の効果についてなどである。これらのすべてに共通しているのは研究であり、もっと正確にいえば疾病発現（炎症性腸疾患、心不全、学業成績、中耳炎症状の持続期間）と決定因子（ここでは、はしか感染、新たなベッドサイド検査、細菌性髄膜炎の重症度、抗生剤治療）との関係の定量化である。このような多岐にわたる分野の疫学研究のもっとも重要な点は、研究対象としての事象関係の重要性である。

　疫学の起源は、感染症の流行の原因解明と経験的学問分野としての公衆衛生学の出現に由来する。疫学を学ぶ学生は誰も、19世紀のロンドンにおけるコレラの伝染様式に関するジョン・スノウ（John Snow）の先駆者的業績を読んで心躍るであろうし、その中に「私が言ったことの結果として、翌日にはポンプのハンドルが取り外された」［Snow, 1855］という文章がある。以後、疫学的手法は循環器疾患やがんなど

の慢性疾患の原因究明に応用され、成功し、今や実質的に医学のあらゆる範囲をカバーしている。

　最近の数十年間、疫学の原理と手法は、応用臨床研究に用いられて効果的であったと認められることがますます多くなってきた。患者治療を手引きし、その結果を評価する上で、医学における数量的エビデンスを用いることがますます強く強調されるのと並行して、疫学は患者志向の研究とEBMの基盤のための基礎的学問分野の1つとなった。臨床疫学は、臨床実践に関する疑問（疾患の診断、原因、予後そして治療について）を扱う。臨床実践を最善のものにするためには、研究は適切で妥当かつ精確でなければならない（**テキストボックス1.1**）。研究の結果は、いずれは信頼され日々の診療に適用されるようになるため、研究は妥当（真実で精確）でなければならない。

臨床疫学

　臨床疫学は、疫学である［Grobbee & Miettinen, 1995］。では、なぜこの言葉を使うのか？　臨床疫学とは、異なる領域を示したり、医原性疾患の研究など疫学研究のある特定の側面について言及しているのではなく、患者ケアに関する疑問に疫学的手法を応用することを表している。疫学の歴史を概観すれば、疫学の実践者は主に公衆衛生や地域医療の分野の人々であったことがわかる。疫学研究の結果は、社会の多くの人を冒す感染症や慢性疾患の原因追求だけでなく、予防医学を形成する上でも唯一無二の価値を有する。さらに、個々の患者の診断と治療において確率的推論が重要だとの認識が増す中で、臨床医学の中で疫学研究が提供すべき方法論に関する関心が、目に見えて増大してきた。したがって、臨床疫学という言葉は、「応用」**臨床科学**との関連で用いられる。逆に言えばそのことは、われわれの研究テーマは、患者ケアに関連するものの優先度が高いということを思い出させる。臨床疫学は、数量的臨床研究のデザインと実践に非常に有用な原理と手法をもたらす。

テキストボックス 1.1　Valid と Precise

valid
メインエントリー：**val・id**
発音：'va-l&d
機能：形容詞
語源：中期フランス語または中世ラテン語；中期フランス語では valide、中世ラテン語の validus より、ラテン語の力強い（strong）、強力な（potent）、ValEre より
1：法的に有効または効力がある；特に：適正な法的権限と手続きにより履行されること＜法的に有効な契約＞
2a：根拠が明確な、または正当な：関連があると同時に有意義であること＜正当な理論＞
　b：論理的に正しい　＜正当な議論＞＜正当な推論＞
3：目的に沿って適切な：効果的な＜どの作品にも独自の効果的な手法がある＞
4 分類群の：合理的な生物学的分類の容認された原則に適合した

precise
メインエントリー：**pre-cise**
発音：pri-'sIs
機能：形容詞
語源：中期英語、中期フランス語 precis より、ラテン語 praecisus より、切り取るという意味の praecidere の過去分詞、prae- ＋ 切断するという意味の oncdere
1：正確にまたははっきりと定義または記述されている
2：詳細に至るまで正確な
3：パターン、基準、慣例に厳密に一致していること
4：どの他のものよりも目立つ＜まさにその瞬間＞

出典：The Merriam-Webster on-line dictionary, ⓒ2007 by Merriam-Webster, Incorporated（www.merriam-webster.com）の許可を得て使用

疫学研究は、その大部分が因果研究に関するものであった。研究者たちは、慢性疾患の原因について疫学研究を行うことで、キャリアと当該分野での評価を築いてきたが、患者ケアでは、個々人の診断と予後を確定する能力がより重要と考えられている。しかしなお、疫学の多くの理学修士や博士のフェロー、特に医療環境外で働いているフェローの仕事は病因学に集中している。おそらく、彼らは、そうすることによって、実際、医学的ケアに対する疫学研究の価値を狭めていることを理解していない。疾患を予防し、新しい治療法を発見するのに役立つという意味で、因果関係についての知識が重要なことは明らかである。

しかし、臨床の現場では、適切な診断を下し、疾患の自然経過を予測し、そして、治療の適応と禁忌の状況を知ることが主たる関心事である。これらは、しばしば疾患の原因についての知識なしに行われる。もし、今日の臨床疫学をさらに強化する上で必要なメッセージがあるとするならば、後述のように、診断・予後研究において、**病因（または原因）研究**よりむしろ**記述研究**がもっと必要だということである。

患者ケアに関する研究

応用臨床研究は、臨床実践に関する知識を得たいという動機に基づくべきである。したがって、臨床研究の目的を理解するためには、臨床現場での問題点を理解する必要がある。医師を受診する患者について考えてみよう。多くの場合、受診の理由は、何か疾患を示唆する訴えや症状である。例えば、排尿障害のため60歳の男性患者が総合医から泌尿器科医に紹介された。その後のすべてのアクションの分かれ目は、患者のプロフィールに発する。患者のプロフィールには次の2つの構成要素がある。① 患者の症状、兆候、診断検査の結果などからなる臨床プロフィールと、② 性別、年齢、社会経済状況などの属性を含む非臨床プロフィールである。これら2つの種類の事実のうち、臨床プロフィールは一時的なものであり、疾患に関係している。それに対して非臨床プ

ロフィールは疾患とは関係がなく、したがって、疾患を有する患者に直接関係している。これらは、互いに相補的である。患者のプロフィールに始まり、医師は多くの難関に直面する。経時的に並べると、① 臨床プロフィールの解釈、② 疾患の説明、③ 経過の予測、④ 治療の決定、そして、⑤ 治療の遂行である。

　最初の難関は、患者プロフィールの解釈と診断の確立である。答えを必要とする質問は、「この患者のプロフィールからいちばん考えられる疾患は何か？」である。この過程において、医師はこの患者に特定の疾患が存在することを確認する。通常、診断の後のどこかの時点で、疾患についての説明が求められる（二番目の難関）。しかし、なぜ今この時に、この患者にこの疾患が起こったのかという因果的な質問が提起されて当然なのに、その答えを出すのは不可能であり、また多くの場合、患者が適切な治療を受けるのに答えは必要ですらない。例えば、虫垂炎はその発病原因がわからなくても手術で適切に治療できるかもしれない。疾患の経過予測（三番目の難関）は通常、医師にとって疾患の因果関係を理解するよりもずっと重要な任務である。予測される経過が、患者にとってもっとも重要なことは確かである。

　患者の病気と可能性のある原因、患者の臨床プロフィールと非臨床プロフィールがわかったなら、疾患の経過やその兆候は今後どうなるであろうか。予後は、診断とその他の患者属性（治療をしなかった場合に予測される経過など）に基づく予測と、適切な治療によってもたらされる効果と副作用が経過に与える影響の両方から成り立っている。これには、理想的に、患者自身による介入だけでなく、あらゆる適切な臨床行動を行ったとして、包括的な予測が含まれていることに留意されたい[Hilden & Habbema, 1987]。現代医学では、予測される疾患経過が、治療の有効性と選択に大きく依存していることは明らかである。一度この選択がなされると（四番目の難関）、引き続き治療が行われることは当然である（五番目の難関）。

　近代的医師は、科学的医師である。現今の EBM 時代では、データが

図 1.1 予後

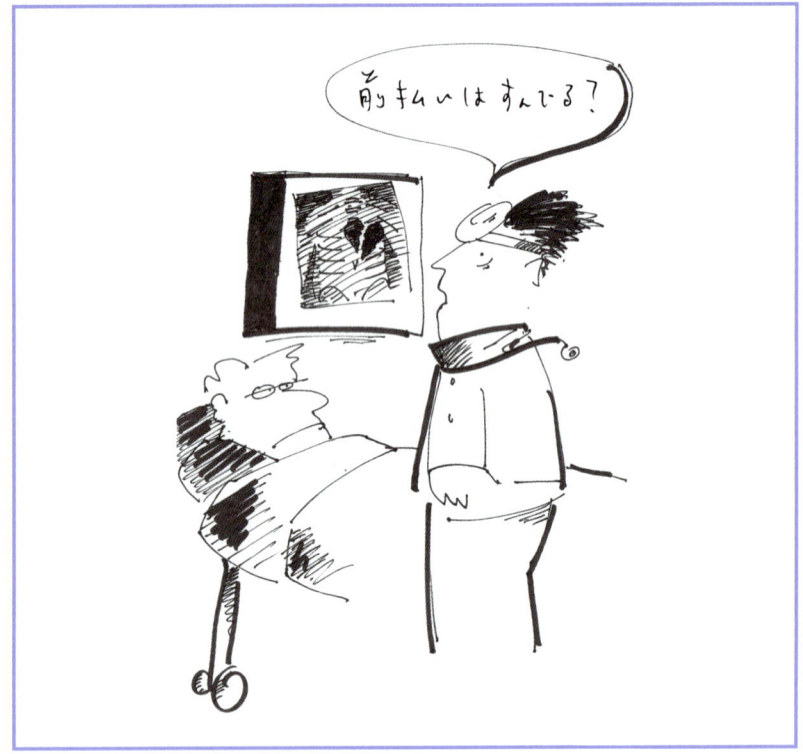

欠落し、不完全で、個々の患者ケアを導くには不十分な精度であることが頻繁にある状況でも、科学的根拠に基づいて行動し、科学的姿勢をとるよう教えられる。臨床疫学研究に求められる使命は、他の臨床医が拠り所とする知識源を増やすことである。この使命には、本質的に、一般的な知識源および実践的専門分野に、厳密で互いに補足的な原理と手法を提供する疫学の学際的アプローチが必要である。日常的に患者診療における課題に直面する医師にとって（**表 1.1**）、知識は不可欠である。最初の課題に対して診断知識、二番目の課題に対して病因知識、三番目の課題に対して（治療効果についての知識を含む）予後知識についてである。一般的に、応用臨床研究の中での臨床疫学の役割は、疾患の

表1.1　日常診療上の課題

課題	疑問	必要なこと
臨床プロフィールの解釈：疾患の存在の予測	この患者の症状と兆候をもっともよく説明する疾患は何か？	診断についての知識
疾患の説明	なぜこの患者にこの疾患が起こったのか？	因果関係についての知識
疾患の経過予測	1. 治療をしないとこの患者はどうなるか？ 2. 治療により経過はどのくらい影響を受けるか？	（治療についての知識を含む）予後知識
医療行為の決断	もしやるとしたら、どの治療をこの患者に選択すべきか？	可能な選択肢の効果とリスクのバランス
医療行為の遂行	治療の強要	技術（スキル）

　診断、病因、そして経過における治療効果を含む予後についての、科学的に妥当かつ数量的な知識の提供を支援することである。この推論的確率的知識は、患者ケアの意思決定上、合理的根拠となる。治療決定には、特定のタイプの患者での、さまざまな治療選択肢とその選択肢の効用とリスク評価の組み合わせを考慮した予後についての数量的知識が必要となる。治療を行っている医師は、この知識を経験や、患者との話し合い、最良の治療管理についてのバランスのとれた決定をするためのスキルなどと組み合わせることが必要になる。これらの決定は、正式な形では、臨床決断分析の分野であるアルゴリズムで表されることがある。臨床決断分析では、数量的応用臨床研究の結果が、患者アウトカム（有用性）の予測値とともに入力因子として扱われ、さまざまな考えうる代替治療管理の費用は出力因子として扱われる。治療の遂行（五番目の課題）にはスキルが必要であり、疫学研究の範囲を超えたものである。

　応用臨床研究をデザインするにあたって、第一の目的が臨床上応用可能な医学知識の提供でなくてはならない。これを達成するために、リ

サーチクエスチョンの策定後、妥当かつ十分に精確な方法で回答が与えられなければならない。第一に、研究結果が真であり、バイアスがない程度を表すところの妥当性が重要となる。妥当な研究結果とは、個々の患者や対象者集団について適切な予測ができるほど十分に精確であることをいう。例えば、がん診断後の5年生存率は50％と予測されるとしても、その精確度が5〜80％の範囲に及ぶ場合、患者治療にとってこの知識の有用性は限られている。診断、病因、予後、そして、治療に焦点を合わせた研究のデザインは、これらの目的に合致したものでなければならない。臨床疫学研究の総論的、各論的な研究デザインの特徴は、次のセクションで詳述する。

疫学的研究デザイン

　臨床疫学では、研究デザインに3つの要素を考える。**理論的デザイン**、**データ収集デザイン**、そして、**データ解析デザイン**である（**テキストボックス1.2**）。いくつかの理由により、研究デザインに関する議論の多くは、データ収集に集中している。「コホート研究にしようか、症例対照研究にしようか」。理論的デザインの圧倒的な重要性にもかかわらず、データ解析のほうが、前者よりもしばしば強調される（その程度は、通常より小さいが）。

○ 理論的デザイン

　研究の理論的デザインは、リサーチクエスチョンから始まる。リサーチクエスチョンの作成により理論的デザインが導かれ、最終的にはその研究が研究者のニーズに合致した答えを引き出すかどうかが決まるため、非常に重要なものである。したがって、リサーチクエスチョンは疑問でなければならず、ぼんやりとした希望であってはならない。研究者はあまりにも「XとYの関連を調べ」ようとする。これはとてもリサーチクエスチョンと言えるものではなく、答えが導かれることはないであろう。

初心者は、リサーチクエスチョンを「疑問符」で終わるものにするべきである。有用なリサーチクエスチョンの例は、「急性中耳炎に罹患した小児で、5日間のペニシリン投与は症状を軽快させるか？」というものである。このリサーチクエスチョンには、3つの重要な要素がある。1つ以上の**説明変数**（ここでは5日間のペニシリン治療）、**アウトカム**（症状の持続期間）、そして**母集団**（ドメイン）である。ドメインは、当該研究の結果が応用できる母集団（または患者グループ）を指す。ドメイン（ここでは急性中耳炎に罹患した小児）は、その研究で対象とする患者集団よりももっと広範囲である（2000年にオランダ中央部の25のプライマリ・ケア施設を受診し、急性中耳炎と診断された小児）。同様に、1940年代の肺癌へのタバコの因果関係を示唆した有名なイギリスの研究では、ドメインは男性であり、時期や場所は問わなかった。研究のドメインは、製薬会社のパッケージ挿入物のようなものである。それにより、結果を適用しうる患者タイプが特定される。

事象関係は、臨床疫学研究の理論的デザインの中心をなす。事象関係は研究の対象であり、アウトカムに対して1つ以上の決定因子と関連する。研究のその後のフェーズで「真」の事象と事象関係の強さが記録され、経験的データを用いて量的に推定される。診断、因果、予後、そ

テキストボックス 1.2 疫学研究デザイン

■ **理論的デザイン**
事象関係のデザイン
■ **データ収集デザイン**
研究母集団における、経験的事象関係を実証するための概念的かつ使用可能なデータ収集のデザイン
■ **データ解析デザイン**
これには、データ記述と関連の量的推定が含まれる

出典：著者

して介入研究についての事象関係はそれぞれ特徴があるが、すべては疫学研究デザインの他の2つの要素、データ収集デザインとデータ解析デザインに大きな影響を与える。研究の理論的デザインを促し、事象関係（の要素）を決定する上で、**記述研究**と**原因研究**が区別されるべきである。

○ 原因研究と記述研究

定義上、**原因研究**は因果関係の用語を用いて説明することを目的としている。この研究は、（肺癌リスクと喫煙の原因関係研究などの）典型的な因果研究だけでなく、治療の効果とリスクの疑問を扱う研究にも用いられる。原因研究の本質は、疾患の発生を説明することにある。質問は、「この要因は本当に疾患の原因となるのか？」。研究者が法廷での審判として、決定因子（要因）がその罪（疾患）に対して有罪かどうかを判定しているところを想像してもよい。これは、疾患の発生はほかの外的理由では説明できないことを示唆している。

外的因子は、研究の対象の一部ではない要因である。それらは事象関係の外のものであるが、それらの妥当性を考慮しなければならない。外的因子のもっともよく知られた呼び方を**交絡因子**という。外的因子が考慮されないと、アウトカムと決定因子の間にみられた関係は、真の関係を反映していない可能性がある。アウトカムと決定因子の間の関係だけでなく、単数または複数の外的因子があるかもしれない。そのような関係を、「交絡している」という。したがって、関連の有無は、交絡因子─外的因子─の有無で決まる。考慮対象となっている因子とアウトカムの間の因果関係について理に適った予測をするためには、交絡を除去する必要がある。

記述研究の目的は、説明ではなく予測である。これには、診断研究と予後研究がある。診断研究では、決定因子としては、典型的には、兆候、症状、検査結果といった臨床プロファイルの要素があり、アウトカムとしては、プロフィールに合う病気の診断がある。同様に**予後研究**で

は、決定因子としてはあらゆる診断的情報を含む臨床プロフィールがあり、アウトカムとしては、生存、治癒、病気の再発などの予後がある。

　原因研究と記述研究のもっとも重要な違いは、記述研究には決定因子とアウトカムの間に原因関係が推定されないことである。診断研究では、疾患に由来する決定因子は、疾患の存在予測にしばしば用いられる。例えば、リウマチの診断を確立するために、赤血球沈降速度が有用であり、その亢進は明らかに疾患に起因している。記述研究では、原因説明は不要で、交絡は何の役割も果たさない。記述研究では、複数の決定因子を同時に考慮するということは例外ではなく、むしろ普通に行われることである。しかし、これらの決定因子はどれも外的なものではない。すべての決定因子情報は診断や予後をもっともよく予測するために用いられる。

○ 事象関係の要素

　事象関係は、標準的な要素からなる。アウトカム、1つ以上の決定因子（D）、そして、いつもあるわけではないが、1つ以上の外的要素（交絡因子または外的因子；ED）。決定因子の数と外的要素を含める必要があるかどうかは、リサーチクエスチョンと研究が記述研究なのか、原因研究なのかによって決まる。原因研究の場合は、決定因子とアウトカムの関係は、外的因子の存在という条件つきとなる。つまり、それらの関係が真に因果的なものであるためには、交絡因子の存在のあるなしにかかわらず、関連がなくてはならない。アウトカムと決定因子の関係は、数学的関数（f）により定量化される。数学的に、事象関係は以下のように表される。

　　原因的事象関係に対して　アウトカム＝f（$D \mid ED$）
　　記述的事象関係に対して　アウトカム＝f（$D1-n$）

　理論的デザインでは、アウトカムと（外的）因子はまず概念的に定義される。例えば、うつと心疾患の発生の間に因果関係があるかどうかと

いう疑問に答えるためには、事象関係は以下のように定義される。

　　　心疾患＝f（うつ｜ED）

　ここで、EDには、喫煙や飲酒といった生活習慣要素だけでなく、心疾患を引き起こす可能性のある三環系抗うつ剤のような、うつの治療も含まれる。

　研究のために、実際の経験的データを収集するためには、通常、アウトカムと決定因子の概念的定義を測定可能な項目に転換する必要がある。この例では、うつはZung depression scaleを用いて測定可能であり、心疾患は急性心筋梗塞での入院歴をみることで知ることができる。しばしば、このステップでは、単純化や概念的定義を完全にはとらえることができない尺度の採用が起こる。例えば、生活の質（QOL）を測定したいときには、単純な36項目の質問票を用いて、大雑把に把握することで妥協する必要があるかもしれない。研究結果を正しく解釈するためには、このような妥協が行われていることを理解することが重要である。

データ収集のデザイン

　研究という建物の全体設計が整ったなら、データをどのように収集するのかデザインする時である。臨床疫学研究は経験的研究であり、個人から収集された経験データを解析した後、理論的事象関係は観察される。事象関係の真の（科学的な）性質は、観察に基づいて推定される。したがって、研究の実行上の重要な点は、事象関係をとらえるデータの収集である。特定の研究において、データ収集の方法にはいくつかある。その選択は、事象関係の性質を正しく推定するための必要性と、実行上の問題点などによって決定される。前者では、例えば、原因研究の場合、すべての交絡因子のデータ収集が必要となる。後者では、時間的制約やデータ収集の選択の幅を決める資金の問題がある。真実を見出す必要性、そのための妥協を許さない態度は欠いてはならない出発点であ

る。しかし、同じレベルの妥当性を担保しながら、データ収集にはいくつかの選択肢がありうる。

　臨床疫学研究におけるデータ収集の方法の一覧表とそれらの類似性と相違点は、第7章に述べる。端的にいうと、データ収集の方法は、タイムスケール、対象母集団の特性、そして、研究が実験または非実験で行われるのかなどによって決められる。横断研究では、対象集団の追跡に要する時間はゼロである。しかし、縦断研究では、追跡時間はゼロではない。コホート研究では、全対象集団からデータを収集する（全数調査）。症例対照研究では、ある特定の症例と対照群のサンプルのみが対象となる。ランダム化試験では、対象は実験的にある特定の決定因子、例えば、薬剤に曝露される。観察コホート研究では、研究者による実験的操作なしですでに存在する決定因子について調べられる。データ収集デザインについては、診断、予後、そして、因果研究についての各章で言及し、詳細はコホート研究、症例対照研究、そして、ランダム化試験の章で詳述される。

データ解析のデザイン

　事象関係とデータ収集のデザインが行われた時点で、臨床疫学研究のデザインでもっとも難しい部分が完了する。データ解析では、研究データが要約され、決定因子とアウトカムの関係が定量化される。データ解析デザインは、結果の有用性を決定する上で重要であり、データ解析は、これまでに保たれてきた関連性と妥当性を維持できるものでなければならない。しかし、一般的に、適切で実行可能なデータ解析方法は、数種類に限られる。理想的には、データ解析デザインはリサーチクエスチョン、事象関係、収集されたデータのタイプから自然に決定される。

　データ解析デザインに対するアプローチは、診断、予後、因果研究の各章に詳述されており、その要約は第12章に記述されている。

診断、因果、予後、介入研究

臨床疫学研究の主な分類を**表 1.2** に示し、以下に、それらの違いと共通点について述べる。

○ 診断研究

医師は、日々、診断上の多くの難関に直面している。症状を有する患者にとっての目的は、診断を確立するために兆候、症状、(他の) 診断検査の結果を解釈することである。この診断過程は複雑で、非臨床プロフィール (年齢、性別、社会経済状況など) だけでなく、臨床プロフィールを含む多数の決定因子が関係する。医師はよく 1 つ以上の診断を考えるが、臨床現場での典型的な疑問は、ある患者のプロフィールは、ある特定の疾患 (アウトカム) を示すものかどうかということである。先に述べたように、臨床医が関連する患者集団の中でもっとも効果

表 1.2 臨床疫学研究の主な種類

リサーチクエスチョンの種類	記述的か原因的か	目的 (臨床的チャレンジ)	関連性
診断研究	記述的	臨床的および非臨床的プロフィールから標的疾患の存在確率を予測する	患者と医師が診断を下し、治療を決定するのに関連
因果研究	原因的	決定因子から標的疾患の発生を因果的に説明する	研究関連性により予防と原因介入の方法が決まることがある
予後研究	記述的	臨床的および非臨床的プロフィールからの疾患の経過を予測する	患者と医師がその後の展開と治療を知るのに関連
介入研究	原因的および記述的	1. 治療の影響による疾患の経過を原因的に説明すること 2. 治療 (選択) と臨床的および非臨床的プロフィールから疾患の経過を予測すること	1. 研究と新薬開発・登録に関連 2. 患者と医師が最善の治療を選択するのに関連

的な方略を選ぶ上で参照できる経験的エビデンスは、どちらかというとまれである。診断研究がもっと必要なことは明らかである。診断研究はたいてい、ある特定の疾患の診断について決定因子の組み合わせの価値を定量的に示すことを目的とし、症状や兆候などの簡単に入手できる情報に加えて、新しい診断検査の価値を評価する研究も含まれる。

増悪する呼吸困難で、プライマリ・ケア医を訪れた75歳の患者の例を考えてみよう。この患者は、7年前に心筋梗塞の既往があり、たびたび禁煙を試みているが失敗している。この喫煙歴から、彼の主治医は慢性閉塞性肺疾患（COPD）の可能性を考えたが、もっとも考えられる診断は心不全である。最近、多くの心不全患者で異常値を示すマーカーとして知られるBタイプナトリウム利尿ペプチド（BNP）の迅速ベッドサイド検査が利用できるようになり、プライマリ・ケア医は、そのような迅速BNP検査がこのような患者集団で診断的価値を有するのかどうか疑問を抱いている。

この問題についてのリサーチクエスチョンは、以下のようにまとめられる。

> プライマリ・ケアの場で、呼吸困難を訴える患者での心不全を診断するときに、症状や兆候に加えて、新たな迅速BNP検査にどのような価値があるか？

複数の決定因子は、新たなBNP検査、（既知の併存疾患を含む）既往歴からわかることと、いずれにしても日常診療で入手可能な身体診察の所見で、アウトカムは心不全の診断である。ここでも、母集団は狭くなりすぎてはならず、呼吸困難でプライマリ・ケア医にかかっている患者、または、心不全を示唆する症状でプライマリ・ケア医にかかっているすべての患者と定義しうる。対応する事象関係は、新たなBNP検査を含む複数の決定因子の関数としての心不全の存在と要約できる。

心不全＝f（BNP、年齢、性別、心筋梗塞の既往、症状、兆候……）

第3章で診断研究の各論を扱う。

○ 因果研究

　臨床医と疫学者はともに、患者ケアには必ずしも直接的に関連はせず、方法論的にも複雑であるにもかかわらず、因果研究にもっとも親近感を抱く傾向にある。すべての疫学研究は、リサーチクエスチョンから始まり、最初のステップは事象関係のデザインである。因果研究では、1つの決定因子だけでなく1つ以上の外的因子をも考慮しなければならない。

　例えば、小児の炎症性腸疾患（IBD）の原因について、特に、ある特定の因子（はしかウイルス感染など）がどの程度この疾患の発症にかかわっているのかを考えてみよう。リサーチクエスチョンは、以下のようになる。

　　はしかウイルス感染は小児の IBD の原因か？

　はしか感染と IBD は、それぞれ決定因子とアウトカムであり、小児は母集団である。このリサーチクエスチョンに対する研究がデザインされたと仮定しよう。このような研究の目的は、IBD 発生率が先行するウイルス感染の有無と関連しているという事象関係である。

　しかし、この関係について妥当性のある推定を行うためには、事象関係の記述はこれだけでは完全ではなく、小児で炎症性腸疾患を発症させる1つまたは複数の外的因子（ED）が含まれなくてはならない。この例では、栄養状態、社会経済因子などが挙げられる。

　この事象関係は以下のように表される。

　　IBD ＝ f（はしか感染 | ED）

　因果関係については、第2章で詳述する。

○ 予後研究

　予後予測は、日常診療に不可欠である。個々の患者での予後予測の過程は、診療医がしばしば抱く、「もし私が治療をしなければ、この病気のこの患者はどうなるのだろう？」という疑問によく表れている。実

際、予後予測は将来を予測するという難しい仕事である。診断過程と同様に、患者予後の推定には、複数の潜在決定因子—そのうちのいくつかは臨床プロフィール（疾患重症度のマーカーなど）に、そしていくつかは非臨床プロフィール（年齢や性別）に関連している—が考慮される。理想的には、予後エビデンスは臨床医が個々の患者について適切に、効果的に、臨床的に妥当な予後アウトカムを予見する助けとなるべきである。あるタイプのがんについての5年生存率や脳卒中患者の1年再発率のような一般的予後情報は、通常、あまり精確ではない。さらに、予後アウトカム指標は興味深いものもある。生存や特定の合併症以外に、QOL指標は非常に重要なことがある。

　細菌性髄膜炎に最近罹患したエピソードがある10歳の小児がいるとしよう。両親は、臨床心理士に息子の疾患の考えられる長期的予後について尋ねる。両親は、特に息子の将来の学業成績について心配している。例えば、5年後のこの子の学業成績を予測するために、心理士は（年齢やこれまでの学業成績などの）非臨床的パラメーターと臨床的パラメーター（特に髄膜炎の重症度）の両方を考慮する。臨床心理士にとって、後者のパラメーターのどれが今後の学業成績をもっとも正しく予測するのか定かではない。

　このトピックの予後研究のリサーチクエスチョンの例は以下のようになる。

> 細菌性髄膜炎に最近罹患した既往を持つ子どもで、今後の学業成績をもっともよく予測するのは、疾病重症度指標（髄膜炎で入院する前の症状の持続期間、脊髄液中の白血球数、入院中のデキサメタゾン使用など）のどの組み合わせか？

　決定因子は、髄膜炎罹患中に測定されたパラメーターで、アウトカムは疾患罹患後の一定期間（例えば5年間）後に測定された学業成績、そして、母集団は細菌性髄膜炎に最近罹患した小児である。

　この事象関係は

学業成績＝f（症状の持続期間、白血球数、関連病原菌など）と表される。

場合により、この事象関係には、年齢や以前の学業成績、両親の教育などのどの非臨床的潜在決定因子も考慮されなければならない。したがって、リサーチクエスチョンは、「細菌性髄膜炎に最近罹患した既往を持つ子どもにおいて、その後の学業成績をもっとも正しく予見するパラメーターはどの組み合わせか？」と言い換えるべきである。

予後研究の詳細については、第4章で述べる。

○介入研究

介入とは、医療上、患者の予後改善を目的とする行為のことをいう。例えば、治療やアドバイス、予防的行為などである。医療においてもっとも一般的な介入研究は、治療効果についての研究である。介入の利益とリスクに特に注目する理由が2つある。1つは、介入研究のデザインには通常、介入が予後にもたらす影響を推定し、その場合の介入の因果的役割を正しく推測するという事象関係のデザインが必要である。つまり、介入研究は予後予測と病因理解の両方を目的とする。

患者の視点からは、治療によってもたらされる予後の改善は、最大の関心である。しかし、例えば、製薬業者・監督官庁の視点からは、予後の改善をもたらしたのは、確かにその薬にほかならないかどうかということである。これは、治療効果の因果関係についての疑問である。したがって、典型的な場合、交絡因子を除去するなどして、因果関係についての結論を引き出すための必要条件によって研究デザインは決定されるが、目的、データ収集、解析は因果研究と記述研究双方の具体的必要条件を満たさなければならない。2つめの理由は、介入研究の中でとりわけ高く評価されるランダム化試験は、因果研究全般のモデルとなりうるからである［Miettinen, 1989］。

予後への影響を考慮しない因果研究は、医学知識としてはたして価値

があるのかどうか疑問に思われるであろう。介入研究では、因果研究と記述研究の双方、またはMiettinenいわく「介入予後的」研究の原理があてはまる［Miettinen, 2004］。因果研究でのデータ収集とデータ解析のデザインは交絡因子を厳重にコントロールする必要があるため、介入研究では病因への対応が大半を占める。しかし、研究者にとって重要なことは病因の解明だけではなく、介入効果を有意義に推測することである。したがって、介入研究は、因果予後研究と呼ぶことができよう。

急性中耳炎のため、総合医を受診する18か月の幼児について考えてみよう。この子の母親によると、これは二度目の中耳炎で、最初は9か月前に起こり、10日間続いた。母親は症状がさらに長引くことを恐れ、抗生物質の処方箋を希望する。まず、医師は児の病歴、現在の臨床兆候（発熱、片側・両側耳感染）、年齢などその他の予後マーカーを考え、児の予後を予測する。次に、予後に対する抗生物質療法の効果を予測する。そのためには、低年齢小児での抗生物質の効果（つまり、真の効果）を知る必要がある。このエビデンスを提供するリサーチクエスチョンは「抗生物質療法は、急性中耳炎の低年齢小児における症状の持続期間を短縮させるか？」。ここでは、抗生物質療法が決定因子で、症状が解消するまでの日数がアウトカムとなる。ドメインは、急性中耳炎の低年齢小児（2歳以下）である。ドメインは中耳炎の児全員としてもよいのではないかと考える人もいようが、低年齢小児での予後は比較的不良とされており、このサブグループでは抗生物質の効果が異なる可能性がある。事象関係は次のように要約できる。

　　症状の持続期間＝ƒ（抗生物質療法｜ED）

第5章で詳しく説明がなされるが、典型的な介入研究では、ランダム化と盲検化によって外的因子（ED）は最小限に抑えられる。

○診断研究と予後研究の比較

診断研究と予後研究には、いくつかの共通の特徴がある。第一に、こ

れらは記述研究である［Moons & Grobbee, 2002a］。これは、理論的デザイン、データ収集のデザイン、そして解析のデザインにおいて重要な意味を持つ。後の章でなされる記述研究についてのより包括的なディスカッションの前置きとして、いくつかの特徴について述べておく必要がある。事象関連は、診断研究と予後研究についてそれぞれ、アウトカムの存在または将来的存在（つまり、発生率）と１つまたは複数の因子との関連および関数として示される。診断研究と予後研究の双方とも、リサーチクエスチョンが１つの因子に限られることはきわめてまれである。医療において、診断または予後が１つの指標のみに基づくことはほとんどない。一部のスクリーニングなど、例外も確かにあるが、一般的には診断検査の結果など複数の非臨床所見および臨床所見に基づいて、疾患の有無と予後を決定する。残念ながら、単一の検査の診断能力を検討する研究が多い［Moons et al., 1999］。

　検査についての研究の意義は、臨床上は、各検査の単独の価値というより検査を追加したときの価値、他のものと替えたときの価値が重要となる。診断研究、予後研究が意味あるものになるためには、臨床現場で得られ考慮されるすべての因子が事象関連の因子として含まれなくてはならない。理論上、すべての因子の重要度は同じだと考えることが重要である。他の要因の存在下にあっても予測できるのであれば、その因子は役に立ち、予測できなければ、役に立たない。外的因子（交絡因子）は存在しない。つまり、記述研究においては、交絡因子は問題とならない。しかしながら、他の因子を条件とした検査の価値については考慮する意義はあるかもしれない。例えば、研究者の目的が新しい診断ツールに追加的価値があるかどうか、あるいは低侵襲的処置が侵襲的処置と同じ診断能力を保ちながら代替可能かどうかを知ることかもしれない。

　診断研究と予後研究は、ともに最適な予測を目標にしている。いろいろな意味で、予後は「まだ下されていない」診断ともみることができる。診断研究では、ある疾患の有無について予測するのに対し、予後研究ではある疾患の転帰発生を予測しようとする。記述研究では、１つま

たは複数の因子に焦点を当てるが、後者がより一般的である。診断研究または予後研究で複数の因子について検討する場合、あらかじめ決まった因子序列はない。多くの場合、目的は、さまざまな因子を同じ予後価値または診断価値の因子のサブセットに減らすこと、または、特に関心のある因子を含めた因子セットと含まない因子セットの予測能力を比較することである。研究が的確な結果を得るのに十分な規模でさえあれば、含まれる因子の数が多数であっても少数であっても、妥当性への影響はない。しかし、含める因子の選択は研究の一般化、したがって研究の持つ関連の大きさに影響を与える可能性がある。頭部外傷のためICUに入院した患者に、MRIがルーチンには利用できない病院について考えてみよう。MRIの結果を含まない臨床的因子、非臨床的因子が、頭部外傷患者の診断検査や予後予測に役立つかを知るためにデザインされた研究は、MRIを撮影できる病院にとっても役立つ結果をもたらす。

　診断研究と予後研究が共有する理論的デザインの側面に加えて、データ収集のデザインにも類似点がある。因子情報の収集において、診断研究と予後研究は因果研究および介入研究と異なる特性を有する。因子と交絡因子に関する因果研究のデータは、アウトカムとの真の定量的関係を正確に推定するために、厳密なプロトコールを用いて収集する必要がある。記述研究のデータは、実際の臨床現場でのデータ収集の質を反映した方法で収集されるべきである。例えば、ある研究の診断データが、研究者にとって入手可能なもっとも専門的で経験豊富な診断医から得たとしよう。それを、平均的な能力の平均的な医師が診断を下すルーチンの医療環境で適用しようとすると、診断指標の重要性が過大評価される可能性が高くなる。このことは、予後を推定する上で、ランダム化試験の一環として収集されたデータの価値を低めるものであるが、日常的な診療現場で収集されたデータは、一般に言って記述研究にきわめてふさわしい。

　診断研究と予後研究への一般的なアプローチは、まず事象関係を、理論的および実践的用語を用いてデザインすることである。次に、データ

を収集する研究対象集団の選択を含め、データ収集についてデザインする。アウトカムの罹患率（診断研究において）やアウトカムの発生率（予後予測研究において）は、研究結果を用いる対象となる患者を反映した患者グループで記録される。最後に、データ解析においては、（回帰）係数を推測し、一連の因子を有益で最小サイズのサブセットに絞り込んで事象関係の性質と強さを計算する。

　診断研究と予後研究の間には、違いもある。診断研究は横断的であるが、予後研究は縦断的である。診断研究において、アウトカムは対象となっている診断の頻度である。予後研究には、シンプルで単一なアウトカムなどない。むしろ、患者にとって意味あるアウトカムとは、期待効用あるいは非効用などで表される将来の疾患経過である。完全な予後は、可能性のあるさまざまなアウトカムの効用値とそれぞれの確率によって判断される。これらの起こりうるアウトカムには、選択した治療によってもたらされたものすべてが含まれる。したがって、一般的には、予後は単一のアウトカムの確率ではない。しかし、実行可能性という理由から、予後研究は特定のアウトカムに限定されることが一般的である。

○因果研究と予後研究の比較

　因果研究と予後研究では、事象関係の時間次元が縦断的である。予後的および因果的事象関係は、ある疾患を有する患者での予後因子あるいは病因因子との関連における将来の臨床経過を扱う。しかし、状態あるいはイベントの発生率が病因因子の関数として検討された場合、定義上この因子とアウトカムとの予期される関係は因果関係とされる。予後因子の場合は、アウトカムと因果関係にない可能性もある。例えば、Oostenbrinkと共同研究者ら［2002a］は、小児細菌性髄膜炎後の永続的神経学的後遺症発症の予測因子を究明した。予測因子の中に、入院時の低体温があった。低体温は、アウトカムの原因というよりは、疾患の重症度の指標である可能性が高い。介入の効果に関する研究は、因果研

究と予後研究の双方である。治療効果を評価する上でのゴールドスタンダードであるランダム化臨床試験では、予後因子（介入）は因果的影響の数値化と予後にもたらす影響の大きさを推測する目的で扱われる。

因果的説明の果たす役割は、因果研究と予後研究において著しく異なるため（後者では欠如）、交絡因子は因果研究において非常に重要な概念であり、予後研究においては、介入効果の原因についての説明が目的の一部でない限り問題とはならない。因果研究は、通常単一の因子に注目する。1つの研究で対象となる原因因子が1つ以上ある場合、各原因因子にはそれぞれ原則として、考えられる交絡因子と特有の事象関係を有する。もっともシンプルなデータ解析手段では、因子が存在するインデックス・カテゴリーと因子が存在しないレファレンス・カテゴリーに分類された対象者のグループで疾患のアウトカムが評価される。そうして、因子カテゴリーごとに疾患発症を比較する。疾患の発症率を用いて真の因果差を推測する際、各因子カテゴリーで外的因子の分布を同じにして推測するべきである。つまり、交絡因子を条件としたパラメーターの推測である。

対象となる因子が単一の因果研究とは異なり、予後研究で扱う因子は単一のこともあれば複数のこともある。これは、研究者が特定の因子に特に関心を持っていないという意味ではない。しかしながら、「科学」はもっとも正確に予測することを要求し、もし研究者のお気に入りの予後指標が途中で省かれてしまっても、それはそれで仕方がないことである。ある新しい、または興味深い推定予測因子に焦点が当てられている場合、直観的に定義された一連の共因子（codeterminants）が与えられていると、選択された予測因子がこれらの共因子を超えてどのくらい予測能力があるか、例えば付加予測情報があるかどうかが問題となる。Ingenitoら［1998］による予後研究では、肺容量減少手術のアウトカムを予測する上で、術前の吸気肺抵抗計測が付加価値を有することを示した。ここでの事象関係は、他の臨床および非臨床的患者特性を条件とする、術前の吸気抵抗の関数としての術後の1秒間努力呼気肺活量

(FEV_1) 増加の発生である。ここで扱っているのは、交絡による条件制限ではなく、付加価値であることに注目すべきである。この研究で扱った臨床的および非臨床的特性は、当該臨床現場において一般的な範囲であり、したがって、予測する上で適切であると判断された。これらの因子に外的なものはない。因果研究のように、妥当でない結果を導くリスクなしに外的因子が「忘れられる」ことはないが、予後研究ではすべての因子が貢献する可能性がある。

特定の予測指標が好まれるのでなければ、固有の階層のない最小数の予測因子で最大の予測能力を得ることが予後研究の分析に課された仕事である。例えば、熱傷患者の死亡リスクを評価するにあたって、アメリカの研究グループには1つの単純な質に関心事があった。一連の潜在的予後共因子を元のフルセットに似た予後情報のサブセットに削減することである。この研究の事象の関係は、臨床および非臨床的特性の関数としての死亡率であった。外的因子はなかった [Ryan et al., 1998]。

研究から実践への移行：関連性と一般化

他の研究と同様、臨床研究を実施する際のモチベーションは、対象について学ぶことである。最終的に、研究によって得られた知識は、日常の医療行為に役立つ知識基盤として繰り込まれる必要がある。研究のデザインを立案中、または、研究の実行中は、心の中にこの目的を持ち、自分で選択したデザインの研究で得られる結果が、日常診療に役立ち、実践的に利用される可能性があることを念頭に置くことが重要である。厳密な理論の上では、研究デザインの初期フェーズでは、事象関係が、すべての要素について展開される。理論的デザインに沿って、ある研究対象者グループから集められた経験的データの利用など、可能な経験、誘発された経験から因果関係の特徴や強みについて、どのように知識を得るか、または集約するか、ということを目的に研究が計画される。ここで、データ収集とは別に、多くの決定が下される必要がある。

理論的デザインからデータ収集へ移るために、事象関係を理論的・実践的な用語で言い換える必要がある。これはデータを収集するにあたっての測定テクニックのみならず、アウトカムや決定因子から得られる研究結果と理想的な情報形式との間で妥協することについても言えることである。例えば、心不全とこれに続く患者の自律とQOL低下の関連について正確に数量化したいとしよう。データ収集では、心不全を分類するには「呼吸困難のあり・なし」で判断するとし、QOLを評価するには、Euroqolアンケートを利用するであろう［Rasanen et al., 2006］。問題にする必要はないかもしれないが、研究結果を解釈する際には、これらのことが正しく明確にされていなければならない。アウトカムと決定因子の測定は、われわれが本当に測定したいものの代用物でしかない。臨床研究では、アウトカムの設定は、一般的に患者に関係するものにするべきである。このことはすべての臨床研究者にとって、直感的に考えられることではない。

多くの研究者は、患者にとって何がいちばん影響をもたらすかというより、何がもっとも正確なデータとなるのかに頼りがちである。われわれは、心不全患者に効果があると新しく発表された陽性変力薬に関する論文のレビューを行った［Feenstra et al., 1999］。うっ血性心不全による患者の寿命やQOLに対する深刻な影響は、治療薬を開発する上での継続的な刺激となった。短期的な研究では、QOLの向上に有益であるという結果が得られた薬剤の中には、死亡イベントまでフォローした研究では、生存率が悪化するものもあった。しかし、重篤なうっ血性心不全患者は、まともに生活ができないほどの重篤な症状があるため、QOLを向上させるためには新しい薬を投与することで死亡リスク上昇を受け入れてもよいかどうかという問題が提起された。死亡リスクの上昇と引き換えに、重篤なうっ血性心不全患者のQOLを向上させる薬は価値があるかもしれない。しかし、これは、これらの薬を用いる患者群のQOL向上と生存日数の増加する確率が、薬を用いない患者群での確率を上回る場合のみである。不幸なことに、死亡率とQOL

について検討したほとんどの臨床試験は、このような合成確率を報告していない。臨床研究では、患者にとって重要な疾患の測定指標については、**outcomes movement** という言葉で『New England Journal of Medicine』の重要な論文で要約されているように［Elwood, 1988］、当然ではあるが、徐々に重視されつつある。

　臨床研究を行うきっかけとなる疑問は、患者のケアをしているときに気づく知識の欠落や問題から生じる。疑問の中には、ある特定の患者のみに関係していて、その他の患者には関係しないものもあるが、研究で得られた結果は、多かれ少なかれ、患者グループにかかわるものである。科学的研究の本質は、単に体系的に収集されたデータとは異なり、研究結果を一般化できることにある。臨床疫学研究によって提供される知見は、推論的、確率的なものである。科学的知識は、時間、場所を特定しない点において、実際の知識と異なる。知識が得られた所見が、科学的に一般化される限り、どのような患者にとっても、このことはあてはまる。患者とは、ある事象関係を適用できる患者カテゴリーの中の特別なケースである。研究デザインの初期の理論的デザインでは、研究で対象となる患者グループはどのようなタイプの人々なのかを細心の注意を払い、正しく理解することが大変重要である。先に概説したように、研究結果が反映される患者の（論理的な）集団を研究のドメインと呼ぶ。また、先に述べたとおり、**ドメイン**に関する説明は、研究について引用している薬のパッケージなどでみられる（「この薬剤は、このようなタイプの患者に使用してください」）。経験的データ収集のための集団（研究対象者）を選ぶとき、研究ドメインを忘れずに考慮しなければならない。

　研究対象者のメンバーは、（バーチャルである）研究ドメインを代表する人でなければならない。病気の重症度やある疾患の診断基準など、選択した研究ドメインから研究対象者を抽出する方法以外にも、実行上あるいはさまざまな状況的な理由から、研究参加者をリクルートする際に制限を加える必要が出てくる場合がある。研究所の近くに住んでいる

ことや必要な追加検査を受けるための時間があるなど、追加される制限は、最終的な研究結果の応用に影響するものであってはならないし、研究ドメインを狭めてはならない。本来検討したい研究ドメインやその他のデザインで決められた研究対象者の特性は何で、理論的デザイン以外の理由で決定された特性は何なのかを正しく理解することが非常に重要である。研究ドメインという観点から、研究結果を一般化する上で、研究対象者の特性は非常に大切である（テキストボックス 1.3）。**外的妥当性**とも呼ばれる研究結果の一般化とは、少ない数の患者グループで得られた結果が、同じ特徴を持ったより大きな、理論的・概念的な患者グループにあてはまる程度をいう。ある特定の消化器系疾患を有する患者における、ある新しい外科的治療の価値を調べる臨床研究を行うとしよう。研究結果は、回復にかかわる外的因子（交絡因子）の条件下でタイプTと呼ばれる手術を受けた患者の回復は、手術を受けない患者よりもよかった。この研究の結論は、タイプTと呼ばれる患者については、時間や場所への言及がなく、手術が回復に良好な結果をもたらすという

テキストボックス 1.3 一般化に関する引用

> 知見のもっとも重要な点は一般化である。木で摩擦をおこして、火をおこすことができるという知恵は、人間の経験から得られたものである。つまり、木をこのようにして擦り合わせると、毎回火がおこるのである。発見のアートは、つまり一般化のアートである。木の大きさや形の違いなど、関係がないことは一般化から除外される。関係があるのは、例えば、木がどれだけ乾燥しているかということで、一般化に含まれる。「関係がある」という言葉の意味をここで定義することができる。つまり、「関係がある」ことは、一般化を妥当なものにすることである。関係するものと関係しないものを分別することが、知識の第一歩である。

出典：Reichenbach H in: The rise of scientific philosophy. New York: Harper and Row. 1965（Quoted in Rothman, Modern Epidemiology, 1986）.

ものである。収集された経験的データ中の患者グループから得られた研究結果は、研究ドメインの代表性を保った、より大きな理論的患者グループにおいても一般化され、適用される。

　一般化は、統計学的な用語を用いて簡単に表すことができるような客観的なプロセスではない。時間と場所が限られたところで得られた研究結果を、科学的な知識に移行させるには、研究が行われた状況と研究対象者が生来持っているその他の特徴を考慮し、研究開始時に予測された決定因子とアウトカムの関連性の性質と強さを修正する判断を下す必要がある。修飾（modification）の概念については、第2章で検討する。

　一般化に対する正しい理解は、科学的推論においては不可欠である。事象関係の一部として、研究ドメインを定義することは、研究ドメインと研究集団の関係が研究結果を一般化する上での基盤となるため、非常に重要である。概して、推定されたアウトカムと決定因子の関係を一般化する研究ドメインが、広範囲であればあるほど、研究結果の有用性は高い。つまり、事象関係のデザインは、正確で、包括的でなければならないが、研究ドメインは、一般的に、暗黙的に、あるいは明示的に、広範囲に設定しておくほうがよいとされている。診断研究では、研究ドメインは、特定の診断が必要となる患者を代表する患者の情報を大まかに定義する。因果研究では、当該疾患のリスクを持ち、発症に関連すると思われる因子を研究ドメインとする。例えば、喫煙と肺癌の関連性に関する研究の研究ドメインは、肺を有し、喫煙の可能性があるすべての人間である。予後研究では、これもまた、研究の対象となっている決定因子に基づいて予後が予測されるすべての人が研究ドメインである。治療の効果についての研究は、治療が必要となるかもしれない患者が研究ドメインである。科学的研究の多くの要素は、最大限特異性を高めるよう要求されるが、研究ドメインは、一般的に、ゆるく定義される。研究デザインまたは状況によって、経験的データの制限が多くなろうと少なくなろうが、研究結果を実際に臨床に用いて、研究結果を一般化したいと思う者の間には、不一致があるものである。例えば、高コレステロール

血症の女性でのスタチンの効果を示したランダム化比較試験がないために、男性での投与は十分にリスクを低下させることが証明されていても、女性での投与を受け入れない医師もいる。

2

因果研究

　57歳の女性が、心臓発作を起こした。彼女には、それまでに血管疾患の症状はなく、肥満しておらず、喫煙もせず、血圧も正常で、脂質異常もない。しかしながら、彼女の家族には比較的若年時に心筋梗塞を発症した人がいる。彼女が心筋梗塞を発症したときは、速やかに病院へ搬送され、血栓溶解の処置が行われた。続いて、循環器専門の医師がアスピリンとアンジオテンシン変換酵素（ACE）阻害剤を処方した。

　彼女は、あなたのもとを訪れ、「次の心血管イベントを防ぐために何をすればよいのか」と尋ねた。彼女がどうしてこの疾患を発症したのか、説明ができるだろうか？　遺伝的なものであろうか？　彼女の生活スタイルで見直す点はあるだろうか？　あなたは彼女に文献を調べることを約束し、すぐにSullivan［1981］による興味深いレポートをみつけた。そのレポートでは、閉経前の女性が、心疾患になりにくいことの説明として、毎月生理があることが挙げられていた。女性の中には、毎月血液を失うことで、鉄分の過剰状態にならない人がいる。鉄分が過剰になると、心臓は虚血性または進行性のアテローム動脈硬化症になりやすい。Roestら［1999］は、ヘモクロマトーシスの遺伝暗号を有する比較的頻度の高いヘテロ接合体が無症状のうちに心筋における鉄分蓄積を引き起こし、結果として心疾患イベントのリスクを上昇させると発表している。鉄分蓄積の遺伝的傾向だけでなく、食事

で不適切に鉄分を多量摂取することにより鉄分蓄積過剰につながることが示唆されている。ここで、他にはリスク要因のない人で、鉄の多量摂取が心疾患リスク上昇となるのかという疑問が挙げられる。

疫学分野における因果研究

今日の臨床疫学の起源は、集団における頻度の高い疾患の原因について検討した初期の研究に遡る。最初は、John Snow が、まだ伝染病が病原菌によって引き起こされることがわかっていなかったときに、ロンドンのコレラ菌の原因が大通りのポンプであることを見出した（**図 2.1**）

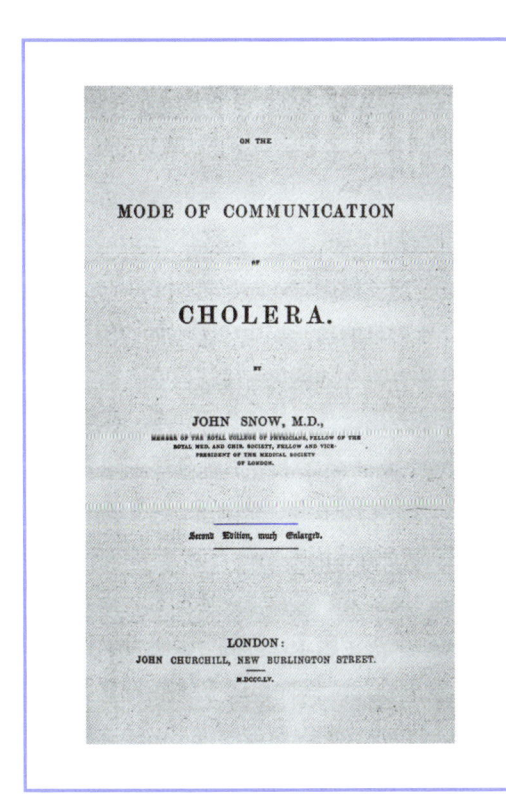

図 2.1
John Snow のレポート "Mode of Communication: Cholera" の表紙（1855 年出版 − John Churchill, London）

Snow が行った、コレラが伝染していく様子を観察した研究によって、ロンドンにおけるコレラの蔓延はほぼ終息し、臨床疫学という新しい科学の基礎を築いた。

古典的な発見のように、伝染性疾患が対象であった。徐々に、研究の対象分野は広がり、今やすべての慢性疾患や急性疾患が疫学的研究の対象となった。疫学的研究だけでは、実際の因果関係を明らかにすることはできないという考えは根強いが、一般に受け入れられている肺癌と喫煙との関連性や、妊娠中の女性によるジエチルスチルベストロール服用と出産女児での腟明細胞腺癌発症との関連性などは、疫学的研究が因果関係を示すことができることを強く示す例である。

　本章では、臨床における因果研究の原理と方法論について説明し、女性での鉄分過剰蓄積による冠状動脈性心疾患のリスクについて検討した臨床研究を例示する(**テキストボックス 2.1**)。このコホート研究は、鉄代謝値とそのほかの関連因子について継続的に追跡調査し、心筋梗塞と心血管系イベントの他の兆候が記録された。ベースライン評価としては、食事量が記録され、食事によって摂取された鉄分が将来の心血管系イベントにどれだけ影響するかが検討された。

理論的デザイン

　因果関係を検討する疫学的研究とは、健康にかかわるアウトカムの原因について検討する研究である。その目的は、疾患の潜在的原因と発症あるいはそれ以外の健康関連アウトカムとの関係を立証、または否定することである。その目的を達成するためには、決定因子とアウトカムとの表面上の関連性を説明する代替案を研究によって排除する必要がある。そのような代替案とは、外的な決定因子(交絡因子)との関係によるものである。つまり、研究の目的である因果関係とは、「交絡因子の存在を条件として、決定因子の関数としてのアウトカム」ということになる。疾患を発症する可能性があり、決定因子に曝露されるリスクがあるすべての人が研究ドメイン、つまり、関係性が成立する対象者となる。よって、記憶障害の原因としてのボクシングの研究ドメインは、その可能性がある人、つまりすべての人間ということになる。多量の鉄分

テキストボックス 2.1
女性での食事による鉄ヘマトキシリン摂取と冠動脈性心疾患の関係

DAPHNE L. VAN DER A
PETRA H.M. PEETERS
DIEDERICK E. GROBBEE

JOANNES J.M. MARX
YVONNE T. VAN DER SCHOUW

目的： 虚血性心疾患のリスクに対する鉄分の役割については、生体内および生体外の研究で明らかにされている。われわれは、食事によって摂取される鉄ヘマトキシリンが冠動脈性心疾患のリスクとなりうるのかを、中年女性の大規模コホート集団において検討した。

方法と結果： 1993〜1997年の間にリクルートされた49〜70歳までの女性16,136人のデータを使用した。フォローアップ調査は、2000年の1月に終了し、252人が新たに冠動脈性心疾患と診断された。鉄分の摂取量を四分位に分類し、その他の心疾患にかかわる因子や栄養学的な因子によって補正し、Cox比例ハザードモデルを用いて、鉄分の摂取量と冠動脈性心疾患の関連を検討した。われわれは、補正因子としての可能性を検討するため、冠動脈性心疾患に対するこれ以外のリスク、月経日、抗酸化物質などの有無で層別化した。多量の鉄ヘマトキシリン摂取は、心疾患にかかわる因子や栄養学的な因子によって補正をした後でも、冠動脈性心疾患のリスクを65%高めることがわかった［ハザード比（HR）=1.65、95%CI=1.07〜2.53］。このリスクは、他のリスク因子や月経日、抗酸化物質の摂取の影響は受けなかった。

結論： 本研究の結果は、鉄ヘマトキシリンを多量に摂取している中年女性は冠動脈性心疾患のリスクが高いことを示している。

出典：Van der A, DL, Peeters PHM, Grobbee DE, Marx JJM, Van der Schouw Y. European Heart Journal 2005；26：257-262.

摂取による冠動脈性心疾患について検討した**テキストボックス 2.1**の研究ドメインは、すべての女性であり、おそらくすべての男性も含まれる。男性についてのサブ分析を行うべきかどうかは、研究者が、多量の鉄分摂取による発症がどれだけ女性に特有だと考えるか、人類一般的に

みられると考えるのかによる。

　基本的に因果研究は、一度に1つの決定因子について検討する。**テキストボックス 2.1**の研究では、食べ物の趣向に関するアンケートによって見積もられた鉄ヘマトキシリン摂取量に注目した。冠動脈性心疾患と摂取鉄分量に関連しうるすべての変数は、交絡因子として扱われた。交絡因子の定義に関する詳しい説明は、本章の後半で取り扱う。鉄分摂取量と心臓病のリスクに関する本研究では、年齢、全エネルギー摂取量、BMI、喫煙、運動量、高血圧、糖尿病、高コレステロール血症、エネルギー量による補正後の飽和脂肪と炭水化物量、また、食物繊維、アルコール、βカロチン、ビタミンE、ビタミンCなどの摂取量が潜在的な交絡因子として扱われたが、これらを考慮に入れても、推定されるリスクは有意に変化しなかった。

　このほか、乳癌の発症に、どれだけライフスタイルが重要かという研究では、具体的には乳癌の発症に多量のアルコール摂取がかかわっているのではないかとの研究課題が挙げられよう。その場合、関係事象は、交絡因子の存在条件下での、アルコール摂取の関数としての乳癌ということになる。研究ドメインはすべての女性である。同じ研究の二次分析では、乳癌発症における喫煙の因果的役割がテーマとなりうる。この場合には、アルコール摂取は交絡因子の1つとして扱われ、喫煙が（単独の）決定因子となる。特定の研究課題について、特定の分析を行うにあたって、決定因子と交絡因子の違いを明確にしておくことがとても重要なことは後述のとおりである。交絡因子を無視したり、交絡因子に関する不完全または不十分な情報に基づくなら、研究結果は真実ではなく妥当性がなくなる。交絡因子を取り除くことのすべてに優先する重要性が、因果研究を大変難しいものにしている。

○ 法廷のような視点

　もしあなたが因果研究を行っているならば、あなた自身を法廷にいる法律家であると考えるとよい。あなたは検察官で、あなたの任務は合理

的理由に基づいて、他の誰でもなく被告人が犯罪行為を行ったと実証することである。因果研究は、告訴理由にあたる。研究者（その論文の著者）として、陪審員（査読者や読者）を、当該決定因子が病気の発症に関連していると説得しなければならない。ある因果関係について検討した最初の論文が、交絡因子に関するエビデンスによって矛盾が生じ、新たな論文で否定されることはよくあることである。MacMahonらは1981年に、コーヒーと膵臓癌に強い関連があると発表した。その後、多くの論文が有意な関連性を確認できなかったため、総合的には、コーヒーと膵臓癌には有意な関連がないと考えられている。

交絡因子

　因果研究で妥当な結果を得るためには、潜在的な外的決定因子の存在を知り、交絡因子を評価することが非常に大切である。最初のステップは、どの因子を原因と想定するのか、はっきりと決めることである。一般的に、疾患は複数の病因が一緒に、あるいは別々に作用して引き起こされる。疾患の発症原因が複数あることが、後で行われた研究で明らかにされることもある。しかしながら、多くの場合、特定の因果事象において真に影響しているのはただ1つの決定因子であって、他の因子は外的因子であることが多い。決定因子－アウトカム関連において、外的因子、つまり交絡因子は非常に特異的なかかわり方をしている。変数同士に関連があるかないかによっては、潜在的な交絡因子が、対象となっている決定因子とデータ上の結果との間の関係を歪めることも歪めないこともある。

　交絡因子の評価として、よくアウトカムおよび原因決定因子の双方と外的決定因子につながりがあるかどうかで判断している。一般的には、「関係事象において、もし因子Xがアウトカムと決定因子の双方にかかわっていれば、Xは交絡因子である」と考えられている。当然ではあるが、ある因子が、アウトカムと決定因子の双方に関連していなければ、

交絡因子ではない。しかしながら、外的と考えられている決定因子がアウトカムと決定因子の双方に関連しているとしても、必ずしもその因子が交絡因子であるとも限らない。例を挙げれば、ある因子が因果の経路の中にあるとすると、その因子は外的ではない。

　因果研究において、第三番目の因子が交絡因子とみなされるためには、① アウトカムの発生、したがってアウトカムの決定因子そのものと関連している、② 当該曝露因子に関連している、③ 関係事象にとって外的である、という条件を満たさなければならない。ここで、外的とは、その因子が因果関係あるいは決定因子とアウトカムの因果連鎖に不可欠な部分ではないということを意味する（例えば、因果経路の一部であるからである。下記を参照）。**交絡因子**と**外的決定因子**という言葉は同じ意味で用いられるが、外的決定因子は決定因子の種類をより明確に表す。

　ここで、あなたが体重と糖尿病の関連について関心があるとしよう（**図2.2**）。糖尿病の原因としての肥満を解明しようとする研究では、この事象関係においては、年齢が外的因子である。年齢は、体重と糖尿病の発症に関与していることが知られており（上向きの2本の矢印

図2.2
決定因子とアウトカムに対する外的因子の影響を示す簡単な因果経路

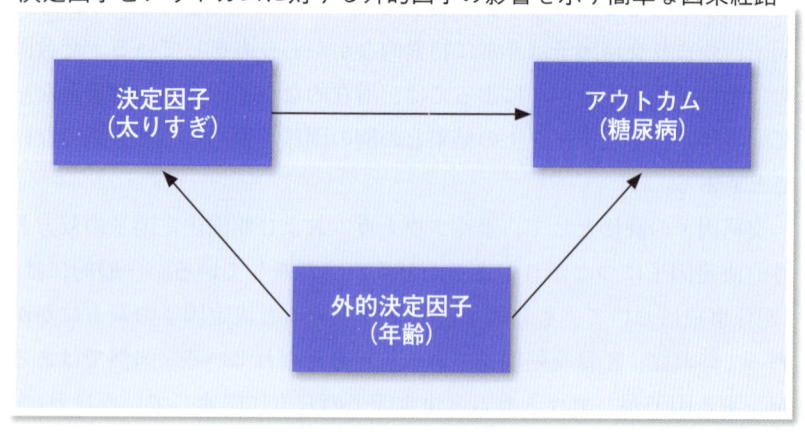

に注目)、年齢がもたらす効果によって、体重増加が糖尿病に与える影響は打ち消されてしまう可能性がある。厳密に肥満が糖尿病に与える効果を見積もるために、患者をグループに分け、異なる年齢分布、異なる体重分布を考慮に入れて、データ収集やデータ解析を計画する必要がある。法廷のたとえ話に戻ると、もし年齢が真に糖尿病の発症に関与しているのであれば、体重を決定因子としてはならない。事象関係の外部にある関連ということは、この第三の因子は、因果連鎖の一部ではないということを意味する。もし因果連鎖の一部であったなら、その因子は外的因子というより、**中間因子**である。このような中間因子は、アウトカムを変えるようなその他の因子にも変化をもたらすかもしれない。

中間因子の例として、適度なアルコール摂取の心臓保護作用における HDL コレステロール（C）値の役割がある。アルコール摂取が、抗動脈硬化や心臓保護作用に働く血清 HDL-C 値を上昇させているのかもしれない。アルコールと心臓病の関係に関する研究では、アルコールを摂取する人と摂取しない人の間で血清 HDL-C 値の違いを補正して検討したため、アルコールの心臓保護作用が過少評価される結果となった。この場合、決定因子とアウトカムの間の因果連鎖にこの因子が存在するため、中間因子について補正を行うことは不適当であり、過剰補正である。因果連鎖の中に因子が存在するときは、決定因子に続くある因子に対して、決定因子が何らかの影響を及ぼしており、決定因子とアウトカムの間の中間因子としての役割を果たすことを示唆していることが多い。

　　　アルコール摂取 → HDL-C ↑ → 心臓病

あるいはまた、因子は疾患を引き起こしている決定因子の**前駆因子**になることもある。これも因果関連の一部であり（中間因子ではないが）、因果関係における外的な因子ではない。例えば、心臓病の発症がHDL-C に起因しているかを、交絡因子も考慮に入れて検討する際は、上記の式で表したとおり、因果経路上に因子が存在するために、アル

コール摂取は外的決定因子として扱ってはならない。アルコール摂取量の増加が、HDL-C 値の上昇を促す（"precuse"）可能性がある。

　中間因子、決定因子、アウトカムの関係は、必ずしも発症の原因として直接的ではないことに注意されたい。例えば、さまざまな状況においては、社会的・経済的な因子が病気の原因とアウトカムに関連する交絡因子として考慮されている。しかしながら、一般的に社会的・経済的な立場は、直接的に病気に関係しているというより、食事内容やヘルスケアへのアクセスなど、1つかそれ以上の原因因子（わかっていないものさえある）が関与していると考えられる。

　交絡因子ではなく、研究上で決定因子とアウトカムの双方に（原因としてではなく）関連している因子の古典的な例は、肺癌と喫煙に関する研究における、マッチやライターの所有である。当たり前のことであるが、ライターの所有は決定因子（喫煙）とアウトカムに関連している（例：ライターやマッチを持っている人は、肺癌になりやすい。もちろん、ライターやマッチ自体が肺癌を引き起こすわけではない）。結果として、2つの矢印が存在する。交絡因子とみなされるために必要な三番目の条件には合致しないが、ライターの所有は関係事象に対する外的な因子ではない。ライターの所有は、（原因ではないが）喫煙と肺癌の発症にかかわる中間因子であり、交絡因子ではない（下記の式を参照）。したがって、ライターの所有で補正することは不適切で、喫煙と肺癌の間に存在する関連性を人為的に薄めることになる。

　　喫煙 → ライターの所有 → 肺癌

　また、ある抗てんかん剤の使用が先天性異常のリスクの原因となることを検討した研究も、交絡因子の役割に関するもう1つの例として挙げることができる。特定の抗てんかん剤は、治療を担当した医師によって偶然選択されるわけではない。医師は、母親のてんかんの種類と年齢を考慮して、どの薬を処方するかを決定する。薬に関係なく、母親の妊娠は、子どもの先天性異常の危険因子となるため、交絡因子となる。

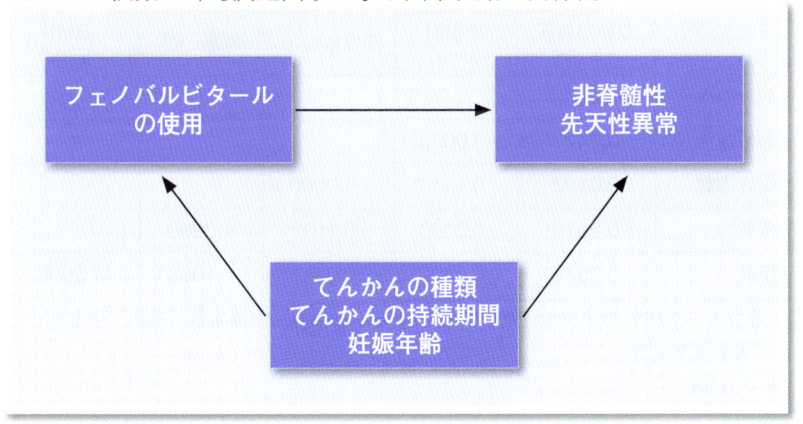

図 2.3　複数の外的決定因子を示す因果経路の具体例

```
[フェノバルビタール        [非脊髄性
  の使用]        →          先天性異常]
       ↖                    ↗
         [てんかんの種類
          てんかんの持続期間
          妊娠年齢]
```

結果として、これらの特徴が決定因子（ある特定の抗てんかん剤、例：フェノバルビタール）とアウトカム（**図 2.3**）の双方に関連しており、関係事象に外的にかかわっているため、交絡因子である可能性がある（そして、中間因子ではない）。

この例では、単変量（クルード）分析では、フェノバルビタールを使用した女性の子どもで非脊髄性先天性異常が起こるリスクが高かったが［相対リスク比 2.0；95% 信頼区間（CI）1.7 〜 7.1］、母親の属性で補正をすると有意ではなくなった［補正後相対リスク比 1.2；95%CI 0.5 〜 2.1］。

因果研究において、交絡因子を扱い、評価する上での大きな問題点は、外的因子に関して、概念的知識が必要であり、欠落していること、またデータが入手できないことである。交絡因子が疑われ、データ上交絡因子ではないかと疑われる情報がある場合、相関分析を行うことで、潜在的に内在する交絡因子同士の関連を明らかにすることができる。**表 2.1** は、あるコホート研究のデータで、いくつかの因子について相関分析の結果が示されている。BMI の上昇が血圧値の上昇にどれだけ（原因として）関与しているかを決定する場合、年齢は交絡因子として働く

表 2.1 あるコホート研究からの変数間の相関

	収縮期血圧 (mmHg)	心拍数 (bmp)	喫煙本数 (n)	年齢 (歳)	BMI (kg/m²)
収縮期血圧	1.0000				
心拍数	0.1427*	1.0000			
喫煙本数	−0.0122	0.1349*	1.0000		
年齢	0.2879*	−0.0090	−0.1102*	1.0000	
BMI	0.2529*	0.0892*	−0.0411	0.1065*	1.0000

あるコホート研究の 1,265 名のデータ。血圧、心拍数、喫煙本数、年齢、BMI 間について相関を表した。
*$P < 0.05$

(BMI と血圧値という 2 つの変数の双方とも有意性をもって相関するため)。心拍数もまた、血圧と BMI と関連しているが、中間因子として判断される。1 日の喫煙本数は、血圧値や BMI と関連しておらず、交絡因子ではない。

この例においては、年齢の補正を行わないと、BMI が 1 単位上昇するごとに、収縮期血圧は 2mmHg 上昇する ($P < 0.001$)。そして、年齢で補正をすると、1.2mmHg 上昇する ($P < 0.001$; 多変量回帰分析の結果)。予想されたとおり、血圧と BMI の関連の強さは、年齢も考慮に入れると小さくなることがわかる。

データ上で相関を評価することよりもっと難しいことは、研究デザインの計画段階で、可能性のある外的決定因子すべてについて総括的な検討ができるよう進めることである。そうするためには、臨床問題の性質をよく理解していなければならず、きちんと研究が進むように取り計らわなければならない。万一、データをすべて取り終えたところでとりこぼしがあった場合、データの分析では正しい結果を得ることが不可能なため、潜在的な交絡因子は最初から明確に特定しておかなければならない。このようにして、因果関係についてのいかなる結論を出す前に、交絡因子を適切に取り除くという研究者のタスクをようやく完遂すること

ができるのである。研究者として、例えば、あなたがナトリウム摂取が心疾患イベントを引き起こすという論文を発表した後、それは潜在的な交絡因子によるのではないかと反論する研究者（同じ法廷の弁護士）がいることにより、知識が確立されていく。

　この例としては、心筋梗塞のリスク増大と多量のコーヒー摂取に関する長期に及ぶ議論がある。1970年代中頃、コーヒーを飲む人は飲まない人と比べて、心筋梗塞のリスクが2倍であるとしたレポートが発表された。考えられる交絡因子で補正をしても、リスクの増大は有意性をもって認められた。Hennekensら［1976］は、限られた決定因子のデータセットの中で補正の効果を比較した上で、症例対照研究を行った。補正因子には、当時発表されていたほかのレポートで使われていた因子と、いくつかの食事に関連する因子を含めた交絡因子が検討された。症例群は致命的な心筋梗塞の男性患者、対照群は同じ研究期間中に冠状動脈疾患に罹患していない人で、症例の近くに住む人が選ばれた。コーヒー摂取とそれ以外の交絡因子に関する情報は、心筋梗塞による死亡者の妻たちと彼らの近所に住む人たち（対照）へのインタビューから得られた。まず、先行研究レポートと同じく、限られた10の交絡因子による補正を行った上で、分析を行った。この分析では、コーヒー摂取者の心筋梗塞への相対リスク比は、コーヒーを摂取しない人に比べて1.8（95%CI 1.2〜2.5）であった。しかしながら、9つの追加した交絡因子を考慮して検討すると、相対リスク比は1.1（95%CI 1.6）で、80%の確率でリスク増大するというよりもむしろ、10%は有意差なしという結果になった。明らかに、先の研究の「補正」後の関連性には、まだ検討されていない交絡因子が残されていたということになる。

　さらにこの後の研究において、より多くの患者とより多くの潜在的な交絡因子が検討され、コーヒーを飲むことによる心臓病への臨床的に意味のあるリスク増大に対する尤度比は、非常に小さいことがわかった［Grobbee et al., 1990］。唯一例外と考えられるのが、スカンジナビア地方で飲まれているいわゆるボイルドコーヒーで、これを飲むことでコレ

ステロール値が上昇することがわかっており、アテローム性動脈硬化症のリスクになるかもしれないと報告されている［Bak & Grobbee, 1989］。

　因果研究において、研究結果の説得力が弱まる要因としては、適切な外的因子を考慮しなかったこと、そしてそのような交絡因子の測定が不十分なことがある。そもそもデータ解析の際に交絡因子がまったく考慮されていなければ、補正を行うことはできないが、考慮される交絡因子の数が十分でなく、正確でなければ、交絡因子で補正されていても正しい結果を得ることはできない。

○例：エストロゲンと骨密度

　ここで、閉経後の血中エストロゲン値で実際の骨密度が測定できるかを評価した研究を考えてみよう［Van Berkum et al., 未出版データ］。本研究のために、血漿エストロゲン値がわかっている大規模集団から研究対象者が抽出された。研究対象者は、血中エストロン（3つのエストロゲンホルモンの1つ）が低値の女性グループと、高値の女性グループの2つに分けられた。2つのグループは、年齢、閉経時年齢、身長でマッチングされた。マッチングされたという意味は、あるエストロン低値グループの女性は、あるエストロン高値の女性と近い年齢、閉経時年齢、身長の人から選ばれたということである。この2つのグループの特徴が比べられたとき、マッチングされた因子は、当然似たような分布を示した。しかし、体重とBMIはエストロン低値グループのほうが有意に低値であった。相関行列の結果から、肥満は骨量の決定因子であり、エストロンとも関連があった。では、肥満は交絡因子なのだろうか？　肥満が交絡因子なのかどうかということは、この研究の研究結果と結果の解釈に大きな影響を与える。

　分析上、BMIで2つのエストロングループに補正をかけた場合、結果は補正なしの単変量分析（クルード）の結果から大きく異なる（**図2.4**）。

　BMIで補正をした後、エストロン低値グループ、エストロン高値グ

ループ間で、骨密度に差はなかった。しかし、ここで、この補正は適当だったのだろうかという疑問が上がる。むしろ、血中エストロン値の女性間の差は、体内脂肪の差であり、体内脂肪こそ、閉経後の女性の場合、アンドロゲンの変化によってエストロゲンがもっともよく生成される場所であるということができる。BMI が決定因子とアウトカムの双方に相関しているが、関連事象に対して外的因子ではないので、BMI は外的因子とはならない。反対に、閉経女性の骨密度上昇のメカニズムは、下記のようである。

肥満 → エストロゲンの生成増 → 骨密度上昇

肥満はエストロゲンの生成増より先に起こり、つまりエストロゲンと

図 2.4
閉経後の女性の体内に循環しているエストロゲン値は骨密度に影響するか？　エストロゲン値が高い群と低い群の間において、BMI の補正ありとなしの場合の骨密度の違いを示した。脊椎の二重光子吸収法（DPAspine）前腕（末梢と近位）の単一光子吸収法（SPAdist と SPAprox）によって測定された。白色のバー：グループ間の差（補正なし）。青色のバー：グループ間の差（補正あり）

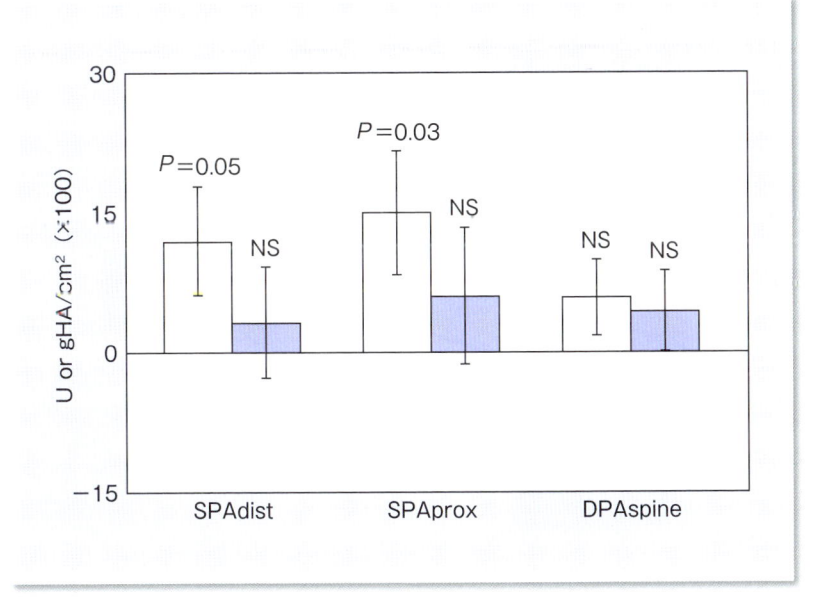

骨密度の間の因果連鎖内に存在する因子である。この例は、交絡因子としてアウトカムと決定因子の双方に関連している因子の分類が外的であると推測される例である。外的というよりも、ある因子によって生理的な変化がもたらされ、それが決定因子を変化させ、結果としてアウトカムも変化する（**図 2.5**）。

この例と「アルコール摂取 → HDL-C ↑ → 心臓病」の例からの重要メッセージは、潜在的な交絡因子を判断するためには、可能性のある因果関係のメカニズムに関する知識が必要であるということである。病因

図 2.5
交絡因子を決定する。循環エストロゲン値の変化が骨折をもたらす原因となるかどうかが研究の目的としよう。女性のコホートを集め、ベースライン時のBMI、エストロゲン値、骨密度のデータを収集する。10年後に追跡調査を行い、交絡因子の存在を考慮しつつ、循環エストロゲン値（決定因子）の関数として骨折（アウトカム）の発生を記録する。病因研究の特性上、交絡因子を取り除く必要がある。年齢は骨折のリスクとエストロゲン値の双方にかかわっており（因果連鎖内ではない）、交絡因子である。BMIと骨密度はどちらもアウトカムにかかわっており、因果連鎖である（脂肪組織はエストロゲンの生成の基であり、骨密度はエストロゲン値が高値だと上昇する）。BMIは前駆因子で骨密度は中間因子である。よって、これら2つの因子は交絡因子ではないため、補正によって、それらを取り除くべきではない。

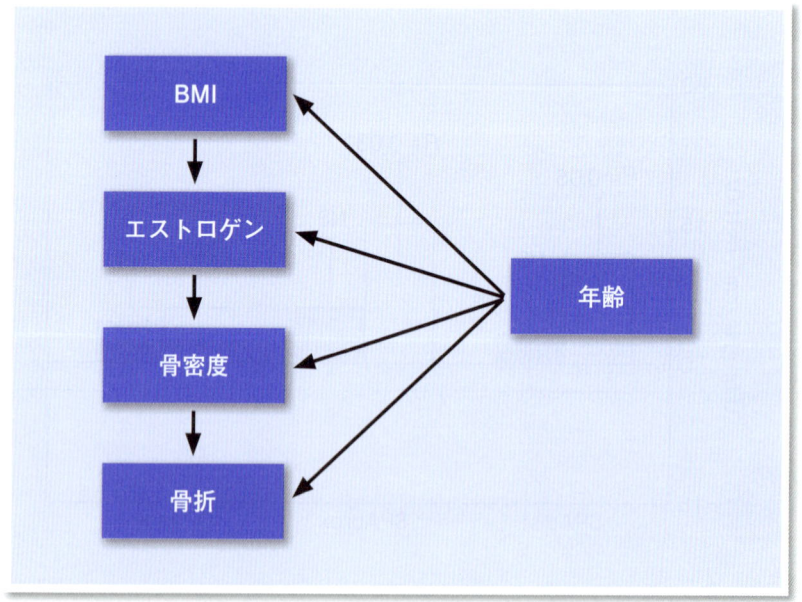

の知識なく交絡因子を使用すると、後々結果を正しく解釈することができず、Catch-22 状態に十分なりうる（訳注：Catch-22 は、にっちもさっちもいかないジレンマという意味。そもそもアメリカ空軍パイロットの軍務規則の条項名で、Joseph Heller の小説『Catch-22』[1961] では、主人公が精神障害を理由に除隊を申し出たところ、「自分で自分のことを精神障害と判断できるということは精神障害ではない」と除隊を認めてもらえずに悩む場面があるところから、この意味で使われるようになった）。病因の疫学研究では、後に知識が拡大したり、訂正されたりすることで、新たな交絡因子が認識されることもあるので、当初検討された交絡因子は修正され続けなければならない [Taubes, 1995]。可能性のある交絡因子を検知するために、データ上で変数間の相関を評価することも役立つが、真の交絡因子を特定するには、統計ソフトは十分に精巧とはいえない。

　研究のデザイン過程または分析過程において、交絡因子を取り除くことは、研究者の責任に委ねられている。自信を持って交絡因子の存在を決定するには、因果関係のメカニズムを考慮に入れて検討することが求められる。もし特定の決定因子が原因に関与していると推測されるものではなく、因果連鎖の中の前駆因子や中間因子であった場合、この因果関係には交絡因子はなく、補正をすると過補正（over-adjustment）となってしまう。この場合、一般的に結果は本来の決定因子とアウトカムの関連を少なく見積もってしまうことになる。

○交絡因子を扱う

　交絡因子が疑われた場合、観察された関係性から交絡因子を取り除くためにはいくつかの方法がある。上述のように、交絡因子は、変数が決定因子とアウトカムの双方に関連し、因果連鎖内に存在しないときに発生する。関連しているということは、交絡因子がアウトカムと関係があり、交絡因子が決定因子の広い範囲にわたって異なる分布を示す。交絡因子を取り除くということは、交絡因子を決定因子の分布と同じように

分布させるということである。交絡因子の分布を決定因子の分布と同じようにしてもなお、決定因子とアウトカムの関連が存在した場合に、交絡因子を考慮しても両者に関連があると結論づけることができる。

　例えば、年齢が性別と脳卒中の関係の交絡因子であるとすると、男女間で年齢の分布が異なるということになる。交絡因子の効果を取り除くためには、年齢の分布を男女間で似通ったものに補正する必要がある。これを行うには、さまざまな方法がある。まず、交絡因子は制限をかけることで取り除くことができる。もし、狭い範囲の年齢層の男女が研究に参加すれば、年齢は交絡因子ではなくなる。同様に、男性と女性を年齢でマッチングすることもある。年齢分布の範囲が広くても、マッチングをすれば、平均、中央値、標準偏差は男女間で同じになる。他の方法としては、年齢を狭い範囲の層に分け、年齢と脳卒中の関係を層別に検討する。次に、マンテル・ヘンツェル（Mantel-Haenzel）法などを用いて、層別化した情報に重みをつける。最後に、年齢を決定因子（男性・女性）と可能ならそのほかの交絡因子に隣接させて、多変量分析を行うことで本質的に同じ結果が得られる。上記のどの方法をとっても、交絡因子を考慮した上で、決定因子とアウトカムの関連の存在と強さを検討することができる。

因果関係

　因果研究の目的は、因果関係の探索にある。決定因子は、交絡因子を考慮しても関連があれば、アウトカムの原因であると考えられる。その関連が病気の発症の原因であると自信を持って主張するために、また、まだ検討しきれていない交絡因子、または単なる偶然関連があるようにみえた因子を取り除くためには、他の必要条件がある。

　因果関係の可能性をより強く推測するために、さまざまな基準が提案されてきた。例えば、多くの独立した研究が同じ結果をもたらしているとき、アウトカムに先立って原因があるという順次性、強い関連性、用量反応的な関連性、生物学的妥当性、などである。これらの基準は、

Hillら［1965］によるものだが、どの基準にも異論があり、決定的な証明とはならない。アウトカムに先立って原因があるという順次性ですら、アウトカムが決定因子に先立つ状況がありえないとはいえない。

　おそらく疫学的研究において、因果関係を明らかにする上での最大の障害は、一般的に、決定因子とアウトカムの1対1関係に焦点を置いていることである。1つの要因によって引き起こされる病気はほとんどない。例えば、多くの人がメチシリン耐性黄色ブドウ球菌に曝露されている。細菌が培養される人がいても、重篤な感染症はほとんどいない。曝露後、遺伝子型によって細菌感染のリスクが変わるようである。異なる因子間で、おそらく異なるメカニズムによる交互作用が起こることは、疾患の原因における例外というよりは原則である。加えて、免疫反応の質など他の要因も重篤な感染のリスクを修飾する。遺伝子異常であるフェニールケトン尿症（PKU）は、一般的には純粋に遺伝によると考えられていた疾患を引き起こす上で、遺伝子と環境の交互作用を説得力を持って示している。Lフェニルアラニンヒドロキシラーゼ酵素をコード化する染色体12q23.2上のフェニルアラニンヒドロキシラーゼ遺伝子の変異を有する小児が、特定のアミノ酸を摂取すると知的障害が起こる。これがPKUという疾患である。両方の因子への曝露がPKUの発症には必要なため、遺伝的な異常がある乳幼児では病気の発症を抑えるために、生涯にわたって食事を制限する必要がある。

　ロスマン（Rothman）とグリーンランド（Greenland）［2005］は、臨床疫学研究における、多因子の因果性の理解を深めるために重大な貢献をした。すべての議論を本書に記載することはできない。その中心的理念は、疾患は、1つ以上の因果メカニズムによって引き起こされること、そして、すべての因果メカニズムは複数の原因要素が同時に作用していることである（図2.6）。すなわち、ある特定の原因因子は、病気の発症に直接的には関係がなかったり、その因子だけで発症させるには不十分であったりする。それにもかかわらず、予防に効果をもたらす上で、原因を取り除くことが必ずしも必要なわけでもなく、十分なわけでもな

図 2.6　疾患の発症に十分な 3 つの原因

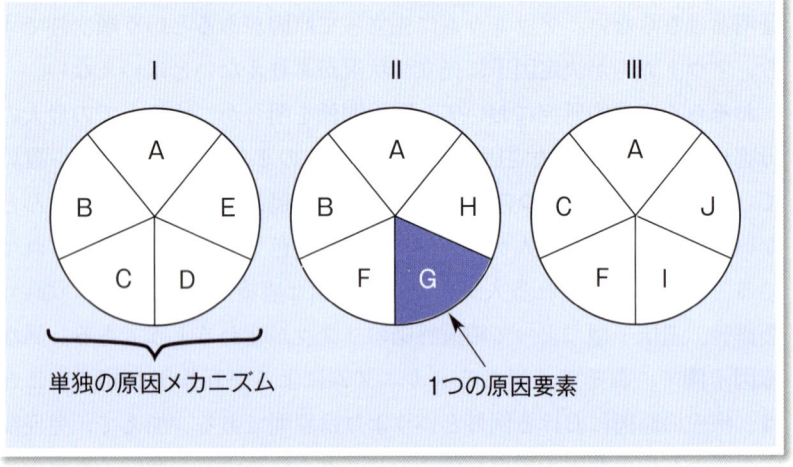

単独の原因メカニズム　　　1つの原因要素

出典：Rothman KJ, Greenland S. Causation and causal inference in epidemiology. Am J Public Health. 2005；95 Suppl 1：S144-150.の許可を得て使用

い。例えば、運転する際のアルコール摂取は、自動車事故の原因として、必ず必要なわけでもないし、十分でもない。しかし、飲酒運転を防ぐことで、かなりの自動車事故の犠牲者を減らすことができる。原因は必要でない、ということは、原因は阻止されても起こる病気があることを示唆するが、それでもなお、原因の要素が必要な発症症例もある。ある決定因子の因果効果の強さがほかの因子の存在や不在によって決まる（修飾される）とき、因果関係上あるいは生物学的な交互作用や修飾がある。因果関連の修飾はまさに適切かもしれないが、決定因子-アウトカム関連においては、二次的とみなしたほうがよいこともある。なぜなら、時に非常に重要な詳細情報のこともあるが、あくまでも決定因子-アウトカム関連への付加情報だからである。

修飾と交互作用

　複数の決定因子間に交互作用があるとき、修飾、効果修飾、交互作用

という3つの用語の意味、疾患メカニズムを検討する臨床研究における役割や重要性については、かなりの混乱を生じている。

　決定因子とアウトカム間の関連性が、他の対象特性によって一定でない場合に、修飾が存在すると考える［Miettinen, 1985］。したがって、その対象特性は、決定因子とアウトカムの関連性の修飾因子として働く。この修飾因子は、文献では、決定因子が特定のアウトカムにもたらす影響を変化させるため、効果修飾因子と呼ばれることが多い。われわれは、効果修飾因子という用語では、修飾の背後に因果メカニズムがあるように聞こえるため、修飾因子という用語を好む。事実、修飾は、修飾の背後にあるメカニズムを説明する目的なく検討されることが多い。われわれは、このような場合を**記述的修飾**、研究目的が本当に観察された決定因子-アウトカム関連性の修飾を説明する場合を**因果的修飾**という用語を使うことを提案する。

　統計学では、交互作用という用語は単に、選択した統計学的モデルの形式から逸脱していることを示すのに使われる。例えば、複合モデルが線形モデルよりもデータをよりよく説明するとき、さらに因果関係やほかの説明、推論を考えることなく、交互作用が存在すると表現する。疫学では、交互作用と修飾という用語はどちらかというと曖昧で、ほとんど同じ意味で用いられる。

◯記述的修飾

　われわれは、修飾の性質を説明する必要がなく、（因果的または非因果的）決定因子-アウトカム関連性の強さの程度を、他の因子と関連づけて検討・分析する場合のみ、「記述的修飾」（または記述的な交互作用）という用語を使用することを提案する。ワクチンの効果が年齢グループにより変化する例について考えてみよう［Hak et al., 2005］。目的は、費用効果性の視点から、ある特定の年齢グループにこの介入が推奨されるかどうかという点のみである。ここでは、因果関係における修飾という言葉を知っている必要はない。ここで考慮する因果関連は、介

入 (例:インフルエンザワクチン) がアウトカム (例:生存) にもたらす効果のみである。修飾は、年齢で定義されるようなサブグループ集団で、ワクチンの効果が異なるかどうかを調べるものである。年齢による修飾を評価することで、研究結果に詳細情報(ワクチンとアウトカムパラメーターとの間の因果関連)がもたらされ、結果を現場に応用できるかどうかの判断に参考になる。

集団またはサブ集団で、疾患の罹患率に違いがあると、記述的修飾は容易に起こりうる。例えば、HIV の罹患率が異性愛者、同性愛者間で異なるため、HIV スクリーニングの効果は、対象集団中の異性愛者、同性愛者の割合によって修飾される。言葉を変えれば、症例検出率は 90% と同じでも、対象集団中の同性愛者の割合によって、検出される HIV 感染者の絶対数は異なってくる。後者の例は、修飾は相対スケール(生存率に対するインフルエンザワクチンの効果への年齢による修飾)も絶対スケール(新たに検出された HIV 感染者の絶対数)も変更させ、問題の複雑さを表している。

記述的な修飾は因果研究においても、記述研究においても同様に扱われる。記述研究における例としては、心不全の症例が、慢性肺疾患を併発している患者群と併発していない患者群で同様な診断的価値を有するかどうか、という疑問が挙げられる [Rutten et al., 2005a]。

○因果的な修飾

決定因子-疾患関連の因果的な修飾、あるいは因果的交互作用は、まったく異なる性質のものである。ある遺伝子型の存在が、喫煙による膀胱癌罹患のリスクを増大させる程度についての Garcia-Closas らの研究が例として挙げられる。そこでは、2 つの因果メカニズムが扱われた。第一に、喫煙と膀胱癌の因果関連を評価し、第二に、著者らはその遺伝子型が存在していると喫煙への感度が上がる可能性を検討した。Garcia-Closas と共著者 [2005] は、喫煙者または喫煙歴のある人で膀胱癌のリスクが高いことを見出した。しかしながら、遅行型 NAT2 ア

セチル化遺伝子型を持っている人での喫煙の相対リスクは 2.9 倍で、速行型または中程度のアセチル化遺伝子型を持っている人での喫煙の相対リスクは 5.1 倍であった。治療の効果とリスクを検討すると、病因的・記述的修飾は、多くの場合はっきりと書かれないが、介入に対して、サブグループが高あるいは低反応を示すとき、取り扱われることが多い。

○ 修飾因子を扱うとき

　特定の関連事象において修飾を調べるかどうかは、研究者の関心と目的に依存する。適切な決定因子、アウトカム、すべての交絡因子が考慮されたなら、修飾の検討の有無にかかわらず、結果は偶然誤差範囲内の確かなものである。前述したように、因果的修飾であれ、記述的修飾であれ、修飾因子は詳細な情報を付加する。あらゆる決定因子－アウトカム関連について、無限の修飾因子候補が存在する。修飾を解析するのであれば、修飾因子はできるだけ前もって（a priori）臨床的な見地に基づいて選択し、因果関係の修飾因子であればもっともらしさ（plausibility）を考慮して選択する必要がある。明確な臨床的関連やもっともらしさを前もって考慮することなく、多くの修飾因子を解析すると、誤った関連が導き出されることがある。しばしば、研究者は全体が当初陰性の結果に終わったことに失望して、その後関連のありそうな他の修飾因子を探し始める。実質的に、決定因子－アウトカム関連があり、何らかの修飾因子が影響しているサブグループを探していることになる。これは、典型的な記述的修飾の探索にほかならず、因果的修飾の実態とはかけ離れたものである。そのような場合に、因果関係の解釈をするのは危険である。例えば、驚くべきことであるが、ある一定の関係が女性には存在したが男性ではみられなかったという場合である。これは何を意味するのであろうか？　同様の性特異的な効果の差を示す明快な説明や先行研究のない場合は、因果関係の用語でこれを説明することには十分に注意を払わなければならない。たとえ臨床的に妥当なサブグループをみつけ出すことが目的の研究であったとしても、修飾因子の因

果的な影響が考えられない場合(インフルエンザの例)には、決定因子－アウトカム関連が非常に強くても、偽陽性の結果を排除するために、前もって決めた少数の修飾因子に限って検討することが不可欠である。

　事前の計画なくデータを解析した結果、修飾が検出された奇妙な実例は、International Study of Infarct Survival（ISIS）研究（**テキストボックス 2.2**）で報告されている。ISIS 研究は、17,187 例の心筋梗塞疑い症例で経静脈ストレプトキナーゼ投与、経口アスピリン投与の両者またはいずれかの効果と副作用を調査したものである［ISIS-2, 1988］。ISIS 研究の重要な個人識別情報は、誕生日であった。アスピリンの効果は全体としてはきわめて明確であったが、誕生星座の双子座と天秤座の症例群で、アスピリンの死亡リスクが 9％増加していた。誕生星座がアスピリンの効果に影響する！　この研究は大規模で、治療に関してはランダム化されているため、交絡因子がこの結果を起こしたとは考えられない。この研究のように、任意のサブグループ解析をすれば、偶然有

テキストボックス 2.2
誕生星座による ISIS 研究のアスピリン効果の占い

> 借金をすることで明日をたやすく手に入れることは可能でしょうが、何らかの担保を示す必要があるので、あなたが所有している物のリストが必要です。この借金で家を改築したり、自家用車を購入することができます。あなたのキャリアや将来の道も、あなたの野望や衝動に依存していると同時に耐えて時節を待つ能力にも依存しています。また、あなたを導く良識を活用することもできますし、時流を感じ、適切な行動を起こすことも可能です。今後、行動し物事を推進する時はすぐに来るでしょう。キャリアの変更もよく熟慮し、次週はあなた自身が知っている限り最高の 1 週間になるでしょう。アスピリンを使用しないことをお勧めします。

出典：著者

意の結果が出てしまう。この場合におそらくもっとも重要なのは、出た結果が理論的に考えてまず信じがたいということであろう。

　修飾の有無は、記述研究であれ因果研究であれ、母集団に影響し、研究結果の一般化にかかわる。部分母集団に限定した修飾因子は、特定のレベルの修飾因子の有無によって、本研究から一般化される結果は異なってくることを意味する。逆に、研究対象集団が母集団と決定因子－アウトカム関連について何ら違わないという仮定が可能であれば、その母集団のサブグループで施行された研究の結果は、母集団全体の集団に一般化できる。しばしば、これは研究されるものではなく、仮定の問題である。そのために、研究者間で見解が異なることがある。

　例えば、血清高コレステロール血症を治療することで心血管合併症を減少させるスタチンの初期の研究は、多くは男性のみの集団を対象にした結果であった。血清コレステロール血症は男性だけでなく女性においても心疾患のリスク因子であれば、女性も男性と同程度にスタチン治療により効果がみられると考えてもかまわないのか？　スタチンが女性では効果がなくなるということの正当な理由はまったくないと考える研究者もいた。暗黙のうちに、スタチン治療、コレステロール減少効果、心血管合併症の減少の関係において、性は因果関係の修飾因子にはなりえないと考えたわけである。一方、スタチンの効果が男女間で同じと信じるのをためらう研究者は、正式に修飾の存在を評価するためには、女性を対象にした別の研究を行う必要があると考えた。現在では、男女ともに、スタチンはコレステロール値を減少させることにより心血管合併症を減らすという事実は確立している。この臨床試験が発展した結果、血圧を下げる利益は因果的には年齢による修飾は受けないということもはっきりしてきた。これは、高血圧の患者が降圧剤による治療を受けるのであれば、幅広い年齢層で心血管疾患の発症率は20〜25％減少することを意味している。

　しかしながら、絶対リスクのスケールでみると、記述的な修飾は存在する。60歳未満か以上かで、心血管疾患の発症率のバックグラウンド

表 2.2
高血圧に関するランダム研究（24 試験、68,099 人のデータ）のメタ分析[1]

年齢	治療群の罹患率 （1,000/ 年当たり）	対象群の罹患率 （1,000/ 年当たり）	罹患率比	罹患率差 （1,000/ 年当たり）
＞60 歳	26.0	34.8	0.75	8.8
＜60 歳	8.8	11.2	0.79	2.4

心血管疾患の罹患率　[1] 未公表データ

が大きく異なるため、治療による発症率の差は高齢者では熟年者に比べてかなり大きくなるのである（表 2.2）。

○ 修飾の測定

　修飾は、概念的には直接的なものである。アスピリン使用による消化管出血のリスクを、アスピリン服用とベースライン（服用以前）の出血リスク（年齢、合併症、アスピリンを処方することになった疾患の重症度など）の外的要因を調整した上で、アスピリン服用者と非服用者を比較することを想定する。もし、アスピリン服用による消化管出血のリスクが全体として高まることが確認されたら、次の関心は高用量アスピリンで治療を受けた場合、どのような症例で特に消化管出血のリスクが高いかということになる。同じ用量であっても、ある群は他の群よりも消化管出血を経験しやすいことがある。例えば、糖質ステロイドが同時に投与されている症例では、消化管出血のリスクは高まる。言い換えると、ステロイド使用は、高用量アスピリンの出血を高める方向にリスクを修飾する。このような事象の関係では、糖質ステロイドは高用量アスピリン使用に関係した消化管出血のリスクの（因果的な）修飾因子である。修飾因子は、決定因子とアウトカムとの間の関係の程度を変化させる。影響の大きさは、修飾因子の重要性による。この例では、高用量のアスピリン使用群と低用量アスピリン使用群との出血に関する全体の相対リスクを 2 と想定したところ、糖質ステロイド使用群では、この比が 4 になった。修飾は、関心を持っている関連が修飾因子の層を超え

て比較をした場合に明らかとなる。

　因果研究において、修飾因子を解析することによって、研究者が疾患の複雑な多因性を理解しやすくなり、明らかに同じ決定因子に曝露されていながら、なぜ特定の人にある疾患が起こりやすいのかを病因的に説明することができるようになる。交絡因子を調整し、決定因子とアウトカムとの間の関係を評価した後、互いの修飾は修飾因子のカテゴリーを超えて、関連の測定を比較して評価する。因果的修飾も、実験的に研究可能である。活性化Ⅶ（FⅦa）は強力な凝固促進因子で、心血管系イベントのアウトカムにおける主要な決定因子の1つである。FⅦaは、食事脂肪摂取により増加する。Mannenと共同研究者［1999］は、脂肪摂取によるFⅦaの変化がR353Qの遺伝子多型によって修飾されるかどうか調べた。Q 遺伝型を有する35人と RR 遺伝型を有する56人の女性に、脂質が豊富な試験食とコントロール食を与えた。一夜絶食の朝8時（食前）と、朝食後30分以内に血液サンプルを採取した。その後、13時と15時にも追加で血液サンプルを採取した。平均のFⅦa活性の変化は、RR 遺伝型群では37U/L、Q 遺伝型を有する群では16.1U/Lで有意差を認めた（$P < 0.001$、図 2.7）。

　因果的修飾のよい例は、遺伝疫学でみることができる。ほとんどすべての場合、薬理遺伝学は因果的修飾に関係している。薬理遺伝学における典型的な研究課題は、ある特定の遺伝子型が特定の薬剤に対する個々の患者の反応を修飾するかというものである。薬理遺伝学修飾の古典的な例は、ある患者では術中のサクシニルコリン投与後の呼吸筋麻痺が遷延するという臨床的観察である［Kalow & Staron, 1957］。後に、この効果の遺伝学的原因として、ある患者群で遺伝子変異が血清コリンエステラーゼ代謝を障害することが発見された。薬理遺伝学ではまた、たくさんの遺伝的修飾を研究すると、その結果膨大な偽陽性所見が得られることがあるという事実も多く示されている。例を挙げると、以前にスタチン治療を受けた2,735人の症例で、半数がアトロバスタチン群、残る半数はフルバスタチン、ロバスタチンあるいはプラバスタチン

図 2.7
Q 遺伝型と RR 遺伝型を有する女性の食事前後の FVIIa 活性の変化の比較

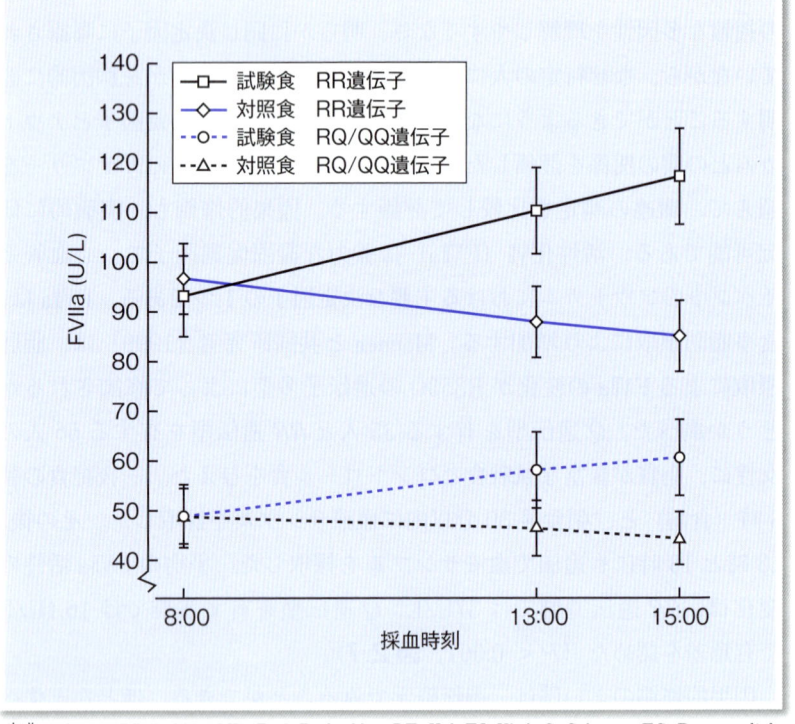

出典：Mennen LI, de Maat MP, Zock P, Grobbee DE, Kok FJ, Kluft C, Schouten EG. Postprandial response of activated factor VII in elderly women depends on the R353Q polymorphism. Am J Clin Nutr 1999；70：435-8. の許可を得て使用

群に割り振られ、遺伝子解析が行われた結果、16 遺伝子の 43 の SNPs がスタチン治療に対する脂質の反応を修飾すると報告されたことがある。LDL-C を有意に低下させるのに関連したものはアポプロテイン (apo)-E2 のみと報告され、アトロバスタチンを使用したまれな Allele のキャリアの人は、ホモの人に比較して LDL-C の低下が 3.5% 大きく、ABCB1 遺伝子の S893A 変異の症例は、ホモの 2 群で LDL-C の低下が 3% 異なっていた [Thompson et al., 2005]。

修飾を検出しようとするアプローチでは、修飾因子を解析で考慮に入

れる必要がある。典型的には、修飾因子を投入する場合と除去した場合で別々の解析をした上で、修飾に言及すべきである。言い換えると、解析段階の回帰モデルにおいて、いわゆる**交互作用**を含めるということである（第12章を参照）。

　修飾はリスク評価法（相対リスクまたは絶対リスクのいずれを評価するのか）にも依存して、異なった影響を与える。例えば、以下のような例を考えてみよう。ある疾患のリスクが、AとBという2つのリスク因子のいずれにも曝露されていない群では10万人当たり1、リスク因子Aには曝露され、リスク因子Bには曝露されていない群では10万人当たり2、リスク因子Bには曝露され、リスク因子Aには曝露されていない群では10万人当たり5という場合である。両方のリスク因子に曝露された群では、リスクはどうなるのだろうか、それぞれのリスク因子は修飾し合うのか、それとも独立なのかという問題である。修飾がない（独立している）場合の疾患のリスクは、絶対リスクを合計すると、$2 + (5 - 1) = 6$ で、10万人当たり6になるはずである。それゆえ、もし両リスク因子に曝露された群で観察された絶対リスクが10であれば、2つのリスク因子は独立ではない、言い換えると、修飾が存在するという結論になる。修飾（交互作用）は相加的に考えると、$2 + (5 - 1) = 6 \neq 10$ だからである。しかしながら、10万人当たり $2 \times 5 = 10$ で、それぞれのリスク因子の絶対リスクの積とは等しくなるので、相乗的な交互作用はみられない［Ahlbom & Alfredsson, 2005］。

　因果研究において、研究者が2つ以上の統計手法で効果修飾を探索すると、偽陽性所見が増加する。例えば、ロジスティック回帰モデルで相乗的交互作用を検討する方法と、相加的な相対リスク回帰モデルの交互作用の相関係数のような相加作用に基づく交互作用を検討する方法の両者で効果修飾を調べる場合である。StarrとMcKnight［2004］は、コンピュータシミュレーションで両者のモデルで統計的な交互作用を評価した際に、どのくらい偽陽性所見が得られるのか検討した。同時に両者の解析方法を用いた場合に、全体で偽陽性所見の得られる確率は、しばし

ば5％以上であった。これらの結果は、修飾を評価する一般的なアプローチの妥当性には限界があることを経験的なエビデンスとして示している。

　検討する必要のある修飾と同様に、探索的に調べてみようと考える修飾にどのようなスケールを使うのか、あらかじめ分析前に特定していなかった場合には、効果修飾があるかどうかをみる場合には特に注意して解釈しなければならない。修飾のスケールの選択は、宣言した目的と事前の（a priori）修飾の性質に対する見解―相加的か相乗的なのか、因果的あるいは記述的なのか―によって決まる。因果的な疫学研究ではロジスティック回帰モデルがよく使われるため、相乗的な形式で修飾が検討されることがよくある。

　例えば、Hungら［2006］は、細胞回転を調節する遺伝子の多型性が肺癌のリスクと関連しているかどうか、またそれがイオン化放射線（X線を通じて）の肺癌のリスクにどのような効果をもたらすかを調べた。細胞回転調節は、DNA損傷の修復に非常に重要である。（例えばイオン化放射線で起こされた）DNA損傷部位で細胞回転停止が起こることにより、その部位が修復され細胞が正常に機能し続ける。TP53が、細胞回転調節で中心的な役割を演じる。肺癌リスクに対するこの遺伝子多型の効果が、2,238人の肺癌症例と2,289人の対照群からなる多施設症例対照研究で調べられた。データは、相乗的な交互作用を含んだロジスティック回帰モデルで分析された。TP53のイントロン3のA2A2遺伝型を有する人（X線の曝露を受けた人が少ない）では、A1遺伝子型を1または2コピー有している人に比べて、肺癌のリスクがやや上昇していた（オッズ比＝ 1.28；95%CI, 0.67 ～ 2.45）。X線検査を多く受けた人（＞ 20回；A1遺伝子型を1または2コピー有している）では、X線検査が少ない人に比べて1.3倍の肺癌リスク比であった（オッズ比＝ 1.29；95%CI, 1.07 ～ 1.56)。A2A2遺伝型でX線検査を多く受けた人では、統計学的に有意に肺癌リスク比が増加する（オッズ比＝ 9.47；95%CI, 2.59 ～ 34.6)。このオッズ比は、それぞれの2つのリスク比を掛け合わせたものよりも有意に高い。オッズ比の交互作用は9.47 ÷

$(1.28 \times 1.29) = 5.67$（95%CI, 1.33〜24.3）となる。この研究の結果から、TP53 の遺伝子多型は肺癌リスクを高め、X 線の大量被曝による肺癌リスクを修飾することが示唆された。

ロスマン［2002］は、因果的な修飾はリスクを測定した元々のスケールに関連づけるべきであると主張した。典型的な相乗効果モデル（multiplicative model）においては、よく対数変換を行う。したがって、彼の考え方では、因果修飾はリスクの相加性があるかないかによって調べるべきであるとされる。このアプローチは、Patino ら［2004］によって追試され、移住と精神疾患のリスクとの関係が家族機能障害の存在でどのように修飾されるかを調べられた（**表 2.3**）。家族機能障害と移住の交互作用を定量化するため、移住の既往と家族機能障害の両方を有する群、家族機能障害だけ有する群、移住の既往だけ有する群の両者ともになかった群に対する相対リスクがそれぞれ計算された。両方の決定因

表 2.3 移住と家族機能障害、および精神疾患のリスク

	精神疾患症状発現のオッズ比	
	未調整（95% CI）	調整済み[1]（95% CI）
移住の既往あり[2]	1.8（1.1〜3.2）	2.4（1.3〜4.3）
移住の既往ありと家族機能障害なし[3]	1.2（0.5〜3.2）	1.5（0.6〜3.9）
移住の既往なしと家族機能障害あり[3]	1.5（0.9〜2.5）	1.3（0.7〜2.1）
移住の既往ありと家族機能障害あり[3]	4.0（2.0〜8.2）	4.1（1.9〜8.5）
寄与割合の交互作用[4]	0.59（0.02〜0.93）	0.58（0.05〜0.91）

CI：信頼区間
[1] 調整因子は、年齢、性別、両親の精神疾患、世帯主の教育レベル。
[2] 対照群は、移住なしの群。
[3] 対照群は、移住の既往も家族機能障害も両者なしの群。
[4] 移住の既往と家族機能障害の交互作用による精神疾患症状発現の寄与割合。

出典：Patino LR, Selten JP, Van Engeland H, Duyx JH, Kahn RS, Burger H. Migration, family dysfunction and psychotic symptoms in children and adolescents. Br J Psychiatry 2005；186：442-3. の許可を得て転載

子が存在したときの効果は、それぞれ片方が独立で関与した効果の合計より大きかったことから、この場合には、因果的な交互作用が存在することが示された。

　修飾を測定する際のスケールの選択と統計モデルの選択は、修飾効果の検出とその程度に強く影響することがよく知られており、修飾がなぜ必要かが明確に示されている場合に限り、相加的あるいは相乗的な両者のモデルを考慮する余地がある。

修飾因子と交絡因子

　因果研究において、修飾は交絡因子とはまったく異なる問題である。交絡因子は、本来独占的に決定因子－アウトカム関連に結びついており、因果研究を行う際には結果の妥当性を確保するために、研究デザインと分析の段階で適切・完璧に交絡因子を取り扱う必要がある。しかしながら同じ研究で、ある事象関係に対して交絡因子は修飾因子にもなりうる。

　これは、因果的あるいは記述的な修飾因子どちらにもあてはまる。例えば、ワルファリンを投与されている出血性脳血管障害のリスクに関する非実験的研究［Fang et al., 2006］では、ワルファリンを投与されている患者が一般に高齢者であり、すでに脳血管障害（つまりアウトカム）の高リスク群であったために年齢が交絡因子となっていた。しかしながら、同時にワルファリン投与群では、異なった年齢層のグループでも脳血管障害のリスク（相対リスクも絶対リスクも両方とも）が高齢者グループより上昇していた。この研究では、年齢は交絡因子でもあり修飾因子でもあったのである。第3変数の交絡因子で修飾因子でもあることを十分に示すためには、第3変数に対して調整済みのものとその変数の層化分析で決定因子の効果を評価しなければならない。

　例として、身体活動が大腸癌の因果研究で交絡因子ではなく、修飾因子となった例を**テキストボックス2.3**に挙げた。この例は、食事とラ

テキストボックス 2.3　身体活動と大腸癌：修飾因子、交絡因子？

Sʟᴀᴛᴛᴇʀʏ ML, Pᴏᴛᴛᴇʀ JD

Health Research Center, Department of Family and Preventive Medicine, University of Utah, Salt Lake City 84108, USA. mslatter@hrc.utah.edu

目的： 身体活動と大腸癌発生が逆相関することはこれまで一貫して示されてきたが、他の食事やライフスタイルの因子が身体活動にどのように影響を及ぼすのかはよくわかっていない。交絡因子や修飾因子を検討することで、身体活動と大腸癌との関連に対する理解を深める。

方法： 身体活動が生物学的機序を通じて大腸癌のリスクを変化させるという仮説のもと、大腸癌の症例対照研究（大腸癌1,993例、対照群2,410例）の一部として収集したデータについて交絡因子と修飾因子の評価を行った。全エネルギー摂取量、食物繊維、カルシウム、果物、野菜、赤肉、豆類、および食事パターンと、喫煙量、アルコール摂取量、BMI、アスピリン使用、非ステロイド系抗炎症剤（NSAIDs）、身体活動の関連を調査した。

結果： 身体活動と大腸癌に関して交絡因子は見出されなかった。しかしながら、食事とライフスタイルの効果の違いは、身体活動レベルに依存していた。もっとも注目されたのは、身体活動と高リスク食事パターンや野菜摂取量の間に統計学的に有意の交互作用がみられたことであり、食事の相対的重要性は身体活動レベルに依存するという結果である。身体活動とその他の変数であるBMI、喫煙、エネルギー摂取量、食物繊維、カルシウム、糖指標、ルテイン、葉酸、野菜摂取量、高リスク食事などを交互作用とみなす場合には、それらを独立因子とみなす場合に比べて、大腸癌リスクの予測モデルより優れたものとなった。身体活動レベルが高い集団では、野菜摂取

> 量が多いことにより推定される大腸癌リスクは 0.9（95%CI, 0.6～1.3）であったのに対して、ほとんど体を動かさない集団では、野菜摂取量が多いことによる推定リスクは 0.6 であった（95%CI, 0.5～0.9）。
>
> **結論：**身体活動は、大腸癌発生機序に重要な役割を果たしている。大腸癌の独立した予測因子に常に関連しているとともに、他の因子に関連したオッズ比に影響することから、身体活動は重要と考えられる。これらの観察結果から、おそらく身体活動は他の生物学的な機序を通じて発癌過程に作用すると考えられる。

出典：Slattery ML, Potter JD. Physical Activity and colon cancer: Confounding or interaction?, in Med Sci Sports Exerc. 2002 Jun；34（6）：913-9.

イフスタイルの因子が大腸癌発生にどのような役割を果たしているかに言及している。食事と大腸癌との関連は、身体活動によって交絡を受けてはいないようであった。いわゆる高リスク食事パターンの因果的な影響は、身体活動のレベルに依存していた。それゆえ、身体活動レベルは、多変量分析では因果的な修飾因子として働いていたということである。

　因果的修飾を研究する際には、決定因子がアウトカムに因果的に関係している典型的な因果研究の場合と同様、因果研究の原理が適用される。言い換えると、ある具体的な特性が、表面的な修飾の交絡因子になっている可能性について考慮されなければならないということである。

コホート研究、症例対照研究、実験研究のデザインとデータ収集

○ 時間

　原因となりうる決定因子が将来のアウトカム（例えば、疾患の発症）と関係するかどうかを調べるのが目的なので、因果研究はその定義から縦断的なものである。この時間関係から、つまり決定因子が疾患の発生に先行することが保証されるような、例えばコホート研究のようなデータ収集のデザインが採用される必要がある。結果として、横断研究のように決定因子とアウトカムを同時に測定するデザインは、因果研究では一般に好ましいアプローチとはいえない。いくつかの例が、このことの重要性を示している。がんの原因の可能性がある食事習慣の研究において、横断研究で少量の脂肪摂取とがんの発生とが正の相関を示した場合に、実は前癌状態自体が食習慣を変化させた可能性も考えられる。このような「鶏が先か卵が先か」のような現象は、時間経過では変わらないような原因（性別とか遺伝的特性）では、あまり問題にならない。

○ 全数調査あるいはサンプリング

　因果的な疫学研究の古典的なアプローチはコホート研究であり、原因と考えられる因子に曝露された被験者の集団と曝露されていない被験者の集団を時間に従って追跡し、関心のあるアウトカムの発症を比較するというものである。このような研究では、研究参加者の決定因子とアウトカム、そして交絡因子となる可能性のある要因（もし修飾を調べる目的があるとしたら修飾因子も）を測定する**全数調査**のアプローチがとられる。その代わりにもっと効率がよいのは、関心のあるアウトカムを発症した被験者（症例群）と**サンプル集団**（対照群）の決定因子と交絡因子（および修飾因子となる可能性のある因子）の情報を収集する方法である。この手法を、**症例対照研究**と呼んでいる。データ収集の方法については、詳細を第7章に記す。コホート研究については第8章で、症

例対照研究については第 9 章で詳述する。

◯ 実験的あるいは非実験的

　因果研究は、実験的にも非実験的にも施行可能である。実験的とは、研究者が因果効果を調べる目的で決定因子を操作することを意味している。症例対照研究はその定義から考えて非実験的なものであるが、コホート研究は実験的にも非実験的にも行うことができる。実験的コホート研究でもっともよく知られているタイプがランダム化試験である。ランダム化試験は、特に介入の効果を調べる研究に適している。介入試験とランダム化試験の施行原理については、第 6 章と第 10 章で検討する。

　テキストボックス 2.1 の研究は、ヘム鉄摂取に関連した心合併症のリスクに言及したものだが、決定因子、交絡因子、そしてアウトカムのデータを集団全員について調べたコホート研究である。以上の例でわかるように、因果研究において研究対象の決定因子とアウトカムに関するデータだけでなく、可能性のある交絡因子と、もし修飾に関心があるのであれば、修飾効果因子に関するデータを収集する必要がある。

　このような情報収集には、いくつかの方法がある。参加者が、対面または電話によるインタビューを受ける、自宅あるいは誰かの監督下で質問票に答える、日記をつける、身体測定をするなどである。選択される方法は、データ収集方法の違いによる信頼性、実施可能性、実施容易性などに依存する。

　通常は、決定因子、交絡因子、そして修飾因子のデータは**研究開始時**（ベースライン時）に収集される。過去の情報を収集することも可能である。**テキストボックス 2.1** のコホート研究では、研究に登録される前の年の日記情報が収集された。他の例としては、閉経後の女性から産科的性質の情報が必要なときである。産科的な既往歴の主要な出来事である月経発来、月経周期、出産や授乳などは、すべて過去の出来事だからである。

　疫学研究でデータを収集する際、**測定誤差**がもっとも重要な問題とな

り、その誤差が決定因子とアウトカムの間の誤った関連を導くことがある。測定誤差は、測定が妥当性（validity）に欠け、バイアスを含んだ際や測定自体の精度（precision）が十分ではない場合に起こる。バイアスを含んだ妥当性に欠ける測定とは、その方法が研究者の測定を意図したものではないものを測定している場合である。例としては、較正がされていないため、血圧が常に10mmHg高めに出る血圧測定器の場合である。そのような誤差の場合、血圧の絶対値のレベル推定に影響する。しかしながら、もし測定が十分な精度であれば、それぞれの参加者を母集団分布の中で正しくランキングするのには何の問題もない。**テキストボックス 2.1** の研究の例では、ヘム鉄の含有量が多くの食品で不明であるときには、すべての個人でヘム鉄摂取が過小評価され、実際は大量摂取者が少量摂取者に誤分類されるということになる。このことが冠動脈心疾患を発生した人にも発生しなかった人にも同程度に起これば、関連は低く見積もられてしまう。測定は妥当であるが精度が低いということである。よく起こることであるが、特定の食品の摂取情報が冠動脈心疾患を発生した症例でのみ見逃された場合を想定してみれば、精度が不良であることを差し置いても、ヘム鉄摂取の過小評価が関心のあるアウトカムに関連しているために、交絡を含んだ関連になってしまう。

　測定は、決定因子の場合と同様、交絡因子においても重要である。交絡因子に関して測定誤差がある場合、決定因子の効果が十分に調整されないために、いわゆる**残査交絡因子**（residual confounding）となる。残査交絡因子は、決定因子－アウトカム関連の評価にバイアスをもたらす。

○ 関連の測定

　コホート研究では、参加者はアウトカムが発生するまで長期間追跡される。**テキストボックス 2.1** の例では、ベースラインでヘム鉄の摂取量の情報を収集し、平均で 4.2 年間患者を追跡した。この期間に、心血管病変の発症情報を収集した。このタイプのデータの解析では、決定因

子要因を持つ参加者群と持たない参加者群でアウトカムの新規発生を比較し、効果の評価として相対リスク比を求める。われわれの例では、すべての参加者のヘム鉄摂取量の分布の四分位を基に、ヘム鉄の摂取量の4群を定義した。1日のヘム鉄摂取量が1.28mg未満のものが第1四分位（もっとも少量群）で、2.27 mg以上のものが第4四分位（もっとも大量群）に分類された（**表2.4**）。次に、それぞれの四分位について心血管病変の発症数を計算した。コホートの追跡が100％のときには、累積発生率が計算できる。しばしば、追跡は100％でないために、発生密度を計算することになる。そこでは、個人が研究に参加していたすべての期間が観察期間（人-年）で数えられる。種々の理由で研究から離脱する人もいるし、研究者はすべての参加者があらかじめ決めておいた最終観察期間に達するまで待てないこともある。この状況では、発生密度を計算するのが有意義であり、time-to-event（事象発生までの時間）分析を行う（第11章も参照）。

　このtime-to-eventデータには、Cox比例ハザード分析がもっとも広く使われる。この方法では、最終観察日まで達しないで研究から離脱した参加者の生存期間のセンサーが可能となる。無センサー生存期間は、通常**イベント期間**として扱われる。これは、あらかじめ決めたアウトカムを発生した人たちである。Cox比例ハザード分析は、それぞれの予測因子が全症例の平均と等しいときの完全に平均的な参加者の生存分布であるベースラインハザード分布に対する決定因子の効果を推定できる。このベースラインの生存曲線は、一定の形になる必要はない。時間

表2.4　ヘム鉄の摂取量別の冠動脈疾患発生率

ヘム鉄摂取量	範囲（mg/日）	発生数／人-年
第1四分位	＜1.28	54/17,413
第2四分位	1.28〜1.76	53/17,384
第3四分位	1.76〜2.27	57/17,334
第4四分位	＞2.27	88/17,469

0のときに1.0（100％）から始まり、時間とともに確実に減少しさえすればどのような形になってもかまわない。このモデルでは、ハザード比が推定され、それがリスク比と解釈可能である。

ヘム鉄摂取量が増加する際のリスク比の要約として、われわれは、参照レベルの摂取量群と比較し、摂取量が増えた群のリスク比であるハザード比を算出した（表2.5）。通常は、非曝露群、または曝露のもっとも少ない群もしくはもっとも多い群が参照群とみなされる。参照群は、研究仮説によって決まる。われわれの例では、ヘム鉄の摂取量がもっとも少ない群が、仮説上もっともよいと考えていたため、第1四分位群を参照群とした。表2.5に、種々の交絡因子を調整した場合の相対リスクの推定を示した。

われわれの研究は、ヘム鉄摂取量のもっとも多い群は、もっとも少ない群に比べて、冠動脈心疾患のリスクが1.65倍高くなることを示して

表2.5 ヘム鉄の摂取量増加に対する冠動脈心疾患のハザード比

調整なしモデル		基礎モデル[a]		多変量モデル[b]	
ハザード比	95% CI	ハザード比	95% CI	ハザード比	95% CI
1.0	—	1.0	—	1.0	—
0.98	0.67～1.44	1.01	0.68～1.51	1.06	0.71～1.59
1.06	0.73～1.54	1.05	0.71～1.56	1.12	0.74～1.71
1.62	1.16～2.28	1.52	1.06～2.19	1.65	1.07～2.53

[a] 年齢（連続変数）、BMI（連続変数）、喫煙（現在／過去／非喫煙）、身体運動（連続変数）、高血圧（有無）、糖尿病（有無）、高コレステロール血症（有無）で調整済み
[b] 年齢（連続変数）、総エネルギー摂取量（連続変数）、BMI（連続変数）、喫煙（現在／過去／非喫煙）、身体運動（連続変数）、高血圧（有無）、糖尿病（有無）、高コレステロール血症（有無）、総エネルギー量で調整後の飽和脂肪摂取量（連続変数）、総エネルギー量で調整後の炭水化物摂取量（連続変数）、総エネルギー量で調整後の食物線維摂取量（連続変数）、総エネルギー量で調整後のアルコール摂取量（五分位）、総エネルギー量で調整後のβカロチン摂取量（連続変数）、総エネルギー量で調整後のビタミンE摂取量（連続変数）、総エネルギー量で調整後のビタミンC摂取量（連続変数）で調整済み

いる。ハザード比の95％信頼区間が1.07〜2.53と1を含んでいないため、その効果は統計学的に有意である。ハザード比または相対リスクは、決定因子を持つ人がそれを持たない人に比べてどのくらい疾患になりやすいか（比）ということを示すが、決定因子の絶対的な効果に関する情報としては、決定因子を持つ人がそれを持たない人より病気のリスクがどれくらい増加するか（差）という指標も存在する。これが**リスク差 risk difference**（または**寄与危険 attributable risk**）であり、累積発生率か発生密度の差で計算される。われわれの例では、寄与危険は[(88/17,469)−(54/17,413)]で、1.9/1,000人女性-年と計算される。現実の予防医学的見地からは、アウトカム発生に対してその決定因子がどれくらいの割合で寄与をしているか（**寄与危険割合 attributable risk proportion**）を評価することは有用であり、この場合は[(1.9/1,000)÷(88/17,469)]*100＝37.7％と計算される。母集団中、当該決定因子によってアウトカム発生がどのくらい増加するのかを評価することも興味深い。この指標は、**母集団寄与危険**（population attributable risk；PAR）と呼ばれ、特定の決定因子が疾患アウトカムの原因としてどのくらい重要かということを示している。母集団寄与危険（PAR）は母集団内の罹患率から、特定の決定因子を持たない集団の罹患率を引いて計算する。言い換えると、寄与危険に母集団でアウトカムを発生した人の割合を掛け合わせる。われわれの例では、PARは0.0019*0.25＝0.48/1,000人女性-年である。

臨床疫学において、因果関係に関するよくある疑問

　膨大な数の因果疫学研究が文献にみられるにもかかわらず、患者のケアに因果研究の情報が直接影響することはまれである。第1章で議論した医師が直面した課題を思い出してほしい。患者だけでなく、医師の目から見ても2つの質問がもっとも重要である。つまり、「患者のプロ

フィールをみて、疾患は何なのだろう？（確定診断）」そして、「患者の疾患やその機序、または、臨床的あるいは非臨床的なプロフィールなどから、この病気はこれからどういう経過をたどり、臨床症状はどうなるのだろう？（予後予測）」の2つである。確定診断をつけるためにも、予後を知るためにも、必ずしも病気の原因を知る必要はない。例えば、腹部症状を主訴にした患者では、診断が初期の大腸癌であることを知ること、適切な治療によって予後が改善するよう、引き続いて行動することは重要である。因果的な情報は、将来の発症を予防することには役立つだろうし、大腸癌の場合には家族のポリープをスクリーニングすることを推奨できるかもしれない。臨床ケアで解決すべきもっとも緊急の課題は、最適な診断方針とより精度の高い予後予測と疾患の経過を改善させる手段である。

　しかしながら、予後を改善させる手段に対する問題には、その性格から少し微妙な問題がある。ある介入が予後を改善させ、かつ安全である程度は、患者ケアの観点からは予後予測的な問題だが、治療のリスクと利益に関する研究という観点からは因果研究でもある。例えば、ある製薬会社が、慢性頭痛の治療薬として新薬の研究プログラムに着手する際には、2つの課題に答えなければならない。一番目は、「この新薬は頭痛を和らげることができるだろうか？」、二番目には、「その利益をもたらしたのは本当に新薬自体なのか、それともその他の要因で説明できるのか？」。後者は、明らかに因果的な問題である。このような理由から、介入研究には往々にして予後研究と因果研究の双方が含まれる。同様の理由で、介入研究をデザインする際には、十分に交絡因子を除外する必要があることなど、因果研究のすべての原理が適用される。ルーチンケアや非実験的コホート研究で収集されたデータを使用する際に、その適用による交絡が介入研究ではきわめて重大な問題となるため、薬物治療や他の介入の有効性の確実な結論は、ランダム試験でその効果が評価されたときのみに得られることがほとんどである（第5章と第10章参照）。

臨床医学において、因果研究の特殊なカテゴリーとして、患者の安全性および医原性（医師が誘発する）疾患の問題がある。「最初に害をなすなかれ」は、依然として患者ケアにおいて最重要原理である。EBMは合理的な患者ケアを支持するだけでなく、他の選択肢がある場合には、リスクと利益を天秤にかけることを強調している。効果的なだけでなく、医療処置は安全でなければならない。臨床医学において、ケアを受ける患者の安全リスクの要因に関する研究は因果研究であり、因果的研究の臨床疫学の原理に従う（第6章を参照）。次のセクションに、因果研究の複雑さを示す。

サンプル研究

　適度なアルコール摂取が冠動脈心病変リスクに対して有益に働くということは、これまでに明確に確立されてきた。アルコール摂取が2型糖尿病に対して同様の効果があるかについては、明らかではない。**テキストボックス2.4**に挙げた研究は、アルコール摂取量データと2型糖尿病の発症に関する情報が、当初がん発症における食事の役割を調査することを意図した多数のコホート研究の一部として収集されたものである。

○理論的なデザイン

　研究課題は、「適度なアルコール摂取量は、2型糖尿病の発生を減らすか？」である。これは、交絡因子の存在を仮定の上、アルコール摂取量が、2型糖尿病の発症に関連するかというように翻訳できる。因果的な出来事を評価すると述べているので、交絡因子を考慮することは必須である。アウトカムの作業定義は、追跡期間に種々の情報源から決定される2型糖尿病の最初の診断である。決定因子と交絡因子の測定は、過去および現在のアルコール摂取量、他のライフスタイル因子、質問票中の投薬歴、研究センターを定期受診した際の参加者の身体測定データ

テキストボックス 2.4
高齢女性のアルコール摂取量と 2 型糖尿病のリスク

JOLINE W.J. BEULENS, MSC
RONALD P. STOLK, MD
YVONNE T. VAN DER SCHOUW, PHD

DIEDERICK E. GROBBEE, MD
HENK F.J. HENDRIKS, PHD
MICHIEL L. BOTS, MD

目的： 本研究の目的は、高齢女性においてアルコール摂取量と 2 型糖尿病の関係を調べることである。

研究デザインと方法： 1993 〜 1997 年に、オランダの前向きコホート（EPIC；European Prospective Study Into Cancer and Nutrition）に参加した 49 〜 70 歳の 16,330 人の女性を 6.2 年間（0.1 〜 10.1 年）フォローした。研究参加時に、質問票に記入して、血液サンプルを採取した。

結果： このフォローアップ期間に、760 例が 2 型糖尿病を発症した。アルコール摂取量と 2 型糖尿病は可能性のある交絡因子を調整後でも線形の逆相関がみられた（$P = 0.007$）。禁酒主義者に比べて、1 週間に 5 〜 30g のアルコールを摂取する女性では、2 型糖尿病発症のハザード比が 0.86（95%CI, 0.66 〜 1.12）であり、週 30 〜 70g のアルコールを摂取群では 0.66（0.48 〜 0.91）、週 70 〜 140g のアルコールを摂取群では 0.91（0.67 〜 1.24）、週 140 〜 210g のアルコールを摂取群では 0.64（0.44 〜 0.93）、週 210g 以上のアルコールを摂取群では 0.69（0.47 〜 1.02）であった。アルコールの種別は、この関連に影響はなかった。一生のアルコール摂取量は、2 型糖尿病と U 型の関係にあった。

結論： われわれの結果は、適度なアルコール摂取は 2 型糖尿病のリスクを減少させるというエビデンスを支持し、このことが高齢者の女性にもあてはまることを示す。

出　典：Copyright© 2003 American Diabetes Association. From "Diabetes Care," Vol 28, 2005；2933-2938. The American Diabetes Association. の許可を得て転載

などの関連情報の記録である。

○ データ収集のデザイン

データは、中年〜高齢の女性コホートから収集された。1993〜1997年の間に、オランダユトレヒトの周辺に住む49〜70歳の合計50,313人の女性が乳癌のスクリーニングプログラムのために定期受診した際に、本研究への参加を呼びかけられた。合計で17,357人の女性が、コホートに登録された。ベースライン時に喫煙や行動、身体活動、産科歴、病歴、家族歴、投薬状況、登録の前年に日常摂取していた食事などの調査を施行した（**表2.6**）。身長、体重、ウエスト、ヒップの測定、収縮期・拡張期血圧を測定した。今回の解析では、平均追跡期間6.2年の2002年1月までのデータを用いた。追跡期間中、疾患が発生していないかを調べるために、糖尿病に関する7つの質問を含む調査票を5年ごとに送付した。2型糖尿病の新規発生は、2回の追跡質問票で2型糖尿病の報告があったもの、または最初の追跡質問票送付時の尿スティックで尿糖陽性のもの、または、このコホートが関連している毎年更新される全国病院退院時診断データベースで2型糖尿病と診断されている場合と定義した。

○ データ解析のデザイン

ベースライン時に糖尿病を持つ女性を除いたコホートについて、主要解析を行った。糖尿病と診断された女性は、その診断の結果として食習慣やアルコール摂取量を変化させている可能性があるためである。追跡はほとんど完全であったが、オランダ国外に移住したり、死亡した例もあったため、2002年1月までに登録された全員を完全に追跡することはできなかった。そのため、追跡期間はひとりひとりについて計算した。主要な関心は、アルコール摂取量と2型糖尿病のリスクとの因果的な関連であったため、ベースライン時のアルコール摂取量と一生のアルコール摂取量がアウトカムに対する決定因子の可能性があると考えた。

表2.6
16,330人のオランダ女性のアルコール摂取量によるベースラインの特徴*

	アルコール摂取量 (g/週)						
	禁酒主義	0～4.9	5～29.9	30～69.9	70～139.9	140～209.9	≧210
参加者 (n)	1,513	3,115	3,787	2,586	2,384	1,629	1,316
年齢 (歳)†	59 ± 6	59 ± 6	58 ± 6	57 ± 6	57 ± 6	57 ± 6	56 ± 6
BMI (kg/m^2)†	26.9	26.6	26.2	25.8	25.1	25.3	25.3

データは、平均値±標準偏差。
*すべての項目で、年齢以外の変数では、年齢で調整している。
†アルコール摂取カテゴリー間のP値≦0.001。

表2.7
16,330人のオランダ女性のベースライン時のアルコール摂取量別の2型糖尿病のリスク

	アルコール摂取量			
ベースラインアルコール摂取量 (g/日)	禁酒主義	0～4.9	5～29.9	30～69.9
患者数 (n)	100	211	174	87
人-年	9,927	19,533	23,755	16,015
年齢とBMIで調整	1.0	1.05 (0.83～1.33)	0.79 (0.61～1.01)	0.65 (0.49～0.87)
多変量分析*	1.0	1.04 (0.80～1.34)	0.86 (0.66～1.12)	0.66 (0.48～0.91)
多変量分析†	1.0	1.02 (0.79～1.32)	0.85 (0.65～1.11)	0.64 (0.46～0.89)

データは、平均値±標準偏差。
*すべての項目で年齢以外の変数では、年齢で調整している。
†アルコール摂取カテゴリー間のP値≦0.001。

最初に 2 型糖尿病の未調整の発生密度を 4 段階のアルコール摂取量別（禁酒主義者、0 〜 4.9g/週、5 〜 29.9g/週、30 〜 69.9g/週）に算出した。単変量のリスク比を 95% 信頼区間とともに、禁酒主義者を対照群として Cox 比例ハザード分析で算出した。次に、ライフスタイル因子や投薬情報は、2 型糖尿病リスクの決定因子となる上にアルコール摂取量とも関連することから、観察された関連の交絡因子候補と考えた。**表 2.6** に研究参加者のベースラインの特徴を示したが、年齢と BMI は 2 型糖尿病の重要な決定因子であると同時に、ベースラインのアルコール摂取量にも関連している。このデータの一部を**表 2.7** に示す。研究参加者が若くて細くなればなるほど、よく飲酒する傾向がみられた。これらの関連は正規の手順で調べたが、交絡の存在は統計学的な有意性よりもリスク推定値の変化によって判断するのがベストである。交絡のレベルを調べるには、Cox 比例ハザードモデルに交絡候補因子を投入し、その変数を追加した際にどのくらいリスク比の推定値が変化するかで判断する。リスク比がどのくらい変化したら交絡と呼ぶかについては一般化された定義はなく、研究者の任意の決断にまかされる。しかしながら、リスク比の変化が 5 〜 10% 以上であれば、調整することが十分に正当化されると思われる。

　出版された論文には示さなかったが、**表 2.7** から禁酒主義者と比べた 3 つのアルコール摂取量カテゴリーの未調整発生密度とリスク比は簡単に計算でき、0 〜 4.9g アルコール / 週群では 1.00、5 〜 29.9g アルコール / 週群では 0.68、30 〜 69.9g アルコール / 週群では 0.51 となる。**表 2.7** はさらに、年齢と BMI で調整したリスク比推定値が劇的に変化していること、他の交絡因子を追加してもそれ以上は大きな変化がみられないことを示している。

○ 影響と関連

　この研究の結果は、適度なアルコール摂取は 2 型糖尿病のリスクを減少させることを示し、それはベースラインでのアルコール摂取量でも

一生のアルコール摂取量でも真実である。アルコール飲料のタイプには差がなく、アルコール自体の保護作用であることが強く示唆される。

　適度なアルコール摂取が冠動脈心血管病変リスクに対して保護的に働くということはこれまでに明確に確立されてきたが、心血管病変と糖尿病およびその他の疾患とは密接な関係があることもまたよく知られている。他の合併症、特に心血管病変が残査交絡因子である可能性が指摘されるかもしれない。しかしながら、この解析で心血管病変症例を除外しても、同様の結果が得られた。

　本研究は、具体的な病態生理を対象としたものではない。母集団からの無作為抽出標本で、アルコール摂取量と HDL-C のレベルとの関連を決定し、アルコール摂取が HDL-C を増加させる効果が見出された。アルコールの HDL-C に対する有益な効果は、2 型糖尿病に対する保護作用機序の一部である可能性がある。しかしながら、インスリン感受性の上昇や抗炎症効果もまた適度なアルコール摂取と関連していることが証明されているため、これらが 2 型糖尿病のリスク減少を説明できる可能性がある［Sierksma et al., 2002］。

3 診断研究

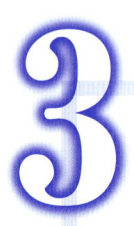

　55歳の男性が、胃もたれ（dyspepsia）のため一般医（general practitioner）を受診した。患者は、この症状を3か月以上にわたり訴え続けており、この1か月で頻度が増し、症状が強くなった。この患者には狭心症の既往があったが、最近2年間以上、舌下ニトログリセリンは不要であった。禁煙を勧めたが、うまくいかなかったことがわかっている。医師は、患者が消化性潰瘍を患っているかもしれないと考えて、胃もたれに関する性状や重篤さに関していくつか追加の質問をした。医師はまた狭心症症状に関する可能性についても質問した。簡単に身体所見をとった際、腹部触診で心窩部の不快感があった以外には何も異常を認めなかった。医師は、消化性潰瘍がもっとも疑わしいと考えた。胃もたれが冠動脈病変による可能性は、きわめて低いと考えた。医師は（ピロリ菌に関連した）消化性潰瘍の可能性（が高くなるか、低くなるか）を調べるために、ピロリ菌の血清抗体検査をすることにした。ピロリ菌の検査は、陰性と判明した。医師は制酸剤を処方して、1週間後に再診するよう指示した。この患者が医師を再診したとき、胃もたれはほとんど消失していた。

臨床実践における診断

　医師は、特定の症状や所見を示す患者の診断に多くの時間を費やしている。診断を下すことによって、適切な治療を決め、予後を予測することができるため、診断を下すことは重要である（**テキストボックス3.1**）。

テキストボックス3.1　臨床的判断に関する引用

> 臨床判断の最大の特徴は、いかに不確実性を受け入れるかを知ることである。熟練した医師は確実性を高めるためにリスクを冒すべき時と不確実性にただ耐えるべき時とを知っている。
>
> Riegelman, 1990

出典：Data from Riegelman R. Studying a study and testing a test. Boston：Little, Brown, 1990.

　日常診療における診断のプロセスは、典型的には患者の主訴—症状または兆候—から始まり、その主訴によって、臨床医は一連の可能性のある疾患群（鑑別診断）の中からある特定の疾患（標的疾患）を疑うことになる［Sackett et al., 1985］。標的となる疾患は、多くの鑑別診断のうちもっとも重篤な疾患（見逃してはならない疾患）であるか、または直観的にもっとも可能性の高い疾患であり、診断プロセスが最初に標的とする疾患が目標とみなされる。診断プロセスの過程で、病歴から得られる情報や患者個人および家族の病歴、また身体所見などに基づき、医師は他の疾患に比較して、標的疾患が存在する確率やもっともらしさを推定する。通常、これらは暗黙のうちに行われる（**テキストボックス3.2**）。

　患者の臨床データ以外に、年齢や性別、労働状況などの非臨床的なデータも考慮される。標的疾患と推定される可能性の高さによって、医師は最適の行動を選ぶことになる。特に、医師は追加の診断的検査を行

テキストボックス 3.2　診断学

$δια'γνωσιζ$
"diagnosis"という単語は、分ける・区別するという意味の"dia"という単語と、知識・学問という意味の"gnosis"というギリシャ語からなる複合語である。医学における"diagnosis"は、ある疾患と他の疾患を鑑別する技術と定義される（Dorland WAN.『The American Illustrated Medical Dictionary, 第20版』Philadelphia, London：WB Saunders Company, 1944）。臨床実践における診断は、病理学的に明確な疾患概念である急性骨髄性白血病のようなものばかりであることを必ずしも意味してはいない。例えば、週末の電話で呼吸困難を呈する患者あるいは患者の家族と話をした医師は、後で精密な診断をつけることにして、最初に緊急性がある状態かどうかを除外診断するであろう。また、診断の正確性は、臨床状況にもよる。プライマリ・ケアの状況では、治療を決めるための診断はそれほど精密でなくてもよい［例えば、臨床症状と身体所見だけで、肺炎疑いという診断で、アモキシシリン（のような狭域の抗生剤）の処方をする］。一方、ICUのような病院三次救急の状況下では、肺炎がより病原性の強い細菌によるのか、細菌が抗生剤耐性なのか、患者がより易感染性でより重症であれば、より詳細な診断（バンコマイシン耐性肺炎球菌によるレスピレーター関連肺炎）が必要となり、画像診断、血清診断、培養検査、抗生剤耐性試験などを要することになる。

出典：著者

い、治療的介入を開始するが、おそらくもっとも重要なのは、ある疾患に関する診断的・治療的行動の前に、他の基礎疾患を探すことである。診断のための一連の作業は、患者に関して利用できるすべての情報から、標的疾患の存在の可能性を再考し続ける連続的なプロセスである。この一連の作業は、ある診断の可能性が比較的高いのか、低いのかを決定していくものであり、ある疾患が存在するのかしないのかで、臨床的

な決定を導き出すのに十分信頼できる閾値を超えるか下回るのかを決めることである。可能性の閾値は、診断の偽陽性と偽陰性の結果によって決められる。また、これらは考慮されている診断の予期される経過、つまり予後と、追加を考慮される検査手技や治療の利益と副作用の可能性に決定的に依存している。しばしば、病歴聴取と診察所見で、すでに十分に自信を持ってある疾患と診断したり、ある疾患を除外したりできることもある。その場合には、ある疾患が存在すると推定される可能性はA未満かB以上である（**図3.1**）。しかし、その疾患の可能性がAとBの間の中間グレーゾーンにあるときには、疾患を確定または除外するために追加の診断的検査が必要となる。典型的には、追加の最初の検査は血液や尿検査、心電図検査、胸部単純写真などの画像診断のように、単純で簡単に施行できるものを意味する。これらの検査の後でも疑問が残り、疾患のある可能性が閾値のAを下回らないということになれば、

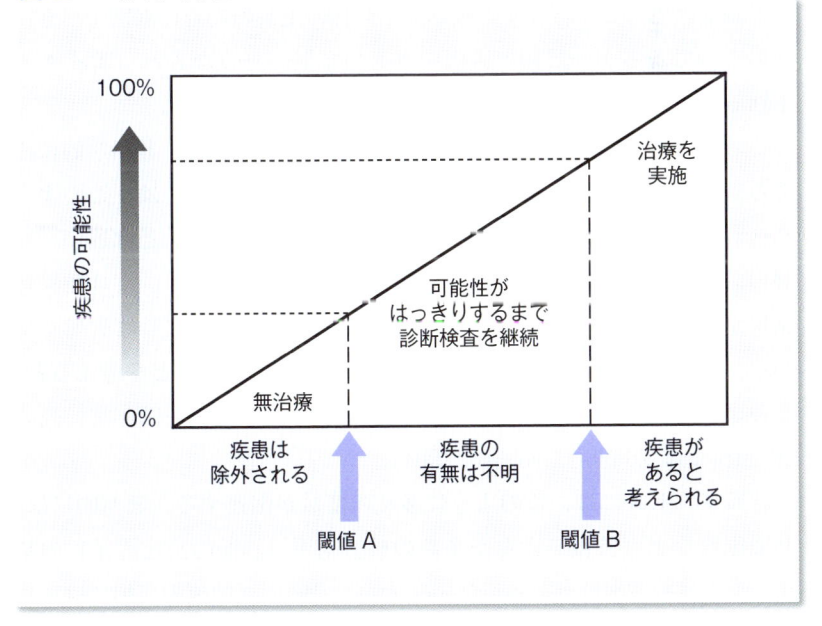

図3.1 診断的検査

MRI、CT、PET、関節鏡検査、または生検などのもう少し侵襲的な高価な診断手技が適応される。この診断的検査のプロセスは、時には一時的であっても、標的疾患の推定される可能性が閾値Aを下回るか、閾値Bを上回るまで続くことになる。

　胃もたれを主訴にした今回の患者に関して、病歴聴取と身体所見だけでは、医師が制酸剤などの対症薬剤あるいは基礎疾患としてのピロリ菌を除菌する3剤併用療法による何らかの治療介入を開始することを決断するには十分な情報ではなかったようである。比較的軽度の主訴であったことから、胃内視鏡による生検などのピロリ菌の侵襲的な検査は患者の負担になると考え、医師は胃内視鏡ほどは正確な診断ではない非侵襲的な血清検査を施行することを決断した。血清試験が陰性だったことで、ピロリ菌を標的とした3剤併用療法は開始されなかったことから、どうやら医師はピロリ菌による消化性潰瘍の可能性は10〜20％以下と臨床的妥当な閾値を下回ると判断したようである。その代わりに、制酸剤という対症療法の薬剤を処方した。今回の主訴として冠動脈心疾患が基礎疾患として存在する確率は—同様の主訴の場合に鑑別すべき疾患の1つであるが—最初の段階できわめて低いとみなされ（閾値Aを下回る）、診断のための追加検査はオーダーされなかった。

　この例は主観的であり、定量的でもEBM的でもなく、非科学的にみえるかもしれないが、臨床実践における診断のプロセスは、このようにきわめてシンプルなものである。他の多くの治療介入とは違い、新規の診断検査の定量的な価値や以前の検査を上回ったり、より簡易に結果が得られるような価値に関するエビデンスは、しばしば欠如している。日常診療においては診断がきわめて重要であることを考えると、そのような定量的な知識を提供するような研究の必要性は非常に高い[Knottnerus, 2002b；Grobbee, 2004]。

　診断プロセスには、このように多くの変数が関連する。典型的には、非臨床的な患者情報を含んだ多数の検査結果（診断的決定因子）の集積、または解釈が関与する［Moons et al., 1999］。臨床の現場では、単

独の診断検査に基づいて診断を確定するのは困難である。日常診療で用いられる診断検査の数は、標的となる疾患や患者の特性、治療法を決めるためにどのくらいの確かさが必要かなどによって決まる（**テキストボックス 3.3**）。重要なのは、検査には本来階層があるということである。ほとんど例外なく、診断の最初は病例聴取、診察のような負担のかからないものから始まり、簡単な検査や画像診断がそれに続き、最後に造影を必要とする画像診断や生検といった患者に負担のかかる高価な検

テキストボックス 3.3　害をなすなかれ

> **Primum non nocere**（まず最初に害をなすなかれ）は、医師が患者に対して行う行為は害を及ぼす可能性があることをいつも考慮すべきであるという原理を意味しており、明らかに害を及ぼす可能性のある介入は、その利益が小さいあるいは不確かな場合には始めるべきではない。Hippocratic の原理は治療介入の際にはよく議論されるが、診断的な検査の際にも同様に適応すべきであり、侵襲的で負担のかかる検査では、特にそうである。治療方針が決定された後では、明らかに追加の診断的検査は治療決定の役には立たないので、時には医療費の面からのみのこともあるが、有害なだけである。日常診療では、治療方針決定には何の結果ももたらさない意味のない検査が多く行われている。特に、血清検査や単純 X 線検査のように、追加検査のオーダーが比較的簡単なときには通常、可能性のある副作用と同様に、患者の治療方針変更に影響があるのかどうかは考慮されていない。転倒して肋骨を打撲した患者で肋骨骨折の有無を除外するためにX線写真をとることは無用である。なぜなら、X 線検査の結果は、「痛み止めで安静にする」という治療方針には影響がないからである。それゆえ、あらゆる診断プロセスにおける医師の課題は、最適の診断検査を選択することだけでなく、いつ検査をしないかということを身につけるということである。

出典：著者

査が行われることになる。常に後で行われる検査は、それまでの診断情報を基に解釈される［Moons et al., 1999；Moons & Grobbee, 2002a］。例えば「胸痛の存在」に関する検査結果も、5歳の女児と心筋梗塞の既往を持つ60歳の男性では、まったく異なった解釈になる。医師の課題はすべての集積された診断結果に基づき、特定の疾患を有するのか有さないのかその確率を予測することにある。それには、それぞれの診断検査がどのくらい診断推定に寄与できるかという知識が必要になる。先ほどの例でいうと、すべての医師がいつも数分間もあれば得ることができる病歴や身体所見による情報以上のものが得られないのであれば、ピロリ菌の血清検査の診断的価値は無視できる。より技術的には、ピロリ菌の血清検査が病歴や身体所見に基づく消化性潰瘍の有無の確率を変化させない（増やしも減らしもしない）のであれば、その検査は価値がない。重要なのは、もし次の治療方針がすでに決まっている（疾患の確率が**図 3.1** の閾値 A 未満か、閾値 B 以上）のであれば、追加の検査は（禁止されないまでも）控えることである。

18世紀のスコットランドの牧師で数学者あったトーマス・ベイズ（Thomas Bayes）の業績が、臨床実践における診断プロセスに対するより科学的なアプローチの開発に有用である。ベイズは、診断推論の数学的基礎を確立した。ベイズは、診断プロセスが連続的で確率論的であることを認識していた。次の検査が行われる前（おそらくは病歴や診察の前）のある標的疾患の存在確率である、**事前確率**（prior probability）の重要性を強調した。また彼は、次の検査結果に基づき、医師は事前確率を**事後確率**（posterior probability）に更新することも認識していた。よく知られた**ベイズの定理**は、一方では、ある疾患の事前確率と追加検査の検査特性（感度、特異度、尤度）との関連、他方ではある疾患の事前確率と疾患存在の事後確率との関連を定量化したものである（**テキストボックス 3.4**）。この数学的法則は、これまで繰り返し危機に瀕してきたものの、一定の値である感度、特異度、尤度比は、患者のサブグループ特性を考慮しない基本的な仮定であり、多くの状況で現実的ではない

テキストボックス 3.4　検査結果を示した2×2表の例とベイズ定理

N-terminal pro B-type 心房ペプチド（NT-proBNP；カットオフ値 36 pmol/L）検査（T）が心不全有病割合の高い状況でのプライマリ・ケア患者の心不全を検出する検査特性

	NT-proBNP陽性(T＋)	NT-proBNP陰性(T－)	合計
心不全あり (D＋)	9	0	9
心不全なし (D－)	$\frac{69}{78}$	$\frac{55}{55}$	$\frac{124}{133}$

感度＝P(T+|D+)＝9/9＝100％；特異度＝P(T−|D−)＝55/124＝44％；陽性予測値＝P(D+|T+)＝9/78＝12％；陰性予測値＝P(D−|T−)＝55/55＝100％；陽性尤度比（LR+）＝P(T+|D+)/[1−P(T+|D−)]＝(9/9)/(69/124)＝1.8；陰性尤度比（LR−）＝[(1−P(T+|D+)]/[P(T−|D−)]＝(0/9)/(55/124)＝0

ベイズ定理

$$P(D+|T+) = \frac{P(D+) * P(T+|D+)}{P(D+) * [P(T+|D+)] + P(D-) * P(T+|D-)} = \text{【式1】}$$

$$P(D+|T+) = \frac{P(D+) * 感度}{P(D+) * 感度 + [1-(P(D+)] * (1-特異度)}$$

$$= \frac{9/133 * 1}{9/133 * 1 + 124/133 * 0.56}$$

$$= 0.12 = 12\%$$

and

$$P(D-|T+) = \frac{P(D-) * P(T+|D-)}{P(D+) * [P(T+|D+) + P(D-) * P(T+|D-)]} = \text{【式2】}$$

$$P(D-|T+) = \frac{P(D-)*(1-特異度)}{P(D+)*特異度+[1-(P(D+))]*(1-特異度)}$$

$$= \frac{124/133*0.56}{9/133*1+124/133*0.56}$$

$$=0.88=88\%$$

ベイズ定理のもう1つの表記方法→数式1を数式2で割る

$$\frac{P(D+|T+)}{P(D-|T+)} = \frac{P(D+)}{P(D-)} * \frac{P(T+|D+)}{P(T+|D-)} = \frac{P(D+)}{P(D-)}*LR+ \rightarrow$$

事後オッズ$(D+|T+)$=事前オッズ$*LR+$

Note:オッズ$(D+)/[1-P(D+)] \rightarrow P(D+)=$
　　　オッズ$(D+)/[1+$オッズ$(D+)]$

診断検査を連続して行う場合のベイズ定理は、理論的には簡単に次のように拡張することができる。

$$\frac{P(D+|T_1+, T_2+, T_3+)}{P(D-|T_1+, T_2+, T_3+)}$$

$$= \frac{P(D+)}{P(D-)}*LR(T_1+|D+)*LR(T_2+|D+)*LR(T_3+|D+)$$

ただし、このような形のベイズ定理は、診断検査1〜3(T_1〜T_3)がそれぞれ独立しているということを前提にしていることに注意が必要である。しかしながら、同じ基礎疾患を反映していることから、検査結果にはしばしば相互関係がみられ、典型的な実践の場ではこの前提は成り立たないことがこれまで示されている。

出典:著者

[Hlatky et al., 1984;Detrano et al., 1988;Moons et al., 1997;Diamond, 1992]ことから、臨床実践においては診断の筋道が確率的であり、段階的な性格であることを理解するのに、ベイズの定理が必須のものになっている。

診断自体は、治療的介入とは異なることを強調しておきたい。診断は、治療をガイドする手段である。診断の確定は、医療専門職の間ではもっとも高く評価されるが、最適の治療を決定し、症候の経過予測を最初に行う以外、患者には何の結果ももたらさない。一般に、診断検査自体は何の直接的治療効果はなく、それゆえ直接患者の予後には影響を与えない。いったん診断が確定したなら、もっと正確には可能性のある診断の確率が確定したなら、個々の治療選択肢（無治療を含めて）について選択した際に予想される経過を評価して、最終的に患者のアウトカムを改善させるような治療決定を行うことになる。

　要約すると、臨床実践で、診断的プロセスは以下のような特徴を持つ。

1. 診断すべきある疾患を示唆する主訴（臨床症状または兆候）を示している患者から診断がスタートする。
2. 続く一連の精密検査は、多変量のプロセスである。年齢、性別、病歴、臨床症状、身体所見から、より侵襲的で高価な検査まで多数の診断的な決定因子（検査）が論理的に応用される。
3. 診断が確定するか除外できるかは、確率的な判断であり、特定の疾患が存在するか存在しないかという確率が重要である。この確率は、一連の診断検査の結果に基づいて連続的に更新される。
4. ある検査の真の診断的価値は、以前の検査の診断的情報をどのくらい上回るか、つまり、実質的には先行する検査の結果に基づく疾患存在の確率を変化させるかどうかで決まる。
5. 診断過程の最終目的は、結局のところ十分な信頼を持って臨床決断を下せるように特定の疾患を確定または除外診断することである。これには、標的疾患の存在確率を、正確に評価する必要がある。

　最後に、疾患の**診断**と**スクリーニング**との違いを認識しておく必要がある。診断は、特定の疾患を疑う特定の臨床症状や兆候を有する患者について行われるため、本来多変量的である。それに対して、疾患のスク

リーニングは無症状の個人について行われるため、原則として単変量的である。新生児のフェニールケトン尿症や中年女性の乳癌健診の例では、臨床症状や兆候に関係なく1種類の診断的検査が行われる。本章では**診断研究**のみを扱う。

実地臨床における診断から診断研究

診断研究は、実地臨床上の診断過程を改善することを目的に行われるべきである。典型的な例を挙げると、もっとも診断に役立つ検査の組み合わせを探すことである。臨床疫学上の言葉で言うと、診断研究の事象関係により、しかるべき対象において、多数の（あまり多すぎないほうが好ましいが）診断決定因子の関数として、当該疾患の存在確率を予測することである。対象は、ある疾患が疑われる患者である。診断決定因子には、典型的には、病歴（年齢、性別、症状および合併症が含まれる）、身体所見、もし応用可能かつ必要であれば、より高度な検査項目が含まれる。

診断の過程、すなわち診断研究は、基本的に予測あるいは記述である。というのも、その目的が、まだあるかないかわからない疾患の予測だからである。目的は、研究対象になっている疾患の原因を説明することではない。したがって、決定因子と結果との関係を歪める交絡因子は、診断研究においては登場せず、疾患の有無とは無関係である。この点で、交絡因子がきわめて重要である因果研究とは、はっきりと区別される。診断研究においては、他のすべての決定因子は、疾患を有する人とそうでない人を識別するための付加的な検査としての役割しかない。診断研究において重要な点は、その結果を応用すべく、密接に日々の実地臨床に即して行うことである。したがって、研究を計画する際には、上述した典型的な診断過程の側面を考慮すべきである。この点を踏まえて、研究対象や評価すべき診断上の決定因子を選択し、それらの重要度や順序を決めて、データ解析を行うことが重要である。

◯ 診断研究 vs 検査研究

　残念なことに、論文になっている多くの「診断研究」は、「検査研究」といったほうが適切である。検査研究の主な目的は、ある1つの検査（指標となる検査）が、ある特定の疾患の有無を十分に識別できるかどうかを評価することである［Moons et al., 2004a］。しばしば、こうした研究には対象となった疾患（いわゆる参考となる検査あるいはゴールドスタンダードにより決定された）を有する患者のグループと、同じ検査が行われた疾患を有していない患者のグループが含まれる。典型的な場合は、指標となる検査の結果は陽性か陰性に分類され、研究の結果は2×2表（**テキストボックス3.4**）に要約される。このボックスの表により、検査研究において診断の正確さを表す以下の古典的な4つの数字が計算される。

1. 感度：疾患がある場合に検査が陽性である確率（真の陽性率）
2. 特異度：疾患がない場合に検査が陰性である確率（真の陰性率）
3. 陽性予測値：検査が陽性の場合に疾患がある確率
4. 陰性予測値：検査が陰性の場合に疾患のない確率

　あまり適用されないが、ほかに、検査陽性時の尤度（疾患を有する人での検査陽性の確率／疾患を有さない人での検査陽性の確率）、検査陰性の尤度（疾患を有する人での検査陰性の確率／疾患を有さない人での検査陰性の確率）、オッズ比（前記2つの比として計算される）がある。オッズ比はあまり用いられないが、診断に関するメタ分析の際には、よく用いられる。指標となる検査結果が2値でなく、連続変数である場合は、検査の異なったカットオフ値ごとの感度、特異度に基づいて受信者操作特性曲線（ROC）を描くことができる［Hanley and McNeil, 1982；Harrell et al., 1982］。

　特定の検査の診断の正確さを定量的に示すことを目的とした検査研究は、実地臨床を反映し、臨床に応用することを目的とした診断研究とは

異なる。第一に、そしてもっとも重要な点は、検査研究は診断の過程が基本的に多数の検査から成り立っていることや、診断の過程が自然な診断の優先順位に則っていることを考慮していないことである。第二に、検査研究は該当する患者集団、すなわち、疾患の症状や兆候を有している患者を対象としていない。むしろ、これらの研究は、明らかに疾患を有している患者グループと疾患を有していない患者グループを選択している。時には、こうした健常な対象患者は研究対象となっている疾患すら知らないこともある。しかしながら、こうした患者の選択は、いずれの場合も、検査性能の推定値にバイアスを生じさせる（診断の研究におけるバイアスの項を参照、p.109）。最後に、臨床に則した診断研究と、1つの検査の特性（通常は感度と特異度）を定量する検査研究との間には、事象関係においてはっきりした違いがある。

　感度あるいは特異度に関する検査研究の事象関係は実際のところ次のように表現される。

　　　$P(T) = f(D)$

ここで、Tは、1つの検査の結果が陽性の場合と陰性の場合のそれぞれの確率（0〜100％）であり、Dはそれぞれ疾患の有無を表す。

　主に、1つの検査の予測値に焦点を当てた検査研究は、比較的まれである。疾患の有無に関する確率（0〜100％）を、1つの検査結果の関数で推定しようとする関係は、以下のように表すことができる。

　　　$P(D) = f(T)$

臨床に則した診断研究の事象関係は以下のように表すことができる。

　　　$P(D) = f(T_1, T_2, T_3, \cdots T_n)$

　この式で、$P(D)$は興味の対象である疾患の確率（0〜100％）であり、$T_1 \sim T_n$は研究対象となる多くの検査あるいは決定因子である。

　心不全の診断において、血清中のN-terminal pro B-type 心房ペプチ

ド（NT-proBNP）の値を決定する研究は、主として検査研究として呈示されたが、診断研究の例となろう。133人の外来患者において、ヒトの心室内圧が高まると心室から分泌される神経ペプチドであるNT-proBNPを測定した［Hobbs et al., 2002］。患者の選択は、心不全の合併率の高い疾患に基づいて行われた（例えば、心筋梗塞の既往、狭心症、高血圧または糖尿病）。この研究では、対象患者を、心不全を示唆する症状（例えば、疲労や呼吸困難）を訴えている臨床的により妥当な患者グループに限定しなかった。

テキストボックス3.4が、主な結果である。加えて、この研究のデータを用いて、検査前確率（またはオッズ）から検査後確率（またはオッズ）を計算するベイズの法則と検査の尤度比が示されている。

NT-proBNPは、心不全の診断において価値があると結論された。この検査の主な用途は、NT-proBNPが正常な場合、心不全が疑われる患者で心不全を否定することである。本研究に関しては、多くの重要な点があるが、そのほとんどは著者たちによって認識されている。第一の点は、心不全を診断したり否定したりする目的で、NT-proBNPのみを調べることは、臨床現場における診断を反映していない点である。心不全を診断するにあたり、NP-proBNPを唯一の検査として用いることはない。NT-proBNP、心電図、心エコーなどの追加の検査の前に、年齢、性別、合併症、自他覚症状などのより単純な診断手段を最初に用いるべきである［Rutten et al., 2005b］。より臨床に則した研究の目的は、NP-proBNPの検査結果が、実際の臨床現場においてすでにある診断情報に追加の情報を加味しうるかを評価することである。

これを達成するためには、以下の2つの戦略による診断性能を比較する必要がある。その1つは、BNPを測定する前に医師が活用できるすべての情報を含めるものであり、もう1つは、これらの情報にNT-proBNPの値を加えた情報を含むものである。こうすることで、実地臨床における診断過程を、本来優先順位のある診断検査と同じように勘案することができる。著者たちは、性別、心筋梗塞、糖尿病の既往歴、

心電図上のQ波や脚ブロックにNT-proBNPを含んだモデルが、NT-proBNPを含まないモデルよりもよいモデルであるかを決定するために、多変量ロジスティック回帰モデルを実際に作成した。しかしながら、NT-proBNPを加えることによる価値に関しては、結果や結論の中で強調されなかったし、自他覚症状も1つの診断検査として、モデルの中に含められなかった。

これに加えて、この研究の対象患者にも問題があった。疾患の有無を識別するための1つの診断法あるいは診断法の組み合わせを評価する際には、対象疾患を実際に有する患者において研究すべきである。別の言い方をすると、対象患者は、疾患が疑われ、医師が通常その結果を応用できる検査を考慮するような患者を代表するべきである。診断法の価値は、対象患者によって異なるので、このことは重要である（**テキストボックス3.5**）。NT-proBNP研究の対象となった患者のほとんど（心不全を高頻度で合併するとされている疾患を有する患者が主たる者である）は、心不全を示唆する自他覚症状を訴えてプライマリ・ケア医を訪れる患者集団を代表していなかった。したがって、日々の臨床で遭遇する患者に、この研究結果を適用できるかどうか、疑問が残る。

疾患の診断や除外のプロセスで1つの検査の価値を定量化することに焦点を当てたり、検査の感度や特異度を測定することに夢中になることは、よく行われている診断研究の典型である［Moons et al., 2004a］。

一般に、感度、特異度に執着しがちである理由は、臨床疫学や生物統計学の古典的な教科書に直感的かつ魅力的に記載されているが、われわれの考えからすると誤ったものである。

> 利用する予定の自他覚症状、診断検査の感度と特異度を認識すべきである。多くは、すでに出版されているし、有能な専門家はそれぞれの分野において知ることができるはずであり、探し出すことができるはずである［Sackett et al., 1985］。

そして、

テキストボックス 3.5　感度と特異度は一定でない

感度と特異度は、診断検査の所与の特性なのか？　また、これらの予想値は、疾患の有病率と密接に関係するか？

診断研究の発表において、一般に感度と特異度が強調される理由には、これらの予測値が密接に研究対象の影響を受けることがある一方、感度と特異度は（多かれ少なかれ）一定であると考えられている［Moons & Harrell, 2003］。診断検査の予測値が、研究対象の集団によって影響を受けることは、疑いの余地のないところである。このことは、検査性能を初期診療とセカンダリ・ケアの場とで比較するとよくわかる。セカンダリ・ケアの場においては、疾患が疑われた患者における対象疾患の有病率は、一貫して高い（これは紹介の過程による）。したがって、一般に、陽性予測値はプライマリ・ケアの場（偽陽性率はより高い）より、セカンダリ・ケアの場において高い（すなわち、偽陽性が少ない）。一方、陰性予測値は、プライマリ・ケアの場（偽陰性がより少ない）において一般に高い。確かに、感度、特異度、尤度は、疾患の有病率の影響を直接受けるものではない。というのも、これらのパラメーターは、疾患の有無に基づいた条件つきの数値だからである。しかしながら、これらの数値は、有病率を超えて、疾患の重症度の違いによって変化することが広く示されている［Hlatky et al., 1984；Detrano et al., 1988；Moons et al., 1997；Diamond, 1992］。例えば、セカンダリ・ケアの場においては、相対的に進行した疾患に遭遇することが多く、通常、診断マーカーが上昇していることが多い。したがって、セカンダリ・ケアの場では、プライマリ・ケアの場に比較して、感度は高くなり、特異度はプライマリ・ケアの場においてより高くなる。

出典：Knottnerus JA. Between iatrotropic stimulus and interiatric referral：the domain of primary care research. J Clin Epidemiol 2002a；55：1201-6.

　すべての検査室での検査、診断手段については、知っておくべき基本的なポイントがある。第一に、もし疾患がある場合、検査結果が陽性で

ある確率は？　こうして、検査の感度を知ることができる。第二に、もし疾患がない場合、検査結果が陰性の確率は？　この質問は、検査の特異度を表している［Campbell & Machin, 1990］。

　患者の診断をする目的は、診断検査の結果に基づき病気の確率を推定することであるから、興味の対象となるパラメーターは、事後確率、あるいは予測値であり、臨床現場において決断するに際して必要な診断確率を反映した数値である。当たり前のことであるが、「私はこの疾患と診断されていて、行える検査の結果が陽性であるかどうかを知りたい、ついては、感度を教えてほしい」と言いながら外来にくる患者はいない。同様に、医師にとっても、感度はあまり役立たない。疾患の有無が前提である検査結果の確率、すなわち、感度および特異度は、いまだによく用いられているが、臨床的な観点からすると、明らかに不適切なものである。例えば、NT-proBNPの研究においては、著者たちが主たる結論（NT-proBNPの値が正常である場合は、心不全を否定することが可能）として言っていることは、優れた陰性予測値によるものであることが強調されるべきである。われわれの経験からすると、診断研究においては、研究者も編集者と同様に、感度と特異度をもっとも重要なパラメーターとしてとらえたがる傾向がある。この傾向は、診断研究を批判的に吟味するための診断の精度を報告するための基準（STARD）となる、最近のガイドラインにも反映されている［Bossuyt et al., 2003a, 2003b］。

　診断検査の数値を判断する際に、こうした方法を避ける第一歩は、伝統的なパラメーターを提示する順序を変えて、予測値を最初に提示することである［Moons & Harrell, 2003；Rutten et al., 2006］。「この検査はどの程度優れているか？」という疑問に答えたところで、診断のための知識は得られない。診断のための知識とは、「検査の結果に基づいた場合の、ある疾患の確率は？」との疑問に答えられる情報である。

　限界があるものの、疾患の診断のための1つの検査の正確さに的を

絞った検査研究は、適切な情報を提供してくれる。もっとも注目すべき点は、新しい検査の正確さがまだわかっていないときに、その検査を開発する際に役立つ。しばしば、最初に明らかに疾患がある人とない人、時には、健常者の対照を用いて、この検査の結果が異なるかどうかを評価する［Fryback & Thornbury, 1991；Moons & Grobbee, 2002a］。さらに、検査研究は、無症候の人々において、ある特定の疾患をスクリーニングする場合に価値がある。この場合には、1つのスクリーニング検査以外の結果を考える必要がない。スクリーニングの種類にもよるが、年齢や性別でさえ考慮する必要がない場合もある［Moons et al., 2004a］。

合理的な診断研究

臨床における診断の目的は、多数の検査結果に基づいて疾患が存在する確率を予測することである。したがって、真似するわけではないが、合理的な診断研究のデザインは、毎日の臨床を理解することにより大部分が決定される［Moons & Grobbee, 2005］。以下で、臨床疫学診断研究のデザインの3つの要素について議論する。この3つの要素とは、理論的デザイン、データ収集のデザイン、データ解析のデザインである。

理論的デザイン

診断研究の事象関係は、

$$P(D) = f(T_1, T_2, T_3, \cdots T_n)$$

である。ここで、$P(D)$ は疾患の確率を、$T_1 \sim T_n$ は多数の診断検査の結果を示す。あらゆる診断事象関係の母集団には、医師を受診するきっかけになった症状や兆候によって規定される疾患が疑われる患者である。この場合、研究の目的は、理想的な診断戦略を評価することである。ここでいう診断戦略とは、どのような診断のための検査の組み合わ

せを、どのような順序で行うことが、理論上 0 〜 100％の範囲にある疾患の確率を適切に推定できるかを決定することである。目標は特定の検査（新しく開発された検査のことが多い）が、実地臨床において診断能力を高めるかどうかを評価することである。診断能力の向上とは、現在利用可能あるいは以前に応用された検査との比較を意味する。これは2つの事象関係、すなわち、1つは新しい検査を除外したもの、もう1つは新しい検査を含んだものの関係の比較を意味する。また、2つの検査を比較したり、異なる検査の組み合わせを比較することもできる。例えば、ある（新しい）より負担の少ない、あるいは安価な検査が、別のすでに確立された検査の代わりになる場合などである。このことは、一般に利用可能な検査を用いた事象関係と、よく用いられる検査に加えて代用のあるいは新しい検査を用いた第二の事象関係とを比較することを意味する。

　ある特定の検査、あるいは検査戦略により、どの程度正確に疾患の有無が推定（予測）されるのかを評価すべきかどうかは、診断がついた後の臨床上の結果（すなわち標準の治療）に左右される。ただし、この点に関しては、新しい検査が、現在利用可能な検査に比べて異なった治療法の選択につながりうるまったく新しい疾患情報をもたらすような場合には、はっきりしない。1つの例は、一般に CT が標準検査として用いられる膵臓癌の診断、PET による機能的イメージである。CT に比較して、PET はより小さな病変や遠隔転移を発見する上で、特に有用である。PET を使用することで、場合によっては、CT を使用していたときとは患者アウトカムが異なる他の治療が求められるような新たな診断分類が必要になるかもしれない ［Biesheuvel et al., 2006；Bossuyt et al., 2000；Lord et al., 2006］。このような場合、標準検査として CT を用いて、PET の診断の正確さを検討する（横断）研究というよりは、患者の予後（例えば、障害や死亡率や QOL という点において）における新しい検査の（付加的な）利益を推定する研究が可能である。診断に関する疑問が契機となった研究ではあるが、これは予測研究とは異な

る。こうした研究は、患者アウトカムに対する治療方法の効果を評価する研究に類似するようになり、治療研究の性格を有する。治療研究においては、その目的は予測（この検査はある疾患が存在する確率の推定を改善するか？）というより、説明（この検査を追加することで患者の予後は改善するか？）である。したがって、交絡が問題となる。というのも、観察された効果と本当に因果関係があるかどうか、すなわち、その効果が、十分に検査あるいは診断戦略に帰することができるかどうかをはっきりさせる必要があるからである。法廷においては、疑うだけでは不十分で、有罪であることを証明しなければならないことを心しておかなければならない。これらすべてが、理論的デザイン（アウトカムの定義）、データ収集のデザイン（妥当な時間軸におけるランダム化研究が魅力的な選択肢である場合）、データ解析（**テキストボックス 3.6**）に対して大きな影響をもたらす。臨床疫学研究デザインの原理を理解する目的では、この**診断介入研究**のカテゴリーについては、本章では詳述しない。第 5・第 10 章および他の論文 ［Biesheuvel et al., 2006；Bossuyt et al., 2000；Lord et al., 2006］で、介入研究に関して説明する。

データ収集のデザイン

○時間

　定義上、診断過程の目的は横断的である。この過程は、未来に起こる疾患ではなく、存在している疾患の確率を推測（予測）することである。したがって、診断研究のデータは横断的に収集されるべきである。決定因子 ―すなわち、診断検査の結果― と、結果 ―すなわち、いわゆる参照標準となる診断方法で決定された対象疾患の有無― は、理論的には同時に決定される。これが、患者が疾患を示唆する症状あるいは兆候を呈するときである（t＝0）。たとえ、すべての検査結果が行われ、結果が解釈されるのに数日あるいは数週間を要したり、また、最終診断までに経過観察が必要な場合であっても（**テキストボックス 3.6**）、こ

テキストボックス 3.6　典型的な診断研究 vs 診断介入研究

下記は、典型的な診断研究と診断介入研究との違いを示したものである。前者は、ある疾患の診断を推定（予測）するにあたっての複数の検査の効果を評価することであり、後者の目的は、患者の予後について検査（に加えてそれに引き続く治療）の効果を推定（この場合は説明）することである。後者の種類の研究は介入研究となり、外的因子（つまり交絡因子）を考慮する必要がある。

> **診断研究**
> 診断＝ fT_{1-n}
> T は診断のための因子

この研究では下記のゴシック部分を扱う。
診断に関する疑問 → 診断戦略 → 診断 → 介入 → 結果

> **診断介入研究**
> 予後（疾患のアウトカム）＝ $(fT_{1-n}) + (fI|EF)$
> T は診断のための因子であり、I は診断後の介入であり、EF は外的因子

この研究では下記のゴシック部分を扱う。
診断に関する疑問 → 診断戦略 → 診断 → 介入 → 結果

出典：著者

れらの所見は、診断研究では t＝0 の時点で疾患が存在したかどうかを決定するのに用いられる。

○ 全数調査または抽出調査

一般に、診断に関する横断研究は、ある疾患が疑われ、事前に決められた条件を満たす、すべての患者を対象とする研究の形をとる。すべての患者において、対象疾患が「本当に」存在するのかしないのか、そし

て関連しうる診断の決定因子が調べられる。

　因果研究においてよりあてはまることではあるが、症例対照研究のほうがより妥当で効率的なこともある。診断のための症例対照研究（すなわち、横断的症例対照研究）においては、（最終的に）疾患と診断された患者（「症例」）と最終的に疾患がないと診断された患者（「対照」）のサンプルすべてにおいて、詳細な検討がなされる。一般には、いくつかの診断検査（特にもっとも高価なものと、患者に対して負担の大きいもの）は、症例と対照においてのみ行われ、最終診断（標準検査、しばしば、より身近で利用可能な検査）は、対象疾患が疑われたすべての患者においてなされる。この方法により、該当患者集団での、検査の診断に関する正確さ（または、考慮対象となっている診断戦略）を確実に推定できる。この方法は、他の研究領域、特に因果研究における症例対照研究と類似している（第2・第9章参照）。診断研究と同様、その目的は、検査結果に基づき疾患の確率の絶対値を計算することであり、診断に関する症例対照研究のデータ解析の過程においては、収集した（症例と）対照を常に勘案する必要がある。研究対象となっている検査に長い時間を要したり、高価な場合には、診断症例対照研究は、非常に魅力的な選択肢の1つである。例を挙げると、ある種の血液検査、マイクロアレーの検査、画像診断などである［Rutjes et al., 2005］。診断症例対照研究は、効率的であるにもかかわらず、まだ比較的まれにしか行われていない。**テキストボックス3.7**の例の中に、慢性閉塞性肺疾患の患者において心不全の診断をする際の、心臓 MRI 画像（CMR）の付加的価値を評価するために行われた症例対照研究を示した。費用、時間、患者の負担を考慮し、CMT の測定は、心不全の患者すべて（症例）と残りの研究参加者（対照）のみにおいて行われた［Rutten, 2005c］。

　混乱しやすいことだが、疾患が疑われる患者群である、というはっきりとした定義なく、対象疾患の病期が進行した患者の検査結果と、疾患を有さない患者の検査結果とを比較した診断研究が、症例対照研究と称される傾向があり、Rutjes らによってよく要約されているところであ

テキストボックス 3.7 診断症例対照研究の例

背景：心不全を検出するための心血管系 MRI（CMR）の診断価値に関する情報は乏しく、慢性閉塞性肺疾患（COPD）の患者においては、事実上ほとんどない。

目的：安定 COPD 患者において心不全の診断をする際に、どのような CMR の結果が（付加的）診断情報になりうるかを調べる。

方法：対照は、一般内科医により COPD と診断された 65 歳以上の 405 人のコホートから選ばれた。心不全の診断は、専門家による委員会の詳細な検討の後、超音波検査を含むすべての利用可能な検査を用いて行われた。Na 利尿性ペプチド（amino-terminal proB-type natriuretic peptide）の測定は、診断には用いられなかった。コホート内症例対照研究デザインのもと、委員会の後 3 週間以内に、治療法が変更されない間に、心不全と診断された 37 人の COPD 患者（症例）と無作為に選ばれた心不全を有さない 41 人の COPD 患者が、追加の CMR の検査を受けた。心不全の診断に際しての CMR の価値に関しては、単変量および多変量のロジスティックモデル、受信者操作特性曲線下の面積（ROC 面積）の分析によってなされた。

結果：CMR 測定においては、45% 以下の左室駆出率（LVEF）がもっともよい診断指標であり、陽性予測値は 1.0（95% CI 0.92 〜 1.0）、陰性予測値は 0.87（95% CI 0.83 〜 0.90）であった。CMR パラメーター（LVEF、両心房の体積、左室終末収縮期径）のみに基づく CMR モデルの ROC 面積は 0.88 であった。この CMR 測定は、臨床上の症状と兆候に加えた場合、NT-proBNP（ROC 面積 0.80）や心電図（ROC 面積 0.77）以上に、有意に付加的診断価値があった（ROC 面積 0.91）。症状と兆候、CMR の測定を用いた診断モデルに対して、NT-proBNP や心電図を追加しても、有意な診断上の改善はもたらされなかった。

結論：安定 COPD 患者での心不全の診断をする上で、CMR はもっ

> とも診断価値が高く、診断の難しいことがよく知られているこの患者集団においては、CMR は心臓超音波検査に変わりうる魅力的な検査となりうる。

出典：著者

る［2005］。このことは、疾患を有する患者と、一般人口における健常者を比較した研究にもあてはまる。上述したように、こうした研究は診断の際の検査の正確さの推定値を歪め、研究結果の一般化においても問題を生じさせる。というのも、症例と健常者が該当する患者集団を反映していないからである。該当する患者集団とは、疾患が疑われて検査が試みられる集団である。ただしこうした研究は、開発段階にある新しい検査においては、将来の価値に関する情報をもたらすことを覚えておく必要がある。その検査によって、健常者と進行した病気を有する人を区別することができない場合は、たとえ研究デザインが正しくても、疾患が疑われる患者群で、同じ検査が診断に役立つ可能性は低い［Fryback & Thornbury, 1991；Moons & Grobbee, 2002a］。

○ 実験または観察研究

　診断を下すことはそれ自体が目的ではなく、患者のマネージメント、特に治療を決めるための手段である。診断検査を行うことの最終目標は、患者のアウトカムの改善である。したがって、検査の正確さを確立するにあたり、患者のアウトカムに対する影響も定量化すべきであると広く言われている。この結果として、特に、治療研究の特徴であるランダム化デザインが、診断研究に対しても提唱されてきた［Bossuyt et al., 2000；Biesheuvel et al., 2006；Lord et al., 2006］。

　しかしながら、一般に診断研究においては、患者のアウトカムは考慮

されない。通常、その目的は、新しい検査や戦略が現在用いられている検査や戦略に代わりうるかどうかを定量的に示すことである。以下の典型的な場合、検査を変更することも妥当である。すなわち、当該研究での検査や戦略が、疾患の診断に際して、少なくとも同じ程度に正確であり、かつ、患者への負担や費用がより少ない場合である。もし、横断的診断研究により、当該研究での検査によって疾患の有無を同等かそれ以上に区別できることが示されたなら、引き続き患者のアウトカムについての研究をするまでもなく、これらの検査の患者のアウトカムに対する影響は、しっかりと確立されたといえる。結局、多くの場合、早期の研究は、疾患に対して可能な治療が患者のアウトカムにもたらす効果を単純に定量的に示していることになる。統計学的あるいは決断分析のモデルを用いることで、横断的診断精度の研究とランダム化治療的介入研究の結果を結びつけることができる。したがって、もし第一に、横断的精度の研究により、検査あるいは検査戦略が十分に対象疾患の診断に役立ち、第二に可能な治療の患者アウトカムに及ぼす効果が、あわよくば、ランダム化試験により確認されている場合、患者アウトカムに対する検査の効果を測定することが可能である。こうした場合、患者アウトカムに対する検査の効果を明確にする目的で、検査を行った群と、そうでない群の間で、2つの検査と治療を組み合わせた戦略を比較する介入ランダム化研究を加えて行う必要はない。

　患者アウトカムに対する新しい検査の影響を定量化するためにランダム化研究が不必要であった例として、ピロリ菌感染の診断のための免疫検査が挙げられ、この検査は、参照標準検査（迅速ウレアーゼテスト、呼気テスト、病理所見の組み合わせ）と横断的に比較された [Weijnen et al., 2001]。新しい検査は、従来の検査と同様な診断の精度、識別能を有していたため、より高価で侵襲も大きかった従来の検査にとって代わった。ピロリ菌感染患者（治療の有効性を証明したランダム化試験により）に対する治療の是非に関しては、コンセンサスが得られていたため [McColl, 2002]、この新しい免疫検査を利用した患者アウトカムに

関する経過観察研究は、必要とされなかった。

　もう１つの例は、深部静脈血栓（DVT）の診断に関するものである。複数の下肢の real-time B mode 超音波検査の精度を、当時の標準検査であった静脈造影と比較した［Lensing et al., 1989］。深部静脈血栓の診断にあたり、超音波検査は静脈造影と同様に正確であることがわかった。その後、深部静脈血栓の診断における標準検査は、静脈造影から複数の超音波検査にとって代わられた。しかしながら、静脈造影の後に治療した群と、超音波検査の後に治療をした群を比較するランダム化研究は、必要とされなかった。

　新しい検査、あるいは戦略の患者アウトカムに対する効果を正しく測定するために、患者の予後に関してランダム化経過観察研究が必要な場合もある［Bossuyt et al., 2000；Biesheuvel et al., 2006；Lord et al., 2006］。特記すべき点は、研究中の新しい検査が、既製の検査や戦略に比較して、他の治療選択を惹起するような新しい情報をもたらす場合、ランダム化試験を行うことは有益であるかもしれないことである。上述したように、現時点で CT が標準的検査である膵臓癌に対する PET などの機能的画像検査が１つの例である。また、研究中の新しい検査と確立した治療に直接の結びつきがないような場合、例えば、肺癌検診のための低線量スパイラル CT により非石灰化小結節（5mm 以下）が発見された場合、患者アウトカムに対する影響を調べるための実験的方法が求められる。最後に、研究中の検査そのものが直接治療的性格を有し、患者アウトカムを変えることもある。このような検査はまれではあるが、卵管が正常であるかどうかを調べる卵管造影は、１つの例である。

　診断のための検査、あるいは戦略の患者アウトカムに対する影響をみるためのランダム化試験を行う場合、最初の診断研究の疑問を治療研究における疑問（因果関係を確立することが目的）に変更すべきである。研究デザインに関しても、同様である。患者アウトカムに対する検査と治療の貢献度を直接ランダム化試験によって定量化しようとした場合の不利益は、多くの場合、診断と治療を１つの組み合わせにした「セッ

ト販売」に関する研究になってしまう点である。この場合、後になって、患者アウトカムに対してのよい効果が、単に研究中の検査による診断過程の改善によるものか、あるいは、(新しい) 治療戦略によるものなのか、判断することができなくなってしまう。

○ 研究対象

　診断のための検査あるいは戦略は、該当する臨床上の対象集団において、対象疾患を有する人と有さない人とを識別できなくてはならない。対象集団は、症状や兆候に基づいてある疾患が疑われる患者と定義することができる。したがって、疾患の存在がすでに診断されている患者や十分病気の可能性が高く治療を開始すべき患者は、この対象集団から外れることになる。追加の検査が必要ないほど疾患を有する可能性が低い患者も、同様である。さらに、研究者は、研究対象を治療のレベルや状況(例えば、プライマリ・ケア、またはセカンダリ・ケア)によって対象の定義を限定すべきである。というのも、診断精度とこれらの検査の組み合わせが、治療の状況によって異なるからである ［Oudega et al., 2005a ; Knottnerus, 2002a］。これは状況によって、疾患の重症度の分布が異なるためである。

　研究対象は、母集団を反映している必要がある。研究対象を母集団から無作為に選び出す必要がないことはいうまでもなく、「代表」になってもらう必要もない。研究対象は、参加施設の 1 つをある決められた期間に受診し、研究対象となった検査が考慮され、対象疾患が疑われたすべての連続した患者などと定義される。結果を広く応用するため、除外基準は少ないほうがよい。典型的な場合、除外基準には、緊急処置あるいは紹介が必要な症状(例えば、この章の始めに示した腹痛患者における下血)や、対象としている検査に対する禁忌(例えば、MRI の評価の場合の閉所恐怖症)などが含まれる。「疾患が疑われた患者」を対象基準にした場合、客観性に乏しいといわれることもあるので、多くの研究では対象基準の定義の中に、しばしば疾患に随伴する症状や兆候が

含まれる。例えば、心筋梗塞の診断における新たな検査の価値を示す研究においては、「心筋梗塞を示唆する症状を有する患者」というのではなく、「胸痛または胸部不快感を有する患者」と表現するか、2つの表現を組み合わせて「胸痛、胸部不快感あるいは心筋梗塞に合致した症候を有する患者」と表現することができる。

○ 診断のための決定因子

　典型的な場合、実地臨床における診断は、複数の診断決定因子に基づいてなされるため、実地臨床上用いられているか、用いられる可能性のあるすべての検査が、個々の患者において検討され、行われるべきである。診断の付加的価値を決定するためには、患者の病歴と身体所見から始まり、その後検査を行い、測定されなくてはならない。先に例として挙げた消化性潰瘍の診断のためのピロリ菌の検査については、ピロリ菌の検査と同様に主な症候も診断の決定因子として含めるべきであろう。しかしながら、実行上の理由で、1つの検査を追加するたびにサンプルサイズがより大きくなるために、研究に含める検査の数には限界がある（下記参照）。したがって、どの決定因子を研究に含めるかは、過去の文献と実地臨床の深い理解に基づくべきである。

　研究における決定因子の情報の質は、日々の実地臨床上での情報の質と類似しているべきであり、すべての検査は、その評価を標準化したり改善したりすることなく、研究に参加している医師によって、通常どおりに行われるべきである、ということができる。多施設の多くの医師が参加する研究は、実地臨床における現在の平均的な検査の価値を反映しているが、検査における観察者間の違いが著しく、検査結果（組み合わせ）の診断上の価値が低く評価されがちである。加えて、この影響は、肺の聴診のように、主観的側面の大きい検査で、より大きい傾向がある。それに代わる方法は、医師たちが、標準化した診断評価を下すことができるよう訓練することである。1つの例は、すべての患者について、病歴聴取と身体所見を同じように行っていることを確かめることで

ある。その道の専門家に、研究のために検査をしてもらわなければならない場合もある。しかしながら、こうしたことが、検査の正確さを実際よりよい方向に解釈してしまったり、研究結果の応用の範囲を狭めてしまったりする欠点もある。多施設の複数の医師が参加する研究においては、日常の実地臨床どおり、参加医師がすべての検査結果を標準化しつつ評価できるような、実際に則した方法が好ましい。

○アウトカム

典型的な診断研究のアウトカムは、対象疾患があるかないかという二値的なものである。時には、集合レベルの高いアウトカム（例えば、生命に危険のある状態）が用いられることもあるが、通常用いられるアウトカムは、明確に定義されている疾患（例えば、心筋梗塞または肺炎）の有無である。上述したように、実地臨床においては、ある特定の症候を有する患者に対して複数の病気が想定されるのが通例である。これらの診断は、いわゆる**鑑別診断**である［Sackett et al., 1985］。したがって、アウトカムはしばしば、二値というより複数の値をとる。1つの診断研究において、複数のアウトカムを研究して分析する試みがなされているが、このような研究のデザインは、特に解析の段階でのデザインが複雑である。さらに、複数あるいは順序をもったアウトカムを取り扱うことのできる開発が望まれる［Harrell, 2001］。したがって、診断研究の一般的な方法は二値、すなわち興味の対象となっている疾患の有無に関する研究である。

診断研究においても、疫学研究と同様、アウトカムの十分な評価が重要である。アウトカムは可能な限り正確に、かつ可能な限り最善の方法で決定されるべきである。よく用いられている理想的な診断結果を表す言葉として、**ゴールドスタンダード**があり、疾患の診断の際に偽陰性と偽陽性がない、実際上存在しない状況を表している。最近では、より適切な言葉である**レファランススタンダード**という言葉が紹介され、これは、現在の医療におけるほとんどすべての診断手段がゴールドスタン

ダードでないことを意味している。これらの診断手段の中には、がんの診断における生検と組織診断のような検査が含まれる。人による解釈を要しない検査は、きわめてまれである。さらに、レファランススタンダードという言葉は、診断結果を参照して評価された診断決定因子（あるいはその組み合わせ）の価値である診断研究の本質を直接的に表している。

　診断研究において、レファランススタンダードを決めることは重要だが、困難な作業である。レファランススタンダードは、研究を始める時点で対象疾患の有無を決定するために利用可能な最善の検査である。ここでいう最善という言葉の意味は、引き続く医療行為をもっともよく導く検査法ということである。したがって、診断研究に用いられる参照検査には、通常利用可能でなかったり、日々の実地臨床で用いられていない（高価で複雑な）検査、あるいはその組み合わせが含まれる。この点は、毎日の臨床と類似した興味の対象となっている検査とは、対照的である。研究対象となっている検査が日々の臨床で行われる検査と類似していれば、研究結果の日々の臨床への応用が促される。

　最終診断は、研究で扱われている検査の結果とは独立してなされることが好ましい。多くの場合、参照方法にて最終診断をする人には、研究で扱われている検査の結果はすべて隠しておくべきである。もし、これが確実に行われないと、最終診断の前に行われた検査の情報が、公式または非公式に参照検査による最終診断に用いられる。結果として、2つの情報源が識別できず、研究対象の検査の正確さを評価する際にバイアスが生じる。理論上は、このバイアスは評価中の検査の正確さをよいほうにも悪いほうにも働きうるが、多くの場合は、よいほうに誤って解釈されることになる。すなわち、評価中の検査によって、最終診断は、ある程度見当がつけられ、人工的に偽陽性や偽陰性の数が減少する。しばしば、この種のバイアスは、診断レビュー（diagnostic review）、または、編入バイアス（incorporation bias）と称される［Sackett et al., 1985；Swets, 1988；Begg & Metz, 1990；Ransohoff & Feinstein,

1978］。

　アウトカムの評価者に、研究対象の検査結果を隠しておけるかどうかは、参考となる検査の種類による。もちろん、もし、参照検査が完全に異なった検査である場合は、問題ない。例としては、画像検査あるいは血清マーカーの値などの場合である。こうした参照検査が、多くの疾患（例えば、精神疾患）に対して利用できなかったり、また、利用するのが不可能であったり、倫理的に許されなかったりする場合（特に検査が侵襲的であったり、患者の負担になる場合）、次のような解決法が求められる。特に、アウトカム委員会による、いわゆる**合意診断**がしばしば用いられる。この方法は、アウトカムの評価をさらに確実にするために臨床的な経過観察期間と組み合わされることが多い［Swets, 1988；Moons & Grobbee, 2002b；Begg, 1990］。

　アウトカム委員会は当該臨床問題についての多くの（通常異なる数の）専門家からなる。合意を得るための委員会では、委員は可能なすべての患者情報を用いて最終診断をつける。この情報には、患者の病歴、身体所見、すべての追加された検査からの情報が含まれる。多くの場合、決められた経過観察期間中の、それぞれの患者からの、ありとあらゆる臨床上有用な情報（例えば、将来の検査と診断、アウトカムである疾患に対しての治療への反応）がアウトカム委員会に伝えられる。こうすることで、最初の段階で対象疾患に罹患していたかどうかをより適切に判断できる［Moons & Grobbee, 2002b］。

　すべての利用可能な情報に基づく合意診断を参考として用いる場合、決定因子となりうる検査結果も、アウトカムの評価に含められる（「合同させられる」）。先に述べたように、こうしてバイアス（「編入バイアス」）が生じる。編入バイアスを十分に避けるためには、アウトカム委員会は研究対象となっている検査の結果を用いずに最終診断を下すべきである。この方法は魅力的な1つの解決法であるが、委員会に伝える情報が制限されると、アウトカムの評価にあたって誤りが生じ、予想外の異なった結果がもたらされる。その結果、研究対象の検査の診断価値

が誤ってよいほうや悪いほうに判断される。多くの場合、編入バイアスにより、研究対象の検査の価値は、実際よりよく評価されるので、研究結果を解釈する際に考慮する必要がある。

　合意診断を参考として用いる際につきまとうこの矛盾に関しては、一般的な解決法はない。研究対象となっているすべて、あるいは一部の検査の結果をアウトカム委員会による最終診断に用いることの利益と不利益に関しては、個々の研究において評価されるべきである。疾患が疑われた患者において、患者の病歴、身体所見から得られた情報のどの組み合わせがもっともよく病気の予測に役立つかどうか、そして、血漿中のBNPレベル、または心エコー検査に付加的な診断価値があるかどうかを考えてみよう。

　心不全の疑い例に関する過去の多くの研究と同様、アウトカム委員会は、本当に心不全であったかどうか判断することは可能である［Moons & Grobbee, 2002b］。合意に基づいて判断する際に大きなウエイトを占める最初の検査の正確さを研究する場合（この例では、心エコー検査とややウエイトが低いBNPレベル）、これらの検査結果を最終診断に用いないことが望ましい。この検査を合意診断に用いると、間違いなく、その診断価値を過剰評価することにつながる。そうするためには、委員会は臨床的経過観察期間の情報を含む残りの臨床情報を利用して、正確に心不全のある患者とない患者を分類する必要がある。BNPレベルの情報を用いないことは大きな問題にはならないが、心エコーの結果をアウトカム委員会が用いないことは、アウトカムの評価の妥当性を著しく損なうかもしれない。その結果、BNPレベルの付加価値を計ることができるかもしれないが、心エコーに関しては不可能である。あるいは、アウトカム委員会は最初に心エコーの所見を考えずに心不全の診断をし、その後に、心エコーの所見も考慮して診断することもできる。両者の方法によるアウトカムの結果を比較することにより、研究対象の検査（この場合は心エコー検査）の正確さに対する編入バイアスの影響についてある程度理解することができる。

先に記したとおり、参考となる検査が特に侵襲的で合併症を伴う場合、最初の段階で、すべての研究対象患者に理想的な参照検査を行うことは実際上不可能であり、倫理的に許されないことさえある。例えば、肺塞栓の診断研究において、換気血流スキャンが陰性の患者も含め、すべての患者に肺動脈造影を行うことは、倫理的に許されない。悪性腫瘍の診断の研究において、近代的な画像検査を含む複数の検査を駆使しても、t＝0の時点で悪性腫瘍の診断をすることは、しばしば困難である。こうした状況においては、臨床上経過観察することで、有益な情報が得られる。ここで特筆すべき点は、臨床上、経過観察することにより、症状が生じた時点（t＝0）での興味の対象である疾患の有無が評価されている点である。（治療されなかった）対象疾患の自然経過に基づき、対象疾患は存在したが、t＝0の時点で認識されなかったと仮定する。
　さまざまな疾患に対する検査の精度に関する研究において、診断のための経過観察期間はうまく応用されている。こうした疾患の例としては、肺塞栓、細菌性髄膜炎、ある種のがんなどがある。例えば、Fijtenら［1995］は、プライマリ・ケアにおける便潜血陽性患者で、どのような症候が大腸癌を否定するために役立つかを研究した。悪性腫瘍の診断に際して、すべての患者に大腸内視鏡とそれに引き続く画像診断、あるいは、外科手術を行うことは不可能であった。したがって、すべての患者を研究開始から少なくとも12か月経過観察し、経過観察期間中に大腸癌と診断された場合は、最初の段階（t＝0）でがんが存在していたと仮定した。もちろん、比較的罹患率の高い疾患については、新しく発生した症例を最初から疾患を有していた症例として数えてしまうことを防ぐために、経過観察期間を限定する必要があるのは明らかである。臨床的な経過観察期間の許容範囲は、研究対象の病気の自然経過と罹患率によって異なる。がんの研究に関する文献上は、6〜12か月の期間がよく用いられる。静脈血栓塞栓症については、この期間は通常3か月であり、細菌性髄膜炎については1週間である。
　疾患の自然経過とは別に、アウトカムとしての病気に対する治療への

反応を評価することで、対象疾患が t＝0 の時点で存在していたかどうかを決めることができる。治療に対する反応は、対象疾患を除外（反応がない場合）したり、確定（自覚症状の改善がある場合）したりする際に有用である。このような場合、治療後の改善は疾患の診断の根拠にならないことを心すべきである。というのも、治療への反応は、別の因子による可能性があるからである。同様に、治療への反応がないからといって、t＝0 の時点で疾患がなかったということもできない。経験的な治療に対する反応を確定診断に利用した例として、心不全の疑い症例に関する研究がある。事実、症候や心エコーの所見に加えて、治療に対する臨床的効果が心不全の診断基準に含まれている（表3.1）。

表 3.1 ヨーロッパ心臓病学会による心不全の定義

Ⅰ．心不全の自覚症状（安静時あるいは運動時）
かつ
Ⅱ．客観的所見（心エコー検査が望ましい）または、心機能障害（安静時の収縮期あるいは拡張期、かつ診断が疑わしい場合）
かつ
Ⅲ．心不全の治療に対する反応

Ⅰ、Ⅱの基準は、すべての症例において満たされなければならない。

診断研究におけるバイアス

すでに述べたとおり、研究の妥当性はバイアスによる影響を受ける。バイアスは、システマティックエラーである。ある研究の妥当性を評価する際、批判的な読者は、以下の問いかけをすべきである。相対危険度、オッズ比、予測値、ROC 面積、多変量回帰の係数は、研究の対象となった集団において正しいか？　妥当性のある研究結果をより抽象的な集団に応用することは、妥当性の問題ではなく、結果に関しての一般化の問題である。この点において、しばしば、妥当性に対して内的妥当性という用語を、一般化あるいは応用することに対して、外的妥当性という言葉を用いることは不適切である。診断研究におけるバイアスは、

研究デザインに欠陥があるために結果が歪んでしまう状況で生じる。通常こうしたことは、データ収集のデザインの段階で起こるが、データ解析の段階でも起こりうる（下記参照）。診断研究の方法に関する教科書や論文から、診断研究において起こりうるバイアスを多数リストアップすることは容易で、この中には、求心バイアス、患者抽出バイアス、診断安全バイアス、併用治療バイアス、観察者間のばらつきによるバイアス、観察者内のばらつきによるバイアス、一時的効果によるバイアスなどのよく知られたバイアスなどがある。同じ現象を表すのに異なる用語が用いられていて、診断研究の方法論を理解するのを難しくしている可能性がある。最近作られた STARD ガイドラインにはこの混乱を避ける目的がある [Bossuyt et al., 2003a, 2003b]。この本の中で取り上げたすべての研究にあてはまるが、バイアスは、交絡によるバイアスとその他のバイアスの主な 2 種類に分けられる。しかしながら、後者の中には、用語として使用することは勧められないが、例示や文献の中で用いられていて、診断研究に典型的なバイアスもある。

○ 交絡

交絡は因果研究での結論としての因果関係を誤ったものに導くバイアスである。診断研究は予測や記述が目的であるため、交絡因子が入っていようとなかろうと関係ない。診断と予後に関する研究と原因を解明する研究は、多変量分析においていくつかの類似点があるが、その目的は大きく異なる。因果研究において多変量分析を用いる目的は、その他の危険因子を考慮した状態で、ある特定の因子が、本当に結果の原因になっているかどうかを調べることである。診断や予後に関する研究の最大の目的は、多数の変数を用いて、存在確率（診断の場合）や発生率（予後の場合）をできるだけ正確に予測することにある。その目的は疾患の発生を説明することではなく、因果関係は関心外である。診断（または予後）研究においては、原因であろうとなかろうと、結果に関連するすべての変数を考慮することができる。例えば、血中のマーカー、画

像上の変数、病理組織の結果など、診断に関与するほとんどの決定因子は、疾患の結果であって原因ではない。

〇 他のバイアス

診断研究には、他のバイアスが影響を及ぼす。2つの重要なものに関して、以下に述べる。

1. 検査の結果を知ることは、参照（診断を決定する上で不可欠な）検査を含む次の検査を受ける患者の選択に影響を及ぼす。

一般臨床においては、ある疾患が疑われたすべての患者が、すべての診断検査を受けることはない。次の検査を行うかどうかは、必ず前の検査結果に基づいて決定される。したがって、選ばれた患者のみが、参照検査も含む次なる検査を受け、疾患が証明されることになる。理想的には、診断研究においては、すべての患者が、最終診断を下すのに必要な検査を含むすべての検査を受けることが望ましい。紹介や検査、病気の確定が選択された一部の患者について行われるため、研究の対象となった検査の正確さに関する予測値にバイアスが生じることは、多くの研究によって示されてきたところであるが、今でも多く（25％にも及ぶ）の診断研究の論文でみられる［Lijmer et al., 1999；Rutjes et al., 2005，Whiting et al., 2004］。しかし、同じバイアスや問題を意味する異なった用語の使用は勧められない。というのも、診断研究を混乱させるにすぎないからである。このバイアスを避けるには、データ収集のデザインで、すべての患者は、アウトカム評価（「確認」）を受けるべきである。つまり、すべての研究対象患者が参照検査を受けることを意味する。もし、これが実際上困難であったり、非倫理的である場合、当該疾患の有無を決めるための、臨床経過観察期間やアウトカム委員会を利用してもよい（上記参照）。

2. 診断決定因子の結果を知ってしまうと、アウトカムの評価に影響が出る。

　すでに述べたとおり、このバイアスは、診断に関する文献では、しばしば、「組み入れバイアス（incorporation bias）」あるいは「診断見直しバイアス」などと分類されている。客観的な参照検査がない場合や、協議（委員会）による診断が、部分的に検査能に関して研究対象となっている検査の結果に依存している場合、このバイアスが生じる。したがって、これらの結果は、参照検査に「組み入れられる」ことになる。コンセンサスによる方法を用いなくても、情報バイアスもまた生じうる。参照検査の評価者が複数の診断決定因子の結果を知っている場合、しばしば、**診断見直しバイアス**という用語が用いられる。こうしたことが、参照検査が24カラットの金でない（検査が診断を確実には決定できない）場合に起こりがちであることは、明らかである。参照検査の解釈が、観察者（間あるいは内）のばらつきによる影響を受けることもよくあり、このバイアスにも注意すべきである。こうしたバイアスは、生化学検査マーカーのように、より客観的な検査が参照検査である場合には生じにくい［Moons & Grobbee, 2002b］。最終診断を下す人に対して、評価中の検査結果を完全に隠すこと（盲検化）によってのみ、このバイアスを予防することができる。

データ解析のデザイン

○ *解析の目的*

　多変量がかかわる診断研究のデータを解析することには、多くの目的がある。① 病気の確率予測に独立に影響を与える因子を示すこと（すなわち、どの因子が疾患の確率を変化させるか？）。② これらの因子がどれだけ病気の確率を変化させるか定量的に示すこと（すなわち、これらの因子の相対的な重み付けを推定すること）。③ 臨床現場において、

それぞれの患者で、検査結果の組み合わせごとに、疾患の確率を推定する診断モデルあるいはルールを作成し、検証すること［Moons et al., 2004a］。

　これら3つの目的を実現することが可能かどうか、また試みるべきであるかは、研究の目的による。もし、目的が単にある検査が他の既存の検査に付加的な価値を与えるものであるか、あるいは、とって代わるものであるかを調べることである場合は、第三の目的は必要ない。さらに、後述するように、既存の知識や研究データの量やタイプによって、2と3の目的を追求すべきかどうかが決まる。診断データの統計学的分析について、すべての詳細を記載するつもりはない。このためには、（統計学の）文献を引用されたい。

○ 必要な症例数

　診断研究には多変量の性質があり、研究に必要な症例数の推定が問題となる。実際、ある1つの検査の診断価値（例えば、感度、特異度、尤度、またはROC面積）を推定したり、2つの検査の特性を互いに比較する場合、検査研究の検出力を計算することができる［Simel et al., 1991；Hanley & McNeil, 1983］。十分な正確さでそれぞれの検査が独立に役立っているかを定量するための多変量の研究の場合、必要症例数を直接計算する方法はない。しかしながら、診断研究を含む多変量の予測研究においては、適切な統計モデルを作るにあたり、それぞれの因子（または、検査）あたり、少なくとも10症例が必要であると、主張している著者もいる。典型的な二値アウトカム研究では、疾患を有する症例が最低10例必要であることを意味する［Harrell et al., 1996；Peduzzi et al., 1996］。もし、決定因子の数が疾患を有する症例の10％よりはるかに多い場合、最終的に作られた診断ストラテジーあるいはモデルにおいては、診断の正確さが実際よりよくなりすぎてしまう傾向がある。対象疾患を有する患者の数によって、解析可能な決定因子の数と研究から推論できることが決まる。

○ 単変量分析

　多変量分析に進む前に、関連が示唆されるそれぞれの決定因子が結果と関連があるかどうかを単変量分析することが好ましい。統計学者は、このような解析を、**二変量分析**と呼ぶことが多い。というのも、この解析は2つ（決定因子とアウトカム）の関連を調べるものだからである。診断研究においては、2つ以上のカテゴリーのある変数、または連続変数は、ある閾値を設定することにより2つの変数に変換される。これによって、一般的には、情報量は減少する［Royston et al., 2006］。例えば、体温が37℃より高い人を検査陽性、37℃未満の人を検査陰性にすると、この検査の診断上の意味は、41℃の人にとっても37.5℃の人にとっても同じになる。第二に、結果としての関連の有無は用いる閾値によって大きく影響される。これが、同じ検査について複数の研究の結果が異なる理由となりうる。単変量分析の目的は、それぞれの決定因子（検査）と疾患の有無との間に、何らかの関連がないかどうかを調べることである。多変量分析には、単変量分析で統計学的に有意（P値＜0.05）となった変数のみを含めることが一般的であるが、診断モデルの正確さが、楽観的に見積もられることがある（下記参照）［Harrell, 2001；Steyerberg et al., 2000；Sun et al., 1996］。

　こうした「楽観的結果」は、上述した「1対10のルール」を超えて決定因子の数が明らかに多い場合に起こりやすい。したがって、例えば、P＜0.20、0.25あるいは、これ以上の閾値を用いた、より寛大な変数選択が勧められている。この方法の弱点としては、多変量分析により多くの決定因子を入れることとなり、本章で後述するように、いわゆる内的妥当性の検討や、減点あるいは減少法が必要になる。その代わり、単変量分析をすることで、事前にわかっているもっとも重要な変数に関する知識に基づき、変数をグループ化したり組み合わせを作ったりすることができる。

　変数の選択に既知の情報を利用する方法も開発されている［Harrell, 2001；Steyerberg et al., 2004］。最後に、単変量分析により、アウトカ

ムと決定因子の欠損値の数を知り、これらの欠損が完全に規則性なく起こっているのか、あるいは、どちらかというと規則性なく起こっている（MAR）のか、何らかの規則性を持って起こっている（MNAR）のかを知ることができる。こうした欠損値の異なる形式に関する特徴と扱い方に関しては、診断研究や他の多変量予測研究における欠損値の扱い方とともに、第2章に記述した。

○ 多変量分析

　診断過程は確率的であり、多変量的であり、連続的である。したがって、診断データの解析では主として多変量分析が行われる。多変量分析において、病気の確率はさまざまな順序で行われた複数の検査の組み合わせと関係する。多変量分析により、臨床上検査が行われた順序を考慮し、実際に、どの検査（組み合わせ）が診断確率の推定に役立ったかを知ることができる。臨床現場で、検査の時間と順序に注目するためには、最初は簡単に入手できる変数の組み合わせによる診断精度を推定し、次に、より困難で費用もかかる検査による付加価値を検討するのがよい［Moons et al., 1999］。

　結果が二値の多変量診断研究では、ロジスティック回帰モデルが一般に受け入れられている統計学的手法である［Hosmer & Lemeshow, 1989；Harrell, 2001］。ニューラルネットワーク、多分岐型樹木構造接近法（CART）などの他の統計手法もよく知られているが、しばしば両方とも、過度に準観的な結果となってしまうため、多くの批判がある［Harrell, 2001；Tu, 1996］。したがって、われわれは多変量診断研究については、ロジスティック回帰モデルに注目したい。

　最初の多変量のロジスティック回帰モデルに含まれる変数は、通常、既知の知識と単変量分析の結果に基づいて決められる。また、最初のモデルを作る際には、臨床上入手が容易な変数に注目する。したがって、このモデルには典型的には病歴と身体所見の結果が含まれる［Moons et al., 2004a；Moons et al., 1999］。ロジスティック回帰モデルは、疾患の

確率のオッズの**対数**（logit）を推定するための複数の決定因子による関数である。

$$\log[確率(病気)／確率(病気なし)] =$$
$$\beta_0 + \beta_1 {}^{*}T_1 + \cdots \beta_n {}^{*}T_n = 線形の決定因子 \quad \text{【式1】}$$

この式では、β_0 は切片であり、$\beta_1 \sim \beta_6$ は $T_1 \sim T_n$ の回帰係数である。$T_1 \sim T_n$ は、患者の病歴と身体所見から得られる診断決定因子（検査）である。切片に回帰係数と決定因子の積を加えたものが、いわゆる線形決定因子（lp）である［Harrell et al., 1996］。回帰係数は、当該検査の変数が1単位増加した場合の、病気なしに対する病気ありのオッズ比の対数で、二値の検査の場合は、検査が陰性であった場合に対する検査陽性であった場合の病気のオッズ比の対数ということになる。オッズ比は、回帰係数の指数関数［$\exp(\beta)$］として計算することができる。式1は1人の患者における病気ありの確率を推定する式として書き直すことができる。

$$確率（疾患）=$$
$$\exp(\beta_0 + \beta_1 {}^{*}T_1 + \cdots \beta_n {}^{*}T_n) / [1 + \exp(\beta_0 + \beta_1 {}^{*}T_1 + \cdots \beta_n {}^{*}T_n)] =$$
$$1 / \{1 + \exp[-(lp)]\} \quad \text{【式2】}$$

したがって、疾患なしの確率は以下のように表すことができる。

$$確率(疾患なし) = 1 - 確率(疾患) \quad \text{【式3】}$$

次に行うことは、有用でない変数あるいは有意でない変数を取り除いて、すべての変数を入れたモデル（フルモデル）と同様の診断能を有する変数の少ないモデル（縮小モデル）を作成することである。有用でない変数は（ひとつひとつ）、再び寛容な基準を採用した、対数尤度比検

定を用いて、除くことができる。例えば、検定に関しては、有意水準が 0.10 または、0.15 を超えた場合、除くことができる。こうすることで、病気の確率に独立に関連する既往歴と身体所見の変数のみからなる、いわゆる減数モデルができる。各変数の回帰係数は、病気の確率に対する独立した貢献度（重み）を表している（式1参照）。

　次のステップは、この縮小多変量モデルの診断精度を推定することである。モデルの正確さは、一般に2つのパラメーター、キャリブレーション（信頼度、またはあてはまりのよさ）と識別能で推定される［Hosmer & Lemeshow, 1989；Harrell, 2001］。キャリブレーションはモデルによる疾患の確率と観察された疾患の頻度との一致レベルにより、測定される。キャリブレーションがよいということは、患者のサブグループにおいて、例えば、20 の同等なグループにおける疾患の確率を、0 から 1 の方向に並べ替えた場合、観察された割合とモデルから推定された確率が類似していることを意味する。これを検査する最善の方法は、グラフによる比較である。**図 3.2** は、深部静脈血栓（DVT）が疑われた 400 人の初期診療患者のデータから作られた。深部静脈血栓を診断するための「縮小病歴・身体診察モデル」におけるキャリブレーションプロットを示す。理想的には、キャリブレーションプロットの傾きは 1 で、切片は 0 となる。提示されたモデルは、6 つの患者の病歴と身体所見を含んでいて、式 1 の形になっている。このモデルのキャリブレーションは非常に良好で、すべての領域で、予測確率と観察された病気の有病率が非常に類似している。**図 3.2** によると、疾患の確率が低いと予測された患者において、モデルのほうがやや確率を高く予測していることがわかる。

　多変量のモデルのキャリブレーションがよいかどうかを調べるために、よく用いられる統計学的手法が、いわゆるあてはまりのよさ（goodness-of-fit：**適合度**）の検定である。この検定が統計学的に有意（$P < 0.05$）であることは、予想と観察された確率が著しく異なることを意味し、キャリブレーションが悪いことになる［Hosmer, 1989］。

図 3.2
深部静脈血栓が疑われた 400 人の患者の 12 か月の経過観察時点における深部静脈血栓の確率を推定するための、6 つの病歴・身体診察決定因子を含む縮小多変量ロジスティック回帰モデルのキャリブレーションプロット点線は、一致直線であり、完璧なモデルのキャリブレーションを示す。三角はすべて 10%の患者を表す。左端の三角は、病気の確率が最も低い 10%の患者について、平均予測確率（32%）を x 軸上に、それよりもやや低い観察有病率（28%）を y 軸上に示している。

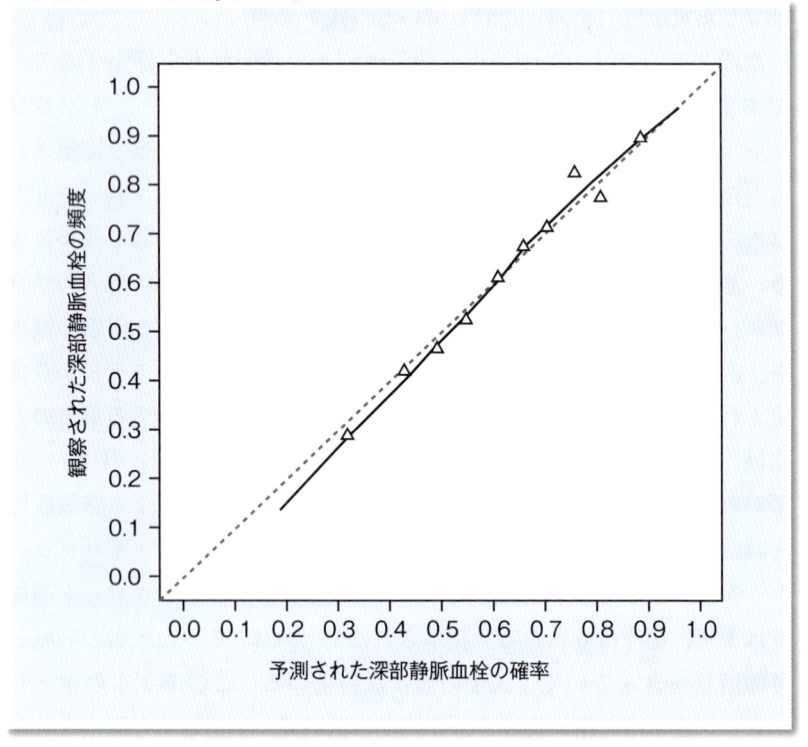

しかしながら、この検定では、P 値が 0.05 未満になることはまれであり、キャリブレーションが悪いことによる重要なばらつきをみつけるための統計学的検出力が足りないということがしばしば起こる [Harrell, 2001；Hosmer & Lemeshow, 1989]。したがって、研究者にはキャリブレーションプロットを詳細にチェックして、モデルのキャリブレーションを評価するよう勧められる。

多変量モデルの識別能とは、疾患を有する人と有しない人を識別する

図 3.3
図 3.2 と同様の 6 つの決定因子からなる縮小多変量ロジスティック回帰モデルによる ROC 曲線の例。「縮小病歴・身体診察のモデル」の ROC 下面積は 0.7（95%信頼区間 [CI]、0.66 〜 0.74）で、D ダイマーを加えた同じモデルの ROC 面積は 0.84（95% CI, 0.80 〜 0.88）である。

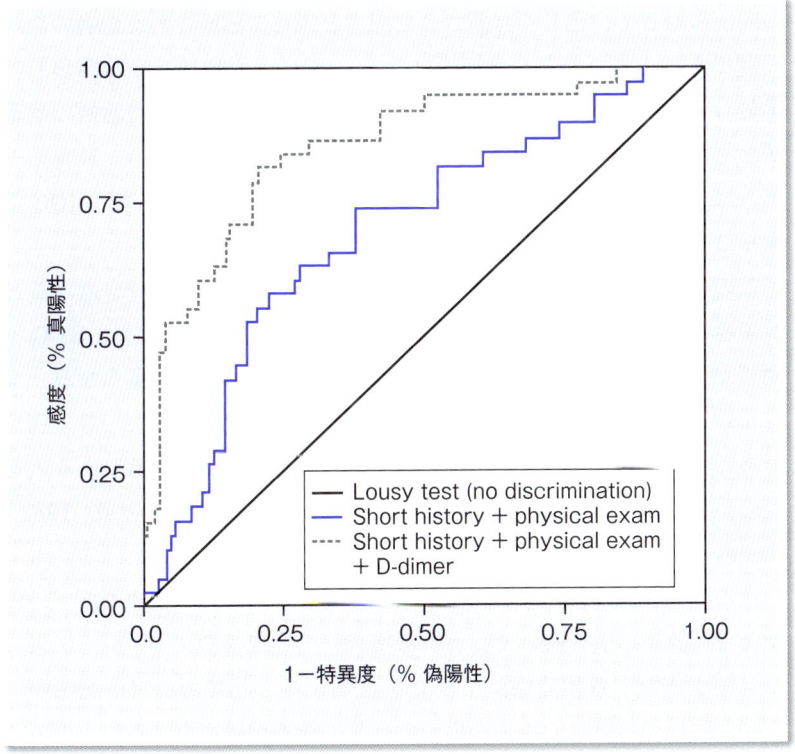

能力を意味する。これは、受信者操作特性曲線（ROC）の下の面積あるいはモデルの c 係数（一致係数）により推測できる [Harrell et al., 1982；Hanley & McNeil, 1982]。

図 3.3 は「減数多変量の病歴と身体所見のモデル」の ROC 曲線である。多変量モデルはいくつかの検査からなるが、推定された確率（式 2 を用いて）は実際上「1 つの」検査の結果として考えることができる。ROC 曲線は「推定された確率」の範囲で、それぞれ可能な閾値における感度（「真の陽性率」）と 1 －特異度（「偽陽性率」）を表す。ROC 下

面積は、選択された閾値とは無関係に、モデルの全体的識別能を表し、対象疾患を有する患者と有さない患者をどの程度識別できるかを示す。対角線は最悪のモデル、あるいは検査を意味する。この場合、それぞれの閾値に対して、正しく診断された患者と誤って診断された患者の数が同数であり、すなわち、識別能はなく、ROC下面積は 0.5（「四角形の半分」）である。言い換えると、正しい診断の確率と誤った診断の確率がともに 50％で、このモデルはコインを投げるのに等しい。最善のモデルは、左下角から左上角、そして、右上角に至る線であり、ROC下面積は 1 となる（「四角形全体」）。

このモデルの場合、感度と特異度がともに 1 となる閾値を選ぶことができる。したがって、ROC曲線が左上角に近いほど、また、ROC下面積が大きいほど（1.0 に近いほど）、モデルの識別能は高くなる。より正確に定義すると、ROC下面積は、無作為に抽出された一対の病気である人とそうでない人について、モデルによって、疾患のある人を疾患のない人よりも高く予測できる確率を示す［Harrell et al., 1982；Hanley & McNeil, 1982］。

次のステップは、われわれが取り上げてきた深部静脈血栓の例で、病歴と身体診察に引き続いて行われる検査——ここでは D ダイマー——によって「縮小病歴・身体診察モデル」を拡張することである（下記参照）。上記と同様の統計学的手法を用いて、この検査が確率をさらに上げることが示されている。D ダイマーが本当に独立した予測因子であるかどうかは、再び対数尤度比検定で推定された［Harrell et al., 2001；Hosmer & Lemeshow, 1989］。次に拡張されたモデルのキャリブレーションと識別能を調べた。この拡張されたモデルのキャリブレーションは良好（データ提示なし）で、識別能も大きかった（ROC下面積、0.84；**図 3.3**）。ROC下面積における正確さの違い、この場合は、0.84 − 0.70 = 0.14 を正式な手順で推定すべく、95％信頼区間や P 値が計算された。この計算では、2 つのモデルの相関を考慮する必要がある。というのも、これら 2 つのモデル（「検査」）は同じ患者のデータに基づくものだか

らである［Hanley & McNeil, 1983］。われわれの研究例によると、信頼区間の重なりはなく、0.05 レベルで有意な付加価値が示された。

　モデルを拡張するこの手順を、次の検査について順次繰り返すことができる。さらに、上記のすべての解析手段により、2 つの検査を比較したり、さまざまな検査の順序の診断精度を比較したりする際に、2 つの別々の検査の診断上の（付加）価値の違いを比較することができる。多変量診断モデル、あるいは、ある 1 つの検査の場合でさえ ROC 下面積は、何ら直接的な臨床的意味を有さないことは特筆すべきことである。この値は、設定された閾値とは無関係に、診断モデルあるいは検査の全体としての価値を意味している。さらに、この値は異なる診断モデル、方針、検査の全体的識別能を比較する際に用いられる。

　この例は、多変量診断研究が必要なことを示している。より少ない検査からなるモデルと検査を加えたモデルを比較することで、検査の付加価値を知ることができるだけでなく、実地臨床上、単純な検査からより高度な検査に進むべきかどうかを知ることができる。ただし、上記のデータ解析は、**正確さ**という視点から、どの検査が診断の確率を推定する際に独立したものであるか、また、付加的な価値があり診断の最終モデルに加えられるべきであるかを定量的に示したにすぎない。検査の正確さが、費用や患者への負担に勝るものかどうかを判断することも重要である。この重み付けは、診断の偽陽性、偽陰性の結果や効用を考慮した費用効果分析や費用最小分析などの正式な手順で行うことができる。ここから先は、医療決断分析や医療技術の評価の分野であり、ここでは取り上げない。

　多変量分析は、患者の検査結果に基づいて、ひとりひとりの患者が対象疾患を有す確率を臨床現場で推定できる臨床予測ルールの作成にも利用することができる。こうした多変量診断ルールには、深部静脈血栓の有無を診断するルール［Wells et al., 1997；Oudega et al., 2005b］、Apgar スコア［Apgar, 1953］、肺塞栓［Wells et al., 1997］、結膜炎［Rietveld et al., 2004］、細菌性髄膜炎［Oostenbrink et al., 2001］など

さまざまな例がある。論文の中で診断ルールを提示したり臨床現場での使用を促すには、以下に述べるさまざまな方法がある。

◯ 診断モデルの内的妥当性と縮小

　一般的に、最初の予測モデルは、それを開発データセットに適用すると、あまりにも楽観的な識別能および、キャリブレーション（ROC下面積は相対的に高く、1.0に近い、または、傾斜は1.0に近く、切片は0に近い）となる。モデルは、いわゆる**過適合**（overfitted）の状態である。これは、実際に新しい患者にあてはめたときに、モデルの予測確率が極端なことを意味する（疾患がある人には高すぎて、疾患がない人には低すぎる）。したがって、通常はより低い予測確率となり、キャリブレーション（傾斜はよく1.0より低くなり、切片は0と離れる）も、識別能（より低いROC下面積）も劣ったものとなる［Harrell, 2001；Steyerberg et al., 2003；Van Houwelingen, 2001］。キャリブレーションと識別能における楽観性（過適合）の度合いは、いわゆる**内的妥当性**の評価方法で評価される。ここでの内的とは、新しいデータが使用されておらず、開発データセットのみを用いることを意味している。

　もっともよく使用される内的妥当性評価方法は、サンプル分割法、交叉確認法、ブートストラッピング法である［Harrel, 2001］。最初の2つの方法では、開発データセットの一部（例えば、ランダムに選んだ75％のサンプルもしくは研究に登録した順序に基づくサンプル）をモデルの開発に使う。残り（例えば25％）は、モデルの正確性の評価にあてる。ブートストラッピング法では、最初に上記のようにすべてのサンプルを用いてモデルを開発する（適合される）。次いで、簡単に言えば、フルサンプルからランダムに多数のサンプルを取り出し、またそのサンプルを元に戻すことを何度も繰り返す（例えば100回）。どのブートストラップサンプルについても、モデルを再開発する。それぞれのブートストラップモデルでのキャリブレーション（つまり、キャリブレーションプロットの傾斜や切片）と識別能（ROC下面積）は、基

のフルサンプルに適用されたときの評価の結果と比較される。これらの違いは平均化され、それらによりブートストラップモデルの平均適合性がわかる。この識別能、キャリブレーションにおける平均適合性は、フルサンプルでのもともと評価されていたモデルの修正に用いられる。つまり、ROC下面積や回帰係数を調整あるいは縮小する。新しい患者に縮小モデル（回帰係数）を適用すれば、一般的によい（より楽観的でない）キャリブレーションができ、調整した識別能（ROC下面積）は、新しい患者でもよりよい識別能を期待できる［Harrell, 2001；Steyerberg et al., 2001b；van Houwelingen, 2001］。ブートストラッピングはサンプル分割法や交叉確認法よりも効率的であるため、内的妥当性評価のツールとして好まれる。ブートストラッピングではすべてのデータをモデルの開発と妥当性評価のために使用する。しかしながら、もっとも重要なことは、変数の選択（単変量分析においても多変量分析においても）だけでなく、変換の決定や、クラスタリング、変数の再コーティングなど、モデル開発のすべてのステップをひとつひとつのブートストラッピングサンプルで行うことが可能であり、そうしなければならない［Harrell, 2001；Steycrberg et al., 2003］。ブートストラッピング技術は、標準統計ソフトであるSTATA、SAS、S-plusなどで広く利用可能となっている。過適合の可能性のあるモデルを縮小化あるいはペナルティを課す方法としては、発見的縮小因子の利用［Copas, 1983；van Houwelingen & LeCessie, 1990］やペナルティ化予測がある［van Houwelingen, 2001；Harrel, 2001；Moons et al., 2004b］。

○多変量分析からの推論

　研究対象の患者数が少なければ少ないほど、決定因子の候補が増え、**P値による予測因子選択法**を使用すればするほど、最終診断モデルが楽観的になる可能性が高くなり、したがって、ブートストラッピング法や縮小法の必要性が大きくなる。ある極端な条件下では、ブートストラッピング法や縮小法ではすべての楽観性を説明しえないことがある

[Steyerberg et al., 2003；Bleeker et al., 2003]。したがって、分析と推計は、より慎重に行うべきである。望ましくは、上に述べたような第三の目標（p.112 参照）を目指すのではなく、疾患の有無について独立予測因子かどうかの分析（第一目標）とそれらの縮小相対的比重の評価（第二目標）に限るほうがよい。もし、それでもやはりブートストラッピングと縮小の後、フルモデルをレポートするならば、われわれは、観察された予測因子と結果の関連を確認するさらなる研究の必要性を強調し、新しい患者サンプルにおいて、予測因子のキャリブレーションや識別を評価するよう勧める。

○ 予測ルールとスコア

個々の患者での診断支援目的で開発された診断モデルは、3つの方法で提示（報告）される。もっとも正確な方法は、オリジナルの（変形されていない）ロジスティックモデルと縮小回帰係数、対応する識別能とキャリブレーションとともに提出する方法である。このプレゼンテーションは、式1（p.116）の形をとる。読者はこのモデルを患者に直接適用して、患者の検査結果と対応する係数を掛け合わせ、それらを合計し、式2（p.116）を用いて合計の真数をとって疾患の確率を予測できる。しかしながら、これには計算機あるいは電子化診療記録が必要で、必ずしもすべての臨床現場で利用できるとは限らない。臨床現場での多変量モデル適用の機会を増やすため、（縮小）回帰係数を用いたノモグラムを作成することができる（**図3.4**）。ノモグラムの作成はS-plusのパッケージによって容易になってはいるが、これはほとんど行われていない[Harrell, 2001]。

予測モデルを呈示し、その活用を促す最後の方法はいわゆる**簡略化リスクスコア**、もしくは**スコアリングルール**である。もともとの（縮小）回帰係数（式1）を、容易に足し算できるよう、端数を切り捨てた数字に変形する。これは、一般的には、もっとも小さい回帰係数でそれらを割り、10を掛け、四捨五入して整数にすることで行われる。簡略化ルー

図 3.4
DVT が疑われた患者で DVT の確率を予測するのに用いられる診断モデルのノモグラム

このノモグラムでは、男性（これは図の上の「ポイント」スケールの 7 ポイントにあたる）で、（明らかに）経口避妊薬を用いておらず（0 ポイント）、下肢の外傷はなく（6 点）、最近の悪性腫瘍がなく（0 ポイント）、過去 3 か月間に手術の既往があり（11 ポイント）、左右のふくらはぎの周囲径が 3cm 以上異なり（11 ポイント）、静脈の怒張がなく（0 ポイント）、D ダイマー濃度が 500 μg/L 以上である（20 ポイント）ことから、「総合ポイント」は 48 になる。図の下の 2 つのスケールで、このスコアに対応する DVT の確率は約 0.55（55％）となる。

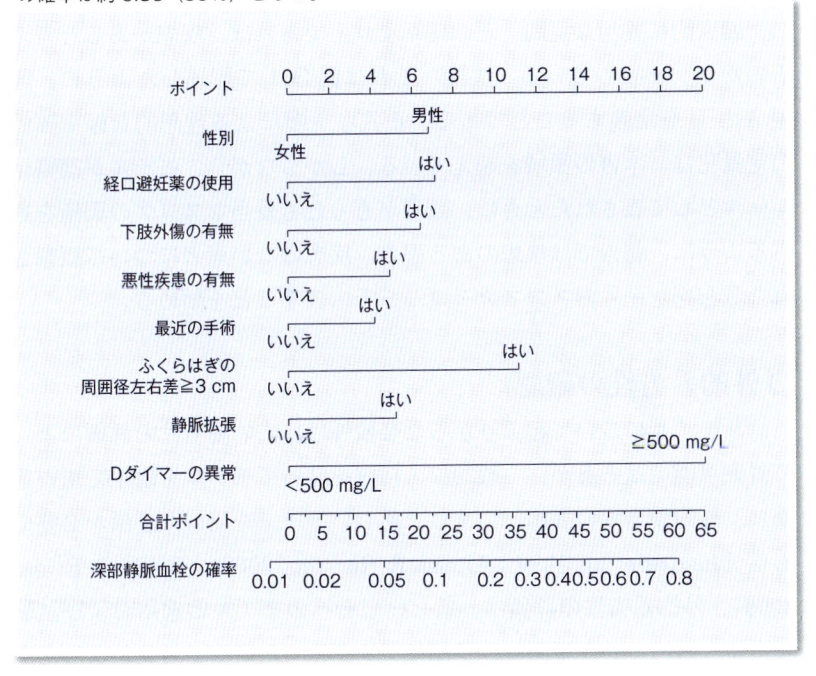

ポイント	0 2 4 6 8 10 12 14 16 18 20
性別	女性 / 男性
経口避妊薬の使用	いいえ / はい
下肢外傷の有無	いいえ / はい
悪性疾患の有無	いいえ / はい
最近の手術	いいえ / はい
ふくらはぎの周囲径左右差 ≧3 cm	いいえ / はい
静脈拡張	いいえ / はい
D ダイマーの異常	<500 mg/L / ≧500 mg/L
合計ポイント	0 5 10 15 20 25 30 35 40 45 50 55 60 65
深部静脈血栓の確率	0.01 0.02 0.05 0.1 0.2 0.3 0.4 0.5 0.6 0.7 0.8

ルの報告には必ず、われわれが下に例を示すように、スコアカテゴリーすべてにわたる観察された疾患頻度も呈示されなければならない。このリスクスコア簡略化は、もともとの回帰係数が単純化され、切り捨てられるため、いくらか情報が失われ、診断の正確さを損なう。しかしながら、この正確性の損失は、臨床的関連性には影響を及ぼさない。理想的には、正確性の喪失は最小限であるべきであり、リスクスコアはオリジ

ナルモデルと同様に正確であるべきであるが、使用しやすいものでもあるべきである。読者が選択できるよう、もともとの変形していないモデルと対応する正確な数値、そして ROC 下面積を伴う簡略化リスクスコアの双方を報告に含めるよう勧められる。

　多変量モデルの提示に関して、もう一言付記したい。前に述べたように、ROC 下面積はモデルの全体的識別価値を反映するだけで、絶対的疾患確率の観点からは、臨床実践上、直接的な関連性や意味を持たない。臨床的に妥当な疑問「どの確率より上であれば、疾患があると考えるのか？」が残っている。実際、これは図 3.1 で記述したように、閾値 A と B を定義することである。正式な手順による理想的な確率閾値の定量化は、本書の領域を超えている。しかしながら、モデルが簡略化ルールとして表されたときに、読者がもっとも妥当なスコアの閾値を選べるように、報告では疾患のある患者、疾患のない患者について観察された分布をルールのスコアカテゴリー上に表すことを勧める。

○ 外的妥当性の確認

　診断モデルについて起こりがちな楽観性は、内的妥当性の評価によって対応可能ではあるが、一般的に、自信を持ってモデルを臨床で用いる前に、外的妥当性の評価、つまり、新しいデータを用いた評価が必要である［Justice et al, 1999；Altman & Royston, 2000a；Reilly & Evans, 2006］。外的妥当性の評価は、新しい患者へのモデルの適用および試験である。外的という単語は、予測モデルを作った研究で対象となった患者以外の患者からのデータを使用することを指している。そのように定義されるため、外的妥当性の評価は、例えば、同じ施設においてモデルを開発した研究以後の患者や、他の施設もしくは他の国での患者についてさえ行うことができる［Justice et al., 1999；Reilly & Evans, 2006］。外的妥当性の評価研究は、当該モデルを他の状況で用いようとするとき（例えば、セカンダリ・ケアからプライマリ・ケアなど）、もしくは開発の研究では対象とされなかった患者群に用いようとするとき

（大人から子どもにモデルを移行させたり）には、明らかに必要である［Knottnerus, 2002a；Oudega et al., 2005a］。

　よくあることであるが、研究者は自分たち自身の診断モデルを作るために自分たち自身のデータを用い、過去のモデル—妥当性の評価は言うに及ばず—には言及しない。これは、前の知識が最適に使用されていないことを意味し、不幸なことである。さらに、最近の知見では、予測（診断や予後）モデルが妥当性評価集団で正確さが低い場合、新しいデータを用いてモデルは容易に修正され、その集団の正確性を上げることができる［Steyerberg et al., 2004］。例えば、オリジナルのフラミンガム（Framingham）冠疾患リスク予測モデルや Gail 乳癌モデルは、後に出た知見や妥当性研究での結果に基づき修正されている［Grundy et al., 1998；Costantino et al., 1999］。修正モデルはモデルを作ったデータと妥当性研究のデータセットの両方に基づいており、そうすることで安定性を高め、他の群への適用性を増している。この修正は、アウトカム頻度の違いを考慮して、モデルの決定因子についてもともと予想された回帰係数を調整して、モデルの切片を更新するといった倹約的な方法から、新しい決定因子を追加するような方法まである。しかしながら、単純な更新方法でしばしば十分であり、徹底的な修正より好ましいといわれている［Steyerberg et al., 2004；Janssen et al., 2007］。

　進歩に伴って、将来は、正確に開発された予測モデルは継続的に妥当性を評価され、必要があれば、更新される。これは治療研究の累積メタ分析に似ている（第11章参照）。モデルの妥当性が確認され、更新される状況が多様であればあるほど、新しい状況にモデルが一般化される可能性が高くなるのは明らかである。日常診療で予測モデルとして使用することが正当化されるまでにどのくらいの妥当性の評価や修正が必要であろうか。現時点では簡単な答えはない。このためには、予測モデルの妥当性評価や更新の「中止ルール」が作られるべきである。

臨床における研究結果の適用

　天気予報や経済では予測モデルが日常的に用いられている（成功の度合いはさまざまであるが）が、なぜ医療では予測モデルの利用が限定的なのであろうか？　それには、いくつかの理由がある。第一に、コンピュータテクノロジーに支持されていない臨床現場においては、予測モデルは日々使用するには複雑すぎる。これは電子カルテの導入により改善するだろうが、臨床医の行動変容をも必要とする。第二に、診断（予後）モデルは、他の母集団では妥当性が確認されることはほとんどないため、臨床医は、─おそらくそうすべきではないが─、これらのモデルで得られた確率を信用しないのであろう。上記のような外的妥当性研究が行われることは、今でも珍しい。患者の予後の改善につながるかどうかは言うに及ばず、臨床医の決定を変えるかどうか妥当性の確認や検証が行われたモデルはさらに少ない［Stiell et al., 1995］。

　Reilly と Evans［2006］は、予測モデルを臨床に用いるにあたって、妥当性の確認と、検証のレベルを段階的にわかりやすくまとめている。診断研究の結果の一般化可能性を判断する正式な基準はないが、いくつかの経験則を挙げることができる。診断モデルの一般化可能性は、第一に、もっとも大事なことであるが、対象疾患を有すると考えられる適切な患者群に用いることにより決定される。第二に、そのモデルが作られ、おそらく妥当性をも確認された状況（一次、二次、三次ケア）によって決められる。例えば、大学病院を受診した患者でみられる特定の症状や徴候は、一般病院やプライマリ・ケアでの患者にはあまりあてはまらない、あるいはその逆のことはよくある［Knottnerus, 2002a］。これは、最近、セカンダリ・ケアでの患者を対象に作られた DVT の診断ルールをプライマリ・ケアの患者に適用しようとしたときに証明された［Oudega et al., 2005a］。第三に、一般化可能性は、最終モデルに含まれる検査によって決定される。例えば、特定の高度な検査、例えば、スパイラル CT は、ほかの患者群や状況への適用を限定的なものとするで

あろう。

　診断モデルが日常臨床にしばしば適用されない最後の理由として、臨床医にとって意思決定に厳密な予測確率を含めるのが難しく、さらに言えば、日常の患者ケアにおいて単純化された数学的公式で自分たちの臨床経験、技量、複雑な診断の思考過程を置き換えることは受け入れがたい。この最後の意見は、明らかに誤解に基づいている。診断のルールは、日常業務の手助けとなるべきツールであり、実際、複雑な診断上の難しい仕事を支援するものである。このようなツールは、臨床経験や技術にとって換わるものではなく、それらを強化するものである。

サンプル研究

　深部静脈血栓症（DVT）の診断や除外を、病歴と身体所見のみに頼って行うなら難しいであろう。なぜならば、DVTに似た病歴や身体所見を呈する非塞栓性疾患が多いからである。DVTが抗凝固剤で適切に治療されなかった場合、致死的な肺塞栓が起こる可能性があり、DVTを示唆するような症状（通常痛みや下肢の腫脹）の患者で、適切な診断を下すことが必要不可欠である。一方で、抗凝固剤には出血というリスクを伴うため、診断の偽陽性（疾患がないのに疾患があると診断すること）は避けなくてはならない。血清Dダイマー検査ができるようになって、疑わしい患者でのDVTの診断、除外の精度は明らかに向上した（**テキストボックス3.8**）。臨床的評価（例えば、兆候や症状）とDダイマー検査が可能となり、臨床現場で広く用いられ、現在のガイドラインでも推奨されている。これらの中でもっとも有名なものが、Wellsの法則であり、二次医療機関で作成、妥当性の証明がなされた［Wells et al., 1997］。最近の研究では、プライマリ・ケアでは低リスク群（Wells score ≦ 1）の患者が非常に多く（16％）、しかもDVTを有する患者がいるため、Wellsの法則ではDVTの患者を適切に除外できないことが示された［Oudega et al., 2005a］。ここに示した研究の目的は、プライ

テキストボックス 3.8
プライマリ・ケアでのDVT除外診断：
Dダイマー検査を含む簡単な診断アルゴリズム

> プライマリ・ケアにおいて、臨床医はどの患者がさらに精査を必要としているか判断しなければならない。現在、精査された患者のわずか20〜30％で、DVTと診断されている。これは、患者および医療費の双方に重荷となっている。そこで、プライマリ・ケアでのDVT疑いの患者の診断ワークアップや紹介が、もっと効率的にできないかという疑問が挙がる。プライマリ・ケアにおける簡単な診断決定ルールには、DVTが疑われた患者でDVTを安全に除外することが求められる。われわれは、横断研究で、プライマリ・ケア医のもとを訪れたDVTを疑わせる症状を有する1,295人の連続する患者のデータを調べ、DVTを安全に除外できる単純な診断決定ルールを作り、妥当性を検証した。DVTの存在を示す独立因子は、男性、経口避妊薬の使用、悪性腫瘍の存在、最近受けた手術、下肢の外傷がないこと、静脈拡張、ふくらはぎ径の左右差、Dダイマーなどであった。このルールの適用によって、少なくとも23％は紹介患者を減らし、その一方で、わずか0.7％のDVT患者が紹介されなかった。われわれは、患者の病歴と身体所見、Dダイマーの検査結果から8つの単純な指標を用いることで、プライマリ・ケアにおける膨大な数の患者の中から安全にDVTを除外することができ、不必要な患者への負担・医療費を減少できる、と結論づけた。

出典：Oudega R, Moons KGM, Hoes AW. A simple diagnostic rule to exclude deep vein thrombosis in primary care.Thromb Haemost 2005b；94：200-5.

マリ・ケアで用いることができるような最適な診断ストラテジー、できれば診断ルールによるものを作成することであった［Oudega et al., 2005b］。

○ 理論的デザイン

リサーチクエスチョンは、次のとおりであった。プライマリ・ケアにおいて、DVT が疑われる患者で、DVT の確率をもっともよく評価できる診断決定因子の組み合わせはどれか？

考えられる決定因子は人口統計、病歴、兆候、症状、それに D ダイマーの結果である。事象関連は以下のようにまとめられる。

$$P(DVT) = f(d1, d2, d3, \cdots dn)$$

ここでは、d1…dn は病歴と身体所見の決定因子 16 に D ダイマー検査結果を加えたものを指す。この研究での対象患者は、DVT を疑わせる症状があってプライマリ・ケアでみられる患者である。

○ データ収集のデザイン

データは横断的に集められた。参加したプライマリ・ケア医には、登録期間の 17 か月間、DVT が疑われた患者をすべて登録するよう求めた。すべての登録患者で、診断基準である 17 のすべての決定因子と参照基準（以下参照）を評価した。したがって、データ収集の時間的広がりはゼロで、全数調査（サンプリングでなく）で、観察研究であった（実験研究ではない）。

選択基準は「プライマリ・ケア医が DVT を疑った 18 歳以上のすべての患者」と表現され、DVT の疑いは下肢の兆候あるいは症状が腫脹、発赤、痛みのうち少なくとも 1 つあったものと明確に定義づけられた。除外基準は、症状が 30 日以上持続することと肺塞栓が疑われる場合である。オランダの中心部にあって、それぞれの地域に 1 つの病院がある 3 つの地域の計 110 人のプライマリ・ケア医が参加した。

病歴と身体所見のすべての項目は、プライマリ・ケア医によってケース記録票に記載された。D ダイマー検査と参照基準（リアルタイム B モードエコー圧迫試験）は、付属病院で行われた。エコー圧迫試験が正常であった患者では、再度完全に DVT を除外するために 7 日後に再検

査を行った。診断決定因子と参照基準の結果は、1,295 人すべての登録患者について記録された。

○ データ解析のデザイン

多変量分析は、近位部 DVT の有無に独立して関与している因子はどれかを決定するために、16 の病歴、身体所見の項目すべてを含むロジスティック回帰モデルで開始した。モデルからの因子数の削減は、対数尤度比検定で $P > 0.10$ の場合、モデルから変数を除外することで行われた。引き続いて、Dダイマー検査が、「病歴と身体所見」削減モデルに追加され、その増加分価値を定量化し、最終モデルとした。両方のモデル（Dダイマーのあるものないもの）について、較正と ROC 面積を評価した。モデル作成の全過程を繰り返すブートストラッピング法を用いて、最終モデルの内的妥当性を評価し、最善モデルの予測性能を調整した。ブートストラッピングの後得られたモデルの性能は、同様の将来の患者で期待される性能に近似していると考えられた。簡単に適用できる診断ルールとするために、確率予測に貢献している度合い（回帰係数）に従って、最終モデルの変数の回帰係数を整数に変形した。最後に、それぞれの患者についてスコアを予測し、スコアの全範囲において、正確に診断された患者の絶対割合が計算された。127 人の患者で、研究対象となった１つ以上の項目が欠損していた。予測因子ごとには、2～3％のデータが欠落していたことになる。データの欠損は完全にランダムに起こっているわけではなかったので（MCAR）、欠損項目のある対象患者を削除することは、統計的パワーを失うだけでなくバイアスの入った結果となる。バイアスを減らし、統計効率を上げるために、欠損データは補填された。

○ 結果と示唆するもの

登録された 1,295 人中、289 人が DVT を有していた（22％の有病率）。Dダイマーの異常はもっとも強い DVT の決定因子であった（1 変

量のオッズ比は 35.7；95% CI, 13.3 〜 100.0)。多変量分析では、7 つの病歴と身体所見の項目が DVT の独立した予測因子であった。男性、経口避妊薬、悪性疾患の存在、最近の手術、下肢の外傷がないこと、静脈の拡張、そしてふくらはぎの周囲径が 3cm 以上違うことである。このモデルの ROC は、0.68（95% CI, 0.65 〜 0.71）であった。これら 7 つの決定因子に D ダイマーを加えると、ブートストラッピングと縮小前の ROC 面積は 0.80 となり、ブートストラッピングと縮小後は 0.78（95% CI, 0.75 〜 0.81）、D ダイマーのオッズ比（縮小後）は 20.3（8.3 〜 49.9）であった。これは、かなりの付加価値である。ブートストラッピング後の最終モデルの較正プロットは、よい較正を示した。適合度検定の P 値は 0.56（統計学的に重要ではない）であった。

縮小後の最終的、無変換モデルは以下のように求める。

DVT の確率 = 1 ／ [1 + exp −（− 5.47 + 0.59* 男性 + 0.75* 経口避妊薬の使用 + 0.42* 悪性腫瘍の存在 + 0.38* 最近受けた手術 + 0.60* 下肢の外傷なし + 0.48* 静脈拡張 + 1.13* ふくらはぎ周囲径の違い ≧ 3cm + 3.01*D ダイマー異常）]

このモデルを日常臨床で使いやすくするために、以下のような簡略化モデルが導かれた。

スコア = 1* 男性 + 1* 経口避妊薬 + 1* 悪性腫瘍の存在 + 1* 最近の手術 + 1* 下肢の外傷なし + 1* 静脈拡張 + 2* ふくらはぎ周囲径の違い ≧ 3cm + 6*D ダイマー異常）]

スコアの範囲は 0 〜 13 で、簡略化ルールの ROC 面積は 0.78 であった。**表 3.2** に、参加者数とリスクスコアのカテゴリー別 DVT 確率を示す。

例えば、経口避妊薬を使用しているが、下肢の外傷がなく、静脈の拡

表 3.2 リスクスコアによる DVT の確率

リスク	スコア範囲	患者数	DVT あり
とても低い	0〜3	293（23％）	2（0.7％）
低い	4〜6	66（5％）	3（4.5％）
中程度	7〜9	663（51％）	144（21.7％）
高い	10〜13	273（21％）	140（51.3％）
全体	0〜13	1,295	289（22.0％）

張があり、Dダイマーは陰性である女性では、0＋1＋0＋0＋1＋1＋0＋0で3点となり、非常に低いDVTの予測確率0.7％に相当する。

　この研究からは、病歴、身体所見、Dダイマー検査に基づく単純診断アルゴリズムはプライマリ・ケアにおいてDVTを安全に除外し、不必要な紹介患者の数を減らすことができるであろうと結論づけられた。

　今では、この単純化されたルールの精度の外的妥当性はオランダの3つの地域で検証され、リスクスコア3以下のために超音波検査に紹介されなかった患者で実際にDVTがみつかった患者数は著しく少ないことが確かめられた。現在、オランダでは、DVTを疑った患者のプライマリ・ケア臨床ガイドラインに、このルールが採用されている。

第4章 予後研究

　関節リウマチと診断されている40歳の女性が、かかりつけのリウマチ専門医を定期的に受診している。この患者には、関節リウマチについての情報が十分提供されており、最近リウマチ患者は感染症にかかるリスクが高いことを知った［Doran et al., 2002］。彼女は、リウマチ専門医に心配する理由があるかどうかを尋ねた。医師は、彼女は数か月前の前回の受診時からステロイドを服用し始めていたため、その問題点は十分意味のあることだと答えた。なぜなら、ステロイドによって、感染症にかかるリスクが上がることがつとに知られている。

　感染症のリスクをさらに知るため、リウマチ専門医は、感染症のリスクを上げることが知られている関節外症状である、皮膚異常（皮膚血管炎）の有無などを調べた。彼女には、それらは認められなかった。しかし、リウマチ専門医は将来感染症が起こるかどうかについては、よくわからなかった。そこで、採血して、白血球数を調べることとした。白血球減少は認められなかった。リウマチ専門医は彼女を安心させ、外来受診の頻度を増やすことなく、予定どおりの外来予約をした。

臨床現場での予後

臨床疫学においては、臨床現場からリサーチクエスチョンが挙がり、その答えが臨床に役立たなければならない。したがって、予後研究の具体的な論議に入る前に、臨床上の動機、目的、予後の設定などについて検討する必要がある。

○ 予後の動機と目的

予後は、患者や医師に伝えられるためのものである。すべての人々と同様に、患者が自分の将来の健康に関心を抱くのは当然である。これは確実性への基本的ニーズを反映しているだけでなく、人々が将来について合理的な期待をしたり、計画したりすることを可能にする。したがって、患者は自分の予後に関する言質を、医師から引き出そうとする。医療現場では、予後とは将来の健康のすべての要素を意味する。これらには、死亡率や痛み、その他の直接的な身体的・精神的続発症などのみでなく、治療の副作用や治療に対する反応、あるいは治療の失敗、精神社会的機能や社会的機能の制限、疾患の再発、後に必要となる侵襲的診断検査、そのほかの心配などを含む。医師にとって、患者の予後は臨床的に非常に重要であって、予後予測は診療の核となっている。診断がついた患者での予後は、引き続く患者管理のあらゆる側面を決定する。予後は、疾患の経過観察のための医療行動、将来の治療介入や介入の中止決定を導く（**テキストボックス4.1**）。

医師が患者の予後に関心を持つ動機の1つは、予後が悪くなれば多くの治療は（費用）効果的となる傾向があり、そのことは、予後の悪い患者ほど恩恵を受けることを意味する。例えば、死亡率が低い（年間10％以下と定義づけられる）心筋梗塞と診断された患者では、死亡率の絶対リスク減少で表される再灌流治療の利益は3％以下である。一方、予後の悪い患者では、例えば死亡率が25％の場合、死亡率の絶対リスク減少はずっと高く、15％（範囲：25〜10％）となる［Boersma

テキストボックス 4.1　定義

臨床現場における予後（prognosis）とは、ある患者での当該疾患の臨床経過あるいは結果の予測と定義される。

古代ギリシャの「事前の」を意味する$πρσ$、「知識」を意味する$γuωσιζ$の組み合わせである。予後は、例えば、天気予報や企業の経済予測のように、われわれの周囲いたるところにあるが、この単語には医学的意味が含まれている。患者の診断を下し、その原因をも推論した後、医師には予後を推測すること（予後予測）が求められる。予後についての正確な知識が、患者にとっても臨床家にとっても決定的に重要である。明白なこととは思うが、予後予測には病気や疾患の診断は必要でないということを確認しておこう。例えば、典型的な例として、余命は病気の有無にかかわらず、すべての人にあてはまる予後である。予防医学はまだ疾患は発症していないが、特定の予後の悪い疾患になるリスクが高い人たちへの介入をいう。しかしながら、医療現場および臨床疫学の枠組みは、一般的に予後とは、あてはまる疾患を有する個々の患者での臨床経過と結果と定義される。

出典：著者

& Simons, 1997]。他の状況としては、外科や集中治療領域に多いが、予後が不良な患者では治療の中止が要請されることがある。重大な副作用を伴う治療を行うかどうかは、患者の予後に依存することが多い。乳癌と診断された女性では、再発のリスクの多寡によって術後全身化学療法を開始するかどうかが決まる [Joensuu et al., 2004]。もし、予後がよくて、再発リスクが低ければ、全身化学療法の負担は重要なことではない。

　したがって、予後予測は、「もし、私が何ら介入しなければ、この患者での疾患の経過はどうなるか？」という質問に答えることを意味する。これは、治療的介入をするのかしないのかを決定をする上で不可欠

である。治療介入の目的は予後の改善にあるため、患者の治療への反応性を予測することも予後予測に含まれる。Denysら［2003］は、強迫神経症患者の薬物治療への反応性を評価するためのリスクスコアを作成した。治療開始時に入手可能な患者特性の組み合わせによって、患者の薬物反応性がうまく予測できた。このような種類のスコアにより、医師は治療によって利益を得られる可能性の高い患者を選択的に治療することができるようになり、治療効率を高め、不必要な薬物の使用を制限できることになる。

臨床現場では、患者が唯一の結果を示すような期待される確率に基づいて患者管理を行うことはまれである。代わりに、医師は、患者の治療開始は、一般的に、いくつかの予後を基に決める。実際、適切な行動をとるために、医師は関連するすべての結果について予後予測をし、それらの効用性（つまり危険や利益）評価をし、これらの結果を重み付けし、組み合わせて患者と話し合い決定するというかなり難しい問題に直面する。例えば、多発性硬化症に苦しむ患者での適切な医療行動は、予測される死亡リスクだけでなく、排尿障害、構音障害、視力低下、日常生活の制限といった諸状況下で起こるリスクにも基づくであろう。予後予測は、「疾患活動の経過中に一度だけ」ではないことも強調されなくてはならない。治療を変更する可能性を考慮しながら、患者状況をモニターし、もちろん定期的に患者に知らせる（「アップデートする」）ためにも、予後予測を繰り返すのが一般的である。そもそも、doctorという単語はラテン語の先生を意味するdoctrinaに由来しているのである。

包括的かつ正確な、エビデンスに基づいた予後予測を繰り返すことが、究極の目標である。しかしながら、これは科学的予後研究に基づくエビデンスが不十分なため、日常臨床では達成できないことが多い。加えて、実際上の障害も多い。ベッドサイドでの複雑なリスク計算を頻回に行うことは、医療現場での時間の制約上、不可能なことが多い。

予後のフォーマット

　未来は100%確実に予後を予測することは不可能である。予後はその本質上、確率論的である。したがって、予後は不確実さを反映する用語であるリスクや確率で表される。例えば、最近重症心不全と診断された患者の短期死亡率は、高い（likely）、わからない（uncertain）、低い（unlikely）、などと表現される。予後は期間特定絶対リスクのような定量的用語で表現されるのが望ましい。例えば、50〜70歳のリンパ節転移陰性、腫瘍径10mm以下の乳癌女性の10年生存率は、93%である［Joensuu et al., 2004］。

　臨床に関連する予後は、絶対リスクや絶対リスクカテゴリーで表現される。相対リスクは、絶対リスクを参照しなければ、患者や医師にとって意味がない。例えば、ある患者特性がある結果について2倍のリスクがあるということがわかっても、その特性を有さない患者の結果の確率がわからなければ意味がない。明らかなことではあるが、確率が2倍であることは、とても低い0.1%の場合と、ずっと高い、例えば10%の場合とでは患者管理には異なる影響をもたらすであろう。したがって、予後のフォーマットとして好ましいのは絶対リスクである。時に、予測されるのはあるイベントの発生確率ではなく、0〜100のスケールで測定される痛みの程度やQOLのように、将来継続的に起こる結果のレベルのこともある。

予後予測へのアプローチ

　予後を予測するのに、少なくとも3つの異なったアプローチがある。第一のものは機械論的・病態生理学的洞察に基づくもので、ほとんどの医師の教育経験に合致したアプローチである。予後予測に機械論的・病態生理学的知識は役に立つことはあるかもしれないが、医師があるアウトカムになるリスクが低い群と高い群を効果的に識別する上で役立つことはめったにない。疾患のアウトカムは、多数の、相互に関連した、複

雑な、ほとんど知られていない生物学的要素や個体間の多様性の大きな経過によって決定されるからである［Moons et al., 2005］。加えて、背後にある仕組みについての知識はいつも入手できるわけではなく、入手できたとしても、しばしば測定することは困難である。しかしながら、着目すべきは、多くの例でいくつかの簡単に入手できる臨床的・非臨床的特性、疾患の経過と因果的関連性のない特性などを組み合わせることで、正確な予後予測が可能である。例えば、股関節骨折のリスクは年齢、性別、身長、歩行器の使用、喫煙、体重などによって正確に予測できる［Burger et al., 1999］。おそらくこれらの予測因子は、骨折の背後にあるリスク、つまり骨密度低下、骨質の異常、転倒時の股関節への影響、姿勢保持の不安定さなどの因果的メカニズムに関するパラメーターと一致している。

　第二のアプローチは、臨床経験であり、予後の知識源としてしばしば用いられる。例えば、循環器専門医が、心不全と診断された女性のほうが男性より再入院の頻度が低いことに気づいたとしよう。明らかなことであるが、この観察は―たとえ、同僚によって確かめられたとしても―男性の予後が女性よりも真に悪かったからかもしれない。しかしながら、他の場合にも、同様の観察に至ることがある。例を挙げると、①実際は心不全の女性の生存率は男性より悪いために再入院が少ない、②心不全症状の増悪した女性は病院に紹介される頻度が低い、③ 単なる観察の間違い、などが考えられる。臨床経験は日常診療における予後予測に大変重要ではあるが、予後関連を確認したり、反駁したり、より好ましいのは、定量化する上で予後研究が有用であろう。

　第三のアプローチは、経験的予後研究によって支持された予後予測であり、例えば、明示されたリスクスコアや予測モデル、多くの予後決定因子からなるルールなどで、予後因子の重み付け、予後に関連するアウトカムとの関係を定量的に表すものである。明示的予後予測のよい例は、新生児の死亡確率を予測する Apgar スコアである［Apgar, 1953；Casey et al., 2001］。これは、生後 28 日間に死亡する確率に関連する

いくつかの特性を論理的に表現したものである。それぞれの特性について、ない場合には0、疑わしい場合には1、明らかな場合には2のスコアが割り当てられる。特性は5項目あるため、合計は0〜10となる。興味深いことに、Apgarスコア（**表4.1**）は、新生児の死亡率予測能力が高いことが科学的な予後研究によって認められ、数十年も前から世界中で用いられていた。

臨床現場では、上記の3つのアプローチは同時に用いられることが多い。医師が1つのモデルのみに基づいて予後を予測することはほとんどない。どんな医療分野でも、予測モデルは、医師の仕事にとって代わることを目的としたものではない。客観的な予測確率に基づいた意思決定を医師ができるよう、臨床経験、病態生理学的知識などの関連情報を補足することが目的である。［Christensen, 2004；Concato et al., 1993；Feinstein, 1994］。

表4.1 Apgar スコア

兆候	0	1	2
脈拍数（/分）	なし	遅い（<100）	100以上
努力性呼吸	なし	遅い、不整	よい、泣いている
筋緊張	だらんとした	四肢を曲げる	活発に動く
刺激反射	反応なし	顔をしかめる	泣く、せき込む
色	青、青ざめている	体幹はピンク、四肢は青い	完全なピンク

Casey BM, McIntire DD, Leveno KJ. The continuing value of the Apgar score for the assessment of newborn infants. N Engl J Med 2001；344；467-71

予後予測は多変量過程である

患者の予後ではなく疾患の予後が扱われることは、病棟の回診時のみでなく医学文献上もよくあることである。「膵癌の予後は悪い」「脳挫傷はほとんどは神経学的後遺症を残さない」、さらに定量的には、「骨肉腫

の5年生存率はほぼ40%である」。これらのいわゆる教科書の予後は、個人の予後ではなく、単なる予後の平均値である。実際は、多くの患者が平均的な患者からかなり偏位しているため、「教科書の予後」は不正確であり、予後予測の目的—個々人のリスク予想—は達成できないため、臨床的にはかなり限られた価値しかない。典型的には、個々人の患者の予後、いわゆる5年生存率は単なる骨肉腫という診断のような単一の項目によって決定されるのではなく、患者特性の多様性によって決定される。予後決定因子の組み合わせは、しばしば**リスクプロフィール**と呼ばれる。このプロフィールは通常、年齢、性別のような非臨床的特性と、診断、兆候、症状、可能性のある原因、血液・尿検査、画像や病理といった検査のような、臨床的特性を統合したものである。したがって、予後が単一の予測因子で十分に評価できることはめったにない。医師は—潜在的、明示的にも—患者の予後を予測するのに複数の予測因子を用いる［Braitman & Davidoff, 1996；Concato, 2001］。したがって、適切な予後予測には、予測因子の組み合わせのアウトカムについての知識を必要とする。次に、どの予測因子が、どの程度臨床的アウトカムに関連し、異なる予測因子の組み合わせについてアウトカムの確率を提供し、日常臨床でのアウトカムの確率を予測するツールを開発するようなデザインと分析のできる多変量アプローチの予後研究が必要となる。これらのツールは、**臨床予測モデル**、**予測ルール**、**予後指数**、リスクスコアなどと呼ばれることが多く、これらを用いることで個々人の患者で同定された予後決定因子の組み合わせを明示的に将来の疾患関連イベントの絶対的発生率に変換することが可能となる。複数の決定因子に基づく同様のツールは、診断にも用いられる（第3章参照）［Laupacis et al., 1997；Randolph et al., 1998］。

追加予後価値

　診断と同様に、すべての入手可能な予後決定因子の論理的階層は、日

常診療に存在する。医師はまず始めに患者の負担にならないように病歴（知られている合併症を含む）や身体所見によって得られる簡単に測定できる、少数の変数の組み合わせから、患者の予後を予測するのが望ましい。面倒で、費用のかかる予後因子（例えば、血液検査や画像検査）を用いる前に、より簡単に入手できる予後予測因子よりも追加検査に予測的価値があるかどうか確認するべきである。不幸なことに、最近の総括研究では、ほとんどの予後研究は複数の予測因子ではなく１つの予後因子を対象としており、新しい追加価値のある可能性のある予後予測因子は評価されていない［Burton & Altman, 2004；Riley et al., 2003］。

しかし、医療の実践上、暗黙的予後予測から明示的予後予測に徐々に移行しつつあり、多様性のある予測モデルを用いて、個人の患者について、一定期間のある結果が起こる確率を定量的に算出するようになってきている。

最近の例では、心血管病の既往のない男性および女性におけるコレステロール治療薬の適応がある。以前はコレステロール値だけに基づいていたが、最近の国際的ガイドラインは心血管スコア（例えば、フラミンガム心臓研究［Framingham Heart Study］に基づいたもの）を用いて、10年後までに心血管病を起こす確率を予測するもので、年齢や性別、血圧値、喫煙、耐糖能、そして予後因子の１つとしてのコレステロール値などをパラメーターとしている［Kannel et al., 1976］。他の医療における予後予測モデルの例としては、前述の乳癌モデル［Galea et al., 1992］、Apgar スコア［Apgar, 1953；Casey et al., 2001］、Acute Physiology and Chronic Health Evaluation（APACHE）スコア［Knaus et al., 1991］、Simplified Acute Physiology Score（SAPS）［LeGall et al., 1993］、それに手術後の嘔気・嘔吐［Van de Bosch et al., 2005］や手術後の疼痛の発生の予測公式［Kalkman et al., 2003］がある。

最近作られた予後スコアの例に、早期重症術後疼痛の確率予測アルゴリズムがある［Kalkman et al., 2003］。そのスコアに含まれる項目には、年齢、手術前疼痛、不安レベル、手術の種類がある。**表4.2**に示され

表 4.2 早期重症術後疼痛の確率を術前に予測するための予後スコア

性別	ポイント
男性	0
女性	3

年齢（年）	
15〜19	17
20〜24	16
25〜29	15
30〜34	13
35〜39	12
40〜44	11
45〜49	10
50〜54	9
55〜59	8
60〜64	7
65〜69	6
70〜74	4
75〜79	3
80〜84	2
85〜89	1
≧90	0

痛みスコア	
0	0
1	2
2	4
3	6
4	8
5	10
6	12
7	14
8	16
9	18
10	20

手術の種類	
眼科	0
腹腔鏡	5
耳/鼻/咽喉	8
整形	14
腹部	18
他	7

切開サイズ	
小	0
中程度〜大	3

患者の不安レベル（APAIS）	
4〜5	0
6〜7	2
8〜9	3
10〜11	5
12〜13	6
14〜15	8
16〜17	9
18〜19	11
20	12

患者の情報探索行動（APAIS）	
2	9
3	8
4	7
5	6
6	5
7	3
8	2
9	1
10	0

総ポイント	術後疼痛の確率
0	0.03
11	0.05
22	0.10
34	0.20
41	0.30
48	0.40
53	0.50
59	0.60
65	0.70
73	0.80

This article was published in *Pain*, 105, Kalkman CJ, Visser K, Moen J, Bonsel GJ, Grobbee DE, Moons KG. Preoperative prediction of severe postoperative pain. pp.415-23. Copyright Elsevier 2003.

るように、トータルスコアが最低値（0）であれば、術後に疼痛の起こる確率は3%であり、最高値の73であれば、80%の確率となる。

臨床現場での予後から予後研究へ

　予後予測では、診断が現在の状態を予測するのと違って、ある医療上の状態が将来起こる確率を予測する。したがって、予後は未来における診断ともみなすことができよう。その結果、予後研究が診断研究と多くの性質を共有していることは驚くに値しない。しかしながら、予後研究は本質的に縦断研究であり、痛み・QOLの測定といった連続アウトカムや、生存やQOLといった複合アウトカムを扱うことが多い。しかも、予後アウトカムには本質的に時間が含まれる。予後予測は一般的に診断予測よりも不正確で、特に数年後に起こる結果を予測するものであればなおさらである（**テキストボックス 4.2**）。

予後研究における予測的特質

　予後研究の目的は、医療現場において患者に特定の健康アウトカムが将来発生するかどうかを予測することである。この目的は、予後に関する知識を臨床的に適用し、患者管理に役立てることを意図している。設定目標は予測的あるいは記述的であり（つまり、因果的でない）、この点において、予後研究が因果研究や介入研究などの因果関係を模索する研究とは根本的に異なる。

　予後研究は純粋に予測するという目的を有する。この点は診断研究と同じで、第3章にも述べたように、研究のデザイン、実行、報告に参考とする点が多い。

　因果研究では、アウトカムの発生が特定のリスク因子と因果関係を持って関連しているかどうかを評価することが使命であり、典型的には交絡因子の補正が必要となる。医師にとって、あるアウトカムの発生

を説明できるかどうかが重要となる。例えば、HIV 感染患者において、好ましくないコーピングスタイルと少ない社会的支援が AIDS の進行と因果関係があるかどうかを調べる研究では、人種や抗ウイルス剤服用について補正が行われたが、これらは交絡因子の可能性があると考えられていたためである［Leserman et al., 2000］。交絡因子の補正は、因果関係を証明する上で必須である。因果研究は、新たな（予防的）介入を想定して行われることが多い。これは、Leserman らの研究の結論に「これらの所見に基づいた治療が HIV-1 感染の臨床経過を変えうるかどうかを知るためには、さらなる研究が必要である」と明確に述べられている。予後研究は、特定のアウトカムが将来起こる確率ないしリスクを、複数の予後因子の関数として、できる限り正確に予測することを目的としている。目的は、アウトカムの説明ではない。

因果関係について他の因子と独立させなくてはならないような中心的因子や決定要因はないので、予後研究では交絡因子は問題とならない。予測するという目的に加えて、予後研究の実際上の適用についても診断研究と共通するところがある。この目的では、通常、考慮対象となる領域がある状況下についてのある疾患を有する患者によって決められる。予後を決定する因子とは、典型的には、病歴聴取、身体診察、血液検査、画像検査、その他の検査結果によって評価される特性である。しかし、患者が現在受けている（もしくは以前受けた）治療も含まれることがある。さらに、予後研究の結果を日々の臨床に生かす可能性を高めるには、実際に行われている診療ないし擬似診療の場で研究を行う必要がある。最後に、研究の結果を患者管理の決定に役立てるためには、患者と医師の双方に情報を提供できるような絶対リスクで表現されるべきである。上の HIV の例であれば、因果研究での疑問点（リサーチクエスチョン）に代わって、予後研究の疑問点（リサーチクエスチョン）も思いつくであろう。例えば、年齢、性別、白血球数などの予後因子に加えてコーピングスタイルも AIDS 発症を予測しうるか？　この例では、すべての変数が予後決定因子とみなされるであろう。

テキストボックス 4.2　予後スコアの適用：病院監査

予後情報は、個人的決断の指針として用いられるだけでなく、複数の病院のパフォーマンスを比較する場合の case mix を適切に補正する上でも用いられる。この比較の目的は、提供されたケアについての因果的推論、つまり、ケアの質の違いがパフォーマンスの違いによるものかどうかを評価することである。これは、分析が初期の予後について交絡効果が適切に補正された場合のみ、可能となる。予後モデルは、本質的に記述研究の結果であり、この目的では有用である。

よい例が、国際新生児ネットワークの研究に見出される。この研究では、新生児集中治療室に入院した低出生体重児の死亡率を予測するスコアリングシステムが作成された［The International Neonatal Network, 1993］。CRIB スコアと呼ばれるこのスコアリングシステムは、出生体重、妊娠周期、先天性異常、出生後 12 時間以内のいくつかの生理的パラメーターからなる。予測の正確性は、ROC 曲線下面積 0.9 という優れたものであった。ひとりひとりの死亡率を新生児で予測し、医師を支援する目的とは別に、三次病院と非三次病院での集中治療部門の新生児死亡率に反映されるパフォーマンスを比較することをも著者らは目的としていた。三次病院に入院した新生児の初期の予後は、非三次病院に運ばれた新生児と異なる可能性があり、因果関係についての分析は CRIB スコアの死亡リスクについての交絡因子を補正することで行われた。CRIB スコアによる補正を行った場合のみ、三次病院は非三次病院に比べて死亡率が明らかに低かった。この例はパフォーマンス監査を行う場合、初期予後や case mix の調整が必要不可欠であることを示している。しかし、このアプローチの妥当性は、交絡因子の補正に用いられた予後スコアが、どの程度適切に予後を反映しているかに大きく依存している。

出典：著者

広く行われている予後研究の評価

　予後研究と銘打っている多くの研究は、実際には上に定義したような予後研究ではなく、患者の因果研究である。研究者は、対象疾患が将来起こるかどうかを複数組み合わせて予測することの正確性よりも、対象疾患を有する患者でのアウトカムと決定因子の因果関係に関心を持っている。これには、予後研究のシステマティックレビューにおける最近の研究の質評価が反映されていて、「交絡因子の適切な補正」が重要な項目として考えられている［Hayden et al., 2006］。しかしながら、先にも述べたように、交絡—決定因子とアウトカムの（因果）関連における他のリスク要因の好ましくない影響と定義される—は、因果研究の特徴であり、予後研究にはあてはまらない。したがって、予後研究とされている研究を評価する場合に、研究の目的を明確にしておく必要がある。アウトカムを予測するのか、あるいは説明（つまりアウトカムの原因に言及）するのかということである。以下、予後研究という用語は、純粋に予測する目的の研究に限って用いる。

　一般的に、予後研究はそれ自体、十分に価値はあるが、日常臨床上、個々人の患者の将来における予後を正確に示すような直接的な結果をもたらすものではない。これにはいくつかの問題が関連している。まず、研究の結果を個々人の患者管理に用いるためには、予後マーカーの組み合わせに基づく期間特異的絶対リスクが、過去の予後研究報告から入手できなくてはならないということが、必ずしも広く認識されていない。例えば、El-Metwally らは［2005］、思春期直前の下肢の痛みの短期的・長期的予後について研究し、痛みの持続にかかわる因子を評価した。彼らは、期間特異的絶対リスクを報告（「下肢に痛みのある生徒の 32％では 1 年後も痛みが続いていて、31％では 4 年後に痛みが再発した」）したものの、これらの平均リスクは個人の予後予測には使えない。彼らは、特異的予後因子と痛みの再発の関連を 4 年間にわたって研究したが、相対リスクしか報告していない（例えば、因子がない場合に比べ、

ある場合は２倍のリスクがある）。絶対リスクのほうがより妥当性が高いことは明らかである。

　他の研究で、症状のある深部静脈血栓症は血栓塞栓症の再発のリスクが高く、特に一過性のリスクファクターがない患者に多いとの報告がなされている。これらの報告は、広く用いられている短期抗凝固療法（患者管理）を否定するものである。これは、研究目的が予測であることを典型的に示している［Prandoni et al., 1997］。しかし、下肢の痛みの研究と同様、一定期間における複数の予測因子組み合わせによるアウトカム発生の絶対確率ではなく、平均絶対リスクと（修正）相対リスクのみ報告された。順応データ解析のような方法（下記を参照、データ解析のデザイン）を用いれば、患者と医師にとってもっと役立つ絶対リスクが算出できたであろう。

　テキストボックス４.３に、リンパ節転移陰性の乳癌患者の遠隔転移を予測する上での、遺伝子プロファイルの価値に関する予後研究の抄録を示す［Whang Y, et al., 2005］。しかしながら、この研究は、主として因果研究として企画され、分析された。例えば、著者は、可能性のある交絡因子について修正し、主な所見として**ハザード**を示している。真の予後研究においては、交絡因子は意味がなく、これらの遺伝子発現プロファイルが遠隔転移を予測する**絶対確率**という付加価値が決定されなければならない。例えば、年齢を交絡因子と考えないで、有用な予後決定因子と考えるべきである。76の遺伝子の特徴が、年齢やほかの簡単に測定できる予後因子に加えて予後を予測する上で価値があるかどうかが最大の関心ではあるが、そのような分析は行われていない。

　多くの予後研究の第二の問題は、日常診療では測定が不可能な予後変数が少なくないことである。結果として、予後モデルの実際の臨床への適用は阻害される。例えば、うつの予後予測における個人の神経質気質を調べるための詳細な質問票の使用が挙げられる［O'Leary & Costello, 2001］。

　３つめとしては、予後研究の対象が新しいマーカーの予後的価値の場

テキストボックス 4.3
リンパ節転移陰性初発乳癌患者での骨遠隔転移予測上の
遺伝子プロファイルの予後的価値の研究

> **要　約**
>
> **背景**：遺伝子発現のゲノム測定は、腫瘍を亜分類できる遺伝子活動のパターンを見出すことができ、リンパ節転移陰性乳癌患者での個別リスク評価上、現在使っている方法より優れた方法を提供する可能性がある。
>
> **方法**：Affymetrix Human UI33a Genechips を用いて、全身補助化学療法を受けていないリンパ節転移陰性の 286 人の患者から採取した凍結腫瘍サンプルの総 RNA から 22,000 の転写活性を分析した。
>
> **結果**：115 症例のトレーニングセットで、エストロゲンレセプター（ER）陽性患者の 60 遺伝子と ER 陰性患者の 16 遺伝子からなる 76 遺伝子暗号を同定した。この暗号は、171 人のリンパ節転移陰性患者での独立したテストセットで感度 93%、特異度 48% であった。遺伝子プロファイルは、5 年以内に遠隔転移を起こした患者を同定するのに非常に有用で（ハザード比 5.67 [95%CI 2.46～12.4]）、多変量分析で以前から用いられている予後因子で補正しても有用であった（5.55 [95%CI 2.46～12.15]）。76 の遺伝子プロファイルは、84 人の閉経前患者サブグループ（9.60 [95%CI 2.28～40.5]）、87 人の閉経後の患者（4.04 [95%CI 1.57～10.4]）、予後の予測が特に難しい患者群である腫瘍が 10～12mm の 79 人（14.1 [95%CI 3.34～59.2]）などにおいて、転移の強力な予後因子であった。
>
> **解釈**：同定された暗号は、遠隔転移の高リスク患者の同定上、強力なツールである。好ましい予後の患者を同定できれば、他の研究グループによる確認後、術後全身化学療法を避け、より非浸襲的な治療を選ぶことができる。

出典：Whang Y, Klein JG, Zhang Y, Sieuwerts AM, Look MP, Yang F, Talantov D, Timmermans M, Meijer-van Gelder ME, Yu J, Jatkoe T, Berns EM, Atkins D, Foekens JA. Gene-expression profiles to predict distant metastasis of lymph-node-negative primary breast cancer. Lancet 2005；365：671-9.

合、研究者はマーカーの付加的予測価値を評価しないことが多い。例えば、Leslie ら［2007］は、2 倍量 X 線吸収測定（DXA）による骨粗鬆症患者での骨折予測評価を目的とした大規模臨床コホート研究を行った。価値ある研究ではあるが、不幸なことに、この研究には、「年齢」「性別」「喫煙」そして「体重」といった簡単に得られる古くからある指標に加えて、DXA 測定に予後的価値があるかどうか、という重要なクリニカルクエスチョンが記載されていない。さらにこの研究では、骨折の絶対リスクでなく、年齢修正ハザード比（相対リスク）しか記載されていない。最後に、多変量予測モデルやルールを作った予後研究で、内的妥当性（つまり、自分自身のデータにおいて）あるいは同じ分野で異なる患者集団における予測モデルの正確性を検証する外的妥当性が評価されることはまれである。

　幸いなことに、よくデザインされた予後研究の報告が増えている。特定の方法によって、一定期間に特定の結果が起こる絶対リスクを医師が安心して計算できるようになってきている。最近の例としては、Steyerberg ら［2006］の報告がある。この研究の背景は、食道癌の手術は治癒の可能性はあるものの、周術期のリスクが高いということである。手術前の評価で死亡リスクが非常に高い患者は、この手術に適さないかもしれない。この研究の分析は、予測能の最適化と結果の提示方法に焦点を置いており、患者選択に的を絞った管理を促すための個別の絶対リスク予測を決定するという目的に沿ったものである。この研究では、いくつかの予後因子の存在で決まる予測リスクのチャートが単一のスコアに変換される。他の最近の研究例としては、重症呼吸不全症候群（SARS）の患者の予後モデルを作成し、妥当性を評価し、実際の診療に直接適用できる結果を報告した香港からの研究［Cowling et al., 2006］がある。

論理的予後研究

　予後予測の目的が臨床的・非臨床的プロファイルに基づき、将来起こ

る特定の健康イベントの絶対リスクに応じて、患者を層別化することであるとわかれば、疫学研究デザインの3つの要素が明らかとなる（理論的デザイン、データ収集のデザイン、データ解析のデザイン）。

○ 理論的デザイン

　医療における予後予測の目的は、患者の臨床的・非臨床的プロファイルをもとに、健康関連アウトカムの将来の発生を予測することである。アウトカムには、死亡や病気の再発、合併症などの具体的なイベントが含まれるが、痛みやQOLなどの連続的または定量的なアウトカムも含まれる。すでに述べたように、予後研究の骨格は、診断研究のそれと非常によく似ている。最大の相違点は、予後研究に時間ないし経過観察を欠くことができないことで、診断研究は本質的に横断研究である。予後研究の発生関連は、以下のようになる。

　　　発生率 $O = f(d1, d2, d3, \cdots dn)$

　ここでOは、将来の時間t時点でのアウトカム（イベントの発生や定量的パラメーターの認識）を指し、d1,…dnは時間tより前のある（もしくは、複数の）時点で測定された予後決定因子を指す。

　予後発生連関の領域は、対象となっているアウトカムを発生するリスクのある個人を含み、特定の状況の存在によって限定的に定義される。この状況とは、疾患であったり、手術の施行、妊娠、あるいは「新生児である」などである。その結果、アウトカムを生じる確率が0か100%の患者はいないことになる。アウトカムを100%起こすために研究対象群とならない集団の例としては、新生児の病院内死亡を予測するリスクスコアを評価する研究において、死亡が避けられない状況にある新生児群が挙げられる［The International Neonatal Network, 1993］。これらの新生児にリスクスコアを適用することは、患者管理上何の益もないので、リスクスコアのこれらの新生児への一般化は不当で、明らかに無意味である。

典型的な予後研究の研究目的は、可能性のある予後決定因子のうちどれが実際に（将来の）アウトカム予測に貢献するかを評価することである。上述の研究目的には、新しい予後マーカーが現在用いられている予測因子に加える価値があるかどうかを評価する場合もある。さらに、2つの（新しい）マーカーの予測正確性を比較する場合もあろう。いずれの場合も、2つの事象連関の予測正確性を比較する必要があり、新しい予測因子を入れた場合と入れない場合、マーカー1を入れた場合とマーカー2を入れた場合、などである。

データ収集のデザイン

予後研究の主たる目的は、限定された期間における健康アウトカムの発生について、複数の予測因子の関数として定量的知識を提供することである。以下の段落では、データ収集のデザインについてもっとも重要な点を述べる。

時間

予後過程は、本質的に縦断的である。したがって、予後研究は、決定因子や予後予測因子をアウトカムが出る前に測定するという縦断的デザインに従うこととなる。アウトカムの発生やアウトカムの進展を観察するのに必要な時間は、数時間（例えば、早期周術期合併症など）〜数日、数週間、数か月、あるいは数年にわたる。

全数調査または抽出調査

予後研究の結果は、一般的には絶対用語で表現されるため、予後に関する疑問を解決するのにもっとも適しているデザインはコホート研究であり、一定状況の患者全員を一定時間みて、アウトカムの生起を観測するという全数調査アプローチとなる。データは後向きよりもむしろ前向きに集めるほうが好ましい。なぜならば、そうすることで、予測因子とアウトカムの測定、適切な（すなわち、完璧な）経過観察ができるから

である。典型的には、対象となっているアウトカムを起こしうるリスクのある連続した全患者が含まれる。アウトカムだけでなく、可能性のある予後決定因子は、すべての患者について測定される。

　診断研究の場合と同様、予後研究でも症例対照研究（したがって、全数調査でなく抽出調査による手法）のデザインが用いられることが時にある。これは効率性を考えて行われるもので、予後決定因子の測定が患者の負担になったり、高価であったり、アウトカムがまれにしか起こらないような場合である。しかしながら、このデザインでは、症例と対照がサイズが不明な母集団から得られた場合には、アウトカムの絶対リスクの測定が不可能となる。しかし、対照の抽出割合（すなわち、全コホート集団から対照が抽出された割合）がわかっている場合は、真の分母、つまり、絶対リスクは2×2表を作成することで予測できる。このようなコホートに組み込まれた症例対照研究については、第9章で詳細に説明する [Iglesias de Sol et al., 2001；Moons & Grobbee, 2002]。

実験的研究または観察研究

　ほとんどすべての予後研究は、観察研究である。そこでは、ある条件を備え詳細に定義された集団が、アウトカムの発生を観察するために、ある一定の期間フォローされる。研究者は予後に関連があると思われる臨床的または非臨床的な変数を観察し、測定する。これらの予後決定の候補となる因子は、研究者による影響を受けない（独立してランダムに分けられる）。しかし、診断研究同様、予後研究でも実験を行えると考える人もいて、例えば、2つのルールをランダムに医師や患者に割り振って、2つの予後リスクスコアについて、あるアウトカム（死亡など）への影響を比較する場合である [Reilly & Evans, 2006]。

　しかし、他の方法として、ランダム化試験が予後研究の手段として用いられる場合がある。この場合は、試験の研究対象集団は通常のコホートとしてみなされ、対象となる予後決定因子は単に観察されるだけ

で、研究者による影響を受けない。結果的に、臨床試験における予後研究は、通常の実験的研究よりは、むしろ観察研究と多くの類似点を持つこととなる。解決されていない論点としては、予後分析は対照群、つまり、予後因子を修飾するような介入群に割り振られなかった集団に限定するべきかどうかである。介入の効果がなかった場合、ほとんどの研究者は介入群と非介入群の両方を予後研究に含め、介入が効果的または有害をもたらした場合、非介入群のみ予後研究に含めるであろう。ランダムに割り振った介入の効果が認められなかった場合でさえ、それらが予後因子と転帰の関連性を修飾することを重要視するべきだろうか？

そのような効果修飾（effect modification）を調べるために、介入と（そのほかの）予後因子と間の交互作用を調べることによって（第2章参照）、臨床試験の2つの群の予後分析を別個に行うことができるかもしれない。確かに、両方の分析は臨床的に有用な情報を提供するであろう。もし、介入がない場合（例えば、病気や状態の自然の経過）、試験のプラシーボ群の予後研究は、医師たちがある状態の患者の予後を正確に推測したり、また、治療開始を決定するときの目安になる。治療群の予後分析は治療後のひとりひとりの患者の（絶対リスクについて）予想される経過を数値化するのに有用である。試験の中の予後研究の最近の例を、**テキストボックス4.4**に示す。この例は、医師が急性中耳炎の小児の中で症状が遷延（そして、そのためにより頻繁にフォローしたり、抗生剤治療が必要になるかもしれない）しやすい患者を見出すことを支援することが目的であった。

Roversら［2007］は、急性中耳炎の小児を対象に抗生剤治療の効果を評価するすべてのランダム化比較試験のプラシーボ群の全データを利用して予後分析を行った。このような分析の明らかに有利な点は、質の高いデータを利用できることである。しかし、一方で、このような方法での研究結果は、試験で採用された選定基準や除外基準が厳密なことが多いため、一般化が制限されるかもしれない［Marsoni & Valsecchi, 1991；Kiemeney et al., 1994］。さらに、予後決定因子に関するデータ

テキストボックス 4.4
小児急性中耳炎の症状を遷延させる因子：個別患者メタ分析

Rovers MM, Glasziou P, Appelman CL, Burke P, McCormick DP, Damoiseaux RA, Little P, Le Saux N, Hoes AW. Pediatrics 2007；119：579-85

背景：現在、軽症または自然治癒する急性中耳炎と症状が遷延する可能性の高い急性中耳炎を選別するための予測ツールがない。

方法：6つのランダム化比較試験の対照群を利用した各個人メタ分析を用いて（サンプル数は、6～12歳までの急性中耳炎小児824人）、小児急性中耳炎の予後不良の短期予測因子を決定した。アウトカムは急性中耳炎の遷延であり、3～7日目に発熱や疼痛が認められる場合と定義された。

主な結果：対象となった824人の小児のうち、303人（37%）で3～7日目に疼痛または発熱を認めた。症状遷延に関連する独立した予測因子は2歳未満と両側性急性中耳炎であった。2歳未満で両側急性中耳炎の小児（全体の20%）は、3～7日でも疼痛や発熱が遷延するリスクは55%で、2歳以上で片側急性中耳炎の小児（全体の47%）で25%であった。

結論：症状が遷延するリスクは、2歳未満の両側急性中耳炎小児では、2歳以上の片側急性中耳炎の小児より2倍高かった。医師はこれらの特徴を両親へのアドバイスやこれらの小児をより積極的にフォローするために利用できる。

出典：Pediatrics, Vol.119, 579-85, Copyright© 2007 by the AAP. Rovers MM, Glasziou P, Appelman CL, Burke P, McCormick DP, Damoiseaux RA, Little P, Le Saux N, Hoes AW. の許可を得て転載

の質が高いことは形を変えた恵みであるともいえる。というのは、現実に応用する場合、利用可能な情報の質は低いことがあり、したがって、予測因子の予後予測能は低いためである。

○ 研究対象集団

　すべてのタイプの疫学研究と同様、研究対象となるのは、対象分野における母集団を代表する集団でなければならない。予後予測やモデル、または戦略は、なるべく正確に将来の健康アウトカムを予測する能力に関して調査される。したがって、上述のように、予後研究の母集団はアウトカムを生じるリスクを有する集団から構成される。すでに、アウトカムを発症している、または、その可能性があまりにも低いため、医師がその確率を推測することを考慮さえもしない患者は母集団に含まれない。というのは、一連の患者ケア（例えば、治療を始めるか中止するかなど）が明白だからである。さらに、診断研究と同様、予後研究の領域、よって研究対象となる集団を考慮対象とする医療状況（特に、プライマリ・ケアなのかセカンダリ・ケアなのか）に限定することを勧める。それは、医療状況によって予後決定因子の正確度に違いのあることがわかっているからである［Oudega et al., 2005a；Knottnerus, 2002a］。

　最後に、関連領域での結果の一般化に影響を与えると思われる研究対象集団の特徴が注意深く考慮されていさえすれば、研究対象集団は、必ずしも母集団を代表する全集団からランダムに抽出される必要はない。実際のところ、どんな研究対象集団を募集または選出する場合でも、実際的な環境、例えば、研究センターの近くに住んでいる、あるいは研究に参加する時間がある患者に限定されることが多い。

　これらの特性が、研究結果の応用性や一般化に影響を及ぼすことはほとんどないであろう。特定の研究対象集団から得られた結果の一般化に、本当に影響を及ぼす特性を見分けることは難しいが、やりがいのあるテーマである。そのためには、予後決定因子とアウトカムについて推測された関係性の強さや性質を修飾するような特徴（**効果修飾**）に関する知識が必要となる。したがって、研究対象集団から母集団への一般化は、統計学的用語で表現されるような客観的プロセスではない。一般化とは、外的知識と主観的な判断を必要とする論理的思考の問題である。答えるべき問題は、同じ母集団に属するものの、研究対象集団とは異な

るタイプの集団において、同じ予後予測因子が果たして同じ予測能を持つかどうかである。

○ 予後決定因子（予測因子）

　診断研究と同様、予後研究は、現実世界の状況を反映し、多くの予測因子を考慮するべきである。研究対象となる予測因子は、患者の病歴（すべての質問は予測因子候補となる）、身体所見、画像検査や生物学的マーカーなどの検査、疾患の特徴（重症度）などから得られ、患者に対する介入も含められることがある。予後研究の決定因子は明確に定義されるべきであり、また、研究結果の日常診療への応用性を促進するために、高い再現性が確保されるべきである。これは、特に、治療が予測因子候補として研究されるときにあてはまり、さらに、主観的な解釈が必要となる予測因子、例えば、画像検査の結果などの場合には、予測因子の予測能ではなく観察者の能力を研究してしまうことを避けるために重要である。予測因子は、日常診療で利用できる、または利用できる可能性のある方法を使って測定することが望ましい。というのは、この場合も一般化を促し、現況で期待される以上の楽観的予測能となることを避けるためである。医療現場では簡単に再現できない特別な測定方法を用いることは、予測の正確性を楽観的なものにしてしまう可能性がある。予測因子の特別な測定方法自体は、必ずしも予測研究の限界というわけではない。この議論は、逆になることもある。もし、特別な、あるいはより精巧な測定法で有意に予測能が高まり、利用可能であれば、そのような測定方法が日常の臨床現場で必要となるであろう。利用可能性は、予後研究での決定因子を決める場合に重要な役割を果たす。もし、根底にある予後因子があまりにも煩雑で測定できない場合は、代理または中間予測因子について研究することになるだろう。例えば、Apgarスコアにおける新生児の皮膚の色は酸素飽和度に代わるものである。

　考慮対象となるすべての予測因子は、通常、研究対象者ひとりひとりについて測定、分析される。これは、診療上の順番の観点から、病歴と

身体所見から始まる。それ以降の予測因子は、もし目的がそれらの（加重）予測能を知ることにある場合、各被験者で測定される。しかし、第3章で述べたのと同じ理由で、数多くの予測因子を予後研究に含めることには慎重であるべきである。したがって、研究で扱う予測因子は、入手できる先行文献や日常診療の深い理解を基に選択されるべきである [Steyerberg et al., 2000；Harrell et al., 1996]。

○ アウトカム（転帰）

予後研究におけるアウトカムは、典型的には二分値であり、対象となっているイベントの発生の有無である。加えて、予後転帰は、あるイベントの発生の有無ではなく、腫瘍増大、疼痛やQOLなどの連続変数の場合もある。いずれの場合も、われわれは患者にとって本当に重要なアウトカム、例えば、病気の回復、生存、合併症、疼痛、またはQOLについて研究することを勧める。できれば、いわゆる代理または中間的アウトカム、例えば、（痛みや歩行能力またはQOLなどの代わりに）膝関節症患者の関節の隙間などは扱うべきではない。それらを用いるのは、そのような中間的アウトカムと患者にとってより関連性の強いアウトカムの間に、明らかな因果関係が確立されている場合に限るべきである。後者の例としては、HIV患者の予後アウトカムとして（AIDS発症や死亡ではなく）CD4値の利用が挙げられる。

すべての研究と同様、アウトカムの有無の定義は、利用される測定機器ともども基準を詳細に記述するべきである。重要なことは、誤分類を防ぐために、アウトカム発生が利用可能な最善の方法でできるだけ正確に評価されることであり、そのためには、日常診療では用いられない測定法が必要なこともある。ここで再び注意されたいことは、診断研究の場合と同様、評価する決定因子は日常診療で用いられる方法でなくてはならないのと対照的なことである。

アウトカム発症の測定期間については、特に注意が必要である。概して、3か月間でのアウトカム発症の予測は、5年間での同じアウトカム

予測と比較して、異なる予測因子または予測因子・アウトカムの関係性を示す。天候や株価の予想と同様、一般的に、短期予測のほうが長期予測より取り扱いが容易である。

最後に、ほとんどの研究と同様、アウトカムは、観測者の予言的中を防ぐために、研究対象となっている予測因子に関する情報を知ることなく測定されるべきであり、このことは特に、アウトカムの測定に観察者の解釈が必要な場合にあてはまる。例えば、決定因子の存在が予後アウトカムと関連していると信じられている場合、アウトカムが発生したかどうかの決定に影響を与えるかもしれない。このバイアスは、当該予測因子の予測能を過小または過大評価する原因となりうるが、通常は過大評価に傾く。これは、予後決定因子の情報をアウトカムの評価者にわからないようにすること（盲検化）によって防げる。観察者に情報を伏せておくことは、誤分類される可能性のない死亡やその他のアウトカムについては盲検化する必要はない。

予後研究のバイアス

○交絡バイアス

予後研究での興味の対象は、複数の予測因子の統合予測能である。前述のように、因果関係研究と異なり、アウトカムとの関連性が他のアウトカム予測因子から因果的に独立した中心的予測因子はない。したがって、あらゆるタイプの予測研究にあてはまることであるが、予後研究では、交絡は問題とならない。

○他のバイアス

予測研究においては、交絡は問題とならないが、他のバイアスは問題となる。アウトカム評価者が決定因子を知っているときに起こるバイアスについては、第3章と前項で述べた。加えて、予測決定因子に関連のある患者が観察期間中に選択的に追跡できなくなった（よって、アウ

トカムの変数は評価ができない）場合は、有意なバイアスをもたらすかもしれない。もし、追跡できなくなった患者の予後が比較的悪い場合、通常、決定因子は過小評価されることになる（例えば、入院や死亡などの場合）。一方、追跡できなくなった患者の状態が比較的よい場合は、予後決定因子は過大評価されるであろう。これは、患者が別の場所に転居した場合のことである。このタイプのバイアスは、もし、臨床試験が治療企図分析（intention-to-treat analysis：割り付けされた患者群をそのまま分析対象とする方法）を行わなかった場合に生じる問題に似ている（第10章参照）。

データ解析のデザイン

○ 解析の目的

多変量分析による予後研究のデータ解析の目的は、時間の要素を除いて、多変量分析による診断研究のそれと似ていて、因果関係の有無にかかわらず、どの潜在予測因子が独立してアウトカムを予測できるのか、また、どの程度できるのかについての知識を提供することである。また、予測因子を組み合わせてアウトカムを予測するために、多変量予測モデルまたはルールを作成し、妥当性を評価する目的もある。どの目的を追求するかは、第3章で述べたように、データの量と前もってわかっている知識、研究結果をどのように用いようとするのかにより決まる。また、必要被験者数のパラメーターや予後研究のデータ解析の手順は、診断研究に似ている。例えば、患者個人ての意思決定を誘導するためには、予後研究の解析や報告は、予後因子とその価値を組み合わせて、（予後研究では、罹患率、診断研究では有病率の）アウトカムの絶対リスク評価をすることに重きをおく。予後研究と診断研究の大まかな類似点を考えた上で、2つのタイプの研究間に存在する少数の違いに焦点を合わせ、また、第3章をも参照されたい。

○ 異なるアウトカム

　アウトカムが通常二分値である診断研究と異なり、予後研究は複数のタイプの転帰を扱うことができる。第一に、そして、もっとも頻繁に扱われるアウトカムのタイプは、ある限定された期間におけるイベントの発生（ある・なし）である、例えば、3か月以内の合併症の発症、そこでは、研究の中での個々の患者は少なくともこの期間中フォローされる。ある時点（t）における二分アウトカムの累積発症率（0～100％の間の確率として表される）は、t時点より前に測定された予測因子を使って予測される。これらのアウトカムの分析は、診断研究と同じである。二番目にもっとも頻繁に予後研究で扱われるアウトカムのタイプは（通常）、長期間を通して起こる特定のアウトカムの発症であり、観察期間は研究参加者でほとんど異なっているだろう。ここでは、イベントの発症までの期間を、カプラン・マイヤー（Kaplan-Meier）法かCox比例モデルを使って予測する。いくつかの期間ごと（例えば、3か月間、6か月間、1年間や3年間など）に、あるアウトカムの全体リスクを予測することも可能である、ただし、最大期間は研究参加者の最長観察期間によって決まる（本章末尾の成功例も参照）。ほかに、予後研究では、あまり頻繁にみられないアウトカムは連続変数である［Harrell, 2001］。例えば、疼痛のレベルやt時点での腫瘍サイズ、そして、診断研究でもみられるような多項（名義）アウトカム［Biesheuvel et al., 2007］、または順序アウトカム、例えば、Glasgow Outcome Scaleを3つの順序レベル、死亡、重度障害で生存、そして機能回復にまとめる例が挙げられる［Cremer et al., 2006］。

○ 必要な研究対象者数

　診断研究の場合と同様、多変量分析による予後研究の特徴として、必要な研究対象者数を推定する場合に問題が生じる、というのは、一般的にわかりやすく受け入れられている計算法がないからである。理想的には、予後研究では数百のアウトカム発生数が必要である［Simon &

Altman, 1994；Harrell, 2001］。ロジスティック多変量回帰分析（第3章参照）で分析するすべての二分アウトカムに対するように、さまざまな研究によって、Cox 比例ハザードモデルを利用するイベントまでの期間を分析するためには、少ないほうのアウトカム群において（例えば、研究期間にイベントがあるかないかのどちらか）少なくとも 10 人が、適切な統計モデル作成上必要とされる［Concato et al., 1995；Peduzzi et al., 1995］。同じことが、順序や多項アウトカムにおいても適用される［Biesheuvel et al., 2007］。

連続変数のアウトカムの場合、もっとも重要な二分予後因子によって 2 群に分け、その t 検定のためのサンプルサイズ計算を行うことによって、概算推定されることがある。重回帰分析で使われるもっと直接的な、他の方法としては、必要な研究対象者を 15 で割って、モデルのための共変量数（または、むしろ、自由度数）の許容される限界数を定義することである［Harrell, 2001］。もっと厳密なアプローチについては、Dupont と Plummer による論文［1998］を参考にされたい。

○ 統計学的分析

予後研究でもっとも頻繁に利用されるアウトカムは、① ある期間内での二分アウトカム（累積発生率）、② イベントまでの時間である。

ロジスティック多変量分析を用いた t_1 時点での二分アウトカムの累積罹患率のモデルは、第 3 章と第 12 章に詳述されている。

イベントまでの期間というアウトカムは、生存分析のタイプのアウトカムとも言われるが、単変量分析はカプラン・マイヤー法（第 12 章参照）を用いて行われる。二分アウトカムの分析の場合と同様、観察される確率は予測変数の閾値による。残念なことに、打ち切り例の患者のアウトカムはわからないため、ROC 曲線の作成は容易ではない。しかし、いわゆる**一致統計値**（concordance-statistic）は簡単に計算でき、その値は、ROC 曲線下面積についてと同じ解釈が可能である。Cox 比例ハザードモデルを利用したイベントまでの時間の多変量分析に関しては、

次項の成功例を参照されたい。

アウトカムが連続変数の場合、例えば、腫瘍サイズについての単変量や多変量分析は通常線形回帰モデルを用いて実施される。重回帰分析の識別力は重相関係数の二乗（R^2）から推測される［Harrell et al., 1996；Harrell, 2001］。これは、**説明分散**ともいわれる。アウトカムが順序変数、質的変数、それに連続変数の分析に関する詳しい説明は論文を参照されたい［Harrell, 2001；Roukema et al., 2007；Biesheuvel et al., 2007］。

○内的妥当性と作成した予後モデルの縮小

もし、ロジスティック多変量回帰モデルにおいて、潜在予後変数の数がアウトカムや参加者の数より随分多いならば、予測モデルは過剰な楽観的予測能を示すことになるであろう（第3章参照）。内的妥当性やロジスティック多変量モデル、Cox比例ハザードモデル、重回帰、順序、多項モデルの縮小は、第3章の診断研究で記載されている内容と同じである［Harrell, 2001；Steyerberg et al., 2000；Steyerberg et al., 2001a］。

○他の関連あるデータ分析について

研究結果の報告、作成されたモデルの外的妥当性、臨床診療での最終モデルの利用にかかわる課題については、予後研究と診断研究はよく似ているため、詳しい説明は第3章を参照されたい。

成功例

本例は、Spijkerとその同僚によって行われた研究を基にしていて［2006］、時間-事象（time-to-event）のデータを分析する研究デザインを採用している。そのデータ分析には、Cox比例ハザードモデルから得られた絶対リスクの計算法、係数を縮小する方法、識別力の評価方

法、予測変数を用いた（理論的な）感度・特異度の計算方法などが含まれている。本例の基盤となっている有用な方法論的考察は、文献を参照されたい［Vergouwe et al., 2002；Harrell , 2001；Altman & Andersen, 1989；Van Houwelingen & Le Cessie, 1990；Steyerberg et al., 2000；Steyerberg et al., 2001b］。

○ 研究の意義

　大うつエピソード（major depressive episode；MDE）は、頻度が高く、深刻な問題である。もし、持続するリスクを正確に評価することができたなら、治療を患者個々人のニーズに合わせたものにできるかもしれない。持続するリスクが小さければ、経過観察とし、リスクが高ければ、直ちに、より積極的な治療（例えば、精神療法と抗うつ剤療法を併用）が求められよう。しかし、個々のケースのMDEの予後を予測することは周知のとおり困難で、適切な経験的根拠が欠けている。うつ患者を対象にした多くの研究で、うつ病持続化の予測因子が同定されているが、その結果の分析や発表は、日常診療での個々の患者の絶対リスクを予測するにはほど遠いものである。

○ 理論的デザイン

　研究の目的は、MDEの患者において、先行研究で同定されている持続に関する予測因子を用いて、MDEが12か月以上持続するかどうかを予測するスコアを構築することであった。考慮した予測決定因子は、社会支援、身体化障害、うつ病の重症度や再発、そして前回エピソードの持続期間などであった。

　発生の関連性は、次のように表せる。

　　12か月以上の持続＝ $f(d_{1\text{-}6})$

　この研究の母集団は、一般住民のうちうつ病を罹患した集団に限定された。

○データ収集のデザイン

　このコホート研究は、1996〜1999年にわたって行われた一般住民調査で収集されたデータを基に行われた［Netherlands Mental Health Survey and Incidence Study (NEMESIS)］［Ten Have et al., 2005］。"Diagnostic and Statistical Manual of Mental Disorders, version 3 revised (DSM-Ⅲ-R)"の診断基準に則って (Composite International Diagnostic Interviewで評価されたように)、250人がMDEと診断された。すべての患者について、予測因子に関する全情報が記録された。診断後半月〜24か月の間に行われたインタビュー（このばらつきは実際的理由による）で、生活記録インタビューを用いて、うつ病の罹患期間が評価された。

○データ解析のデザイン

　はじめに、各予測因子について単変量分析を「データとやりとりする」ために行った。次に、回復までの時間（持続しない）をアウトカム変数、事前に定義した6つの変数を独立変数として、Cox比例ハザードモデル多変量分析を行った。通常のロジスティック多変量分析に代わって、患者によって異なる観察期間を説明するためにCox比例ハザードモデルが用いられた。

　この分析の目的は、12か月で回復しない絶対リスクを計算すること、つまり、個々の患者の診断後12か月間うつ病が持続する確率である。Cox回帰モデルの手順では、実質生存推定値（St）しか求められないため、これは簡単ではないようにみえる。これらの推定値は、ひとりひとりの患者の観察期間や予後決定因子の価値を基に、うつ病が持続する予測リスクを表している。実質生存推定値は、次のように定義される。

$$S(t) = S_0(t)^{\exp(LP)}$$

　ここで、線形予測因子（LP）は、$\beta_1{}^*X_1 + \beta_2{}^*X_2 + \cdots \beta_n{}^*X_n$、で表され、Xsは患者の予測変数を、$\beta$sは回帰係数を示す。

基準生存関数 $S_0(t)$ は、予後因子が存在しない場合にうつ病が持続する、時間依存性累積リスクであり、LP が 0 で $S_0(T) = S(t)$ となる。

　その基準生存関数 $S_0(t)$ は、上記の式を、$S_0(t) = S(t)^{1/\exp(LP)}$ と変形することで計算できる。この計算によって、実際に 12 か月間観察された患者のデータベースから、12 か月累積基準リスクを計算できる［S_0（12 か月）］。われわれの研究では、その値は、0.2029（20.3％）となった。最後に、この S_0（12 か月）と個人の LP 値を用いて、個々の患者の 12 か月のリスクを計算する。よって、その LP 値はリスクの個々人の部分を表す。

　式において、$S(12\text{か月}) = S_0(12\text{か月})^{\exp(LP)} = S_0(0.2029)^{\exp(LP)}$ である。

　12 か月の観察期間は、主として臨床の観点から選択されたが、観察時に、（回復する）リスク状態の患者の数がまだ十分に多かったこともその理由である。モデルの精度を評価するために、つまり、どの程度モデルによる予測が、観察された確率と一致しているかを評価するために、われわれは、予測リスクの各十分位数ごとにうつ病が 12 か月持続するリスクを、カプラン・マイヤー推定値を計算して、散布図を用いてこれらを比較した。

　次のステップとして、モデルの識別能力を定量化した。打ち切り患者のアウトカムは測定できないため、識別能を評価するために、ROC 曲線を作成すること、例えば、ロジスティック回帰モデルのために計算することは不可能である。しかし、c 値は計算可能である。それは、数字で表され、解釈については、ROC 曲線下面積と同じである。つまり、それは、ランダムの患者ペアについて、最初にアウトカムイベントを起こした患者が一番高い予測確率を持つ可能性を反映している。一致統計値（ROC 曲線下面積として）は、全般的な識別能測定法である。0.5 はまったく識別できないことを示し、1.0 は研究でのアウトカムを認めるか認めないかを完璧に識別できることを示し、この場合のアウトカムは、ある決められた期間で、うつ病が持続することである［Altman &

Royston, 2000a］。回帰係数とハザード比（例えば、回帰係数は相対リスクとして解釈される）は、95％信頼区間や一致統計値と同様、ブートストラップ法を使って、過適用や過楽観的推定が調整される［Efron & Tibshirani, 1993］。この目的で、すべての予後因子に関して完全な情報を有するデータセットから100回ランダムブートストラップ復元サンプルが抽出された（$N = 250$）。ブートストラッピング後のモデルの予測能は、モデルを将来の類似集団に応用したときに期待される性能である。

　簡単に利用できる「うつ病持続スコア」を構築するため、モデルの各係数の端数を四捨五入した。係数は予測における各変数の相対的な重みを反映しているので、それらを、一定の方法でポイントに変更する、つまり、各係数をゼロにもっとも近い係数、ここでは 0.107 で割り算をした。ポイント数は、次にもっとも近い整数に四捨五入された。個々の患者の合計ポイントは、現在ある各変数のポイントを割り当て、それらを合計することで求められる。

　12か月観察した時点でのうつ病持続の予測確率は、統計学的な安定性と実用性の観点から、リスクスコアの4つの幅広いカテゴリーで示した。それらのカテゴリーは、臨床的な感受性と適当な大きさという観点から、任意に選ばれたものである。次に、各患者をうつ病持続のリスクが高い、または低いという2つのグループに分類することができる二分「予後試験」にスコアを変換した。スコアによるカテゴリーを分けたときと同じスコアのカットオフ値を用いて、感度、特異度、陽性・陰性予測値を計算した。データ解析には、SPSS® 12.0 と S-plus 2000 の統計ソフトを用いた。

○ 結果

　観察期間は半月〜24か月で、全患者（$N = 250$）のうち、187人が回復した。最終比例ハザード回帰モデルは、予測確率と実測確率が全範囲で似た値となっていることから、うまく調整されたようだ（**図4.1**）。

　ブートストラップ過程から得られた縮小係数は 0.91 であった。示し

図 4.1
追跡 12 か月時点で持続しているうつ病を予測するための
Cox 比例ハザードモデルの較正プロット
点線は、同一であること、つまり、モデル較正が完全であることを表す。

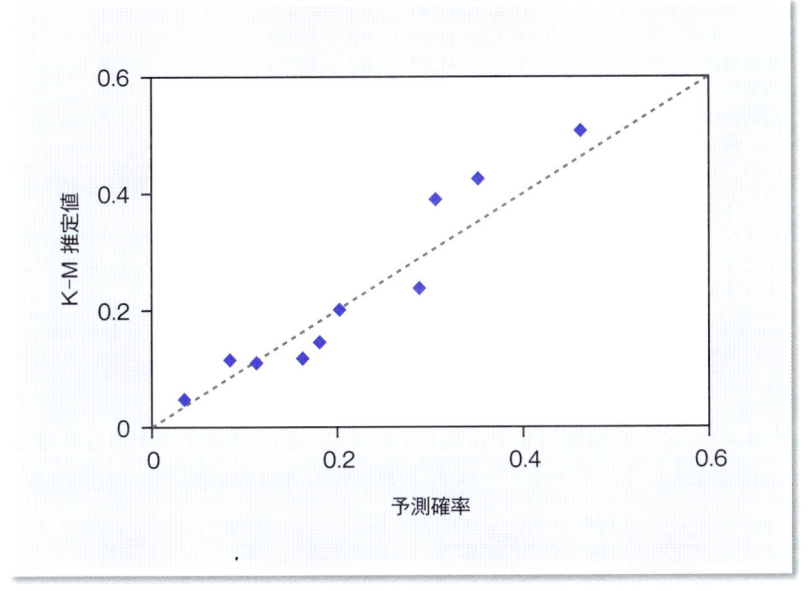

た結果は、縮小後の結果に基づいている。相対危険の測定値としてのハザード比とモデルの係数を各予測因子のリスクポイントとともに、**表 4.3** に示す。

表 4.4 は、1 年後のスコアによるカテゴリーと観察されたリスク、大うつ病エピドード持続の予測リスクとの関係を示す。平均リスクは 23％で、危険リスクはスコアカテゴリーが増加するごとに 7％から 40％に増加し、一般に、実測リスクとよく一致していた。**表 4.4** によると、上記の患者でうつ病が持続するリスクは 29％である。全般的なスコアによる識別能は、c 値が 0.68 と良好であった。具体的なカットオフ値、感度、特異度、陽性・陰性予測値は、**表 4.4** に示す。

もし、例えば、カットオフ 5.0 以上をうつ病持続の高いリスク閾値として選択した場合、それはすなわち、強化療法を行うことになるが、1

表 4.3 多重回帰分析による 12 か月でうつ病から回復する予測因子

予測因子	係数	ハザード比（95％ 信頼区間）	危険スコア
身体化障害	−0.319	0.73（0.54〜0.97）	3
中程度の社会支援	−0.107	0.90（0.64〜1.27）	1
少ない社会支援	−0.420	0.66（0.46〜0.95）	4
重症度のうつ病	−0.314	0.73（0.53〜1.01）	3
再発性うつ病	−0.392	1.48（1.10〜1.99）	−4
前回の症状の期間が長い	−0.426	0.65（0.48〜0.89）	4

合計リスクスコア＝身体的疾患 *3 ＋中程度の社会支援＋少ない社会支援 *4 ＋重症度のうつ病 *3 −再発性うつ病 *4 ＋前回の症状の期間が長い *4
リスクスコアは表の下の式を利用して計算された。例えば、重症で再発性の大うつ病エピソードの患者で、身体化障害を併存し、社会支援があまりない場合は、＋3 − 4 ＋3 ＋4 ＝6 点になる。

Spijker J, de Graaf R, Ormel J, Nolen WA, Grobbee DE, Burger H. The persistence of depression score. Acta Psychiatr Scand 2006；114：411-6.

表 4.4 12 か月観察時まで持続しているうつ病の予後テストの診断特性

カットオフ値	n（％）	感度	特異度	陽性予測値	1 −陰性予測値
≧2	184（74％）	93％	32％	27％	7％
≧5	109（44％）	69％	63％	34％	12％
≧8	49（20％）	36％	85％	40％	17％

Spijker J, de Graaf R, Ormel J, Nolen WA, Grobbee DE, Burger H. The persistence of depression score. Acta Psychiatr Scand 2006；114：411-6.

年後にまだうつ病に罹患している患者の 69％（感度）がその治療を受けることになるであろう。しかし、検査が陰性のため、強固な強化療法がなされなかった人の 12％（1 −陰性予測値）が、まだうつ病のままであろう。

　注意すべきは、結果に示したスコアの識別能が、c 値が 0.68 であり、特に多くの診断学的研究で示される c 値、あるいは ROC 下面積と比べると、中等度であることである。しかし、予測因子とアウトカムとの時間が接近している関係という性質上、一般的に、診断的研究のほうが予後予測研究より識別能力は高くなることを心にとめておくべきである。

　結論は、本研究によって、一般住民が MDE を持続するかどうかを予

測するリスクスコアが作成され、妥当な識別力を有することが示された。このスコアは治療の決定上、理論的根拠を提供し、臨床現場での価値は高いと思われるが、臨床現場での妥当性の評価が必要である。

結　論

　予後研究は、診断研究と多くの類似点を持つ。実際、予後は未来の診断ともいえる。もっとも重要なことは、双方とも予測研究の亜系ということである。診断研究と予後研究における予測が適切に用いられるためには、いくつかの前提を必要とする。

1. 診療上、注意深く決定された母集団を反映するように対象患者を集める。
2. 診療上用いられているのと同様の方法を用いて、可能性のある予測因子を測定する。
3. 臨床的に妥当なアウトカムをできる限り正確に測定する。
4. 分析では、相対リスク値より絶対リスク値を用いる。
5. 交絡因子は考慮しなくてよい。それは、予測研究では重要な問題ではない。
6. アウトカムイベント数や対象者数と比較して、あまり多くの予測因子を取り上げない。
7. モデルの予測力を高める因子をモデルに組み込む。しかし、データ依存性の因子選択には気をつける。これが、一般的に、ステップワイズ回帰モデルへの反論の理由となる。
8. 発表時には、実用的な方法、例えば、リスクスコアやノモグラムを用いて、絶対リスクを（すべての）予測因子の組み合わせについて計算するように注意する。
9. 予測モデルの識別力や精度を評価する。
10. モデルは内的に妥当性を評価し、ブートストラッピングやヒュー

リスティック縮小法、減点回帰モデルなどを利用して、過適用を訂正する（縮小する）ように注意する。
11. モデルを同じ母集団の異なる集団に応用して、（外的）妥当性を評価する。

うまく行われた予測研究の結果を臨床現場で用いることは、医療を効率化し、病気による苦悩を減らすことに大きく貢献するであろう。電子カルテの導入は、本章に示した多変量予測モデルへの関心をさらに高めるであろう。なぜならば、研究の場だけでなく日常診療の場において、多変量予測モデルの開発、妥当性評価の応用がさらに容易に実行可能になるからである。

第5章 介入研究：意図した効果

介入研究：意図した効果

　近代医学の中核をなすのは、効果的な治療である。臨床医学が提供すべきその他のすべてのケアにかかわらず、患者も医師も第一に、もっとも強く期待するのは、病気の治癒と適切な介入による症状の緩和である。根拠に基づいた治療や予防策は、介入の効果や安全性に関する実験的研究によって、厳密に証明する必要がある。一般的に、どんな介入でも、意図した効果と意図しない効果が現れる。意図した効果とは、治療の目的とした効果であり、意図した効果が主効果である。しかし、どの介入にも意図しない効果が現れる。これには、患者にとって比較的軽微な症状から、潜在的に致死的な薬の副作用までさまざまなものがある。理想的には、意図した効果は非常に頻度が高く、予想可能で大きく、意図しない効果はまれで小さいことである。薬や他の介入は、意図した効果がさまざまであるのと同様、意図しない効果の頻度や重症度についても大きく異なる。介入研究の目的は、介入のさまざまな効果の大きさを定量化することである。しかし、意図した、または主な効果を証明するためのアプローチは、安全性を示すアプローチとは異なる。本章では、意図した効果について述べ、意図しない効果についての研究は、第6章で取り扱う。

　介入の利益とリスクに関する研究は、現在の臨床疫学研究の中心的役割テーマである。数百年の間、医学領域の発展の中では、治療の効果は

著しく限られていた。最近の数十年間でこれは劇的に変化した。急激な薬学と外科手技の発展は、非侵襲的技術の発展と歩を合わせて進んできた。介入とは、患者の予後を変化させる意図を持って行う行為を表す一般的な用語であり、薬物治療、手術、理学療法、運動などの生活習慣の介入、ワクチンなどの予防行為が含まれる。自信を持って患者治療を行うには、医師は治療の持つ潜在的利益（つまり、介入の意図した効果、または主な効果）について知る必要があり、その利益を可能性のあるリスク（つまり、介入の意図しない、または副作用）に照らし合わせて重み付けしなければならない。異なる治療法の中から選択する場合は、費用を考慮することも、ますます重要になってきつつある。治療をしない、または、治療を延期するなどを熟慮の上、決定することも、介入とみなすことができる。費用は、利用できる資源を公平で効率的に活用するという観点から重要なだけではなく、新しい治療法の発展やマーケティングの原動力としても重要である。製薬会社や新しい医療機器を生産しているその他の会社では、新製品開発の動機として、過去にも増して患者への共感を強調しているが、典型的には、また理解可能であるが、彼らの焦点は株主や利益に向けられている。このことが、治療効果の研究を大きな関心が集まる活動の場へと押し上げている。結果的に、他のあらゆる領域の医学研究よりも、介入研究の質と信頼性は、最大の関心と開発の話題となってきた。その結果、介入研究の指針となる原理と方法は非常に洗練されたものとなった。

　介入研究では、因果研究と予後研究の原理が組み合わされる。介入研究は、一般的に原因研究である。というのは、介入の真の効果を知るためには、交絡変数を除くことが必要だからである。また、一般に介入研究は予後研究でもある。日常診療において介入を用いるためには、患者が経験するかもしれない絶対的利益やリスクをできる限り正確に知ることが必要だからである。

　例えば、1年死亡率が30％から10％へ減少（意図する効果、または主な効果）する可能性があるが、一方で、起立性低血圧（意図しない効

果、または副作用）になる危険性が 10％ある。最良の治療の臨床的決断を行うためには、一般的な介入研究と特別な臨床試験は、介入効果を判定する方法とみなされるべきである。一般的に、治療に効果があるかどうかを知ることだけでは、十分ではない。必要なことは、効果の大きさを正確に推定することである。臨床疫学介入研究においては、ランダム化比較試験が重要な役割を果たす。それは、治療効果の大きさを厳密に示すための唯一のアプローチであるだけでなく、原因研究のよい手本（role model）となるからである。ランダム化試験のデザインの原理は、ごく簡単である。適切に理解されるなら、ランダム化比較試験のデザインの原理は、ランダム化試験が施行できない状況下で質の高い原因研究を行う上で大きく役立つだろう。臨床試験の性質を理解することは、交絡のない観察とは何かを理解することである。

介入の効果

　介入の効果について科学的に推論する場合の難しさは、医師が新しい降圧剤を自分の高血圧患者に使用する場合の例で簡単に示すことができる。薬は、製薬会社の販売促進員によって彼に渡されたもので、ほとんどの患者に対して優れた忍容性を持ち、すばやい降圧効果があると説明された。医師は、これから高血圧の治療を始める患者 20 人程度で処方された薬剤の効果を調べると決めたと仮定してみよう。彼は、注意深く個々の患者の開始時の血圧値を記録し、その後数週間で数回、再測定値を再診するよう求めた。これらの患者での医師の経験を、図 5.1 にまとめた。

　医師は満足した。徐々に、収縮期血圧の低下が認められた。さらに、ほとんどの患者が、薬の効果に満足した。というのは、治療ではほとんど副作用がなく、1 人の患者で軽度の睡眠障害が起こっただけであったからである。この薬はよく効き、よく耐えられ、自信を持って、今、通常治療の 1 つとすると結論づけることは賢明だろうか？　明らかに、

図 5.1　仮定された患者の血圧データ

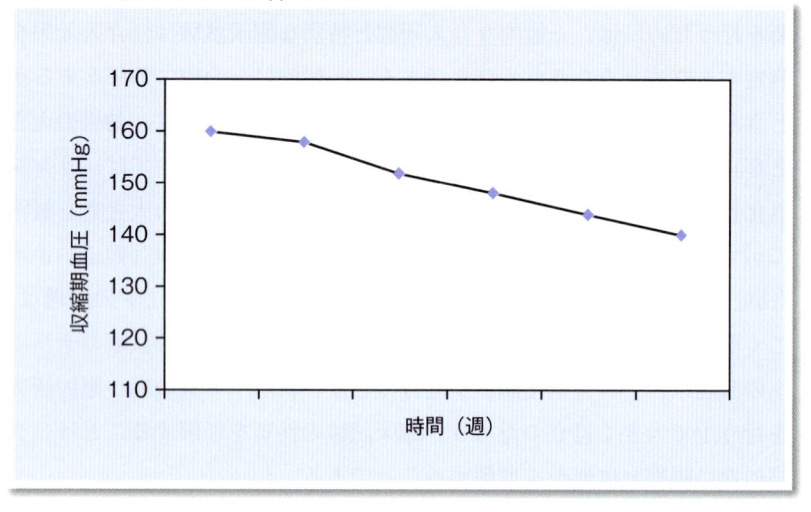

そうではない。観察された反応が、薬によって引き起こされた効果を適切には反映していないかもしれないたくさんの理由がある。将来の似たような患者に望ましい治療として薬を処方するためには、反応が薬剤による効果であって、他の作用を反映していないことを証明することが必要である。高血圧が治療されている限り、患者にとってはなぜ血圧が下がるのかはどうでもよいことかもしれないが、良識ある医学的見地からは、その効果が薬によるものかどうかを知る必要がある。もし薬による効果でなければ、確かな科学的証拠がないまま、必要のない費用が発生し、患者には薬が投与され、副作用が引き起こされるかもしれない。医師が観察した事柄について、他の説明を検討してみよう。

自然経過

　最初に答えるべき質問は、治療を行わない場合、血圧について同じ反応が観察されたであろうか、である。つまり、時間経過に伴う変化が病気の自然経過によるものであると説明することは可能であろうか？　自

第5章 介入研究：意図した効果

然経過とは、治療によるものとは説明できない病気の症状や特徴のばらつきであり、治療しないときの病気の予後のことである。多くの因子が病気の発現や症状に変化をもたらし、個々人の病気の経過を変化させるメカニズムには理解されていないものも多い。いまだに、自然経過の力はとても強い。尿路感染症を思わせる症状を認め、尿培養でそれが確認された1,000人を超えるスウェーデンの女性を対象にした研究によると、1週間後での症状の自然軽快率は28％であり、5〜7週間後には、37％の患者で症状も細菌も認められなくなった［Ferry et al., 2004］。症状や病態の自然軽快や治癒は多くの病気で、そして治療効果を数値で表そうとする目的の研究で認められることがあり、治療効果を疾患の自然経過、治療をしないときの疾患の経過から切り離して評価されなくてはならないという原則に例外はない。不可能ではないとしても、疾患の自然経過を予測するのは難しく、1人の患者で効果を評価する可能な方法はない。

自然経過の重要な要素として、**平均への回帰**がある。平均への回帰は、病気（の重症度）や他の患者変数の測定時には必ず起こり、個人内のばらつきと選択の組み合わせによって説明される。平均への回帰がみられる理由は、単純である。もし、個人内でばらつきを示す特性について、患者が比較的高い、または低い値であるために選択されたとすると、再測定された値はそれぞれ、より低く、またはより高くなるであろう。個人内のばらつきの原因は、証明することが難しいものである。測定のばらつき、日内変動、またはよく知られていない、生物学的仕組みなどを反映していると思われる。平均への回帰の効果の大きさは、ばらつきの大きさと選択のレベルによって決まる。

このことは、個人を高血圧であると分類し、選択された集団で血圧測定を繰り返すことで説明される（**図5.2**）。収縮期血圧が140mmHg以上の人々を選択したとしよう。すべての人で、血圧はある程度ばらつくため、測定時には自分の通常の平均値以上の血圧値を示す人もいる。そのような人々は、次の測定時には、血圧値がより低くなる可能性が高

図 5.2　平均への回帰のメカニズム

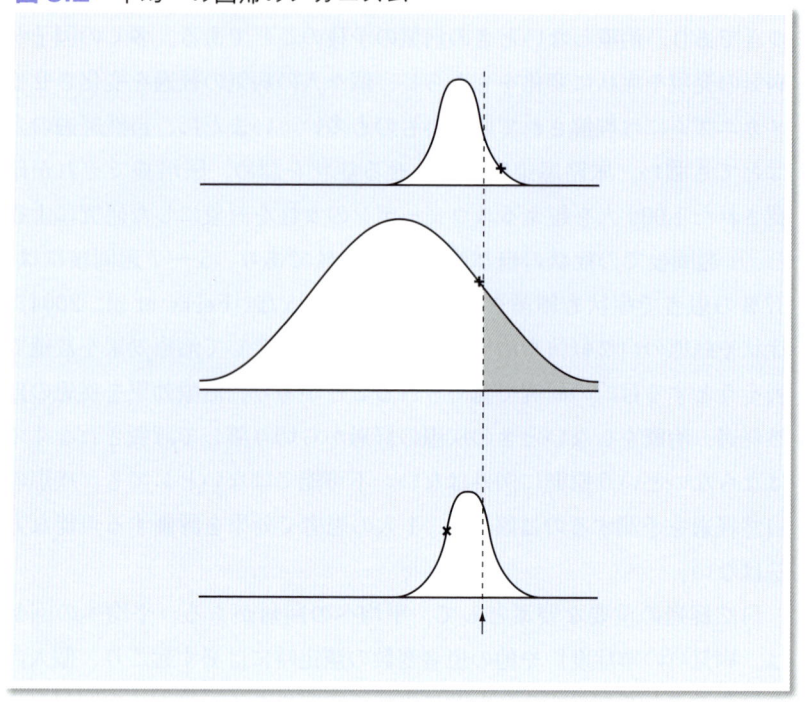

い。血圧値が自分の通常の平均値より低く、最初の測定時にカットオフ値より低い場合、その人たちの血圧は再測定されない。結果的に、自分の通常の血圧値に比べてかなり低い血圧であった人々は、血圧を再測定されず、一方では、観察された値が通常の血圧よりずいぶん高く測定された人々は、いつも血圧が高い人々とともに血圧が再測定される。そのように選択された集団では、再測定時に血圧が高くなる人々より血圧が低くなる人々をより多く含んでいるので、その集団の平均血圧は下がることになる。平均への回帰は、ばらつきを示す変数を基に選択する場合、避けることのできない帰結である。実際、臨床研究で測定されるあらゆる変数は、ある程度個人内ばらつきを示すものである。また、石のように硬くみえる変数、例えば、身長や骨密度についても、測定誤差は

第5章 介入研究:意図した効果

決して完全には排除できず、ばらつきを生じるため、集団で測定したときにはいくらかばらつきを示す。本来ばらつきが大きい血圧や体温、痛みの測定時に、この問題がより重要なことは明らかである。平均への回帰の最初の報告は、フランシス・ゴールトン（Francis Galton, 1886）による「遺伝的身長における凡庸への回帰」という題の論文である。ゴールトンは、子どもたちの身長と、両親中間身長と彼が名づけた両親の平均身長を比較した（**図** 5.3）。

　子どもと両親の身長の平均は、68.2 インチと同じであった。しかし、範囲は異なる。というのは、両親の中間身長は 2 つの観測値の平均であったため、その範囲は狭くなった。両親中間身長が 70 ～ 71 インチと比較的高い両親を考えてみよう。彼らの子どもの平均身長は 69.5 イ

図 5.3
フランシス・ゴールトン（1822 ～ 1911）により作成された、子どもの身長とその両親の身長との比較。斜線は平均身長を表す。

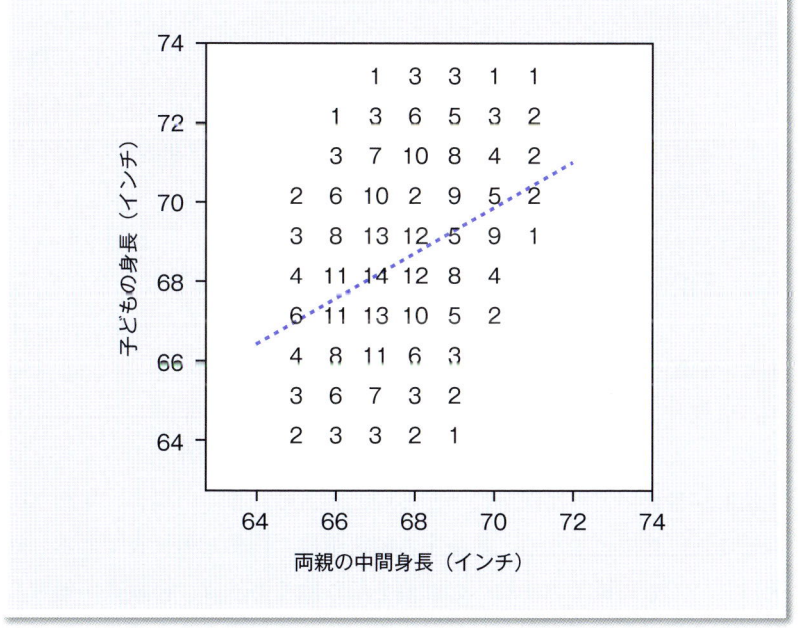

出典：Bland JM, Altman DG. Statistic notes：regression towards the mean. BMJ 1994：308：1499.

ンチであり、両親の平均身長が全両親の平均身長に近づく度合いよりもさらに大きな度合いですべての子どもの平均身長に近づいた。ゴールトンはこの現象を凡庸への回帰と呼んだ。平均への回帰という用語は、この報告に由来する。しかし、ゴールトンによる観察は選択しない全集団についてのものであり、現在考えられている平均への回帰とは異なる。しかし、原理は同じである。

　平均への回帰は、疫学研究に特別な現象ではない。例えば、学生が臨床疫学の試験を受けたとしよう。予想よりもひどく低い点数をとってしまった学生は、もう一度試験を受けた場合、特に試験内容を理解しようと努力していなくても、前よりよい点をとる可能性が高い。例外的に低い点数をとったときは運が悪かった可能性が高く、いつもより高い点をとっている学生では、二度目も同じように運が悪くなる可能性は低いであろう。一見関連があるようにみえるが、実は平均への回帰による結果をもたらす事柄に因果関係があるとしてしまうのは、日常的によく犯す過ちである。例として、クアラルンプールからの、気の毒なバドミントンチャンピオンを取り上げてみよう（**テキストボックス5.1**）。過去のチャンピオンの中には、運よく通常よりもうまくプレイできたため、チャンピオンになった人もいたはずであるが、その後の陥落が賞金のせいにされたのである。

　医療において、平均への回帰は「医師の友達」としても知られている。一般医は、患者の問題が重大か重大ではないかを見分けるために、よく使うツールの1つとして時間を利用する。子どもたちが高熱を出すと、心配になった母親は一般医に電話をする。医師がそこに到着するか、母親と子どもが救急室に到着したときには、熱は下がっていることが多い。人は、例えば、発熱、咳、抑うつ症状、疼痛などのさまざまな症状の一番悪いときに医師にかかる傾向がある。多くの場合、平均への回帰で、自然によくなる。診療上の解決策は、待機と再検査である。研究においても同様で、平均への回帰を取り除く方法は、再検査か研究に登録する前の血圧が高いレベルで安定している患者のみを選択すること

第5章 介入研究:意図した効果

> **テキストボックス 5.1** バドミントンにおける平均への回帰
>
> KUALA LUMPUR:Datuk Seri Dr Mahathir Mohamad 首相が、マレーシアのバドミントンの Mohd Hafiz Hashim 選手の功績に対して祝辞を述べ、彼が前チャンピオンのように贈り物によって「甘やかされる」べきではないと警告した。
>
> Mahathir 博士は、何人もの前チャンピオンが土地やお金やその他の贈り物で甘やかされた結果、彼らがどうなったかを記憶にとどめておくべきであると述べた。
>
> 「私は、チャンピオンは誰でも数百万に及ぶ莫大なお金や土地を手にすると、その後、バドミントンができなくなってしまうため、国がそのような贈り物をしないことを望む」と、昨日、The Putra World Trade Centre (PWTC) で行われた、第13回非同盟諸国首脳会議 (Non-Aligned Movement) の最終リハーサルに参加した後に、首相が述べた。

出典:"Mahathir asks states not to 'spoil' Hafiz," The Star Online, 2003年2月18日. を改変

である。

　平均への回帰は自然経過の因子の1つにすぎず、純粋に統計学的現象である。何らかの病態生理学的メカニズムによって、アウトカムと関連する自然経過に影響を与えると思われるほかの因子はたくさんある。もしそれがわかれば、その知識によってわれわれの観察を調整できるであろう。しかしながら、通常は、自然経過の決定因子は不明で、観察された帰結から簡単に取り除くことはできない。

外的効果

　医師が薬剤に対する見せかけの効果を観察する第二の理由は、血圧を決定する他の因子も同時に変わることである。患者は、血圧が高く、治

療が必要になる脳卒中や心筋梗塞の危険因子であると聞かされる。この情報によって患者は生活習慣を調整しようと思うかもしれない。自分の食生活を改善し、運動を始め、アルコール摂取を控えるかもしれない。これらすべての行動が血圧を低下させたかもしれない。これらの効果を**外部的**という。なぜならば、それらは、対象としている薬剤の効果以外の効果であるからである。研究では、観察時に外部効果を測定して、これらを考慮しようとするが、そのためには、その効果が知られていて、測定できなくてはならない。

　介入に密接に関連しているため、一般的には直接測定することが不可能で、薬剤の効果から分離できない、非常によく知られている外部効果があり、それを**プラシーボ効果**という。プラシーボ効果は、医師に診察してもらっただけで、また、尊敬する医師による診断や単に関心を持ってもらったことで不安が緩和されることがある。Hróbjartssonら[1996]の報告によると、「意識明瞭な患者と医師間でのどんな治療行為でも、プラシーボ効果が生じる可能性がある」。研究では、インフォームドコンセントを得ることで、プラシーボ効果が生じることが示されている。プラシーボ効果に関する文献は多く、そのメカニズムについては議論百出である。心理学的メカニズムが大きな役割を果たしていることはおそらく間違いのないところで、ある特徴的な性格によって、強いプラシーボ効果が現れることもわかっている [Swartzman & Burkell, 1998]。しかし、一見明らかな薬剤効果が、プラシーボ反応に関連していることもある。プラシーボで誘導された鎮痛プラシーボ反応は、ナロキソンや麻薬拮抗剤で抑制される [Fields & Price, 1997]。研究対象となったアウトカムの種類がプラシーボの存在やその強さと関連があるのは明らかである。不安や気分など、より主観的なアウトカムの場合は、プラシーボ効果を受けやすい。期待観も、不活性化または活性化物質に対する被験者の反応に強い影響を及ぼす。ある研究では、被験者に砂糖水を与え、「これは催吐剤だ」と言った場合、80％の患者が嘔吐反応を示した[Hahn, 1997]。

プラシーボ効果は、多かれ少なかれ、介入と不可分の要素であり、それが介入の対象としている効果（例えば、薬の薬学作用）の測定をぼやかしてしまう。これは介入研究で問題になることもあれば、ならないこともある。さらには、患者の立場からいうと、得られた緩和効果の一部がプラシーボ効果によるものかどうかは、どちらでもよいことである。治癒は、治癒である。同じように、医師の観点からも、プラシーボ効果は介入による歓迎されるべき付加的効果である。治療の利得を調べる研究者にとってさえ、プラシーボ効果は薬の効果と不可分の何かとして受け入れ、ある治療の効果を他の治療の効果（非薬物など）と比べる全体評価の中にプラシーボ効果を含めるべきである。治療が異なれば、プラシーボ効果も異なる可能性があり、実際の診療で利用するときの効果に違いがある原因かもしれない。言い換えると、介入の効果やリスクに関する研究でプラシーボ効果を除く必要は一律ではなく、研究者の考える目的による。多くの人々が、治療効果についての最良のエビデンスは、治療とプラシーボを比較することによってプラシーボ効果を除いた試験の結果であると信じているが、観察された治療効果に潜在的なプラシーボ効果が含まれ、プラシーボ効果を除いた場合よりも意義のある結果を提供した研究のよい例がある。

SchwarzとLellouch［1967］による実践的試験と説明的試験に関する古典的論文に、薬物効果とプラシーボ効果を分けた場合と分けない場合の研究の動機と重要性について、よく示されている。彼らの論文では、がん患者に必要とされている放射線治療に対する感受性を上げる目的の薬の効果を調べるために、複数のオプションのうちどれかを選ぶ必要があるという実際の症例を示している。仮定は、薬で前もって治療されると、患者の放射線効果が増強されるというものである。研究者は、従来の治療と新しい治療法をランダム化試験で比較することとした。従来の治療には、2種類ある（**図 5.4**、SchwarzとLellouchの論文から抜粋）。1つの方法は、今までどおりの治療で、直ちに放射線治療を行うものである。もう1つの方法は、最初にプラシーボ薬を与えて、そ

図 5.4
プラシーボ効果を除いた研究（説明的）とプラシーボ効果を全体の効果の一部として考慮した研究（実践的）のそれぞれの2群

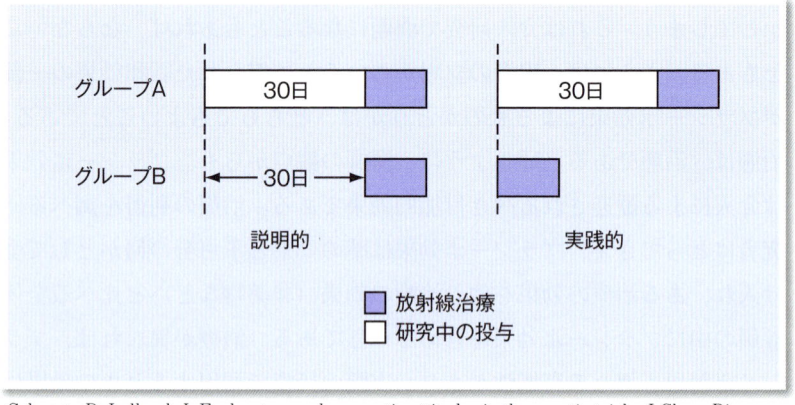

Schwartz D, Lellouch J. Explanatory and pragmatic attitudes in therapeutic trials. J Chron Dis 1967：20：637-48.

の後に放射線治療を行う。この二番目の方法により、薬の効果からプラシーボ効果を除くことができる。ところが、通常の治療と比較して、放射線治療の導入が遅れるため、放射線治療は不利になる。反対に、最初の方法だと、新しい介入は、増強のための薬なしの放射線治療を施す最善の方法と比較されることになるが、プラシーボ効果は除かれない。新しい薬には、副作用がないわけではないとすると、真の効果とプラシーボ効果を区別することは重要である。この問題を解決する最善の方法はない。たぶん、薬に関する情報がほとんどない場合、プラシーボ効果を完全に除いた真の薬剤作用を決定するためのプラシーボとの比較がまず必要であろう。次に、最良の通常治療、この場合はすぐに放射線治療を行う方針と比較して、実際の診療での価値を確立することである。いずれかの比較結果が、この問題への答えとなる。

　盲検比較試験でも、放射線治療が勝っていたとしよう。その場合には、すぐに放射線治療を行うというオプションと比較する必要はなくなる。なぜなら、もし効果があるとしても、その効果は、薬の投与期間に放射線治療を行えば、さらに高い効果が認められるからである。彼らの

第5章 介入研究:意図した効果

論文によると、著者は用語として、プラシーボ効果を除いた臨床試験のことを**説明的**試験、プラシーボ効果やほかの外的効果を全体の効果反応の一部として、もう1つの治療法を含めて比較する臨床試験のことを**実践的**試験と提案した。プラシーボ効果のない真の薬剤効果は確立されていて、また、実践的試験は説明的試験より、より実際の診療で期待される効果を反映した結果が提供されるような状況は数多くある。明らかな「主」介入でさえ、もっとも重要な戦略の一部にもならない例がいくつかある。例えば、最小侵襲的冠動脈バイパス手術と従来のバイパス移植術を、手術後認知機能低下を指標に比較した実践的ランダム化比較試験において、検証仮説は従来の手術中に心肺ポンプの必要時使用が、認知機能の副作用に関する介入のもっとも重要な要素であるということであった[Van Dijk et al., 2002]。

　不幸なことに、実践的という用語がやや科学的でなく、厳密でないように聞こえ、厳密なプラシーボコントロールをやめることに抵抗を感じる研究者もいる。そうすることで、彼らは、最終的に臨床医が解決しなければならない問題に十分対応していない結果を出すことになるかもしれない。プラシーボ効果や外的効果を除くことは、研究者が研究のデザイン上恣意的に決定する必要があり、実践的研究のほうがしばしば好まれることを理解することは重要である。介入研究における、実践的研究の特徴については、混乱を極めている。例えば、「説明的研究はできるだけ同質の集団を集め、基本的には科学的知識を勧めることが目的であり、実践的研究では、割り振った集団が臨床試験を完遂することは、必ずしも必要でないし望ましくもない」、と言う研究者もいる[Roland & Torgerson, 1998]。これらの見解は誤りである。臨床試験が説明的あるいは実践的にかかわらず、研究対象者の類似性は一般化に影響を与えることがあり、母集団を決定する。説明的・実践的臨床研究どちらにおいても、時に、患者はランダム化されなかったグループで終了する場合がある。例えば、彼らは、もともとは違うグループに割り振られたが、治療が必要になり、あるグループからもう一方のグループに「クロスオー

バー」することがある。これはよく起こることで、割り振られた治療側として、つまり、治療企図によって分析される限りにおいては、問題にならない。実践的とか説明的とかは、方法の厳密性とか、それによって生み出される知識の科学的価値と何の関係もない。実践的と説明的の2つの区別は、行われた比較の特徴を意味している。実践的研究で、治療反応は2つの治療（治療戦略）間の全体の違いであり、それには、治療とそれに関連するプラシーボや他の外的効果を含んでおり、この方法は、日常診療において予測される反応をよりよく反映することが多い。

観察者効果

観察される治療効果と真の治療効果の間に違いが起こる三番目で最後の理由が、観察者／研究者、または観察対象となる患者の影響である（**図5.5**）。

よほど注意しない限り、観察者は患者からの報告を都合のよいように解釈し、測定値をよりよい数値に（切り上げたり、または切り下げたり）調節するかもしれない。観察者効果とは、観察者または観察された参加者が特別な観察について行うことである。観察者バイアスは、真の効果から観察された効果を引き離す系統的バイアスである。観察者効果は、観察者と患者間の交互作用によることがある。例えば、医師が慢性睡眠困難に対して効果の高いと評判の新薬のサンプルをちょうど入手したとしよう。Jonesさんが、医師のクリニックを今までのどんな薬も効果のなかった長期間の睡眠困難で再診したとき、医師は、これが最後の手段として、この奇跡の新薬を処方する。次の受診日、Jonesさんは医師を再び失望させたくないと思うかもしれないし、最近2週間の間に彼女の睡眠歴をいくらかよいように脚色して説明をするかもしれない。同時に、医師にとってはこの患者に対するさらなる治療の失敗は受け入れにくい。これらが、合わさって、そうでなければ変化のない問題を、間違った観察へと作り上げる。プラシーボ効果のように、観察者効果の

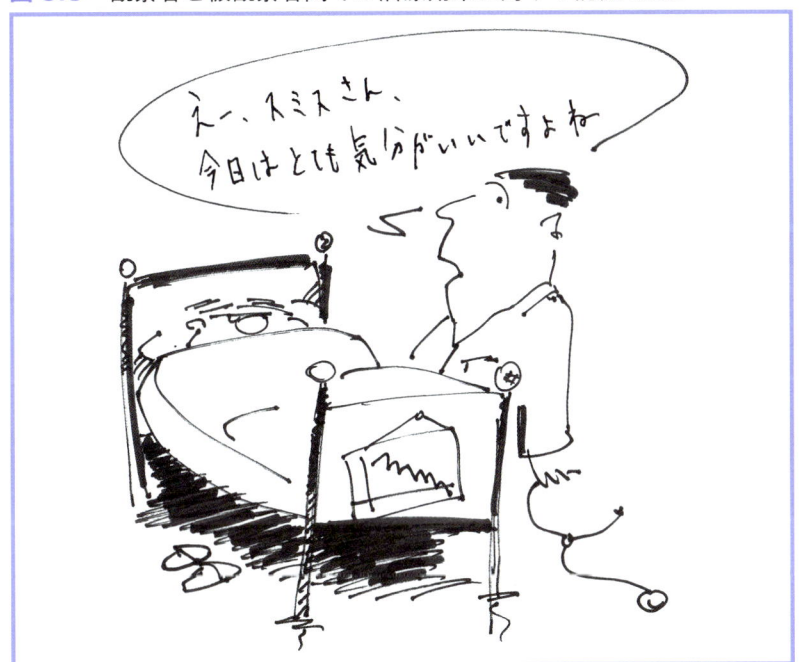

図 5.5 観察者と被観察者間での治療効果に対する認識の違い

影響の受けやすさは、観察のタイプに依存する。アウトカムがより「柔軟」であるほど、観察者効果を受ける可能性がより高くなる。虚血性心疾患の患者についての薬剤効果の研究において、生活の質の測定や狭心痛は、バイタルサインや心筋梗塞よりも観察者効果をより受けやすい。しかし、後者についても影響を受ける可能性は十分あり、例えば、心電図のST上昇の判断が救急医の間でしばしば一致せず、心電図上のST上昇の程度に関連する。

治療効果

患者に認められた治療効果が、治療の便益だけによるものとは限らないが、その効果のすべてもしくは一部が治療によってもたらされたもの

である可能性があることは確かである。介入研究の目的は、観察された結果から、研究の対象となっている要素を引き出すことにある。これは、治療を受けている患者群を、治療を受けていないもしくは他の治療を受けている患者群と比較することで、初めて可能となる。治療を受けている患者群のみを観察していても、薬剤やその他の治療法が及ぼす効果の評価はできない。例えば、医師が新しい降圧剤を試す場合、患者のみを観察していても降圧剤の本当の効果を知ることはできない。その薬の本当の効果を知りたいのならば、比較対照研究が必要になる。治療効果と3つのその他の影響（自然経過、外的効果、観察者効果）、そして研究におけるこれら3つの影響の対処方法は、単純な方程式で説明することができる。*比較対照研究において、"R_x"という名前の薬の効果を非治療群と比較すると、治療群の反応は以下のように表現することができる。

$$OEi = R_x + NHi + EFi + OBi$$

OEi：観察された効果、R_x：治療効果、NHi：自然経過の影響、EFi：外的効果（プラシーボ効果を含む）、OBi：治療群における観察者効果。

*Lubsen J, de Lang R. Klinisch genes middelen onderzoek. Utecht：Binge, 1987.

これに対応する、治療を受けていない参照集団（r）の方程式は以下のようになる。

$$OEr = NHr + EFr + OBr$$

もし得られた利益が治療効果（R_x）だけのものであれば、OEi － OErはR_xと等しくなる。この結果を得るためには、その他の項目が打ち消されなくてはならない。すなわち、NHiはNHrと、EFiはEFrと、そしてOBiはOBrと等しくなる必要がある。

2種類の治療方法の比較の場合もほとんど同じであるが、方程式の各項が打ち消された後、OEi － OErの値は、$R_xi － R_xr$、すなわち対象と

なる治療法の効果からもう一方の治療法の効果を差し引いた純便益と等しくなる。

介入研究の本質は、この方程式において治療効果（R_x）を除いたすべての項を同じくすることであると要約することができる。つまり、自然経過、外的要因、観察者効果のすべてが、2群間で同じになるようにできればよいのである。この3つの要因の比較可能性を得る1つの方法として、これらをすべて研究から除去してしまう方法があるが、一般的にはこれらすべてを取り除くことは不可能である。それよりもむしろ、これらの3つの要因を受け入れる代わりに、観察するときに確実に打ち消されるようにすることで、正当な治療効果の評価を行うことが可能となる。

自然経過の比較可能性

自然経過の比較可能性は、介入研究に必要不可欠である。自然経過は個人間でのばらつきが非常に大きいため、自然経過の影響を含んだ研究から得られた介入効果の結果は、一般化して実際に臨床の場で用いることはできない。その結果、複数の群の間での介入効果の比較を行う場合、各群における自然経過の影響が同等であることは、決定的な重要性を持つ。

これを達成するためには、いくつかの方法がある。1つ目は**準実験研究**であり、これは複数の群の参加者を選択するときに、自然経過の分布が同じようになるように慎重に参加者を選ぶ方法である。例えば、2種類の白血病に対する抗癌剤の比較研究において、2群の患者を、年齢、性別、重症度などが近似するように時間と手間をかけて選別する。場合によっては、治療群の個々の患者に対して、予後に関連する特性を合致させ、同じような自然経過を呈すると考えられる患者を、ひとりひとり対照集団から選び出すといったことが行われることもある。この行為は、もし仮に治療を行わなければこの2群は同じような自然経過をた

どり、よって2群間に観察された差異は自然経過の影響を受けないということを意味する。これに関連して、研究対象集団全体を非常に均一な集団に制限するという方法もある。均一な集団であれば、その集団の患者は類似した予後を呈する（自然経過が類似する）ことが期待される。あるいは、事前に選択を行わずに患者は医師の指示どおりに治療を受け、その代わりに、予後に関連した指標を詳細に記録しておく方法もある。当然であるが、医師は予後不良な患者に対してより早期に治療介入する傾向があるため、日々の臨床における特定の介入開始は、無作為（ランダム）ではない。よって、研究データの解析においては、自然経過の影響を排除するために多変量調整を行う必要がある。

　いずれの方法を用いるにしても、2群間で異なる可能性のある予後規定因子がすべて知られており、かつ正確に測定できることが必要条件となる。それに加えて、患者を選択してくる基となる集団（母集団）は、事前選択およびマッチングが可能となるよう、十分大きな集団である必要がある。同様に、多変量調整を行うにあたっては、統計学的な補正を施行することができるように、研究対象となる集団は十分な大きさである必要がある。しかしながら、もっとも重要な問題は、関係性のある予後規定因子に関するわれわれの知識が限られていることである。知られていない、もしくは測定することのできない変数は、事前選択を行う研究において考慮することができず、また、解析においてコントロールすることもできない。これは、あらゆる因果研究において真実であるといえる。

　因果研究においては、曝露因子の影響は、結果に影響を与えうるその他の交絡因子から分離されている必要がある。しかしながら、患者を治療するかどうかの判断は複雑であるため、介入研究におけるこの問題は、さらに顕著なものとなっている。患者へある薬剤を処方する適応があるという場面において、治療を行う医師は疾患の重症度、忍容性および服薬遵守の見込み、その患者の過去の治療における経験などさまざまなことを考慮して、治療を行う。もし仮に、同じ疾患を持った集団にお

いてある薬剤が処方されている患者と処方されていない患者を比較した場合、おそらくさまざまな相違点を認めると思われる。この相違点に関して、あるものは測定可能であろうし、そしてあるものは非常に潜在的なものであり、患者のチャート（カルテ）に記録されていないだけでなく、労力を追加投入しても測定することができないものである。

治療の適応（つまり、治療を開始する理由の集合体）は、非常に強力な予後指標である。ある患者が担当医によって薬剤を使用する適応があると判断した場合、同じ疾患を持ちながら担当医がいまだ治療を開始せずに経過をみようと判断した患者と比較して、その患者は治療を行わなかった場合にはより重篤な予後が予測されていると思われる。同じ疾患を持つ患者群が、適応の有無により治療を受けたり、受けなかったりすることが自然経過に与える影響のことを**適応による交絡**（confounding by indication）と呼ぶ［Grobbee & Hoes, 1997］。

図5.6に、治療を開始することになった理由が重要な潜在的な交絡因子となることを図示した。これらの理由は、疾患の重症度のように患者の特性に関連しているものが多いが、その定義より介入を受ける確率と関係性があるものである（感嘆符で示す）。例えば、重症な患者ほど

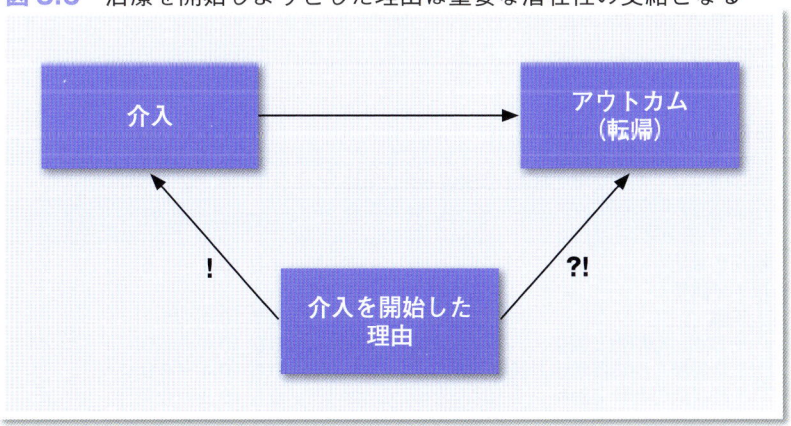

図5.6 治療を開始しようとした理由は重要な潜在性の交絡となる

治療介入を受けやすいなど、これらの理由がアウトカムと関係性がある場合、右側の矢印も存在することになり、結果として交絡は起こってしまう。

多くの薬剤は疾患の経過によい影響を与えるが、疾患を有する患者の予後は、その疾患を持たない人やより軽症の人と比較して悪いことが多い。治療を受ける患者と受けない患者が比較された場合、適応による交絡は、介入の影響を完璧に覆い隠すことができる。この効果を説明するために、表5.1をみてほしい。この表は、人口に基づくコホート研究に参加した高血圧を持つ女性のうち、治療を受けているあるいは受けていない人の心血管死亡率のリスクを表している。

粗死亡率比は1であり、これは高血圧治療を受けていた群と受けていない群が同等の心血管死亡リスクを呈しているということであり、すなわち治療は無効であるということを意味している。しかしながら、治療の適応と心血管死亡率の両方に相関関係にあると考えられ、比較対照との交絡因子となりうるような複数の因子を用いて調整が行われると、この死亡率比は低下し、治療の有効性を示唆するようになる。

この調整死亡率比が真に治療効果を反映しているかどうかは、治療群と未治療群の間で差異のあるすべての交絡変数を用いて調整が行われているかどうかによる。この結論を達成することは、非常に困難である。適応による交絡は、ランダム化されていない治療効果を判定する研

表5.1
高血圧症の一般的な診断基準を満たす女性において、薬剤治療群と非治療群における心血管イベントによる粗死亡率比および調整済み死亡率比

	95%信頼区間
粗死亡率比	1.0 （0.6〜1.5）
以下で調整	
年齢	0.7 （0.4〜1.1）
＋BMI、心拍数で調整	0.6 （0.4〜1.0）
＋喫煙歴、脂質異常症で調整	0.6 （0.4〜0.9）
＋糖尿病の有無で調整	0.5 （0.3〜0.9）

究において、しばしば乗り越えられない問題となる。下記のようなまれな状況においては、妥当な推論がより導かれやすい。そのまれな状況とは、① 患者群において同じ適応があるが異なる治療法を比較することができ、そして、②（同じ適応に対して）異なる治療法を受けている2群間における残存する相違点が知られており、十分に測定可能であり、調整することができる状況である。例えば、Psaty ら［1995］は、異なる降圧剤の狭心症および心筋梗塞への影響を調べた。症例対照研究において、彼らは全員高血圧に対して薬物療法の適応がある患者たちを選んだ。結果として、症例と対照は、ともに治療適応を有していた。それに加えて、彼らは残った適応による交絡を排除するため、とりわけデータ解析をデザインする際に、十分な手段を講じた。

　介入を開始する理由（すなわち「治療適応」）だけでなく、介入開始を差し控える理由も同様に交絡変数となりうる。これは**禁忌による交絡**と呼ばれることがある。適応による交絡と同様に（**図5.6**参照）、これらの理由（例えば、治療介入により意図されたものではない作用や副作用を起こすリスクの高い患者特性が知られている場合など）は介入を受けるかどうかに相関性があるが、この場合、**図5.6**において左矢印で表されている相関性は逆向きになる。もし、これらの介入を開始しない理由が、転帰との相関性にある場合（すなわち、右向きの矢印が存在していた場合）、交絡は非常に発生しやすい状況であるといえる。このような禁忌による交絡は、1995年に使用が禁止された ibopamine（経口活性型ドパミン受容体刺激剤；心収縮力増強作用を持つ）を服用している患者における死亡リスク因子に関する研究において、説明されている［Feenstra H, Grobbee D.E., in't Veld B.A., Stricker B.H. Confounding by contraindication in a nationwide study of risk for death in patients taking ibopamine. Ann Int Med 2001；134：56g72］。指標となる日付が1995年9月8日以前の群では、ibopamine の使用に関連した死亡の相対リスクが 3.02（95%CI, 2.12〜4.30）であったのに対して、それ以降の群では相対リスクは 0.71（95%CI, 0.53〜0.96）であった。この著し

い相対リスクの逆転現象は、禁忌のため、これらの患者での診療行為が変わったことによると考えられる。明らかに、ibopamineは1995年以降、それ以前と比べて死亡リスクの低い患者に選択的に処方されるようになった。その結果として、ibopamineを使用している患者の観察された死亡リスクは低減した。われわれは、介入を開始するもしくは開始しない理由が（有益な、もしくは好ましくない）アウトカムとも関連性があり、それによって交絡が起こりうる場合に限り、**適応による交絡**（ここでいう「適応」とは、特定の介入を開始する、もしくは控える理由のことと定義する）という言葉を用いる。

ランダム化（無作為化）

比較対照研究において、適応による交絡やその他の自然史による交絡の問題を解決するもっとも有効な方法は、ランダム化である（**図5.7**）。ランダム化とは、研究の参加者にとって治療を受けるかどうかの割り付けが無作為で行われることを意味する。ランダム化された群間において、治療を行わなかった場合に起こりうるあらゆる予後に関する差異

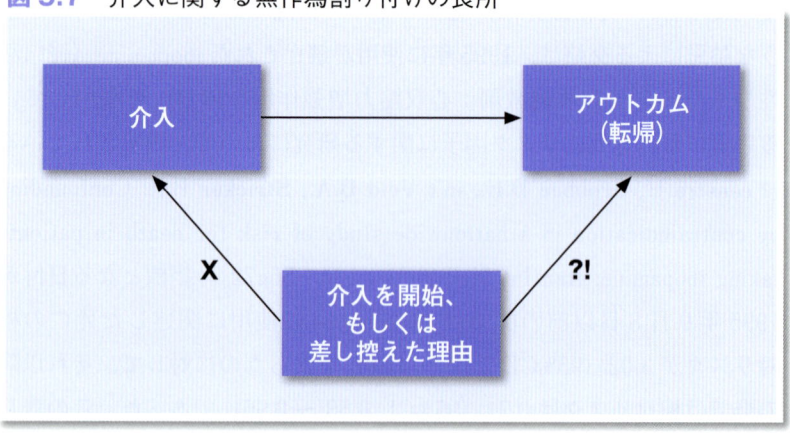

図5.7 介入に関する無作為割り付けの長所

は、ランダムな（偶然生まれた）不均衡以外のなにものでもない。2群間の予後に関連した残された差異のリスクは、研究対象のサイズの大きさ（人数）と反比例する。

図5.7は、患者の介入に関する無作為割り付けの主な力を示している。無作為割り付けのため、日々の臨床現場において介入をするかどうかの判断に影響を与えるあらゆる（既知のものも未知のものも含めた）理由（そして、これらはアウトカムと相関性があるかもしれない）のバランスは2群間で同じになっている。結果として、適応（もしくは禁忌）と介入を受ける確率の間には、相関性はなくなる。つまり、ランダム化によって図5.7における左側の矢印は存在しなくなり、交絡はなくなる。当然のことながら、絶対的な適応を持つ患者や明らかに禁忌となる患者に対してランダム化を行うことはできず、そういった患者の治療が介入の効果を判断するための研究の影響を受けることはあってはならない。

一般的に、50人以上の対象群を2種類の治療方法に無作為で割り付けた場合、その予後は比較可能になることが多い。ランダム化のもっとも優れた特徴は、その自然経過に影響を与える既知なものだけでなく、未知の変数に関しても、比較可能にしてくれることである。研究のデザインにおいて、ランダム化が優れた割り付け方法であることを初めて報告したのはRonald A. Fisher卿［1935］であった。彼は自分の本の中で、ある主張をどのように検証するかということを、ミルクティの味だけでカップの中に紅茶が先に入っていたのかミルクが先に入っていたのかわかると主張する女性を例にとって説明した。ミルクティを作る順番に関してランダム化を行うことで、Fisherはその女性が本当にそのような判別を行うことができるのかどうか検証することができた。その女性の主張を検証するため、8杯のミルクティが準備された。そのうちの4杯は紅茶が先にカップに注がれ、4杯はミルクが先に注がれており、それらはランダムな順番で並べられた。その女性はすべて正解し、P値（probability value；確率値）は0.01であった（もし1つ間違っていた

らP値は0.24になっていた)。ここで留意すべきは、この例は1人の対象に対してランダム化を行う*n＝1 trial*を初めて説明したものでもあるということである。

　治療群と非治療群の間に自然経過による交絡の問題があることと、ランダム化が有望な方法であることを受けて、Bradford-Hillら[1948]は、初めて医学研究審議会(Medical research council；MRC)の肺結核に対するストレプトマイシンの有用性を調査する医学研究に治療の無作為割り付けを用いて、その結果はイギリス医学会雑誌(British Medical Journal)に掲載された。ランダム化は急速に広まり、瞬く間に治療効果の比較を行う研究において治療割り付けの標準的な方法となった。**ランダム化研究**(randomized study)は**ランダム化試験**(randomized trial)としてより広く認知されているが、定義上は前向きでかつ実験的なものを指す。ランダム化試験とは、介入の効果を検証するという目的のもと、治療に対する割り付けは(患者をよくしたいという動機からくる)臨床的な適応によって決められるものではなく、すべての患者に治療適応があり、かつ禁忌のない状況において、割り付けはランダムなプロセスで行われるものを指す。

　比較対照研究でランダム化を行うと、いくつかの追加のメリットを得ることができる。ランダム化を行うことで得られるメリットの1つは、統計学的検定のための統計学的基礎を得ることができるということである[Fisher, 1925]。2つ目は、割り付けの結果は予測不能であるため、ランダム化により参加者および担当医を治療状況に関して盲検化することができる。しかしながら、それらよりはるかに重要なランダム化を行う理由は、それにより疾患の自然経過の比較可能性が保証されるからである。注意しなくてはならないのは、ランダム化された2群間で予後を規定する因子に関する重要な差異が生じないとは限らないということである。ランダム化は本質的にランダムなプロセスなので、不運なことに偶然重要な差異が生じてしまうことがある。または、ただ集団が小さすぎるだけかもしれない。例えば、男性2人、女性6人の集団をラン

ダムに 2 群に割り付けたときに、2 群間で男性と女性の比率が同等になる確率が小さいことは明らかである。2 群間で偶然に生ずる重要な予後規定因子に関する差異を防ぐために、いくつかの手法（対象の数を多くする以外の）が知られている。一例として、まず始めに研究対象の集団を類似した特徴を持つサブグループに分けて、そのサブグループ内でランダム化を行った後に、最終的な治療方法ごとにまとめる方法がある。例えば、まず男性のサブグループと女性のサブグループに分けて、それぞれでランダム化を行うのである。この手法は**層別ランダム化**と呼ばれる方法であるが、この方法によってランダム化の過程において、例えば 2 群間で性別の比率のような差異が生じる可能性を減らすことができる。ランダム化に関するより詳細な内容は、第 10 章で説明する。

ランダム化が行われた後に最終的に認められるグループ間の不釣り合いを判断するために、統計学的検定を行うことは理論上できない。試験の始めの段階（t0）で、患者の特性をまとめている段階で、2 群間で認められる差異が比較を行う際に問題となりうるくらい大きなものなのかの判断をしておく必要がある。ここで、P 値を用いて認められた差異が偶然の産物である（ここでは集団間で差異はないということが「帰無仮説」となる）ということができ、特別な意味を持たず、報告する必要がないものなのかどうか検証を行う。ランダム化の定義より、ランダム化が恣意的な操作によって行われていない限り、すべての集団間の差異は偶然によってもたらされているはずである。

もし十分なランダム化にもかかわらず予後と関連のある基本特性に関して大きな差異が認められた場合、その差異の潜在的な影響は、その特性に関して調整を行った場合と行わなかった場合とで比較することで推定することができる。t0 の段階で、基本特性の違いの調整を行うかどうかの判断は難しい。調整は、測定された基本的な変数で差異を認めた場合にのみ行うことができ、一方で測定されなかった変数に関しては差異があるかどうかはわからない。その結果、調整することで予後に関連した変数の相違を生み出してしまうこともある。基本特性に関するあら

ゆる調整は恣意的な要素を含んでおり、よって結果の信頼性を低下させるものである。

外的効果の比較可能性

　治療効果の比較対照研究において自然経過が比較可能であることは必須条件であるが、外的効果の比較可能性をどの程度必要とするかに関しては、さまざまな考え方がある。前述したとおり、説明的試験においては、プラシーボ効果を含めた外的効果を排除するためにできることはすべてやらなくてはならない。実験研究以外の研究では、これを達成することは難しい。2種類以上の治療が比較され、それらが似たようなプラシーボ効果を持っていた場合、プラシーボ効果だけは克服することが可能となる。ランダム化試験においては、プラシーボ治療と盲検化の2つが外的効果の比較可能性を保証するものである。患者や研究者に割り付けの結果を開示することなく、治療とプラシーボ治療を比較することができる。このことで研究を「盲検化する」と表現するのだが、どのメンバーが知らないままにされているかで、単一盲検（患者のみ盲検化されている）や二重盲検（患者と研究者が両者とも盲検化されている）と表現される。説明的研究では、盲検化は説明することのできる結果を得るためにきわめて重要であるが、一方で実践的研究では、外的効果は介入戦略の本質的な一部分であるとして許容されているため、プラシーボと盲検化は必要とされていない（**図 5.8**）。

　時に、同じ介入に関して、説明的試験と実践的試験のいずれを用いるか選択できることがある。いずれのタイプを選択するかは、リサーチクエスチョンおよび研究者の目的を考慮して、どちらがより適しているかによって行われる。ある特定の種類の介入においては、実践的試験のほうが明らかに適している場合がある。例えば、非常に違いの大きい介入方法が比較される場合などがこの場合にあてはまる。もし、心血管疾患を持つ患者に薬物療法と外科手術のいずれの治療方法がより好ましいか

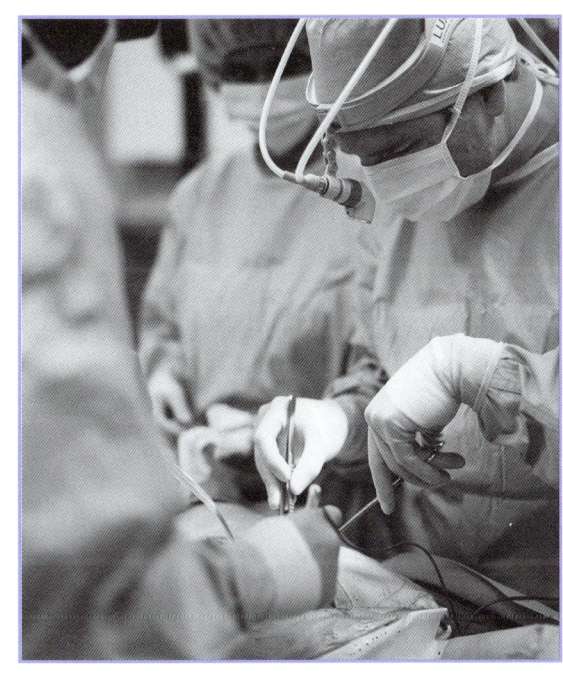

図5.8
Tim O'Dogerty 医師が
プラシーボの移植を
指導している様子

問題になった場合、2種類の異なる戦略が比較される。外科手術では麻酔および入院加療が必要になるが、薬物療法ではこれらは必要とならない。外科手術は、単なる動脈バイパスを作製するだけでなくさまざまな取り除くことのできない要素を有しており、これらは予後に影響を及ぼす可能性があるが、これらはこの治療戦略の切り離すことのできない要素であるとして認められている。これらは概念的には外的効果に含まれるかもしれないが、2種類の治療戦略の比較においては、これらの要素はそのようにはみなされない。これは、例えば腰痛に対する理学療法と経過観察の比較、不安障害に対する心理療法と薬物療法の比較、ヘルニアに対する外科手術と安静臥床の比較、糖尿病に対する生活指導などのように、異なる治療戦略が比較されるような臨床研究ではよくみられることである。

観察の比較可能性

　観察者効果の影響を防いだり、弱めたりするたくさんの方法が知られている。1つめの方法は、ハードアウトカムを用いることである。例えば、死亡率のような客観的に測定することのできる確かなアウトカムを用いた場合、観察の比較可能性に問題があってもその影響は弱くなる。しかしながら、より不確かで、主観性の高いアウトカムがしばしば研究と関連性が高いことが多い。その代わりに、測定方法を高いレベルでプロトコール化かつ標準化することで、主観的な解釈が入り込む余地を少なくすることができる。この方法は有用であるが、絶対に確実なものというわけではない。

　観察者効果を防ぐより厳密な方法として、観察者を介入に関する情報から隔離する方法がある。観察者を割り付けられた治療方法に関して盲検化することで、たとえ測定方法が主観的な解釈を受けやすいものだとしても、観察結果は治療状況による大きな（体系的な）変化を受けなくなる。観察者効果をさらに小さくするため、患者も同じように介入に関して盲検化することができる。観察者と介入を切り離すもう1つの方法は、治療行為と関係のない人を観察者として用いる方法である。例えば、複数の薬剤の糖尿病患者の血糖値への影響をみる研究においては、HbA1cを測定する検査技師は患者の受けている介入に関して知る必要はない。同様に、放射線科医は骨粗鬆症の女性に対する治療薬に関する試験に参加している女性の脊椎骨折の有無を、女性が受けている治療法に関する知識を持たずして診断することができる。たとえ実践的試験が好ましい試験においても、アウトカムのタイプや観察の比較可能性を得るために盲検化試験を選択してもよい。

試験の限界

　ランダム化試験の本質は、比較可能性の必要条件を認識することで十

分理解できるようになる。ランダム化は自然経過の比較可能性を保証し（NHi = NHr）、盲検化およびプラシーボの使用は外的効果の比較可能性を保証する（EFi = EFr）。盲検化はさらには、いずれの群においても差別的な観察や測定によって生じる観察者バイアスを予防する（Obi = OBr）。治療効果の妥当性の高い評価のためには、自然経過の比較可能性が必須である一方で、盲検化が必要かどうかは、試験の目的や測定されることになるアウトカムの特性によってさまざまである。実践研究においては、外的効果は治療方法の比較に組み込まれて（含まれて）おり、プラシーボによる治療は必要とされない。それでもなお、バイアスのない結果の評価を保証するため、盲検化は望ましい手法であることがある。信頼できる結果測定方法を用いることで、観察者効果は無視してよいくらい小さなものとなり、よって盲検化は必要なくなる。

　結果測定の問題で盲検化する必要がある試験であるものの、その試験の目的は実践的な知識を得ることであるような試験の場合、その試験を部分的に盲検化するという選択肢もある。その一例として、患者に対しては情報公開するが、観察者に対しては盲検化するという方法もある。ランダム化されていない比較（治療の割り付けが医師の日常診療によって実施されている場合など）において、「適応による交絡」をはじめとした自然経過の違いによる交絡がもっとも重大な問題となるため、非実験研究を用いて治療の有益性を評価する方法には大きなデメリットがある。ランダム化試験は一般的に、目的とする治療の効果を定量的に評価するために推奨されている選択肢である。

　ランダム化試験が推奨されているにもかかわらず実施することができないことがしばしばあり、その代替方法として非実験的な手段が必要とされる。第一に、ある特定の試験に必要とされる参加者の数が多すぎて実現不可能な場合がある。この現象は、アウトカムが重要であるにもかかわらず、非常にまれにしか起こらないような場合にみられる。例えば、低リスクの集団に対して予防的治療を行うような場合が挙げられる。アウトカムの低い発生率は、特に治療の副作用をみるときに問題と

なり、その内容は第 6 章において説明されている。

　ジエチルスチルベストロール（DES）投与と、使用者の娘における腟癌の関係性が一例として挙げることができる。例えば DES 服用群においても、腟癌の発生率は極端に低いものである。または、例えば 2 種類の異なる積極的な治療法が比較されているが、それらの差がわずかである場合のように、2 種類の異なる介入方法が比較されたときに期待されるイベント発生率の差は、とても小さい場合がある。後者のパターンは、すでに有効な治療方法が存在している疾患に対して、新しい治療法の有効性を試す研究でしばしばみられる。例えば、2 種類の降圧剤の高血圧患者における有効性が比較された場合、それらの有効性の違いは重要であるが非常に小さな違いであり、その違いを証明するためにはとても大規模な研究が必要になるかもしれない。実践的な制限を除いても、ランダム化試験は純粋に費用がかかりすぎる、もしくは時間がかかりすぎるものかもしれない。薬剤の発売前に FDA（米国食品医薬品局）や EMEA（欧州医薬品審査庁）の承認に必要となる第Ⅲ相試験に代表されるような、大規模でかつ期間の長いランダム化試験を行うためには、相当な予算が必要となる。例えば、治療効果の判定を早く得る必要があり、長期にわたる試験の結果を待てない場合などでは、時間そのものが本質的な問題となる。これは、治療効果の判定よりも副作用の判定のときにしばしば問題となる。例えば、ある治療に関して致死的な副作用が疑われた場合、迅速かつ十分に行動を起こすことが当然必要であり、それに関連した科学的根拠を得るために非実験研究（non-experimental study）が必要となることもある（第 6 章参照）。

　試験期間に関するもう 1 つの問題点として、アウトカムが発生するまでに数年、場合によっては数世代かかるような研究には適さないということがある。ランダム化試験は、一般的には最大でも 2 〜 3 年間の間しか実施できない。それ以上長期間にわたる試験には費用がかかりすぎ、それに加えて試験期間が長くなると脱落する被験者が多くなりすぎ、許容できなくなってくるという問題がある。DES の例を思い出し

てほしい。もし仮に、DESを用いている患者の娘に腟癌をしばしば認めたとしても、フォローアップ期間が一世代まるまるになってしまうため、臨床試験を実施することは難しい。

　サンプルサイズ、費用、フォローアップ期間が問題である状況では、患者の無作為割り付けを行うことが問題となることがある。一例として一般的に、患者のアルコール大量摂取や重喫煙といったライフスタイルへの介入に関して、無作為割り付けを行うことは不可能である。それに加え、臨床試験においては「本当に」盲検化することが難しいかもしれない。試験は表面上はうまく盲検化されているようにできるが、実際には被験者や研究者はおそらく割り付けられた治療方法を見分けることができるだろう。大規模な3群試験であるWomen's Health Initiative trialは閉経後、長期間にわたりホルモン補充療法を行うことの心血管イベントやその他のアウトカムへの影響を調べた試験であるが、この試験では40%以上の被験者が割り付けられた治療方法を正確に識別していた。ランダム化された治療方法を知ってしまうことは、アウトカムとなるイベントに気がついたり診断したりしてしまう可能性に影響を与えてしまい、その結果として、GarbeとSuissa［2004］が解明したように、比較をまったくもって無効なものとしてしまうかもしれない（**表5.2**）。

　試験に関するもう1つの限界として、試験の被験者は厳選された患者であることが多く、日常診療で実際に治療を受けることになると思われるような患者ではないことが挙げられる。臨床試験に参加する患者は、実際に臨床現場で接する患者よりも若く、健康で、併存疾患や併存薬物治療が少なく、コンプライアンスが良好であることが一般的である。エビデンス的には、このことは結果の妥当性には影響はないものの（研究対象として均一な集団を用いることはむしろ有益である）、その研究結果を臨床現場で用いるときに一般化可能性の問題が生じる。しかしながら、この問題は試験の対象となる集団と日常臨床で接する患者群との間の差異が、介入の効果に影響を与えるときにのみ起こる問題である。一例として、心不全に対する薬物療法に関する昔の研究では、比較

表 5.2
急性心筋梗塞に関する検出バイアスを曝露条件によって階層化したもの。盲検化されている被験者と比較して、盲検化されていない被験者は 1.2 倍、1.5 倍、1.8 倍診断されやすいと推定される。

	エストロゲン＋プロゲスチン			プラシーボ			発生率比
	イベント発生数	n	イベント発生率[a]	イベント発生数	n	イベント発生率[a]	
全対象	164	8,506	19.3	122	8,102	15.1	1.28
曝露の盲検化による第一階層（20% が心筋梗塞を認識していないと仮定する[b]）							
盲検化あり	89	5,062	17.6	112	7,554	14.8	1.19
盲検化なし	75	3,444	21.8	10	548	18.2	1.19
診断される尤度比（診断される確率）			1.2			1.2	
曝露の盲検化による第二階層（33% が心筋梗塞を認識していないと仮定する[b]）							
盲検化あり	81	5,062	16.0	110	7,554	14.6	1.10
盲検化なし	83	3,444	24.1	12	548	21.9	1.10
診断される尤度比（診断される確率）			1.5			1.5	
曝露の盲検化による第三階層（44% が心筋梗塞を認識していないと仮定する[a]）							
盲検化あり	74	5,062	14.6	108	7,554	14.3	1.02
盲検化なし	90	3,444	26.1	14	548	25.5	1.02
診断される尤度比（診断される確率）			1.8			1.8	

[a] イベント発生率とは、人口 1,000 人当たりの急性心筋梗塞の累積発現率を指す。
[b] ここで示されている検出率 22 ～ 44% とは、臨床的には認識されていないが心電図で検出することのできる心筋梗塞の割合のことを意味している（Sheifer et al., 2001）。

Garbe E, Suissa S. Issues to debate on the Women's Health Initiative (WHI) study: Hormone replacement therapy and acute coronary outcomes: methodological issues between randomized and observational studies. Hum Reprod 2004; 19: 8-13.

的若く併存疾患のほとんどない患者が研究対象となっていたが、それに反して日常臨床で出会う心不全患者は高齢かつ複数の併存疾患を持っていた。これら昔の研究で得られた結果を高齢者に適用することの一般化可能性の問題は、議論の的であった。現在では、大規模な集団における心不全に対する治療の有効性の研究は、非常に高齢な患者を対象として行われている。

　最後に、無作為割り付けと場合によっては盲検化も行われている研究には、倫理的に反するとみなされることがある。例えば、ある新しい治療法の有用性を示唆するデータが十分に存在している場合で、特に重篤な疾患にもかかわらず代わりとなる治療方法がない場合などには、倫理的な問題が生じる。残念なことに、欠点のある研究に基づく弱いデータが、時に優れた研究が行われることを妨げ、その結果として臨床医は治療を行う際の意思決定に必要となるしっかりとした根拠が得られなくなることがある。Austin Bradford Hill 卿［1951］は治療効果に関して、問題が多いが示唆に富むデータが発表されることの問題点を、下記のように簡潔にまとめている。

　　「もしある治療が倫理的に差し控えることができないのであれば、対照臨床試験を始めることができないことは明らかである。重要なのは、だからこそ研究はできるだけ早い機会に、つまりは治療方法の有用性の結論が出ておらず、その有用性を示唆する根拠が出る前に、開始する必要がある。しかしながら、しばしば臨床医は3〜4例のある治療を行ったところ良好な結果が得られたという症例報告を発表し、その治療方法が選択されるべきものであると示唆されたという結論にするか、もしくはより大きな規模での研究が必要であると結論づける。そのような臨床医たちは、まさに自分たちの発表しているものがそのような大規模研究を妨げていたり、不可能にしてしまっていることに気がついていないように思われる」。

　無作為割り付けは、ある治療法のもう一方の治療法に対しての優位性および安全性に関して、十分な不確実性がある場合に限り正当化される。

もし、ランダム化試験を実施することができない場合、介入の効果は、コホート研究や症例対照研究などの非実験研究を用いて研究する必要がある（コホート研究や症例対照研究に関する詳細な議論に関しては、第8・第9章を参照）。非実験的な介入研究の結果は、ランダム化試験の結果と比較して、本質的に正当性が低いわけではない。しかしながら、非実験研究においては、比較可能性に関する必要条件を忠実に守ることが非常に難しいのである。このことは、「適応による交絡」のため、多くの介入において非実験研究が禁じられていることを説明した項においてすでに論じられている。しかしながら、非実験研究においてプラシーボを使用できないこと、および盲検化できないことにより、アウトカムの評価が難しくなり、観察者バイアスが起こるリスクを除くことができない。実践的な研究でも盲検化できないが、研究の目的という観点より、この場合では大きな問題とはならない。

　治療群と非治療群の比較において自然史の比較可能性が不十分であるという問題を克服するため、歴史的対照群（historic control group）が解決策となる場合がある。この方法は、治療を受けなかった歴史的対照群が（例えば、治療法が最近使用可能になったものである場合など）、疾患の重症度を規定するような特性、つまりは自然経過に関しては比較可能であるということが確実であれば、受け入れることのできる方法である。言い換えれば、もし治療が行われなければ、過去のコホート集団も現在のコホート集団も同じ予後を呈するはずである。

　Jones ら [1982] は、亜急性硬化性全脳炎（SSPE）に対する Inosiplex® (isoprinosine) の有用性の研究を行うことにした。SSPE とは、おそらく遅発性ウイルス感染によると考えられている非常にまれな認知症性疾患であり、致死的な疾患である。検出力計算（power calculation）の結果、ランダム化試験の両群にそれぞれ100人弱の患者が必要であることがわかったが、この人数は限られた時間内では集めることができそうもなかった。そこで、1971～1980年の間に、アメリカおよびカナダの28施設に入院した98人の患者を対照とした多施設

非ランダム化試験が実施された。対照群として、過去の治療方法がまだ入手できなかった時代の医療登記簿から、治療を受けていない3つの歴史的対照群が抽出された。研究の結果は、治療の優れた有用性を強く示唆するものであった（図5.9）。

しかしながら、この結論が妥当であると判断するためには、この2群が自然経過、外的効果、観察者効果に関して比較可能であるということが保証されている必要がある。自然経過は、この数十年の間で当然変わっているかもしれない。さらには、過去のコホートと現在のコホートで外的因子が異なっているかもしれない。自然経過が同じだったとしても、ケアの質や支持療法が昔よりもよくなっており、それが生存率に影響を与えているかもしれない。観察者効果ですら除外できない。登録簿

図 5.9
98人のInosiplex®によって治療されたSSPE患者と333人の対照SSPE患者（イスラエル人、レバノン人、アメリカ人の登録患者の複合データより）の生命表分析結果

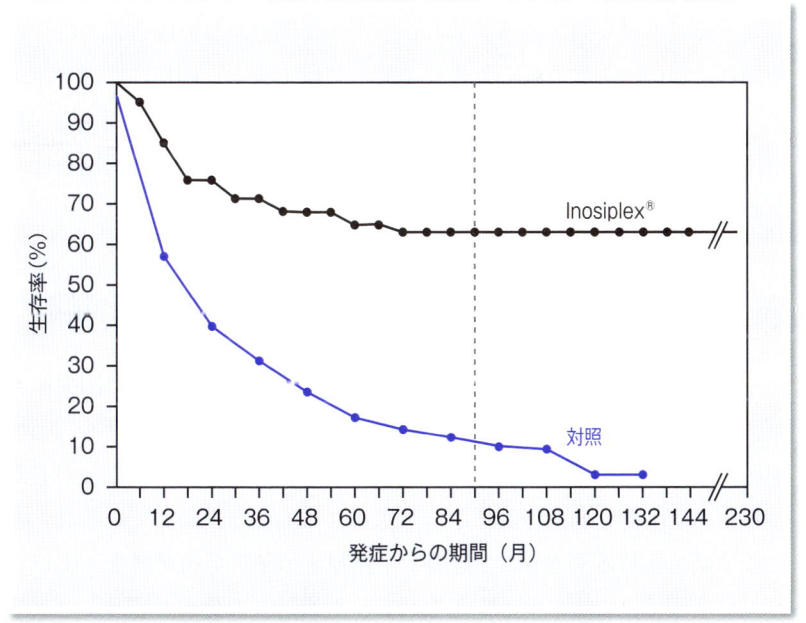

Jones CE, Dyken PR, Hutten Locher PR, Jabour JT, Maxwell KW. Inosiplex therapy in subacute sclerosing panencephalitis. Lancet 1982；319：1035. の許可を得て転載

からの抽出時に重症な患者のみ選ばれており、軽症な患者は選ばれていないという可能性もある。

　現在のコホート群では、診断がついた患者を全員研究に参加させるためにあらゆる手段が講じられている。選択的死亡率フォローアップ（selective mortality follow-up）により生存率に大きな差が認められた理由を説明することができる。この研究の限界および意味するものに関するより詳細な考察に関しては、Hoehlerら［1984］を参照にしてほしい。

　もし、患者の予後がとても安定しているか十分予測可能である場合、**前後比較研究**（before-after study）がランダム化同時比較試験の代替方法として行うことができる。この研究方法は、患者群の過去を、現在の患者群の対象群とするコホート研究の一種である。例えば、股関節炎のため高度に機能障害をきたしている患者への股関節置換術の効果を判定するため、もし治療を行わなかったら機能障害の程度は改善しないと仮定することは妥当である。もし、手術後に明らかな機能改善が得られた場合、この改善は介入の効果によると判断できる。同様に、オピオイド（麻薬）過量により昏睡状態にある患者にナロキソン（麻薬拮抗剤）を用いて拮抗させることに関して、ナロキソンの治療効果の判定を行うためのランダム化比較試験は必要ない。

因果研究のパラダイムとしてのランダム化試験

　ランダム化試験の原則は、介入と患者の予後の変化との間に因果関係があるかを判断する必要性があるかどうかによって影響を受ける。因果説明を行うためには、交絡や他の種類のバイアスを排除することが必要になる。治療群と非治療群、もしくは異なる治療が行われている群との比較で認められる傾向が、2群間で予後規定因子の分布が異なっているために生じているものかもしれないし、外的効果の分布が違うことが原因かもしれないし、アウトカムの観察方法の違いが原因かもしれない。

ランダム化試験においては、交絡の問題はランダム化および盲検化によってうまく処理されている。他のタイプの因果研究においては、この同じ交絡が明らかに意味を持つようになる。研究者にとって、ランダム化試験が実行不可能な場合にどのような研究方法を実施するかをイメージすることは、より知的な実験になるかもしれない。ランダム化試験を非実験的研究のパラダイムとして用いることは、交絡の問題を検出したり、それらをコントロールする方法を示すのに有用である［Miettinen, 1989］。

　非実験研究に関して、ランダム化試験から学ぶことができることはほかにもある。研究対象となる集団を選択する方法と、その研究結果をどれだけ一般化して他の集団に適用できるかという程度との関係に関して、よく目にする誤解がある。理論上は、2つの集団の間にある差異が、決定因子とアウトカムの関係性に影響を与えるものでない限り、1つの集団に関して認められた研究結果は、ほかの集団にも適用することができる。小児において認められた、ある遺伝子配列と網膜の色素沈着との因果関係は、小児と高齢者では集団としての特性に大きな違いがあるにもかかわらず、それらの違いは遺伝子と眼の色との間の関係性に影響を与えないと判断されたため、高齢者にも適用することができる［Rudakis et al., 2003］。

　ランダム化試験は、一般的には非常に厳選された集団について、ランダム化を行う。The Multiple Risk Factor Intervention Trial（MRFIT）は、多因子介入の心血管死亡率への影響を調べたランダム化一次予防試験である［Neaton et al., 1987］。ランダム化する前に、被験者の男性たちは適任かどうか判断するために3回のスクリーニングのための診察を受けた。全体で361,662人の男性がスクリーニングを受け、12,866人の男性がランダム化された。スクリーニングを受けた男性の10%未満が研究に参加したにもかかわらず、この研究で得られた結果はリスク因子への介入が必要なすべての男性（そして女性にまで）に適用可能であると判断された。実際には、選択が一般化可能性に影響を与えたかど

うかは、その選択が、介入とアウトカムとの関係性に影響を与え、修飾因子となるような変数の分布に影響があるかどうかによる。言い換えると、選択バイアスは、研究の対象となった集団とその研究結果が一般化され適用される集団との間で、介入効果の修飾因子がどのくらい異なるかによって決まる。この研究のような非実験的な病因研究においては、その他の領域へ一般化可能なものとするため、研究対象となる集団は明確に定義され、選択される必要がある。

　因果研究の対象集団は、厳選された集団になることがある。それどころか、選択することが因果研究をより効果的にするということができる。理想的な研究対象集団は、全体の集団からの無作為抽出標本になると考えられている。この考えは、例えば日本人男性の身長を計算するときのように集団の平均値を推定するときには、その集団の無作為抽出標本を得ることでもっとも正しく推量できるという統計学の考え方に基づいている。しかしながら、そのような推定の目的は、日本人男性の身長の違いの遺伝的な根拠を調べるための因果研究とはまったく異なるものである。そこで、無作為抽出標本を得るよりも、身長の分布において極端な男性たちを選択して、遺伝分析を行ったほうがより効果的かもしれない。繰り返すが、ランダム化試験は模範的な試験方法となる。ランダム化試験においては、決定因子の分布は（ランダム化された）割り付けによって慎重に選ばれている。決定因子の分布において、元の集団を完璧に代表しうるような抽出標本は明らかに存在しない。同様に、臨床試験において決定因子のコントラストは研究デザインによって生じ、抽出標本における分布に依存しない。コレステロール減少の有用性を調べる研究では、割り付けにより1つの群ではコレステロールはスタチンによって減少させられ、もう一方の群ではコレステロール値の自然史が追跡調査される。それならばなぜ、コレステロール値と心臓病の関係性を調査するコホート研究において、幅広いコレステロール値の分布を呈する無作為抽出標本を調べる必要があるのであろうか。標本の分布の中間部分を調べても、研究に有用な情報はほとんど得られない。臨床試験に

おいては、対照分類は明確に定義されており、研究をより効果的にするために一般的には大きなコントラストが作られている。唯一必要なことは、交絡因子などのバイアスの可能性がきちんと考慮されつつ、曝露は非曝露に対してコントラストが形成されていることである。これと同じ原則を非実験研究にあてはめてはいけない理由はない。

6 介入研究：副作用

　10歳頃より関節リウマチを患っている75歳の女性が、関節痛が増悪したため受診した。この女性は、非ステロイド性抗炎症剤（NSAIDs）を何年間も服用している。過去に、何種類ものNSAIDsが消化不良の副作用のため中止され、他の薬剤に変更されてきた。3年前にこの女性は消化性潰瘍を発症した。現在、この女性はイブプロフェンをNSAIDsによる消化器系の副作用予防のためのプロトンポンプ阻害剤（PPI）とともに毎日服用している。現在の患者の訴えが強いため、医師は強力な鎮痛作用と古典的なNSAIDsよりも消化器系の副作用が少ないと信じられている、新しいCOX-2（シクロオキシゲナーゼ-2）阻害剤であるMetoo-coxib® に変更することにした。古典的な（非選択性の）NSAIDsがCOX-1を阻害することで胃の粘膜保護作用を低下させることが知られていたため、COX-2選択的阻害剤はその代替薬として開発された薬剤である。確かに、この薬剤に変更してから1か月すると、疼痛は著明に少なくなり、消化器系の副作用はなくなった。結果として、PPIを中止することができた。しかしながら、3か月後にこの女性は心筋梗塞を発症した。高齢であることを除いては、この女性には心血管系のリスクファクターがなかったため、この女性が心筋梗塞を起こしたことは想定外の結果であった。医師と患者は、この心筋梗塞がMetoo-coxib® によって生じたものではないかと考えた。

第6章 介入研究:副作用

　診療上、介入(治療)とは患者の予後を改善することを意味する。患者の症状や疾患の期待される自然経過(予測)を慎重に検討した上で、医師はある介入がこの予後を改善するかどうか、改善するとしたらどの程度改善するのかを決断しなくてはならない。この決断を行うときに、**介入によって期待される目的とする効果(主効果)**を知ることは必須である。

　この章の冒頭の例の場合、医師はおそらく患者の関節痛は悪化する、もしくは耐えられないほど長期間持続すると考えたため、異なる、新しい、そして明らかにより強力な薬剤を処方せざるをえなかったものと思われる。新しい薬剤が有していると主張しているより強い鎮痛作用は、目的とする効果に関する研究から得られたしっかりとした根拠を基に述べられるべきものである(第5章参照)。介入の第一目的(目的とする効果)だけでなく、**意図されたものでない効果(副作用)**も、ある介入を開始するもしくは控えるという決断をするときに重要な役割を果たすものである(**テキストボックス6.1**)。

　期待される利益が、予測される有害な効果よりも大きいと判断されたときに限り、介入を開始することが正当と認められる。冒頭の関節炎を持つ高齢女性の例では、以前のNSAIDs使用で認められていた消化器系副作用の病歴が、消化器系副作用が少ないと信じられていたMetoo-coxib® を開始した1つの理由であったと推測される。この後者の決断も、Metoo-coxib® は古典的NSAIDsよりも消化器系副作用の発生率が少ないというしっかりとした科学的根拠に基づいて下されるべきものである。しかしながら、ランダム化試験は介入の目的とする効果を測定するためのパラダイムであるものの、意図しない効果を評価することには適さない方法であるため、ランダム化研究では介入の副作用を定量化することが難しいことがよく知られている。この章では、介入のリスクを定量化するさまざまな方法の長所と短所に関して論じる。

> **テキストボックス 6.1** 介入の副作用（用語）
>
> 論文において、介入の副作用を意味する複数の用語が用いられている。意図されたものでない効果（unintended effects）、副作用（side effects）、有害事象（harm）、有害作用（adverse effects）などの用語が用いられている。薬剤介入の場合には、薬物有害反応（adverse drug reaction；ADRs）や薬物有害事象（adverse drug events）などの用語が用いられている。
>
> 私たちの見解では、**意図されたものでない効果**（unintended effects）という用語がこれらの介入の効果の本質的なことをもっともよく反映した用語であると考えている［Miettinen, 1983］。医薬ビジランス（pharmacovigilance）は最近よく使われるようになってきた用語であるが、これは薬物的な介入の副作用を評価する方法論や規律、場合によっては技術のことを指している。その一方で、薬物のリスク評価（drug risk assessment）、市販後調査（post-marketing surveillance）、薬剤疫学（pharmacoepidemiology）などの用語も用いられているが、薬剤疫学とは、薬剤の日常診療での用いられ方や薬剤の意図された効果に関する非実験研究も包含する用語である。［Strom, 2005］

出典：著者作成

介入の副作用に関する研究

　臨床医学において複数の介入方法（特に薬物介入）が出現してきたため、それぞれの介入の効果を証明する必要性が高まってきた。同時に、19～20世紀前半に薬物や食物に関する消費者の健康利益を保証するために作られたさまざまな連邦政府の規制は、薬剤に関する品質保証を促進し、後期になってからではあるものの、介入の主作用および副作用を評価する方法論の開発も推し進めた（**テキストボックス 6.2**）。薬剤

第6章 介入研究:副作用

テキストボックス 6.2　大麻の副作用

> ナポレオン・ボナパルトは、副作用のため薬剤による治療(この場合は薬草であった)を初めて禁止した人物であると考えられている。1800年前後のエジプトにおいて、フランスの占領軍は、大麻の吸入や大麻を含んだ飲料の摂取に夢中になっていた。
> 1800年にナポレオンは大麻の使用を禁じた。
>
> 「エジプト全土において、大麻から作られたイスラム教の飲料の摂取や、これに類似する大麻の種子から作られたものの吸入を禁じる。これらの常習者は理性を失い、暴力的な錯乱状態になり、常用者の多くはありとあらゆることに過剰になる傾向がある。」
>
> (P. Allain, Hallucinogens et societe [Paris:Payot, 1973], p.184 より引用)
>
> www.druglibrary.org/Schaffer/hemp/history/first12000/8.htm
> (2007年2月時点)
>
> ナポレオンは、大麻使用によってみられたこれらの効果を副作用であると解釈したが、問題はこれらの効果は消費者たちにとって本当に「意図されなかった」効果であったのかどうかという点である。大麻が正式に禁止になった後に大麻の消費量が増加したという事実は、これらの効果のうち少なくともある程度は「意図された」効果であった可能性を示唆している。

出典:Allain, Hallucinogens et societe (Paris; Payot, 1973), p.184. より引用. Available at:www.druglibrary.org/Schaffer/hemp/history/first12000/8.htm (2007年2月時点)

のリスク評価を行うことが薬剤の製造承認を得るために義務になったのは、いくつかの惨事を経験したからである。薬剤の市販前および市販後の両方の段階において、研究が申請した薬剤の日常診療における安全性をモニターする重要な手段となった。

　サリドマイドによる惨事が、薬剤の主作用および副作用の評価の仕

方を劇的に変えた。1954年、ドイツの小さな化学会社であるChemie Grünenthal社が鎮静剤としてサリドマイドの特許を取得した。実験動物においては有益な効果は認められなかったものの、大量に投与しても副作用を認めなかったため、このサリドマイドは安全な薬剤であるという印象が強かった［Silverman, 2002］。この薬剤の催眠効果は、（無認可の時期に）無料サンプルが配られた後に発見された。サリドマイドはドイツで1957年に認可されたが、この薬剤は安全であると思い込まれていたため、一般用医薬品（処方箋のいらない医薬品）として販売された。その2～3年後には、サリドマイドはもっともよく使われる鎮静剤となっていた。サリドマイドは世界中の40か国で販売されるようになり、そのうちに妊娠女性の朝の吐き気に対する制吐剤として販売されるようになっていた。

　しかしながら、サリドマイドが発売されるようになって約1年後には、この薬剤を使用している患者に末梢神経炎がみられることを神経科医は気がついていた。この副作用の報告は急速に集まっていたにもかかわらず、販売会社はこの副作用とサリドマイドとの関係性を否定し続けた。サリドマイドは、1960年にアメリカで製造承認の申請をしていた。興味深いことに、この時代、薬剤の効果を証明することは必要とされていたが、薬剤の安全性の証明はFDAの認可を得るとき以外には必要とされていなかった。1961年の終わりまでに、先天性欠損児の数が増加しているという初めての報告が発表された。これらの先天性欠損にはアザラシ肢症と呼ばれる、非常にまれな先天性異常も含まれていた。アザラシ肢症の子どもは四肢の重度の成長障害を呈するため、足ひれのような手足を持つことが特徴である。その年の12月には、小児科医であるLenzがサリドマイドと関連のある161例のアザラシ肢症患者の論文をドイツの新聞に発表し（**テキストボックス6.3に抜粋している**）、この論文は大きな注目を浴びた。この結果、会社はFDAの承認を得る前に、ドイツの市場におけるサリドマイドの販売を中止した。正確な統計データは不明であるが、母親の妊娠中のサリドマイド使用によって、8,000

テキストボックス 6.3　妊娠中の薬剤投与によって生じた先天性異常

W. Lenz 教授（ドイツ、Munster/Westf）

1961 年まで、先天性異常に関連のある薬剤は数種類しか知られていなかった。それらの中でも有名なのが、アミノプテリン（Thiersch, 1952、1960；Meltzer, 1956；Warkany et al., 1959）、ブスルファン（Diamond et al., 1960）、アンドロゲンおよびプロゲストーゲン（Wilkins, 1960）、コルチゾン（Bongiovanni & McPadden, 1960）、キニーネ（Brebe, 1952；Uhlig, 1957；Eindorfer, 1953）、インスリン（Wickes, 1954）、そしてトルブタミド（Larsson & Sterky, 1960）である。

因果関係が実証されているのは、アミノプテリンとアンドロゲン作用や黄体ホルモン作用のあるホルモンだけである。妊娠早期に高用量のコルチゾン投与による口蓋裂の報告が数例あり…インスリンが必要な妊婦は妊娠全期にわたり厳密な管理の下におかれている。このような環境においては、これらの薬剤による重大な催奇形性が見逃されるということはありえない。糖尿病に罹患している妊婦の子どもにおける、心臓、骨格系、そして複数の大奇形の発生率は高い。しかしながら、この関連性はインスリン治療とは関係がない（Pedersen et al., 1964）。たとえ、精神病患者の妊婦にインスリン・ショック療法を行ったとしても、この治療法はたまに先天性異常児を発生させるという意見もあるが、通常は先天性異常児の発生を増やすことはない（Sobel, 1960）。男性におけるトルブタミドの催奇形性に関しても根拠は弱い（Sterne and Lavieuville, 1964）。

出典：Lenz W. Am J Dis Child, 1966；112：99-106.

～ 12,000 人のアザラシ肢症の幼児が生まれたと推定されている。

　劇的な過去の歴史があるにもかかわらず、サリドマイドは、厳格な条件の下でしか使用してはならず、妊娠中の女性への投与は絶対禁忌であ

るという警告をつけて、1990年代後半に製造承認を受けた。サリドマイドは現在ではいくつもの疾患に用いられており、ハンセン病および多発性骨髄腫の重篤な合併症であるらい性結節性紅斑もその1つである。サリドマイドはTNF-αを下げる特性によって、有効性を発揮していると考えられている。

　サリドマイドやその他の薬剤による悲劇は、薬剤を市販する前に（言い換えれば、世の中に広まってしまう前に）、その便益（ベネフィット）と危険性（リスク）を天秤にかけて判断することの重要性を証明している。同様に、薬剤が承認を受けた後でも、医師が患者にその薬剤を用いた介入を行う際にも、きちんとベネフィットとリスクを天秤にかけて判断する重要性も示唆される。このことを可能にするためには、介入により予測される意図された効果および意図されない効果に関する経験的証拠が必要であり、ひいては根拠がしっかりとした研究が必要となる。もともと研究者は、特に製薬会社に雇われた研究者においては、介入の副作用と比較してその主作用を証明することに力を注ぐ傾向がある。それに加えて、介入の効果を確定する研究パラダイムであるランダム化試験は意図されない効果を評価するのに向いていない方法であるため、介入のリスクを定量化することは一般的に、介入の便益を推定することよりも困難である。この章では、介入の副作用を評価することのできる手法に関して説明する。この章で説明されている例のほとんどは、薬剤介入の副作用に関する研究を引用しているが、同じ原則が手術介入、ライフスタイルへの介入を始めとしたその他の医療介入に関しても有効である。

介入の副作用に関する研究：原因研究

　ある介入と、意図されないアウトカム（副作用）の発生の関係性の定量化が目的であるならば、研究者にとってもっとも重要なことは、因果関係を証明することである。介入の意図された効果（主作用）に関する

研究においては（第 5 章参照）、介入と患者の予後との間の**因果的**影響を調べることが研究の目的である。介入のある特定の（有害な）イベントを起こす確率（0 〜 100% の範囲）に関する知識は、患者のマネージメントを行う上で役立つため、そのような研究は予測研究（この場合は予後研究）の特性も併せ持つことになるが、そのような研究の第一の目的は、因果関係を証明もしくは否定することにある。介入と副作用の因果関係を調べる研究のデザインにおいては、主作用に関する研究よりも、法廷のような様相がよりはっきりする。研究者（検事）は介入が副作用を起こしたのであって、認められた「犯罪」（副作用）が他の因子によって行われたものでないことを、合理的な疑いを超えて証明する必要がある。巨大な製薬会社が販売する超大型新薬に関しては、厳選された現実の弁護団があなたの研究を注意深く調査しているので、安心してほしい。結果として、第 5 章で詳しく説明したように、自然史、外的因子、そして観察者因子の比較可能性を達成することが必須となる。特に潜在的な交絡の影響は、防いでおくかもしくは研究の後半の段階において明らかにしておく必要がある。このプロセスを行うにあたって、交絡の三角形（confounding triangle）が有用であることがある（**図 6.1**）。

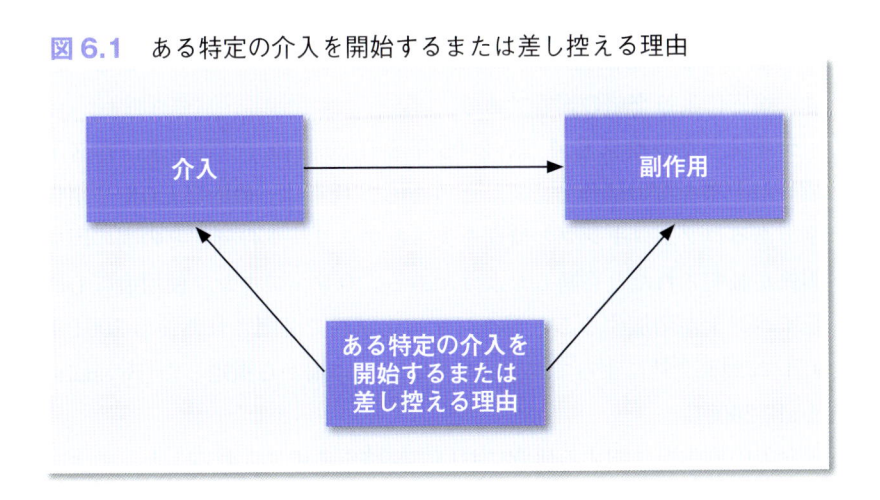

図 6.1 ある特定の介入を開始するまたは差し控える理由

図 6.1 の 2 つの矢印に関して、批判的な評価が必要不可欠である。その 2 つの矢印とは、潜在的な交絡と介入への曝露との関連性の矢印と、交絡と副作用との関連性の矢印である。日常臨床においては、主作用に関する研究と同様に、患者に対して介入を行うかそれとも差し控えるかを決める理由は（言い換えれば、相対的および絶対的適応、そして相対的および絶対的禁忌のこと）、定義より、介入への曝露と関連がある［Grobbee & Hoes, 1997］。その結果、介入の割り付けの過程がランダム化されていない限り、図 6.1 における左矢印は存在することになる。研究者が自然史の比較可能性を確かにするためにランダム化比較試験を組んだ場合にのみ、左矢印が存在しないという状況が起こりうる。介入を開始する理由（適応）と副作用（右側の矢印）との間の関連性の有無が、**適応による交絡**が存在しうるかどうかを決定する。同様に、もし、ある薬剤が副作用を起こすリスクが介入を受けていない患者に比べて高い（もしくは低い）患者で特によく使われている場合、この交絡を考慮しないと研究結果にバイアスをかけてしまうことになる。例えば、COX-2 阻害剤が（何らかの理由で）心血管イベントのリスクの高い患者群に優先的に処方されていた場合、この薬剤を服用している患者（前述の 75 歳の女性の症例のように）と服用していない患者それぞれにおける心筋梗塞の発生率を比較した場合、副作用のリスクが高いという結果が出てしまう可能性がある。この増加したリスクの少なくとも一部は、適応による交絡の影響である。

　テキストボックス 6.4 は、2005 年 8 月 20 日の「ワシントンポスト紙」の記事からの抜粋である。どうやら、判事は一般的な COX-2 阻害剤であるロフェコキシブと時期を失ったアスリートの死亡との間の因果関係が証明されたと判断したようである。ロフェコキシブ使用者に心血管イベントが増加することがランダム化試験で証明された後の 2004 年 9 月に、製薬会社によってロフェコキシブは市場から撤退した［Bresalier et al., 2005］。

　介入の副作用に関する研究において交絡を考慮に入れること、および

テキストボックス 6.4
メルク社は Vioxx の一例に関して責任があると認めた

> テキサス州の陪審員はトライアスロン選手の妻に対する賠償金 2 億 5,300 万ドルの支払いを命じた。
>
> Mark Kaufman（ワシントンポスト紙記者）の記事
> 2005 年 8 月 20 日（土）、A01 ページ
>
> 11 時間弱の審議の結果、テキサス州の陪審員は昨日、Merck 社に対して、一時流行した同社の鎮痛薬である Vioxx が、59 歳のトライアスロン選手の死亡の原因であると判断した。
>
> Vioxx に関連した初めての裁判であったが、陪審員はその男性の妻に対して、懲罰的かつ補償的な賠償金 2 億 5,300 万ドルを支払うように命じた。これは、1 年前に Vioxx の売り上げが激減するまでの間、とても魅力的な大衆イメージを作り出していた業界トップへの痛烈な批判であった。

出典：Kaufman, M. Washington Post, Aug 10, 2005, p.A01.

　高リスク患者への（薬剤）介入開始に関する潜在的バイアスの重要性は、下記の John Urquhart の言葉に明確に例示されている。「その薬剤は患者に問題を引き起こしたのか、それともその患者が薬剤に問題を引き起こしたのか？」（原文のまま）。
　因果関係を定量化することを目的としているすべての研究に共通のことであるが、介入の副作用を評価するときの交絡は、データ収集のデザインの段階、データ解析のデザインいずれにおいても問題となりうる。しかしながら、交絡の可能性は副作用のタイプによって決定的に異なる。副作用には A 型、B 型と 2 種類ある［Rawlins & Thompson, 1977］。

A型副作用とB型副作用

○ A型副作用

　A型副作用は介入の一次作用から生じるもので、意図された効果が強くなりすぎてしまったものとみなすことができる。A型の副作用はよくみられるものであり、用量依存性で、段階的に起こり（非常に軽度なものは潜行性であり、たいていは用量が増加するにつれてより重篤な症状を呈する）、そして、原則として予測可能である。このタイプの副作用は、通常は用量を減らすことでなくすことができる。A型副作用は、例えば薬剤の代謝が低い場合などには、推奨されている用量でも起こることがある。

　古典的なA型副作用の一例として、抗凝固療法によって起こる出血が挙げられる。薬剤の意図された効果（すなわち、ここでは抗凝固作用のことである）によって起こる副作用はよくみられるものであり、通常はあざなどの軽微な症状であることが多く（しかし、時に致命的な出血を発症することもある）、抗凝固療法中の出血のリスクファクターはよく知られていることなので、ある程度は予測可能なものである。このリスクファクターとは、年齢、薬剤の用量、アルコール摂取、転倒しやすさ、そしてその他の関連する併存疾患が知られている。これらのリスクファクターに関する知識を基に医師は高リスク患者に対して薬剤を処方することを差し控えるため、副作用の予測可能性は重要である。この「よい診療（good clinical practice）」が一方においては、患者に副作用が生じることを防いでくれている。しかしながら、その一方で、そのような選択的な処方（もしくは処方しないこと）は、介入と副作用の関係性を調べるときには、きちんと考慮しておく必要がある。薬剤を服用していた集団と服用していなかった集団の間の副作用の発現頻度に関するいいかげんな比較は、関連性を弱めてしまうことになる。研究のデザインの段階で、このような交絡（これらはしばしば**禁忌による交絡**と呼ばれる。第5章参照）は考慮しておくべきであることは明らかである。

A型副作用は介入の意図された効果と密接にかかわっているため、介入の開始と関係のある患者の特性より、意図された効果と意図されていない効果の両者の起こる可能性を予測できることがある。その結果として、適応による交絡が、A型副作用を評価するあらゆる研究の正当性を脅かしてしまう。このことは、**図6.2**に図示している。

　図6.2において、左側の矢印は本質的に存在しているため（感嘆符をつけてある）、抗凝固剤を処方することにした決定因子のいずれかと副作用との間にあるあらゆる関連性が交絡を生じさせうる。診療上、複数の患者の特性（例えば、心血管イベントの高リスク群である高齢男性で、心房細動のような明らかな適応を有している患者などはより抗凝固剤を処方されやすい）が介入を開始するかどうかの意思決定に影響を与えるため、適応による交絡が生じてしまうのは当然のことであるとみなすことは、正当化されるように思われる。これらの決定因子（この場合、例えば年齢など）のうち少なくとも1つは副作用を発生させる可能性と関連性がある傾向がある。したがって、A型副作用を評価するにあたっては、常に交絡を予防したり、調整するための手段を講じる必要がある。

図 **6.2**
抗凝固剤の処方開始もしくは差し控えることにするときの決定因子

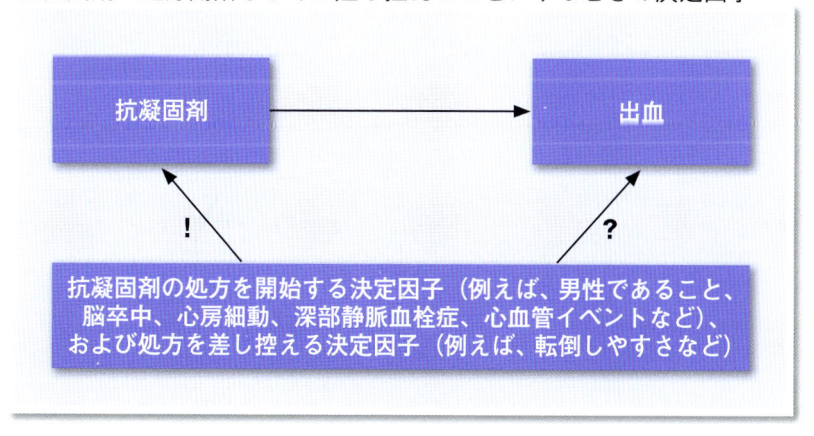

○B 型副作用

　A 型副作用とは対照的に、B 型副作用は薬剤本来の作用からくるものではなく、実際、B 型副作用が生じる原因は明らかでないことが多い。B 型副作用はまれであり、用量依存性ではなく、全か無かの現象であり、予測不能である。古典的な B 型副作用は、ある薬剤を投与した後に起こってくるアナフィラキシー・ショック、血球形成不全、あるいはその他の特異体質的な反応である。全か無かの現象とは、その現象がまったく起こらないか、用量にかかわらずすべてが徐々に起こることである。副作用に関する研究では、交絡因子の可能性を理解する上で、そのような副作用の予測不能性が非常に重要である。降圧剤のエナラプリル（初期に上市されたアンジオテンシン変換酵素［ACE］阻害剤）の使用と血管浮腫の副作用との関係（図 6.3）を考えてみよう。これは、まれな現象であり、眼瞼や口唇が腫れ、時に重症例では喉頭が腫れて死亡するケースもある。

　エナラプリルを処方する場合、投与開始の決定因子（血圧のレベル、他の循環器病のリスクファクターの有無や関係の深い合併症である心不全や糖尿病などの有無）が実際の現場で処方するしないに影響している

図 6.3
エナラプリル投与開始の決定因子またはエナラプリルを処方しないこと

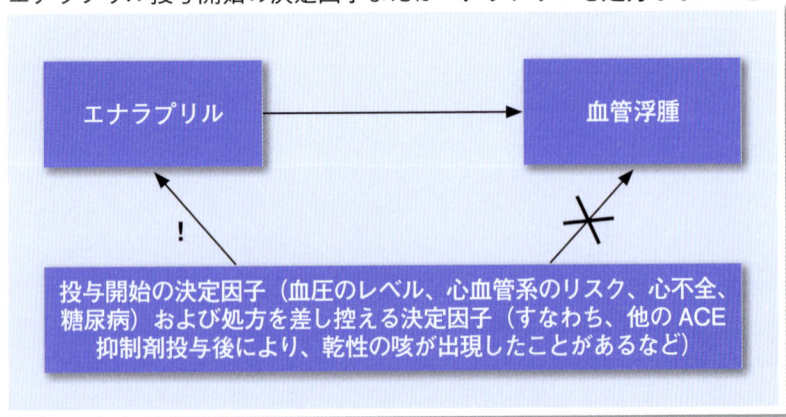

投与開始の決定因子（血圧のレベル、心血管系のリスク、心不全、糖尿病）および処方を差し控える決定因子（すなわち、他の ACE 抑制剤投与後により、乾性の咳が出現したことがあるなど）

（図 6.3 での左上向きの矢印）。A 型副作用と対比して、これらの患者の特徴は、副作用を起こすかどうかという点に関してはほとんど関係がない。例えば、血圧、コレステロール値のレベル、糖尿の有無などは、血管浮腫の発現のリスクとは関係がない。したがって、図 6.3 の右上向きの矢印は存在しないし、交絡は B 型副作用の場合には問題とならない［Miettinen, 1982；Vandenbroucke, 2006］。

　したがって、交絡を防ぐ手立ては B 型副作用の場合は必要ないのであるが、介入を受けた患者たちの状態が、有害事象に起因していないか十分に承知していなければならない。

○ 他の副作用

　残念なことに、多くの副作用は、典型的な A 型や典型的な B 型であるわけではない。例えば、シメチジンの副作用である女性化乳房は、抗潰瘍剤の A 型副作用に関連しているようにみえるが（もちろん、この薬の主作用ではないが）、用量依存性なのである。［Garcia Rodriguez, 1994］。用量依存性は A 型にみられる現象であるが、B 型の特徴である予測不可能性によってバランスがとれている。それに加えて、最初は明らかに B 型と思われた副作用が、副作用の生じるメカニズムや予測因子が後にわかったときのように、後に A 型とされることもある。

　1 つの例が、**テキストボックス 6.5** の抄録である。当時の新しい偏頭痛治療薬であるスマトリプタン服用者での狭心症や心筋梗塞発症の初期の報告であり、このまれな副作用は、B 型と考えられた（抄録の中では、原因不明と書かれている）［Ottervanger et al., 1993］。しかしながら、エビデンスが積み重なってくるとともに、この原因は、薬剤自体の主作用、すなわち血管収縮作用によるものだとわかってきて、副作用の予測もできるようになった。現在では、この副作用は、幸いまれではあるが、主として A 型副作用と考えられている。

　また、この章の始めで紹介した Metoo-coxib® にかかわる心筋梗塞の発症も、B 型の性質よりも A 型の性質を多く持っている。COX-2 が抑

> **テキストボックス 6.5** 当初 B 型の副作用と考えられた A 型副作用の例
>
> **スマトリプタンに関連した貫壁性心筋梗塞症**
>
> J.P. Ottervanger　H.J.A. Paalman
> G.L. Boxma　B.H.Ch.Stricker
>
> スマトリプタン使用者の 3 ～ 5％ で原因不明の胸部圧迫感が起こると報告されている。われわれは今回、群発性頭痛を持つ 47 歳の女性が、スマトリプタン 6mg の皮下注射を受けた後に急性心筋梗塞を生じた症例を経験した。患者は、虚血性心疾患や異型狭心症の既往もなかった。患者は合併症なく回復した。

出典：The Lancet, Vol.341. Ottervanger JP, Paalman HJA, Boxma GL, Stricker BHCh. Transmural myocardial infarction with sumatriptan. 861-2, 1993. Elsevier の許可を得て転載

制されると、内皮におけるプロスタサイクリンの産生が抑制され、血小板凝集が促される。一方、COX-1 の抑制は、血小板のトロンボキサンの産生を抑制することにより、血小板凝集を抑制する。このように、選択的な COX-2 の抑制は、血小板凝集を促進し、血栓形成を進行させ心筋梗塞を起こす。観察された用量反応曲線も、心筋梗塞が A 型副作用である可能性を示している［Andersohn et al., 2006］。結果として、Metoo-coxib® や他の COX-2 抑制剤の潜在的副作用に関する研究の妥当性は、適応による交絡によって大きな影響を受ける可能性がある。

理論的デザイン

介入により起こる副作用に関する研究の事象関係は、介入の主作用に関する研究の事象関係と似ている。

副作用＝ f（介入 | 外的因子［EF］）

主目的は、因果関係の探求であるから、事象関係は、交絡（外的因子；EF）の条件下で予測されるべきである。

対象は、通常ある介入の適応を有する（例えば、特定の疾患）患者か、もっと広い範疇では、医師が介入を開始する患者である。

Metoo-coxib® の例では、事象関係は、

心筋梗塞＝f（Metoo-coxib® | 外的因子）

そして、対象は、変形性関節症（または他の疾患）のために鎮痛剤を必要とする患者と定義される。

データ収集のデザイン

○ 時間

介入の主効果を測定する研究と同様、副作用研究の時間軸はゼロよりも大きい。研究の目的は、特定の介入の結果が将来の副作用の発生に関連するかどうかを調べることである。原則として、副作用に関する研究は縦断的研究となる。

○ 全数調査または標本調査

診断研究や主効果に関する介入研究とは対照的に、介入による副作用の研究は、全数調査よりも標本調査の手法をとることが比較的多い。なぜ、ここでは症例対照研究が魅力的なのか。それには、いくつかの理由がある。まず、B型副作用のように頻度が低い場合には、標本調査が効果的である。全数調査では、非常に大勢の治療を受けている患者、または、受けていない患者を追跡することとなる。代わりに、仮説として、鎮痛剤を必要とする患者からなる「プール」を考えて、研究期間内に副作用を発症した症例（すなわち、ケース）と「プール」の中からとった標本（すなわち、コントロール）症例を詳しく研究する手法である。「プール」（研究の母集団）の定義は、研究対象母集団に絶対的に依存し

ているということは明白である。コホート集団や動的母集団など、母集団から妥当性を持って標本を選択する方法については、第9章で詳細に説明する。潜在的な交絡因子や結果修飾因子など、決定因子やその他の関連属性の測定に多額の費用や時間がかかったり患者に負担がかかるような場合には、症例対照研究は、効率的である。例えば、用量、使用期間、(Metoo-coxib® などの）服薬遵守状況や前から関連する併存症の有無などの詳細な情報について収集することは大変困難であり、症例対照研究が適している。加えて、副作用が生じるまでの時間が長くかかる場合、介入から合併症の発現までの期間が不明な場合にも、症例対照研究が魅力的である。

症例対照研究の古典的な例は、エストロゲン（estrogen diethylstilboestrol：DES）の使用とその患者の娘が腟の明細胞癌を発症することの関連性についての研究であり、症例対照研究の強力さを示している。全数調査法によれば、1世代待たなければいけないための膨大な追跡調査期間と、腟癌の発症は非常にまれなので、膨大な数の研究対象が必要となる。表6.1 は、1971年の症例対照研究の原著からの引用である ［Herbst et al., 1971］。

この研究では、8件の発症例が32件の対照例と比較された。8人の娘のうちの7人の母親が、妊娠中にDES（習慣性流産のある女性に対して流産予防の目的で投与される薬剤）が投与されていたが、対照例である32人の娘の母親たちは、1人もDESを使用していなかった。量的な証明はされていないが、これはオッズ比の分子にゼロが含まれるため、オッズ比が無限大になってしまうからである。それでも、DESの使用が娘の腟癌のリスクを増加させているという結論にはたやすく到達しうる。対照の母親の1人がDESを服用していたと仮定してオッズ比を計算すると、$(7 \times 31)/(1 \times 1) = 217$ となり、この場合でも200倍以上のリスクがあることになる。

第6章 介入研究:副作用

表6.1 マッチさせた対照群との比較データサマリー

症例番号	母親の年齢 症例	母親の年齢 4例の対照症例の平均値	母親の喫煙 症例	母親の喫煙 対照	妊娠中の出血 症例	妊娠中の出血 対照	流産の既往 症例	流産の既往 対照	妊娠中のエストロゲン投与 症例	妊娠中のエストロゲン投与 対照	授乳 症例	授乳 対照	子宮内放射線曝露 症例	子宮内放射線曝露 対照
1	25	32	あり	2/4	なし	0/4	あり	1/4	あり	0/4	なし	0/4	なし	1/4
2	30	30	あり	3/4	なし	0/4	あり	1/4	あり	0/4	なし	1/4	なし	0/4
3	22	31	あり	1/4	あり	0/4	なし	1/4	あり	0/4	なし	0/4	なし	0/4
4	33	30	あり	3/4	あり	0/4	なし	0/4	あり	0/4	あり	2/4	なし	0/4
5	22	27	あり	3/4	なし	1/4	なし	1/4	あり	0/4	なし	0/4	なし	0/4
6	21	29	あり	3/4	あり	0/4	なし	0/4	あり	0/4	なし	0/4	なし	1/4
7	30	27	なし	3/4	あり	0/4	あり	1/4	あり	0/4	あり	0/4	なし	1/4
8	26	28	あり	3/4	なし	0/4	あり	0/4	あり	0/4	なし	0/4	あり	1/4
合計	7/8		21/32		3/8	1/32	6/8	5/32	7/8	0/32	3/8	3/32	1/8	4/32
平均	26.1	29.3												
カイ二乗検定(自由度1)[a]	4.52		4.52		4.52		7.16		23.22		2.35		0	
P値	0.53 (N.S.)[†]		<0.05		<0.05		<0.01		<0.00001		0.20 (N.S.)		(N.S.)	

[a] マッチさせた対照群とのカイ二乗検定 (PikeとMorrowによる)
[†] 標準誤差 1.7 年 (ペアード t 検定)

N.S.: 有意差なし

Herbst AL, Ulfelder H, Poskanzer DC. Adenocarcinoma of the vagina. Association of maternal stilbestrol therapy with tumor appearance in young women. N Engl J Med 1971 ; 284 : 878–81. ©1971. Massachusetts Medical Society. 無断複写・転載を禁ず

○介入研究または観察研究

　介入により起こる副作用の研究でもっとも挑戦的な点は、介入とアウトカムの因果関係について疑いの余地がないほど確実に証明することである。第5章で介入の主効果について詳細に説明しているように、実験的アプローチ（例えば、ランダム化比較試験）がもっとも確実にアウトカムと介入との関連性の証明になる。なぜならば、ランダム化試験では、介入を受けたものと受けないものとの自然経過を比較することが可能となり、適応による交絡を防ぐことができるからである。その上、適切に行われたランダム化比較試験は、さらに2つの「比較」が可能となる。それは、外部効果の比較と観察の比較であり、これらは、介入が「有罪」であることを証明するために必須である（第5章参照）。しかし、介入研究で因果関係を評価するというパラダイムは、目的が副作用を評価する場合には適さない理由がいくつかある。

　合併症の因果関係をみるためには、ランダム化比較研究が適していない状況とは、症例対照研究が適している状況であって、合併症の頻度がまれであり、介入の時期から合併症の発現までの期間が非常に長期間にわたる場合である。母親が妊娠中にDESを使用したことと、娘の腟癌の発生のリスクをみるために、ランダム化比較試験を行うことは、非現実的なほど大規模で、不可能なほど長い期間の追跡期間を要するため実行不能であることは明白である。また、介入から副作用の発現までの期間が不明である場合も、ランダム化比較試験の利用には限界がある。事実、副作用に関する**観察研究**の強みの1つは、介入曝露の期間の長さと副作用発現との関係を明らかにできることである［Miettinen, 1989］。

　表6.2は、ランダム化比較試験で相対リスクが2倍（タイプ1の過誤が0.05で、タイプ2の過誤が0.20）であることを検出する場合に各群で必要な患者数を示していて、副作用の頻度が低くなれば、必要患者数が著しく多くなる。

　B型副作用は、ランダム化比較試験ではとりわけ証明することが困難である。それは、例えば、アナフィラキシー・ショックのような頻度が

表 6.2
対照群でアウトカムが起こるリスクとそれぞれの場合に必要となる患者数

対照群における アウトカムリスク	それぞれの場合に 必要となる患者数
50%	8
25%	55
10%	198
5%	435
1%	2,331
0.1%	23,661
0.01%	236,961

低いアウトカムが、薬剤を使用していない群あるいは代替治療群で起こる頻度は、通常非常に低いためである（0.1%または0.01%）。

　また、副作用の頻度を数量化するランダム化比較研究には、倫理上の問題点があり、とりわけ、副作用のリスク評価が研究の主目的の場合、その可能性が高くなる。ある種の介入試験では、無作為割り付けは、まったく不可能である。喫煙の害を証明するためランダムに、1日40本40年間喫煙をするよう患者を割り付けて、肺癌発症のリスク増加を定量化するとか、心血管に対する悪影響を評価するために、ほとんど体を動かさないような生活を送るようランダムに割り付けをすることは考えられない。さらに、Metoo-coxib® が心筋梗塞のリスクを高めるかどうかを調べる臨床研究に参加者を募るとして、数年間 Metoo coxib® を服薬する群に割り当てられる確率が50％あるという条件の下に研究に参加する人を説得できるであろうか。ほとんどの人は、その研究に参加するというインフォームドコンセントに署名しないであろう。倫理委員会がこの研究の開始を認めるかどうかは、Metoo-coxib® がその対照であるプラシーボや他の NSAIDs と比較して、得られる便益が大きいかどうかにかかっているのは明白である。もし、介入が有効だとされた場合、プラシーボ対照試験はしばしば非倫理的と考えられるので、比較薬としての実薬を用いるべきだとされる。言うまでもなく、すべての介

入、特に薬剤の有効性を評価することを目的としたランダム化比較試験では副作用が記録されるべきである。しかし、販売前の（第Ⅱ相または第Ⅲ相）臨床試験では、あまり多くない副作用を発見するほどの統計学的検出力がないことが多い。市販後（第Ⅳ相）の臨床試験においては、市販前の試験に比べて大規模となるため、薬剤の副作用検出はより容易になる。同じような複数の臨床試験の結果を合わせた、メタ分析（第11章）は、さらに検出力が増し、時にまれなB型副作用さえ発見されることがある。

　薬剤の副作用をも定量化する目的で行われたランダム化比較試験の例を**表6.3**に示す。高齢者に対するインフルエンザワクチンの主効果と副作用を評価するために大規模なプラシーボ対照ランダム化比較試験が行われた。この研究の背景には、当時、高齢者のワクチン接種率が低い原因となっている、低い効果と全身的副作用へのおそれという合理的な理由があった。インフルエンザワクチンの主作用についての論文とは別個に、副作用についての論文が書かれ［Govaert et al., 1993］、その主な結果を**表6.3**に記す。

　プラシーボ薬に比べて、インフルエンザワクチン群では、腫脹やかゆみなどの局所症状がより多く認められたが、全身性の反応については、高齢者で心血管系・呼吸器・腎臓疾患など（いわゆる**潜在的リスク**を有する者）を合併している人たちの間に、両群間で差がなかった。もっとも、両群のわずかな差異を見出すには、弱い検出力であったが。このオランダからの勇気づけられる報告が、おそらく現在のオランダの高齢者における接種率の高さ（80%以上）に寄与しているのであろう。

　最後に述べるランダム化比較試験の欠点は、非常に選択された患者を対象に行われがちなことである。研究自体の妥当性の問題ではなく、研究結果を一般化する際の問題点であり、せっかく介入の副作用についての研究結果を広範に応用しようとするときの大きな妨げになってしまう。第1章や第5章で説明したように、研究対象集団を制限（ある年齢層にある男性だけを対象とする）することにより、研究実行可能性や

表 6.3
局所性または全身性副作用を報告をした、潜在的リスクを有する患者数（%）

	ワクチン群		プラシーボ群		P 値	
	全患者	潜在性リスクを持つ患者	全患者	潜在性リスクを持つ患者	全患者	潜在性リスクを持つ患者
副作用	(n=904)	(n=246)	(n=902)	(n=234)		
局所反応	158（17.5）	52（21.1）	66（7.3）	20（8.5）	<0.001	<0.001
腫脹	66（7.3）	25（10.2）	8（0.9）	2（0.9）	<0.001	<0.001
かゆみ	41（4.5）	18（7.3）	13（1.4）	6（2.6）	<0.001	0.02
熱感	43（4.8）	17（6.9）	14（1.6）	4（1.7）	<0.001	0.01
接触痛	94（10.4）	30（12.2）	29（3.2）	10（4.3）	<0.001	0.00
持続する疼痛	17（1.9）	6（2.4）	8（0.9）	3（1.3）	0.07	0.50
不快感	23（2.5）	4（1.6）	19（2.1）	4（1.7）	0.53	1.00
全身反応	99（11.0）	27（11.0）	85（9.4）	28（12.0）	0.34	0.73
発熱	12（1.3）	2（0.8）	6（0.7）	2（0.9）	0.15	1.00
頭痛	44（4.9）	13（5.3）	35（3.9）	15（6.4）	0.30	0.60
不快	58（6.4）	14（5.7）	50（5.5）	17（7.3）	0.45	0.50
他の愁訴	33（3.7）	8（3.3）	31（3.4）	11（4.7）	0.82	0.56
すべての反応	210（23.2）	61（24.8）	127（14.1）	38（16.2）	<0.001	0.02

32 人はデータ不備のため除外された。うち 10 人は潜在的リスクを有する患者であった。

Govaert TM, Dinant GJ, Aretz K, Masurel N, Sprenger MJ, Knottnerus JA. Adverse reactions to influenza vaccine in elderly people：Randomised double blind placebo controlled trial. BMJ 1993；307：988-90.

妥当性は増す。ただし、前提条件として、今回の研究対象には含まれなかった集団（他の年齢層の男性や女性）でも同様の結果が出ると予想されるという点がなくてはならないし、そうであれば、結果の応用を制限することはない。相対リスク減少率（あるいは相対リスク）で表される結果であれば、多くの介入研究で、初期結果は年齢や性別によって修飾されてしまうことはないという多くの実例がある。例えば、コレステロール低下剤のスタチンは、心血管系疾患の頻度を、およそどの年代においても性別や心血管系疾患の既往の有無を問わず、30% 減少させる

[LaRosa & Vupputuri, 1999]。

　副作用はしかし、ある特殊なカテゴリーの患者に生じがちである。典型的には、小児や合併症を持った高齢者で複数の薬剤を内服しているという場合である。妊娠した女性もリスクが高い。したがって、このような現実の生活をしている患者を対象から外してしまっては、介入と副作用の関係が薄まってしまい、結果の一般化をしにくくし、臨床的な価値を減殺してしまう。介入が副作用を起こすかどうかを知るには、日常の診療で薬剤を服用している患者を対象に入れなければならないのである。非常に限られた条件の患者を対象としたランダム化比較試験は、副作用のリスクについてを証明するのにはあまり役には立たない。心房細動症例に対する抗凝固療法の研究を例にとってみよう。ほとんどのこの種の研究は、抗凝固療法の恩恵（脳卒中発症率の減少）を証明するために行われている。そして、対象患者は選択されていて、出血の合併症（A型副作用）が起こりにくい集団となっている［Koefoed et al., 1995］。例えば、NSAIDsを永続的に内服し続ける患者やアルコール依存症者は、除外されているのである。結果的に、これらの研究で観察された患者集団でのリスクは、日常診療でみられるリスクに比べて低かった。**テキストボックス 6.6** に、これらの研究の1つであるAFASAK-2研究で用いられた除外基準の例を示す。

　多くの除外基準が存在することは、大いに助けになり、効果検証試験への研究参加者の安全を最大化する上で正当化されるものであるが、一方でこの研究の対象から除外されるような患者が日常臨床で起こす副作用の頻度とは違ったものになる可能性がある。

　ロフェコキシブ（最初に市販されたCOX-2阻害剤）とNSAIDのナプロキセンの消化管に対する副作用の比較のための特別研究では、COX-2阻害剤服用者の消化管副作用の発現率が50%低かった（**表 6.4**）［Bombardier et al., 2000］。

　この関節リウマチ（RA）患者に対する、比較的頻度の高い副作用（ナプロキセン群では4/100患者-年）の推定に関して、ランダム化比

テキストボックス 6.6　AFASAK-2 研究における除外基準

収縮期血圧＞180mmHg
拡張期血圧＞100mmHg
僧帽弁狭窄症
アルコール依存症
認知症
精神疾患
60 歳未満の患者での非弁膜性心房細動
ワルファリン療法の禁忌
アスピリン療法の禁忌
他の疾患治療を目的とするワルファリン治療
6 か月以内の血栓塞栓症の既往
外国語を話すもの
妊娠または授乳中
NSAIDs による慢性的治療

出典：著者

較試験は威力を発揮した。また、この結果は、研究のスケールが大きければ、比較的まれな副作用も有意に検出できることを示した。この 8,076 人をランダム化比較した研究では、心筋梗塞発症頻度は、ロフェコキシブ使用者に比べてナプロキセン使用者で低かった（0.4％；相対リスク 0.2；95％ 信頼区間 0.1 〜 0.7）。しかし、それから数年後に行われた別の大腸癌に対する研究によって初めて、ロフェコキシブ群に心血管系のイベントのリスクが多いという事実が確認され、製薬会社に対して市場からこの薬を撤退させることになった［Bresalier et al., 2005］。

　介入による副作用は、特にまれな場合、ランダム化比較試験で検出するには限界があり、その場合は観察研究（非介入研究）がそれには適している。介入と副作用の因果関係をはっきりさせるためには、自然経過、観察、外的要因などの比較可能性が保証されなくてはならない（第

表6.4 治療群における消化管イベント発生

イベントの種別	ロフェコキシブ群 (n=4,047)	ナプロキセン群 (n=4,029)	ロフェコキシブ群 (n=4,047)	ナプロキセン群 (n=4,029)	相対リスク (95% CI)*	P値
	イベントあり症例数		頻度/100患者-年			
確認された上部消化管イベント	56	121	2.1	4.5	0.5 (0.3〜0.6)	<0.001
確認された複雑な上部消化管イベント	16	37	0.6	1.4	0.4 (0.2〜0.8)	0.005
確認または、未確認の上部消化管イベント[†]	58	132	2.2	4.9	0.4 (0.3〜0.6)	<0.001
確認または、未確認の上部消化管イベント[‡]	17	42	0.6	1.6	0.4 (0.2〜0.7)	0.002
すべての消化管出血	31	82	1.1	3.0	0.4 (0.3〜0.6)	<0.001

*CIは信頼区間を意味する。
[†] この中で、研究者から報告された13の事例については、エンドポイント委員会では確認できないとされた。
[‡] この中で、研究者から報告された6事例については、エンドポイント委員会では確認できないとされた。

Bombardier C, Laine L, Reicin A, Shapiro D, Burgos-Vargas R, Davis B, Day R, Ferraz MB, Hawkey CJ, Hochberg MC, Kvien TK, Schnitzer TJ ; VIGOR Study Group. Comparison of upper gastrointestinal toxicity of rofecoxib and naproxen in patients with rheumatoid arthritis. VIGOR Study Group, N Engl J Med 2000 ; 343 : 1520-8.

5章参照）。とりわけ、自然経過の比較可能性を担保すること、つまり交絡因子を予防することは、多くの場合非常に困難である。この過程で、ランダム化研究を観察研究の規範とするような、思考実験が非常に役立つ［Miettinen, 1989］。以下に、観察期間、外的要因および自然経過の比較が困難な場合に、それを部分的にでも解決するさまざまなアプローチについて詳細に述べる。

観察研究における比較可能性

○ 副作用の観察研究

　介入群と非介入群を比較する場合、盲検化が一般的に受け入れられている方法である。ランダム化試験で用いられる手段（特にプラシーボ群の使用）を用いれば、アウトカムの測定に関与する人たち（場合によっては観察者のみならず、測定結果に影響を与えることになる患者、医師あるいは他の医療従事者など）を治療群の割り付けについて盲検化することができる。観察研究の場合、観察の一部分のみが盲検化可能である。Metoo-coxib® の心筋梗塞発症リスクに関するコホート研究を例にとれば、研究者に送付されてくる、患者の服薬内容に関するデータを消去することによって、アウトカムの判定にかかわる研究者を盲検化することができる。しかし、医療従事者（あるいは患者も）がCOX-2阻害剤の服用を知っていれば、心筋梗塞の有無に敏感になり、診断のためあるいは除外診断のために、多くの検査をオーダーしてしまい、比較可能性が失われ、薬剤のリスクを過大に評価してしまうことになる。言い換えれば、観察者バイアスを最小限にするように、アウトカムを測定する手段を選択することができる。例えば、日常の診療では患者が受ける介入により自動化生化学検査のオーダーは影響されはするが、自動化生化学検査自体は盲検化を必要としない。最後に、死亡のようなハードアウトカムは、比較可能性を高める。しかしながら、たとえ比較可能性が担保されても、外的効果の比較不能性が研究の妥当性を損なう可能性はある。

○ 外的効果の研究

　介入によって意図した効果を調べる研究のように、事象関係にとって介入のどの部分が外的要因なのかを、データ収集以前に決めておかねばならない。薬剤の薬理学的基質と意図しない副作用との因果関係を定量化することが目標ならば、薬剤のリスク評価として当該薬剤の服用に関

係するその他の外的な要因（処方する医師に余計な時間の負担をかけること、併用薬の有無、生活習慣の変更の有無）を考慮し、研究デザイン、ことにデータ収集デザインにそのことを反映させなければならない。すでに記述したように、外的効果の比較を行う切り札として、ランダム化試験の場合のように、プラシーボやシャム介入などを用いることは観察研究では不可能である。原則的に言えば、観察研究において、プラシーボコントロールに相当するものは、介入群と対照群の説明変数を厳選することである。理想的には、両群中に比較可能な外的効果があるか、あるいはまったくないかが望まれる。このことは、適応症が類似している2つの薬剤による介入で達成しやすい。例えば、まず、2つのCOX-2阻害剤を比較し、引き続きMetoo-coxib® 使用群と非使用群とで比較を行うのである。研究の対象として介入を受けている群と何ら介入を受けていない群との比較は、比較妥当性がかなり損なわれる。明らかに、Metoo-coxib® 使用群とまったく鎮痛剤を使用しない群との比較では、Metoo-coxib® 群の患者は心筋梗塞発症のリスクを避けるためにより生活習慣を改めようとしたり、あるいは主治医を定期的に受診したりしがちであり、外的効果について比較困難となり、妥当性が損なわれる。決定因子を検出するために適切な対照群を選択することも、介入効果に関する観察研究の妥当性に対する大きな脅威である自然経過の比較不能性に対抗するために重要である。副作用に関する研究において、どのように交絡の影響を除くかについては、次の章に譲る。

○ 自然経過と副作用

　自然経過の比較不能性（つまり、交絡）は、多くの観察研究の妥当性に関して最大の脅威となる。幸いなことに、データ収集やデータ解析のデザインの工夫で交絡の影響を限定させたり、まったく防いでくれるいくつかの方法があることがわかっている。しかし、観察研究において交絡の影響を抑制する手段をとる前に、本当に交絡があるかどうかについて考えなければならない。すでに述べたように交絡の確率は、ある介入

を行う（あるいは行わない）理由（患者の特性を含む）とアウトカムとの間に関連があるかどうか、つまり、「交絡三角形」（図6.1を参照）の右上に向く矢印が存在するかどうかに決定的に依存している。もし、このような関連性がなければ、アナフィラキシー・ショックや血管性浮腫のような典型的なB型副作用と考えられ、交絡は存在しないことになる。

　もう一度、母親のDES使用と娘の腟癌発症との関連について考えてみよう。この場合の「交絡三角形」を図6.4に示す。

　医師が患者に対して薬剤を処方するかしないかに影響を与える患者特性として、習慣性流産（薬剤の適応）や年齢があり、これが介入の確率に関連している（左上向きの矢印）。これらの患者特性が直接的に、またはこれ以外の患者特性がDESの処方開始に影響を与えて娘の腟癌の発症にかかわるということは、ほとんど考えられない（右上向きの矢印は存在しない）。結論として、交絡因子は存在しない。A型以外の副作用［これも介入で意図した（主）効果］は、右上向きの矢印が存在していることが多いので、交絡因子に関して適切に取り扱われなければならない。たとえそうであっても、交絡の生じる確率に関する議論は非常に

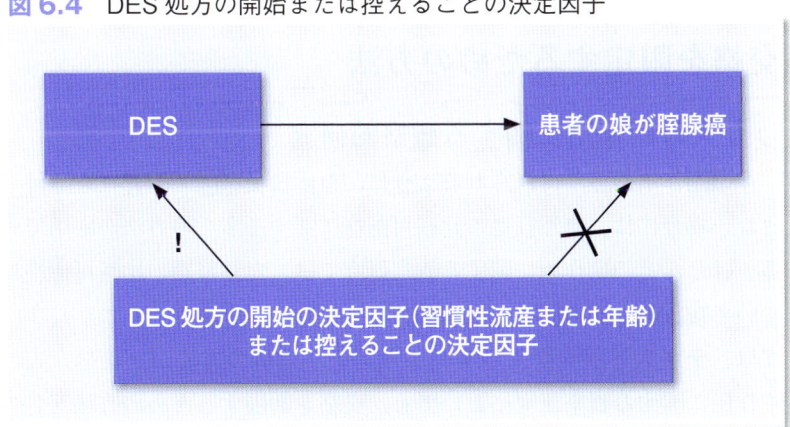

図6.4 DES処方の開始または控えることの決定因子

DES：エストロゲン（estrogen diethylstilboestrol）

有用である。

　もう 1 つの事例として、副作用としての深部静脈血栓症（DVT）について、異なったタイプの第二世代経口避妊薬と第三世代経口避妊薬との間でどれだけ異なるかを挙げてみよう。DVT は A 型の副作用といえる、なぜならその機序が明らかで［Kemmeren et al., 2004］、その副作用はある程度まで予想できるからである。当初、第三世代経口避妊薬は、副作用が少ないだろうと期待されていたので、血栓症の既往のあるような避妊薬の血管系へのリスクが予測されるような女性に処方される傾向があった。それにもかかわらず、交絡については、第二世代・第三世代の経口避妊薬を投薬する理由はあくまで避妊のためで、静脈血栓症発症リスクを増加させるためではないので、問題視されていなかった。確信をもって交絡を除外するためには、DVT 発症の決定因子と日常診療でどのような女性に対して第二世代と第三世代の経口避妊薬が使い分けられているかについての特性について、詳細な知識を持っていなければならない。多くの場合において、交絡因子を制限する手段を講じても、現実には副作用のリスクが減少しないことを示すことによって、交絡が起こらなかったことを読者に説得するほかはないのである［Lidegaard et al., 2002］。

交絡を限定するための方法

○ 介入の副作用に関する観察的研究

　A 型副作用の多くにみられるように、事前に交絡因子の存在を除外できない場合には、自然経過の比較可能性に関する多くの方法が応用できる。ほとんどの副作用に関する観察研究では、自然経過の比較可能性について複数の方法を同時に試みている。これらの方法のいくつかについては、**テキストボックス 6.7** にまとめた。同様の方法が、薬剤介入の主作用に関する観察研究においても、交絡を制限するための方法としても用いることができる。それにもかかわらず、大きな交絡因子は、やは

テキストボックス 6.7
介入の副作用に関する観察研究において適応による交絡を制限する方法

データ収集のデザイン

1. 研究の対象集団の制限
2. 決定因子の選択
3. 決定因子の有無によるマッチング
4. 媒介変数を用いた偽ランダム化

データ解析のデザイン

1. 多変量分析
2. 傾向スコア

出典：著者

り残ってしまう。その理由は、定義上、介入を行うことの目的はほとんどの場合アウトカムに影響を与えるため（意図的）であり、多くの交絡は見過ごされ調査されることはないからである（第5章参照）［Hak et al., 2002］。このような巨大な交絡は、しばしば克服困難な妥当性の問題を引き起こす［Vandenbroucke, 2004］。

○ データ収集デザインにおける交絡の限定
▼研究の対象集団の制限

交絡を防ぐための重要な手段は、研究対象を厳選することであり、それによってアウトカム（副作用）のベースラインリスクは、多かれ少なかれ全集団と等しくなる。このことは、研究対象を介入に対して同一の適応を持ち禁忌がない対象患者に限定することで、少なくとも部分的には可能になる。前者（同一の適応をもつ対象）のような限定は、主に典型的な介入の結果に関する研究の母集団を反映している点で明快であ

る。しかし、介入を開始する理由のいくつかは、除外することが困難である。例えば、疾患の重症度が副作用を経験するかどうかに関係している点である。介入に対して禁忌がない（もっとありていに言えば、介入により副作用が出るかどうかの予知因子のない）場合に対象に限定を加えることは簡単であるが、実施上はかなり困難である。後者の限定（対象に禁忌がないこと）の肝心な点は、対象集団において介入しない群は、決して副作用のリスクによって介入しないわけではないということである［Jick & Vessey, 1978］。日常診療上、介入するかしないかの判断は、必ずしも理由があったり測定できたりするわけではないということは強調されなくてはならない。ましてや、ある対象に副作用が生じやすい関係があるかどうかなどの点については、まったくもってはっきりしていない。結局、残存している交絡がゼロになることはない。制限された対象の介入群と非介入群であっても、やはり集団の特性には差異というものがあり、介入の内容とアウトカムの両者に影響を与えており、したがって交絡因子として働く。

　COX-2 抑制剤の心筋梗塞発症のリスクと心臓突然死リスクを定量化するためのコホート内症例対照研究では、対照群は、COX-2 あるいは他の NSAIDs の少なくとも 1 枚分の処方箋に相当する投薬を内服したグループとなっていた［Graham et al., 2005］。そのような点から、すべての研究参加者は、鎮痛剤投与の適応を有するか、過去に有していた人で、明らかな NSAIDs に対する禁忌のない人であった。それにもかかわらず、対象集団の中に特定の NSAIDs を選択する理由がある可能性があり、もし、この理由が心筋梗塞のリスクや心臓突然死のリスクの高さに関連しているとしたならば、交絡が起こる。限定は、交絡を制限する強力な手段ではあるが、残存している交絡を除くには、通常さらなる別な手段が必要となる。

▼決定因子の対照群の選択

　事象関係の決定因子が、研究対象となった介入、われわれの例では、Metoo-coxib® の使用であることは明らかである。言い換えれば、曝露

の定義がこの薬剤の使用である。しかしながら、対照群の定義は、それほど単純ではない。単純に、介入を受けていない（Metoo-coxib® を内服していない）ということでは、鎮痛剤の適応もない集団が含まれてしまう（前節の制限の項目を参照）。たとえ、適応症が副作用に関連していない（したがって、交絡因子ではない）としても、母集団にあてはめる場合の外的妥当性に問題が生じるだろう。データ収集をデザインする場合、この母集団、すなわち（適応症があり）鎮痛剤を必要としているという条件を慎重に考慮すべきである。理論的には、母集団の中で、鎮痛剤を使用していなかった人を、Metoo-coxib® 使用中の心筋梗塞発症リスクを計算する場合の対照群として用いることが可能ではあるけれども、鎮痛剤を使用していない人たちは、鎮痛剤の適応がある人の全集団の中では、少数の異質の集団となる。鎮痛剤を処方しない患者集団の理由（例えば、消化管潰瘍）は、時として副作用と関連があり、交絡因子となりうる。同様の適応症と禁忌を持つ別の（望ましくは同等の薬剤分類内である）薬剤を決定因子の対照群として用いることは、交絡を防止する魅力ある手段である。Metoo-coxib® を内服している人は、代替のCOX-2 抑制剤を内服している人と比較可能であり、容易に想像できることは、どちらを処方するかの決定は、患者特性によるのではなく、副作用のリスクとも無関係な他の要素（例えば、製薬企業の訪問や薬剤の価格）によって左右されがちということである。たとえ、同様の適応症と禁忌を持った薬剤同士を比較する場合でも、交絡は生じ、交絡因子が残存することを考慮すべきである。

　以前に行われたコホート内症例対照研究において、ロフェコキシブ使用者の心筋梗塞発症リスクと突然死のリスクを他のCOX-2 抑制剤であるセレコキシブ使用者と比較したことがあった。ロフェコキシブ使用者とセレコキシブ使用者の患者特性には差がなかったし、心血管系のリスク（すなわち、副作用）を考慮して、どちらかの薬剤を選択することは考えにくかった。しかし、この症例対照研究の対照群を詳細に検討したところ、セレコキシブのほうが、比較的心血管リスクの高い患者に投与

されていたのである(**表6.5**)。

興味深いことに、決定因子を比較することができる患者特性の表は、症例対照研究において適応による潜在的交絡をみつけるのに非常に役立つデータであるにもかかわらず、あまり提示されることはない。**表6.5**によれば、理由は不明であるが、セレコキシブはより高齢の、そして心血管系リスクがより高い患者に対して投与されていた。したがって、調整を行う前のロフェコキシブとセレコキシブの比較では、心筋梗塞発症と心臓突然死のオッズ比(相対リスクの近似)は1.32と、交絡因子により補正した値(1.59)に比べて低かった。

副作用に関する多くの研究では、過去の同薬剤使用者を対照群に割り付ける。この手段の合理性は、その容易性にある。すなわち介入(多くの場合薬剤)を受けている母集団を同定(すなわち、臨床データ、医療保険や処方歴のデータ)できるということであり、これらの患者には介

表6.5
異種のCOX-2阻害剤または非ステロイド性抗炎症薬服用者
あるいは過去の使用者の症例対照研究の患者背景 [Graham, 2005]

	セレコキシブ (n=491)	イブプロフェン (n=2,573)	ナプロキセン (n=1,409)	ロフェコキシブ (n=196)	リモート (n=18,720)
年齢(歳)	73.4(8.5)	66.9(11.3)	68.4(10.9)	72.1(9.9)	66.4(11.7)
男性	245(50%)	1,591(62%)	801(57%)	91(46%)	11,807(63%)
心血管系リスクスコア	4.21(3.24)	3.11(3.14)	3.22(3.15)	3.14(3.16)	2.91(3.16)
心血管疾患入院歴	31(6%)	59(2%)	51(4%)	5(3%)	581(3%)
心血管系薬使用歴	373(76%)	1,535(60%)	876(62%)	129(65.6%)	10,388(55%)
ACE阻害剤使用中	140(29%)	512(20%)	301(21%)	43(22%)	3,555(19%)
ARB使用中	29(6%)	33(1%)	28(2%)	2(1%)	348(2%)

ACE:アンジオテンシン変換酵素阻害剤、ARB:アンジオテンシン受容体拮抗剤

Graham DJ, Campen D, Hui R, Spence M, et al. Risk of acute myocardial infarction and sudden cardiac death in patients treated with cyclo-oxygenase 2 selective and non-selective non-steroidal anti-inflammatory drugs; Nested—case-control study. Lancet 2005;365:475-81.

入の適応がある（または、適応があった、そして重大な禁忌はなかった）ということである。しかし、強調しなければならないことは、過去に介入を受けた群は、特殊な患者の集団であることである。例えば、介入を中止した原因が、副作用の出現であったり、治療効果がなかったことによる場合だったかもしれない。加えて、疾患の重症度が過去の介入群では低めであることが多いという点である。それゆえ、交絡の可能性を含んでいるので、過去の同薬剤使用者を副作用研究の対照群とすることを推奨することはできないのである。

コホート内症例対照研究では、過去の同薬剤使用者を特別の参照集団に分類した。そうしたところ、**表6.5**に示すように、これら過去の薬剤使用者（過去の使用者）は、現在の鎮痛剤使用者とはかなり異なっている。すなわち、過去の同薬剤使用者は、心血管疾患のリスクと心血管合併症の頻度がもっとも低い群に分類されていて、そこから、この群を対照群とする場合、交絡の危険性が大きいことがわかる。

▼**決定因子の有無によるマッチング**

介入を受ける患者と、決定因子あるいは曝露のない対照群とをマッチングすることは、交絡を防止するもう１つのオプションである。通常、決定因子に曝露された患者は、１つまたは２つ以上の似たような、かつ重要な交絡因子となりうるような特徴を共有（マッチング因子）する対照群を選ぶ。このことにより、これら交絡因子が２つの比較をする群間に、等しく分布していることになる。直観的に、この方法は、治験におけるランダム化の手法に似せたものであり、魅力的な手法に映る。しかしながら、この方法では、既知の測定が可能な交絡因子しかマッチングさせて比較することができない。一方、ランダム化によれば、すべての交絡（知られている、まだ知られていない両方の）を防ぐことができる。マッチングはさらに、ことに複数のマッチング因子が含まれている場合に、計算上の困難さが生じてしまう。それゆえに、２つ以上の患者特性をマッチングすることは、一般的に適切でない。その代わりに、介入を受ける群と対照群とを合成スコア（すなわち、傾向スコ

ア［propensity score］など）を用いて、いくつかの潜在的な交絡因子について比較することができる（傾向スコア法については、この節の後半で触れる）。決定因子に関して、介入を受けた患者と対照群の患者をマッチングすること（これは、普通はコホート研究で行われる方法であるが）は、症例対照研究の場合に症例群と対照群を比較するマッチングとは、まったく異なっている。第9章で詳細に述べているように、症例群と対照群のマッチングは直観的ではない。というのは、アウトカムを生じた人たち（すなわち症例群）は、アウトカムを生じなかった人たち（対照群）との比較において、アウトカムに関するすべての危険因子が当然異なっているのである。事実、このようなマッチングはしばしば人為的であり、交絡を防ぐというよりは、むしろ交絡を誘発する（第9章参照）。

▼媒介変数を用いる偽ランダム化

　観察研究において、既知あるいは未知の交絡因子を制限する（または防止する）別の方法には、媒介変数を用いた偽ランダム化がある。いわゆる**媒介変数**というのは、決定因子への曝露と強く関連しているが、アウトカムとは関連がないもののことである。媒介変数により、研究対象者を分類するということは、もし本当に媒介変数がアウトカム発生の確率と関連がないとすれば、すべての潜在的な交絡因子は媒介変数による分類により等しく分配されるのである［Martens et al., 2006］。心筋梗塞の患者の死亡率を改善する、強力な治療（心臓カテーテルを含む）の有効性に関する研究が、この方法を応用した最初の例である［McClellan, 1994］。病院までの距離を媒介変数と置いた。なぜならそれがカテーテルを受けるチャンスと密接に関連している（距離が短ければ、処置を受けるチャンスが大きくなる）一方、病院までの距離そのものは死亡率（または健康状態）とは無関係と判断されるわけである。理論的には、病院に近いところに住む患者と遠いところに住む患者を比較することで、心筋梗塞の死亡率を改善する、より強力な治療の効果を交絡なしに推定するであろう。

媒介変数を用いる方法は、介入の副作用に関する研究に応用されてきた。Brookhartら［2006］は、COX-2抑制剤と他のNSAIDsの処方に関する医師の選好を媒介変数と置いて、これらの薬剤の胃腸に対する副作用リスクに関して比較を行った。**テキストボックス6.8**は、彼らの研究の要約である。そこには、その手法の潜在力と不確かさの両面が書かれている。

媒介変数は、観察研究における因果研究において、（既知あるいは未知の）交絡の危険に対してのむしろ切り札的な解決法と思われているが、特定の研究においては、媒介変数自体をみつけることが困難である。もっとも重要なことは、この手法の根底にある仮定が正しいかどうか証明すること、つまり、媒介変数自体がアウトカムと無関係だということを証明することが難しいということである。それにもかかわらず、この方法は、さらに研究するに値する。

テキストボックス6.8　媒介変数法

背景： 処方薬の安全性と効果に関する市販後観察研究は、決定的に重要であるが、方法論的な問題をはらんでいる。この種の研究のデータベースには、しばしば研究対象である薬剤への曝露に関する適応や他の重要な交絡因子についての情報が欠けている。媒介変数法は、治療効果をみるための非介入研究における適応による交絡を防ぐための潜在的なアプローチ法として提案された。しかし、よい媒介変数は簡単にはみつからない。

方法： われわれは、ある種の薬剤を、他の競合する治療よりも医師が好んで処方する程度を経時的に推定する媒介変数法を薬剤疫学分野で用いることを提案する。これらの媒介変数の使用については、胃腸症状の合併症に関して、COX-2抑制剤と非選択性の非ステロイド性抗炎症剤を対比する研究において記述した。

結果： 17の潜在性交絡因子を用いて補正した通常の多変量回帰分

析を行ったところ、COX-2 抑制剤使用開始 120 日までは、何らの胃腸保護作用も認めなかった（risk difference ＝－ 0.06/100 患者；95％信頼区間＝－ 0.26 ～ 0.14）。しかし、提案された媒介変数法では、ランダム化比較試験の結果（－ 0.65/100 患者；－ 1.08 ～－ 0.22）と同様に、COX-2 への曝露（－ 1.31/100 患者；－ 2.42 ～ － 0.20）は胃腸保護作用をもたらすとされた。

結論： われわれの提案した媒介変数法は、観察できない交絡因子によるバイアスを十分に減少させるようである。しかし、このアプローチについては、媒介変数の前提が満たされているかどうかを鋭敏に検出できるようさらなる研究を要する。

出典：Brookhart MA, Wang PS, Solomon DH, Schneeweiss S. Evaluating short-term drug effects using a physician-specific prescribing preference as an instrumental variable. Epidemiology 2000, 17；268-75. の許可を得て転載

○ 交絡を制限するための方法
▼多変量分析

　データ解析で、交絡を調整する方法（層別分析または、重回帰分析）については、第 2 章（因果）、第 12 章（データ解析）において簡潔に記載されている。エッセンスは、潜在的な交絡因子をあらかじめ同定し、適切に測定されることであり、そして、介入とアウトカム（副作用）の大まかな関連性について、利用可能な統計手法によって調整することである。交絡因子を選び出し、多変量モデルを構築する方法についてのコンセンサスはない。通常、潜在的な交絡因子の調整は、当該研究のデータベースにおける決定因子とアウトカムとの関係について慎重に検討した上で決められる。しばしば、すべての交絡因子を、いちどきに多変量回帰モデルに組み込まれる方法がとられるか、研究者が、潜在的交絡因子を包含したり除外したりする統計学的な裏づけに基づき、コンピュータ上で多変量モデルを作成したりする。しかし、われわれは、臨

床の専門的見地と単変量分析に基づいてもっとも強い交絡因子を1つずつ組み入れることを推奨する。そうすれば、リスク推定上、それぞれの交絡因子の影響度を評価することができる。さらに、交絡因子をひとつひとつ入れることにより、残留交絡因子の可能性があぶり出される。例えば、もしリスク推定値が、もっとも強いと思われる潜在的な交絡因子を入れた後で、他の交絡因子を加えても変化しなければ、未知の交絡因子がリスク推定値に影響を及ぼしている可能性は低いと結論できよう。個々の交絡因子を1つずつ多重解析モデルに組み込んでいく方法の利点は、高血圧症患者での突然死について、非カリウム保持性降圧利尿剤と他の降圧剤を比較した症例対照研究に示されている（**表6.6**）。

多くの潜在的な交絡因子に関する調整が必要と期待されているが、層別化あるいは多重回帰分析法のどちらにも問題点がある。後者では、回帰分析モデルの前提がしばしば崩れるからである。潜在的交絡因子となりうる患者特性を単純にスコア化したものを用いる方法が、よりよい代替法として提唱されている［Miettinen, 1976a；Jick et al., 1973］。ことに、近年、いわゆる**傾向スコア**の使用が盛んになってきている。

▼**傾向スコア**

傾向スコアは、介入を受ける確率を表す。傾向スコアは、特定の介入と関係があると思われる患者特性を独立変数とし、介入を従属変数とし、多変量ロジスティック回帰分析した結果で表されることが多い。介入の有無に関連したすべての患者特性を傾向スコアとしてまとめる研究を最初に行ったのは、Rubin と Rosenbaum［1984］である。Metoo-coxib® の例をとれば、他の NSAIDs ではなく Metoo coxib® を使用する予測スコアをまず作成することになる。おのおのの患者に関する傾向スコアを計算した後、単純な層別化あるいは回帰分析を用いて、この予後因子（スコア）について調整することができる。傾向スコアに則って、Metoo-coxib® の使用者と他の NSAIDs 使用者をマッチングする方法も代替法の1つである［Rubin, 1997］。近年、薬剤の副作用のリスク評価法としての傾向スコアの人気が急速に高まっている。しかし、この

表 6.6
高血圧患者での心臓突然死のリスクを、非カリウム保持性の利尿剤（NPSD）と他の種類の降圧剤について比較した、多変量ロジスティック回帰分析の結果を示す。最初の（最も強力な）交絡因子を組み込むと、推定リスクは期待どおりに大きく変化した。その後、他の交絡因子を組み入れてもほとんどオッズ比は変化せず、残留している交絡因子はほとんどないと推定される。

モデルに入れた潜在的な交絡因子	心臓突然死のオッズ比（95%） NPSD 対他の降圧剤
粗値	1.7（0.9 〜 3.1）
＋心筋梗塞の既往	2.0（1.1 〜 3.8）
＋心不全	2.0（1.0 〜 3.9）
＋狭心症	2.1（1.1 〜 4.1）
＋脳卒中	2.1（1.0 〜 4.1）
＋不整脈	2.1（1.1 〜 4.1）
＋間欠性跛行	2.1（1.1 〜 4.2）
＋糖尿病	2.1（1.0 〜 4.1）
＋閉塞性肺疾患	2.2（1.1 〜 4.6）
＋喫煙	2.2（1.1 〜 4.4）
＋高コレステロール血症	2.2（1.1 〜 4.5）
＋5年前の平均血圧	2.2（1.1 〜 4.6）

Hoes AW, Grobbee DE, Lubsen J, Man in 't Veld AJ, van der Does E, Hofman A. Diuretics, beta-blocker, and the risk for sudden cardiac death in hypertensive patients. Ann Intern Med 1995a；123：481-7.

方法には本質的につきものの限界がある。適切な傾向スコアを開発する難しさ（実際、多くの研究では、どのようにスコアが求められたのかが報告されていない）、既知あるいは測定可能な患者特性しか扱えないことなどである。

表 6.7 は、介入の効果を評価する観察研究において、交絡因子を制限するいくつかの方法を比較したものである。事例は、死亡などのインフルエンザ合併症の予防に関するインフルエンザワクチン効果についての研究からとったものである ［Hak et al., 2002］。比較された方法は限定（年齢カテゴリー）、個人マッチング（疑似実験）、個々の交絡因子を

表 6.7 交絡を制限する方法

研究対象と分析	調整	オッズ比（95%信頼区間）
成人患者 （18〜102歳、n＝1696） 対照：MLR*	粗値	1.14（0.84〜1.55）
	＋年齢	0.87（0.64〜1.20）
	＋疾病（喘息/COPD）	0.82（0.59〜1.13）
	＋一般医の訪問（数字）	0.76（0.54〜1.05）
	＋残留因子	0.76（0.54〜1.06）
高齢患者 （65〜102歳、n＝630） 対照：MLR*	粗値	0.57（0.35〜0.93）
	＋年齢	0.57（0.35〜0.92）
	＋疾病（喘息/COPD）	0.53（0.32〜0.87）
	＋一般医の訪問	0.50（0.30〜0.83）
	＋残留因子	0.50（0.29〜0.83）
若年患者 （18〜64歳、n＝1066） 対照：MLR*	粗値	1.27（0.84〜1.94）
	＋年齢	1.11（0.73〜1.70）
	＋疾病（喘息/COPD）	1.08（0.70〜1.66）
	＋一般医の訪問	0.94（0.61〜1.47）
	＋残留因子	0.94（0.60〜1.45）
擬似実験 （18〜64歳、n＝676） 対照：MCLR†	マッチング後の粗値	0.90（0.63〜1.52）
	＋年齢/疾病/一般医の訪問	0.89（0.52〜1.54）
	＋残留因子	
若年患者 （18〜64歳、n＝1,066） 傾向スコア：MCLR†	マッチング後の粗値	0.87（0.56〜1.35）
	＋年齢/疾病/一般医の訪問	0.86（0.55〜1.35）
	＋残留因子	

*MLR：多変量ロジスティック回帰分析
†MCLR：多変量条件つきロジスティック回帰分析

Hak E, Verheij TJ, Grobbee DE, Nichol KL, Hoes AW. Confounding by indication in nonexperimental evaluation of vaccine effectiveness: the example of prevention of influenza complications. J Epidemiol Community Health 2002；56：951-5.

含めた多変量回帰分析、そして傾向スコアである。インフルエンザワクチンは、インフルエンザ合併症を減少させることが期待されるので、粗オッズ比1.14は、適応による交絡を意味している。

　研究対象をある年齢カテゴリーに限定し、多変量回帰分析モデルに少数の交絡因子を含むことにより、交絡は劇的に減少した（オッズ比＜0.1）。また、異なった交絡因子（疑似実験）による個々のマッチング、あるいは傾向スコアは、明らかに交絡を減少させたが、追加的に潜在的交絡因子を組み入れてもリスクは変化しなかった。

介入による副作用の研究のための基盤としてのヘルスケア・データベース

　本章で扱ってきたように、介入の副作用に関する研究は、そのほとんどが観察研究で、多くのサンプル数と長期間の追跡を必要とし、妥当性を保証するためには交絡因子を特定して評価する必要がある。大規模の縦断的なコンピュータ化されたヘルスケア・データベースの利用が可能になったこと（介入の際にルーチンに集められるデータである患者特性、患者のアウトカム）により、副作用研究が大いに促進されたことは、驚くにあたらない。いくつかのデータベースが、介入のリスク（特に薬剤の副作用）の定量化に非常に重要な役割を果たしてきた。これらには、① アメリカのKaiser Permanente Medical Care Programや、シアトルのPuget Soundグループ健康共同体（GHC）のような健康維持組織（HMO）、② イギリス（GPRD）やオランダ（IPCI）の一般医療研究データベース、そして、③ 退院時病名と連動された薬局データベース、例えばオランダの薬剤アウトカム研究所（PHARMO）が代表的なものである。これらのデータベースから副作用研究が行われた薬の例としては、COX-2抑制剤の副作用［Graham et al., 2005］、エストロゲン補充療法［Heckbert et al., 1997］、スタチン［van de Garde et al., 2006］、向精神薬［Straus et al., 2004］、キノロン［Erkens et al.,

2002] などがある。日常診療のヘルスケア・データベースの利点・欠点に関するより一般的な議論については、第8章に譲る。

テキストボックス6.9には、1961年に開始した、Kaiser Permanente Medical Care Programのいくつかを示す［Selby et al., 2005］。

このデータベースの妥当性が、関連データ（通常、日常診療で収集されるデータ）の質に決定的に依存していることは明らかである。特に、介入の内容（用量と服用期間）、アウトカム、併用薬剤、合併症、他の関連のある患者特性などの潜在的な交絡因子について、正当な評価が必要である。薬局からの処方データは、質の高い診断病名コーディングと

テキストボックス6.9 Kaiser Permanente Medical Care Program

総登録者数	820万人
北カリフォルニアの登録者数	320万人
プログラムの開始時期	1961年
利用可能なデータベース	含まれる情報
メンバーシップ・データベース	参加状況、医療保険情報
人口学的データベース	名前、出生地、性別、住所、身体障害
入院	退院時病名のICDコード
外来受診	日にち、病名のICDコード、医療機関名
臨床検査データ	生化学検査、血液学的検査、細菌学的検査、病理など
処方	名前、薬剤コード、用量、調剤、費用
疾病登録	がん、糖尿病、AIDS、死亡届病名のICDコード

出典：著者

並び、非常に大切である。後者は、より問題を多く含んでいる。日常診療している医師が正しい病名コーディングをしているとは限らないし、なぜその診断名を選択したのか（すなわち、付加的な診断検査を行った場合やより重大なアウトカムが生じた場合）が大切である。HMOのデータベースの主なメリットは、加入者は基本的に、組織に登録された医師、病院、薬剤師を訪れることになっており、その結果、加入者のすべての健康に関する情報が保証されているからである。イギリスやオランダなどのヨーロッパの諸国における医療システムは、一般医データベースの価値を上げている。これらの国においては、国民のデータが1つの一般医データベース、薬局の処方データベースとしてコンピュータ化されており、一般医は病院専門医に紹介するというゲートキーパーの役割を果たし、必要な情報（病院からの退院サマリーなど）は一般医データベースから入手できるからである［van der Lei et al., 1993］。これらのデータベースの価値にもかかわらず、例えば、より主観的な診断名（消化不良、うつ病など）、生活習慣（喫煙、アルコール摂取など）、人種、社会経済的なステータスなどは、収集が困難であり、たとえ収集できたとしても正確さに問題がある。もし、交絡を限定するためにこのような情報が必要な場合は、研究の妥当性が損なわれる。結局、これらのデータベースは、交絡がかかわらない、B型の副作用の評価にとりわけ適しているといえる。

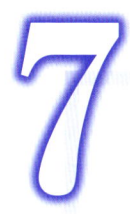

第7章 データ収集のデザイン

　データ収集のデザインは、臨床疫学研究のデザインを成功させる上で、決定的に重要な要因の1つである。異なる選択肢の中からデータ収集法を選択するにあたって、第一に考えなければいけないことは、予想されるデータ解析の結果の質、すなわち関連性、妥当性、および正確性である。関連性は、データが収集される対象者の種類が研究領域を適切に反映するよう、あらかじめリサーチクエスチョンによって決定づけられている。次に、たくさんの重要な問題がある。時間の要因と研究の費用面が、研究対象の選択やデータ収集法の種類に影響を及ぼすかもしれない。例えば、広く使われている薬剤が、重大な副作用をきたす可能性を疑われつつある場合、研究成果が得られるまで何年もの間、行動を控えるということは、通常ありえない。また資金不足のために、測定項目の数や、研究対象となる患者集団の数を、やむなく制限することになるかもしれない。倫理的な問題のために、制限がかかることがある。例えば、原発癌患者の治療において、高線量の放射線療法で、二次性の腫瘍が誘発されるかどうかといった研究である。研究者は、次の患者集団が曝露されるのを待つより、できるだけすでに手元にあるデータを用いて研究を行うべきである。どんな研究においても、それぞれのリサーチクエスチョンに対し、特別かつ最適なデータ収集法というのは存在しない。

もっとも信頼できる結果は、ランダム化試験から得ることができるという非常に強い信念がある一方で、多くの悪い試験の例があったり、「非試験」のほうがましであったり、さらには試験を行うことが容易でないか、さもなければ正当化されないという明白な事例があったりする。本章では、データ収集のデザインについていくつかの一般的な側面について検討し、混乱を招くような用語を用いずに、一貫性があって包括的な用語分類を提示することを目的とする。臨床疫学において、すべての研究が3つの特性、すなわち、時間、全数調査か標本調査であるか、さらに介入研究であるか観察研究かということに基づいて分類することができる。

時　間

　時間は、データ収集上、欠くことのできないきわめて重要な側面の1つである。決定要因（determinant）の情報収集とアウトカムの情報を収集するまでの時間は、0以上の値をとる。決定要因とアウトカムのデータを同時に収集するのであれば、その研究の時間軸はゼロであり、そのような研究を**横断**（cross-sectional）という。その他のすべての研究では、時間軸はゼロより大きい値をとる。加えて、決定要因とアウトカムデータはともに、研究開始時に収集できることもあれば、収集できないこともある。データは過去に記録されていて、後向きにそれらを収集するのであれば、その研究は**後向き**（retrospective）である。決定要因とアウトカムの双方について、研究開始時にデータはまだ集められておらず、記録もされていない場合、データは前向きに集められることとなり、その研究は**前向き**（prospective）である。後向きと前向きの両方を組み合わせてデータ収集を行う研究もありうる。

　データが前向きに収集されない場合、その研究の妥当性について特別の意味合いがあるわけではない。にもかかわらず、著者だけでなく読者も、**後向き**という言葉を、負の意味合いで使ったり解釈したりすること

が少なくない。後向きということは、単にもし前向きにデータ収集がなされた同様の研究があれば、そちらのほうが質的にも量的にもよりよいデータが得られるであろうというように解釈されるにすぎない。例えば、病因を追求する研究において、入手できるデータには、特定の交絡因子の情報が欠けていたり、交絡因子に関する情報があってもきちんと補正するには精度が不十分かもしれない。そのような研究から得られた結果には、バイアスがかかり、残査交絡（residual confounding）が含まれているかもしれないが、もしデータが前向きに集められていたとしたら問題とならないであろう。

　あるいは、あるアウトカムに関するデータが欠如しているかもしれない。とすれば、研究結果については、データから推測できるアウトカムに限られる必要があるだろう。限定しさえすれば、研究の妥当性、関連性は保たれるかもしれない。記述研究においては、交絡因子に関する詳細な情報を気にする必要がないために、特定のデータが欠損していても、大きな問題点とならないかもしれない。虚血性心臓病が疑われる患者の診断過程での、運動負荷試験の意義についての研究を考えてみよう。すでにあるデータベースには、トロポニンの測定結果は含まれておらず、一部の診療所においてのみ、これらの患者に対した補助診断として使われているかもしれない。その結果、トロポニンが測定されていることを前提にした上での、運動負荷試験の付加価値を示す研究を行うことはできない。むしろ得られた結果は、トロポニンの測定ができないような診療所でこのような患者に行った運動負荷試験の評価に、非常に役立つかもしれない。

　後向きのデータ収集は、目的をもって前向きに収集された場合と比較して、研究対象者集団中の欠損データの割合がより大きくなることがある。欠損データは、例えば研究に使われるまで、普通に蓄積された臨床データが持つ典型的な問題である。ここでの問題の大きさは、欠損しているデータの大きさに依存する。研究全体の規模とその他のデータの完璧さの度合によるが、欠損データの問題は、例えば複数回のデータ補完

法（multiple imputation）といった方法によって、欠損データの値を推定することで、減弱したり解決したりすることができるかもしれない。データ補完の原則は、ある観察対象に対して、測定されていない項目の値を自信を持って推測できるような情報があるかどうかという観点に基づく。例えば、あるデータベースにおいて、数人の体重ついてのデータが欠損しているとする。身長、年齢、性別、人種などの、今あるデータを基に、回帰モデルによって個人の体重を正確に推定することができるかもしれない。もし、欠損しているデータの数があまり多くなければ、例えば2、3の項目について10%以下であれば、全対象例に対して有効な解析が可能かもしれない。通常の診療から得られたデータベースにおける欠損データに関して、より詳細な検討と対処方法については、第8章を参照されたい。

　研究における時間軸は、研究目的の時間軸と必ずしも一致しないことを認識することは重要である。診断を決定づける要因とアウトカムが同時に生じるといった診断に関する研究を除き、すべての決定要因とアウトカムの関係は、その性質上前向きである。（例えば、横断研究のように）時間軸をゼロに置いたままで、BCR-ABL遺伝子と白血病との関連を調べたある研究を例にとってみよう。遺伝子は、この病気を有する患者と有しない患者に分けて調べられる。この研究では、病気を決定づける要因とアウトカムに関する情報が同時に集められる一方で、p210 BCR-ABL遺伝子があれば白血病のリスクが高まるという推測が、前向きの関係として示されることになる。つまりこの遺伝子を持っていると、将来この病気を発症するリスクが高まるということになる。このように後向き、および前向きとは、データを集めるタイミングについて言及しているにすぎない。言葉としては、歴史的コホート（historical cohort）のほうが後向きコホート（retrospective cohort）よりも、研究の遂行方法の面から、より直接的に言及していることとなり、よい呼び方であるということができる。しかしながら、後向きという用語のほうが、はるかに一般的に使われている。

全数調査または標本調査

　疫学研究の典型例として、コホート研究（cohort study）がある。コホートとはデータが集められる対象集団をさす。コホート（cohort）という言葉は、古代ローマを起源とする。1つのコホートは、300～600人の兵士からなるが、これは1つの軍団の1/10の大きさである。一度コホートに入れば、逃げることは許されず、ずっと構成員となる。例えば、この本を読んでいるあなたは、この本の読者のコホートとしての一部をなす。この資格を得たイベントから、あなたが逃れることはできない。

　疫学研究において、あるコホートの一員となるためには、典型的にはその資格を得るためのイベントがあって、それによってより小さな、あるいはより大きな研究対象集団の一部として他の人たちと一緒に選ばれ、その後、経時的に観察される。例として、ある町の集団を継続して観察する場合を考えてもらえばわかるが、研究対象者が研究対象グループから入ったり出たりすることが可能な場合もある。年月が流れるにつれ、その町に引っ越してきて研究対象となる人がいれば、町を出ていく人もいる。そのような研究対象集団を、**動的母集団**（dynamic population）という。動的母集団の構成員は変わることがあるが、あるコホートの構成員が変わることはない。**動的コホート**（dynamic cohort）という言葉は、撞着語法（矛盾する表現）である。コホート研究という言葉を動的母集団への研究にも使うことが一般的になったため、本書でもそのようにする。

　コホートや動的母集団を対象とする研究では、疫学的分析によって決定要因の種類と疾病アウトカムの発生を比較する。例えば、血中ホモシスチンが高値の者では心臓病のリスクが高くなるとすれば、基準のホモシスチン値が高い群は低い群と比べ、病気を持つ者の割合が高いであろう。これがもっとも単純な形の疫学研究である。高ホモシスチン値と心臓病の発症の因果関係を明らかにするには、多くの交絡因子を同時に考慮しなければならないのは、言わずもがなである。

特定のまれなアウトカムを調査するために、研究者は大規模集団についての経過観察を行う必要に迫られることがある。例えば、遺伝子と環境の交互作用を踏まえた上で、Hodgkinリンパ腫の発症をみる研究を考えてみよう。全人口を対象として遺伝子異常を調べるには、莫大な費用がかかる。それに代わる方法として、ずっと待ってリンパ腫を発症した患者と、発症しなかった残りの集団から無作為に選ばれた対象者について、遺伝子解析を行う。このように母集団から抽出した標本を使う理由は、その容易さにある。もし、妥当性のある標本が抽出され、十分な標本数であれば、その標本における決定因子の分布（および交絡因子も）は、標本を抽出した母集団の中での分布を、信頼性をもって反映する。言い換えれば、抽出された標本から得られる情報は、それよりずっと大きい全母集団から得られる情報と同等であろう。病気を発症した症例と発症していない症例が一緒になった標本の中で、決定因子の有無に配慮の上、相対的比率とリスクは交絡因子を適切に補正することによって計算することができる。この方法では、全人口を調査する場合（全数調査）と比べ、研究対象集団の中の一部のグループからの研究（標本調査）と同等の情報を得ることができる。そのような研究は、**症例対照研究**（case-control study）と呼ばれる。

　研究者がいくつかの基本的な原則を守る限り、症例対照研究の結果が、全人口を対象に調べた研究の結果と異なっているに違いないとする根本的な理由はみあたらない。標本を抽出する主原則は、決定要因はアウトカムと何の関係もなく集められ、アウトカムは決定因子と関連なしに集められるということである。もしそうでなければ、関係にバイアスがかかってしまう。例えば、腫瘍遺伝子 *BCL11A* を持っていることがわかっている Hodgkin 病の症例のみが集められたとしよう。この遺伝子があると Hodgkin 病のリスクが高まるようにみえることは、実際はそうでなかったとしても、当然である。一般的に症例対照研究では、決定因子の情報は、症例や対照となる被験者が抽出されてから収集される。このため、症例あるいは対照を抽出する際のバイアスが、病気の決

定因子を測定する際のバイアスよりも、特に問題となる。例えば、症例対照研究の中での症例であることは、ある種の決定因子を持っていて、初めて研究者が知ることもある。新しく出た非ステロイド性抗消炎剤（NSAID）は、古い種類のNSAIDsよりもずっと安全であることが知られているために、これを使っている患者に対して、医師は消化管出血を強くは疑わないかもしれない。一方で同じ医師が、古い種類の薬を使っている患者を調べた場合、より注意深くなってしまい、その結果、小さな出血性病変をより多くみつけることになるかもしれない。ある一定期間中にこの医師の診察によりみつかった症例を用いて、症例対照研究を行うとすると、新しい薬を使うほうがよい結果になるであろうが、それが真実とは限らない。

　完全なコホート研究と比較した場合、症例対照研究のもう1つの問題として、対照症例は、十分に大きな集団から適切な精度の下に抽出される必要があるということである。対照症例群がどれだけ大きければよいか、一般的に受け入れられているルールはない。ある集団の中で発症したすべての症例を研究に取り込むかどうかは、研究対象となっている要因との関係の強さと、この集団の中で問題となっている特定の決定因子の頻度に依存する。一般的に、対照の例数が、抽出された症例数の4倍あれば、母集団での分布が十分な精度を持って推測できる。

　症例対照研究において、どれだけの大きさの母集団から症例と対照が抽出されたのか、はっきりしないことはよくある。例えば、有名な症例対照研究である、母親のDES使用からの曝露による娘の外陰癌のリスクについての研究では、一連の症例とたくさんの対照が集められていたが、どれだけの大きさの母集団から症例と対照が抽出されたのか、まったく言及されていなかった（図7.1）。もし母集団の大きさがわからないのであれば、この研究の問題点として、絶対リスクについての推定ができないために、例えばrate differenceなどが算出できない。そのため、唯一得ることができる相対尺度である、オッズ比が算出されることになる。しかしながら、症例や対照がどのくらいの大きさのコホートか

ら抽出されたかわかっている場合には、通常のコホート研究での解析と同様に、疾病のリスクについての絶対および相対的な尺度を算出することが可能となる。

症例対照研究は、決定因子とまれなアウトカムの関係について因果関係を明らかにする研究としての役割が、もっとも知られている。しかしながら、症例対照研究は、診断や予後に関する研究のような、記述研究としても実り多い結果をもたらすこともある。症例対照研究の方法については、第9章でより詳細に説明する。

実験研究または観察研究

世の中はデータに満ち溢れているが、そのほとんどはいまだ研究の対象となっていない。実際、報告されたほとんどの臨床疫学の研究は、臨床ファイルの中の患者記録や、研究目的のために集められた対象集団からのデータであり、入手可能な情報源からのデータに基づくものである。ここで再び典型的なコホート研究を例にとると、研究者は通常、特定の決定要因とアウトカムの関連性を示すことを目的に研究を始める。長期のエストロゲン-プロゲスチン療法を受けた女性での乳癌発症リスクに関する研究を例にとってみる。研究者はまずホルモンの処方と関連交絡因子の情報を集め、開始時の薬剤使用の情報と将来の乳癌発症に関して、長期間にわたりその集団の経過を観察する。

コホート研究のほとんどは、特定の研究目的があって始まる。しかし時間が経てば、集められたデータから、研究者がこの研究を始めたときには思ってもいなかった問題に取り組むことができるかもしれない。このため、コホート集団は研究者にとって貴重な財産である。限界としては、研究対象となっている集団の種類、そして収集された情報の中の決定因子とアウトカム（さらに、テーマによっては、交絡因子や修飾因子）の範囲のみである。

研究者は単に決定因子に関するデータを「自然に」生じたまま記録す

第7章 データ収集のデザイン

るだけではない。ある決定因子に曝露させたり、薬剤などのように意図的に患者を割り付けたりすることで、この曝露に対する影響を調べることが主たる目的になることもある。これは**実験研究**（experimentation）と呼ばれ、研究者は実験を行っていることになる。ある特定の薬剤を用いて医師が患者の治療を行うことと、研究者が患者に特定の薬剤を割り付けることの違いは、その**意図**（intention）による。医師は単純に患者の状況をよくしようと意図するのみであるが、研究者は、その薬剤の効

図 7.1 ジエチルスチルベストロール（diethylstilbestrol；DES）の広告

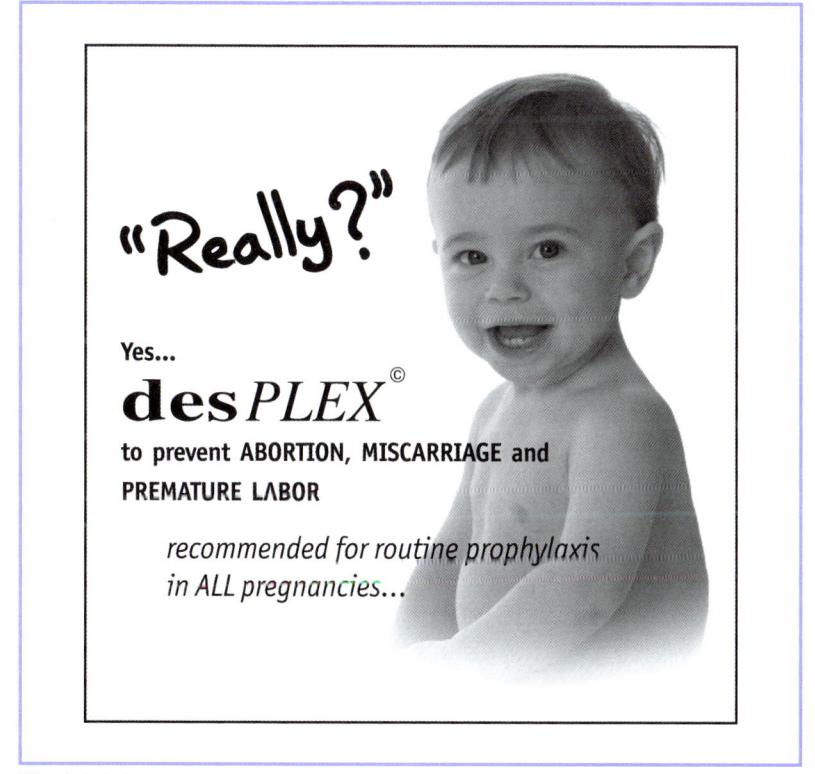

"Really?"

Yes...
des*PLEX*©
to prevent ABORTION, MISCARRIAGE and PREMATURE LABOR

recommended for routine prophylaxis in ALL pregnancies...

訳：ほんと？
　　そう、des PLEX© は、中絶、流産、あるいは早産を防ぎます
　　すべての妊娠に、いつもの予防策として推奨されます

果を知り、改善の度合いを定量化し、あらゆる安全性リスクを記録しようとする。臨床疫学における実験は、**試験**（trials）と呼ばれる。

もっともよく知られ、もっとも広く使われている種類の試験は、**ランダム化試験**（randomized trial）であり、患者はランダム化の過程において異なった治療方法に割りあてられる。ランダム化試験は、臨床現場で患者に注意深く処方される薬剤とは明らかに異なる。とはいうものの、ある研究者が一連の関節炎患者を新たに集めて、膝関節置換術による機能的改善を、手術前後の機能を測定することで研究しようとすると、彼は試験にも参加していることになる。研究は非実験研究（non-experimental study）か、実験研究のいずれかである。**非実験研究**とは、論理上ありうるが、あまり使われない。むしろ疫学の分野では非実験研究は**観察研究**（observational）と呼ばれる。実験研究と観察研究を対比させると、実験研究には観察がいらないような意味となってしまうため、いくぶんおかしなことになる。

疫学データを収集する際の用語

疫学は、まだ確立されていない多くの科学分野と同様、混乱し一貫性のない用語の使用に悩まされている。多くの疫学者は、異なる研究を示すのに同じ言葉を使ったり、異なる言葉を同じ研究手法を示すのに使ったりしている。特に問題となるのは、研究を名前づけるにあたって、言葉が質的な意味合いを持つ場合である。本章で示されているように、観察という言葉自体は明確な用語であり、どんな形式の実験研究にもあてはまる。観察という副詞は、研究の限界を示すのによく使われる。

記述的（descriptive）という言葉は、同じように誤用されてきた。いくつかの教科書では、分析研究と記述研究の区別がなされているが、記述研究からは確定的な答えが引き出せないということになっている。われわれは記述的という用語を**因果関係**（causal relationship）と対比させ、研究中の決定因子とアウトカムとの間に、因果関係があることを示

すのか、あるいは単に関連の強さを示しているのかで使い分けている。
　そもそも、すべての研究は、分析的である。われわれの視点では、疫学研究は3つの次元で分類されるべきである。① 時間、決定因子の測定からアウトカムの測定までの時間（0以上をとる）、それに前向きか後向きかのいずれかのデータ収集法、② 全数調査か標本調査、③ 実験か、非実験的かである。われわれは、データの収集がどのように行われたかを示す用語体系において、これらすべての要素を用いることを推奨する。そうすることによって、漠然として、恣意的な、あるいは中身のない専門用語、例えば、**retrospective cohort study**、**prospective study**、**survey**、**follow-up study** などの言葉に頼る必要がなくなる。前向き研究とは、コホート研究、症例対照研究、あるいはランダム化試験など、いずれにもあてはまることに注意してほしい。さらに、**縦断的**（longitudinal）という用語の意味も、明確ではない。診断に関する研究を除いて、すべての研究は縦断的な関係を扱うものである。
　以上より、臨床疫学におけるデータ収集の主な方法の特徴ついて、以下のようにまとめられる（**表7.1**）。

- **コホート研究**（cohort study）では、時間軸はゼロより大きい。解析は、すべての研究対象者について行われ、データの収集は前向きも、後向きの場合もありうる。観察研究でも介入研究でもありうるが、実験研究の場合は、通常、**ランダム化試験**と呼ばれる。
- **動的母集団研究**（dynamic population study）では、時間軸はゼロより大きい。解析は、対象集団に属していた期間について、全員を対象に行う全数調査が基となり、データ収集は、前向きの場合も後向きの場合もありうる。このような研究は、典型的には観察研究である。動的母集団研究という用語は、これまで文献的にほとんど使われていなかったために、本書中ではコホート研究（cohort study）という用語を、流出入のある対象集団とない集団の、いずれの研究にも用いている。

表 7.1 疫学データ収集のための用語分類

臨床疫学研究の種類	時間：決定因子の測定とアウトカム発症までの時間	時間：前向き、あるいは後向きのデータ収集	全数調査、あるいは標本調査	観察的、あるいは実験的
コホート研究	>0	両方の場合がある	全体	観察的*
動的母集団研究**	>0	両方の場合がある	全体	観察的
症例対照研究	>0（通常）	両方の場合がある	サンプル	観察的
横断的研究	0	両方の場合がある	両方の場合がある	観察的
ランダム化試験	>0	前向き	全体	実験的

* 実験的コホート研究は、試験（trial）と呼ばれる。
** **動的母集団研究**（dynamic population study）という用語はこれまで文献であまり使われてこなかったため、**コホート研究**（cohort study）という用語を dynamic population と cohort を対象としたいずれの研究についても、本書中では使っている。

- **症例対照研究**（case-control study）では（横断的な症例対照研究が行われることもあるが）、典型的には時間軸はゼロより大きい。分析は、研究対象集団から抽出された標本が基となるが、データ収集は前向きも後向きもありうる。症例対照研究は、観察研究である（しかしながら理論上では、ランダム化試験の中で行われれば、実験研究にもなりうる）。
- **横断研究**（cross-sectional study）は、コホート研究や症例対照研究の形をとりうるが、時間軸はゼロである。分析は、全数調査または標本調査が基盤となる。データ収集は、前向きでも後向きにもありうる。原則として、横断研究は観察研究である。
- **ランダム化試験**（randomized trial）は、コホート研究、実験研究であり、時間軸はゼロより大きい。解析は研究対象者全員の全数調査であり、データ収集は前向きのみで行われる。

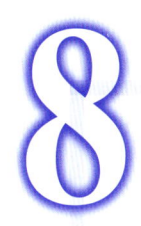

コホート、および横断研究

　古典的な疫学研究では、ある特定の集団（コホート）のデータを収集し、基準となる時点における決定要因（determinant）の分布と、経過観察中の疾病発生を関連づけることが行われる。この研究手法によっては、さまざまな原因と疾患の関係が示されてきた。例えば、フラミンガム心臓研究（Framingham Heart Study）での、特定の年齢におけるコレステロール値と冠動脈疾患の生涯リスク［Lloyd-Jones et al., 2003］、医療従事者追跡研究（Health Professionals Follow-up Study）における身体活動と前立腺癌リスクの関係［Giovannucci et al., 2005］、喫煙と肺癌の関係を50年にわたって観察したイギリス医師研究（British Doctor's Study）［Doll et al., 2004］、DOMコホートにおいて、1944〜1955年までのオランダ人の女性を対象にしたカロリー摂取制限と将来の乳癌発症の関連［Elias et al., 2004］、ロッテルダム研究（Rotterdam Study）におけるアポリポプロテインE（Apo-E）とアルツハイマー病の関係［Hofman et al., 1997］、あるいは、広島の原子爆弾被爆生存者における、放射線と白血病の関係［Pierce et al., 1996］などがある。

　コホート研究（cohort study）に必須の要因は、コホートを形成する特定の集団からデータを集めることである。一定の特性を有することが、コホートの一員として選ばれる必須要因となる。例えば、ロッテルダム研究では、ロッテルダム近郊のある特定地域の全住人に対して参加

を呼びかけた後、参加の同意を得ることのできた 55 歳以上の 7,983 人を対象に、研究のコホートを形成した［Hofman et al., 1991］。

コホート研究における典型的なデータ収集デザインでは、特定のコホートが集められた最初の時点をもってデータ収集を開始する。あるコホートにおける開始時点は、T がゼロの時点であり、**ベースライン**（baseline）と呼ぶ。フラミンガム研究のように、データ収集がある時間間隔において継続して繰り返し行われることもあるが、その他のコホート研究ではベースラインのデータは 1 回のみ集められる。ベースラインデータが収集された後、一般にコホートは経時的に観察され、そのメンバーの中で疾病の発生についてのデータが収集される。**コホート研究**という用語が最初に研究で使われたのは、1930 年代のことである。

もっともよく知られたコホート研究では、健康であると仮定された集団から始められるが、患者の集まりから始めることも同様に可能である。例えば、低出生体重児のコホートの経過観察を行い、慢性的な脳の障害と関連する行動についての問題への因果関係を調べた研究がある［Rademaker et al., 2004］。この同じコホートを対象として、新生児の予後予測について、脳の超音波検査と核磁気共鳴（MRI）検査の比較研究も行われている［Rademaker et al., 2005］。予後についてのコホート研究では、当然ながら患者集団を対象に行われる。診断に関した研究では、対象疾患が疑われたために、評価対象となっている診断検査を受ける意味がある人たちがコホートを形成するのが典型的である。

データ収集の時期

ほとんどのコホート研究では、あらかじめ計画された上でデータは前向きに収集される。しかしながら、これは必須条件ではない。広島の原子爆弾生存者についての研究のように、後向きにコホートが決められて、すでに集められている歴史的データが使われることもある。この研究のコホートには、原爆投下後の全生存者を含んでおり、研究者たち

は、特に年齢、性別、および被爆の程度といった限られたベースラインのデータを用いて、被爆とその後の発癌を関連づけた。このコホート研究は、データ収集において、後向きと前向きの両方の部分が含まれている。どちらかというと珍しい方法であるが、Vandenbroucke [1985] は、ゴールデン・フリース勲爵士団（Knighthood Order of the Golden Fleece）に、その設立の 1430 年から 1960 年代初頭までに所属したヨーロッパ貴族 1,282 人に対し、25 歳以上における生存率と生命予後について、完全な後向きコホート研究を行った。

　これらの例では、データ収集について、そのすべてあるいは一部が過去に行われていた。これは、コホート研究で関連性を調べることは、データ収集の時期がいつ行われていようと、常に前向きであることを意味する。病因に関する研究では、疾病の原因を明らかにすることが目的である。因果関係を示すための多くの基準が提案されているが、最低限必要なことは、原因が結果（つまり疾患）に先立っていることである。そのため、（原因である）決定因子は、どのような順序でデータが収集されていようとも、常にアウトカムより先んずる。病因論に関するすべての研究は、もともと前向きであるが、データ収集は、病因とアウトカムの関係が実際に生じる以前、最中、あるいは後でも行われる。データが前向きに収集されたとしても、コホート参加者の全データは、おそらく同時には収集できない。ベースラインデータの収集が完了するには時間がかかり、その間も参加者が継続してコホートに入ってくる。この種類のコホートは、いつのまにか増えていく。

　決定因子のデータ収集とアウトカムのデータ収集を行う時間差がゼロの場合、このコホート研究は、**横断**（cross-sectional）である。例えば、アルツハイマー病と Apo-E 遺伝子型の研究では、認知症の有無を評価するための認知機能の検査と同時に、Apo-E 遺伝的多型が調べられた。このコホートでのデータ収集は、この特定のリサーチクエスチョンについては横断的である。しかしながら、データ収集は横断的であったにもかかわらず、Apo-E ε4 遺伝子型は、動脈硬化の存在下で認知症のリス

クを上昇させるという結論となっていた。決定因子とアウトカムの関係は、前向きに解釈されている。考えられる仮説としては、遺伝的変異は認知症発症のずっと前より存在しており、疾病の発症によって変わらないということである。

　コホート研究のデザインと解析では、データ収集の時期、および決定因子とアウトカムの真の時間関係の違いに、注意することが必要である。因果関係の研究では、データが異なった順序で集められていたとしても、結果としての関連要因が、実際のところ因果関係ありと解釈できるかどうか、はっきりさせておくことが必要である。例えば、食生活習慣と心疾患リスクの研究では、食生活のデータを冠動脈疾患の症状が出てから集めるのは問題かもしれない。つまり、患者がその病気を注意するようになって、自身の食生活を変えていたかもしれない。結果として、観察された関連性は、交絡しているかもしれない。

　もう1つの問題は、あるコホートにおけるアウトカムのデータが連続して前向きに集められておらず、長い間隔があいている場合には、アウトカムのデータが欠損した症例が出てくるかもしれない。欠損データが生じる可能性がランダムに生じている限り、妥当性に関しては深刻な問題とならない。しかしながら、アウトカムを発症したと確認され記録された症例は、調査対象となっている決定因子と何らかの関連がある可能性がある。これは、因果関係の研究や記述研究にも同様にあてはまる。予後に関する研究では、患者が持っているある要因の予後への意味合いについて、その要因を持つ患者は、より頻回かつ密に経過観察を受けている可能性があるため、過大評価されがちである。診断に関する研究では、ある特定の患者のみが診断のために詳しく検査をされることで、最終的にはアウトカムがより診断されやすくなる。例えば、冠動脈疾患を診断するための運動負荷試験に関する研究では、検査結果に異常があった人のみが冠動脈造影検査による侵襲的な画像検査を受けることになる。もし、全患者が同じように検査を受けないのであれば、偽陰性のために見逃される症例が出てきて、その検査の診断価値は過大評価されてしまう

ことになる。

因果関係、および記述的なコホート研究

　コホート研究の始まりは、因果関係を明らかにしようとする研究にある。コホート研究におけるデータ解析に関して多くの方法論や方略は、因果関係を明らかにしようとして発展してきた。コホート研究の進め方は、記述的な研究において、非常に効果的なデータ収集法でもある。診断に関する研究や予後に関する研究の、いずれのリサーチクエスチョンでも、コホート研究のやり方を用いることで、効率的に取り組むことができる。診断についての研究では、対象疾患の頻度と、診断についての一連の指標との関係が研究されることになるが、アウトカムの発症と、決定因子の間の時間がゼロとなるのは明らかである。そのために典型的には、決定因子とアウトカムに関する情報は、同時に収集される。こうして診断に関する研究は、横断的コホート研究となってしまう（下記参照）。しかしながら、予後に関した研究の適切な進め方は、コホート研究を介することが多い（時間軸はゼロより大きい）。1つ、あるいは複数の予後に関する因子がベースラインの時点で集められ、イベントの発症を記録するために、そのコホートは経過観察を受ける。例えば、予後に関する研究では、原発性結腸癌の手術を受けた患者のコホートにおいて、悪性新生物の治療後における癌胎児性抗原（CEA）の予後への意義を調べるために、CEAの血中レベルを測定することで、死亡までの経過観察が行われた［Stelzner et al., 2005］（テキストボックス8.1）。

　因果関係を示そうとするコホート研究と、記述的コホート研究でのデータ収集の違いは、それら2つの研究の目的の違いから生じるものである。因果研究では、決定因子の情報と交絡因子のデータが収集される。本来の目的が、決定因子とアウトカムの間における因果関係を妥当性をもって推定することにあるために、交絡因子に関するデータは、完

テキストボックス 8.1　ステージⅣの結腸直腸癌患者の生命予後

背景：結腸直腸癌（CRC）からの切除不能な同時転移を有する患者において、原発腫瘍の切除が、予後に与える影響は明らかではない。本研究において、われわれは15の要因について解析を行い、予後に関する原発腫瘍切除の意義について、明らかにする。

患者と方法：われわれは、1995～2001年の間に、ステージⅣのCRCと判明した連続する186人の患者を同定した。単変量分析では、カプラン・マイヤー法とログランク法を用いて、各項目の生命予後との関連を調べた。著しい影響が示された項目は、Cox比例ハザードモデルの作成に使用した。解析は、原発腫瘍の症状がない107人の患者に対しても、繰り返し行った。

結果：全般的に、生命予後に独立して関連する6つの項目、すなわちパフォーマンスステータス、ASAクラス、CEA値、転移の程度、原発腫瘍の進展度、および化学療法が、明らかになった。無症候の患者については、13項目の解析を行い、3つの項目、すなわちパフォーマンスステータス、CEA値、および化学療法が、独立した生命予後予測因子であることが明らかとなった。院内死亡例を除外した場合、原発腫瘍の切除のみが生命予後と関連していた。

結論：ステージⅣのCRCで、原発腫瘍による症状の強い患者では、可能であれば、腫瘍の切除が最善の選択肢であることは疑いない。無症候の患者では、手術よりも化学療法が望ましい。

出典：Stelzner S, Hellmich G, Koch R, Ludwig K. Department of General and Abdominal Surgery, Dresden-Friedrichstadt General Hospital, Teaching Hospital of the Technical University Dresden, Dresden, Germany. J Surg Oncol 2005；89：211-217.

壁で質の高いものであることが求められる。

　もし、交絡因子のデータの質が悪く、あるいはまったく収集されていなかったら、解析結果が示した関連性の強さや意味合いは、正確でないかもしれない。記述研究では、交絡因子を気にする必要はない。むし

ろ、研究結果がリサーチクエスチョンと関連性があり、合致している必要性があるのと同様に、決定因子と考えられている要因は必要かつ完全に集められていなくてはならない。

例えば、結腸直腸癌からの切除不能な複数の転移が併存している患者において、原発巣を切除後の予後に関する研究で、生命予後と独立して関連する6つの変数—パフォーマンスステータス、ASAクラス、CEA値、転移の度合い、原発巣の進展度、および化学療法—が明らかになった。この情報の中に読者が自分の患者に対して有用と思うような予後と関連しうるすべての項目が含まれているかどうかは、2つの要因にかかっている。① 最後に残った6つの項目は、自分の患者に研究結果を使おうとする臨床医が収集可能な一連の項目かどうか、② 研究者としての読者が、関心を持っている項目がその6つの中に含まれていない場合、そもそも研究対象にその項目が含まれていたかどうか、である。

例として、ある特定の診療所では、血清LDHをこれらの患者の予後を知るためにルーチンで測定していると仮定しよう。もし、LDHが実際に測定項目に含まれていて、他の6項目以上には付加情報がないことが示されたとしたら、その研究は臨床的に意味がある。同じ原則に基づくと、コホート研究におけるデータ収集の方法は、因果関係を示そうとするのか予測を行おうとするのかにより異なる。最初の目的の場合には、決定因子（および交絡因子に関する情報）はできるだけ正確に収集されなくてはならない。二番目の目的の場合には、最終的に結果が用いることができるよう、決定因子のデータは、一般的な臨床標準に従って収集されなければならない。いずれのタイプのコホート研究でも、アウトカムデータはできるだけ正確に収集されなければならない。

診断および予後についての研究では、複数あるデータ収集の時期の関係について、いくつかの特徴がある。予後研究についての原則は、因果研究の場合と同じである。データ収集の時期がどうであれ、関連づけはいつも前向きになる。ある項目が、特定のアウトカムの予後因子であるためには、その項目は、アウトカムが発現する前に観察されなければな

らない。診断研究では、その定義上、決定因子とアウトカムは同時に起こる。診断研究は、典型的には横断的研究である。ある病気が疑われる患者コホートにおいて、診断指標となりうるデータは、基準となる検査によってアウトカムを決定するのと同時に収集される。次に、これらの横断的に収集された決定要因とアウトカムのデータについて、関連性の強さに関して解析が行われる。この場合、前向きでの関連性は仮定されていない。

データ収集に微妙な問題のある診断研究もある。例えば、早期乳癌発見のためのマンモグラフィの診断的価値についての研究を考えてみよう[Moss et al., 2005]。マンモグラフィのデータが収集され、精査のために被験者の女性は紹介される。マンモグラフィ検査を受けた後、マンモグラフィに異常所見が認められた女性の中には、アウトカムデータが入手できるまでに時間がかかる場合もある。紹介されたすべての対象者での診断がついても、マンモグラフィで見逃された乳癌が明らかになるまでには、より長い時間がかかるであろう。結果として、この診断研究では、長期間にわたってコホートのデータを収集する必要があるかもしれない。それでも、他の診断研究と同様、この研究における決定因子とアウトカムの関係の時間間隔はゼロである。

コホートでの不完全な経過観察が避けられないという問題の古典的な例として、妊娠中の薬剤使用による先天性異常の研究が挙げられる。先天性異常が誕生時に認められた場合、発生率（incidence）ではなく、その存在（つまり、有病率 prevalence）が決定される。早期の妊娠中絶を除外することは困難であり、それらは薬剤への曝露に起因しているかもしれない。そうであれば、推定リスクは、かなり低くなる。

実験的コホート研究

コホート研究は、一般的には現実世界でのデータ、つまり、研究者による特別な干渉がないデータが基になっていると考えられる。したがっ

て、コホート研究は、典型的には観察研究ということになる。しかしながら、ランダム化試験もまた、試験への参加により研究対象集団が決められ、経時的に観察されることから、コホート研究に含まれる。とは言っても、研究は実験的である。つまり、薬剤の割りあてといった曝露があり、それは現実の世界における処方ではなく、薬剤とアウトカムの関係について、バイアスが排除された上で評価される可能性を高めるために、研究者がランダム化という操作をしているのである。

臨床試験の持つ実験的な性質上、前向きのデータ収集が不可欠である。しかしながら、データが前向きに集められたとしても、アウトカムデータの収集は、割り振られた治療法により、アウトカム発症が選択的に記録されないように、徹底されていなければならない。臨床試験におけるこのルールは、**治療企図**（intention-to-treat）の原則として知られている。しかしながら、この原則は、あらゆるコホート研究の場合と同様、アウトカムの評価は決定因子から独立して行われる必要があるということと違うものではない。介入研究および試験に関するより詳細な検討は、第5章と第10章で述べる。

最初は試験のために集められたものの、ランダム化の期間が過ぎた後は、単なるコホート研究として継続される場合、それはコホートのよい例となる。この場合、**曝露**（exposure）はコホート研究のある期間、実験的に行われるのに対し、その後は実験的でなくなる。また、試験への参加が予定されていた患者が、最終的に、ランダム化されないまま、ランダム化されたコホートの一群と並行して経過観察されることもある。例えば、Multiple Risk Factor Intervention Trial（MRFIT）のためにスクリーニングを受けた全対象者は、心臓血管病の危険因子を調べるもっとも大規模なコホート研究の1つを行うために使われた［Stamler et al., 1986］。

横断研究

　横断研究は、決定因子とアウトカムのデータを集める時間の間隔がゼロというコホート研究としてみると、もっともよく理解することができる。言い換えれば、決定因子とアウトカムの情報が同時に収集されるということである。1つの例として、血友病患者における、特定の決定因子と関節内出血の関連についての研究がある。これは、出血の危険因子となりうる項目（例えば、治療コンプライアンス、投与薬の量、外傷のリスクと関連するスポーツや活動への参加）についての情報と同時に、出血の既往についてもデータを集めたものである。

　もう1つの例は、妊娠中の抗うつ剤使用後の先天性異常のリスクに関しての分析であり、すべてのデータは、出産時に子どもの先天性異常の有無にかかわらず収集される。決定因子とアウトカムのデータが同時に収集されるが、研究対象としている関係は経時的なものであることを認識することが重要である。ここでの仮説は、薬剤の曝露が先天性異常の発現に先んじるということである。結論として、データ収集のタイミングと仮定された因果関係の生起時期の間に差があったとしても、この差の性質上、研究者はバイアスが含まれていないことの確信度を高めるよう努力する必要がある。例えば、先天性異常を持った子どもの母親は、妊娠中の薬剤使用についてより詳細な記録をしているかもしれず、このことは、薬剤使用と先天性異常の関連について、妥当性を欠いたバイアスのかかった方向に導くかもしれない。この問題は**リコールバイアス**（recall bias）として知られている。

　横断的な研究であっても、必ずしもある一時点で行われる必要はない。ある研究対象者では、決定因子とアウトカムのデータ収集が、特定の一時期に同時に行われたとしても、別の対象者については、長い時間をかけて連続して収集されているかもしれない。

生態学的研究

　生態学的研究は、コホート研究である。ここでのコホートは、例えば、異なった地域に住んでいる人々といった具合に、集合的経験を有するさまざまな集団から集められる。通常のコホート研究のやり方とは異なり、この場合は、集団の個々人のデータではなく、集団の集約尺度としてのデータが収集される。例えば、ワインからのアルコール摂取の度合いによって、冠動脈疾患の発症をみる研究では、国別のワイン摂取量の分布と、それぞれの国の冠動脈疾患の割合を調べることで、ワインの摂取量の違いによって心臓保護作用効果がある可能性を調べた。ここでのデータは異なる集団からのものであるが、集団中の個々の参加者への推論が引き出されたものであり、アルコール自体というよりも、ワインの心臓保護効果が特に明らかになった（**図 8.1**）［Criqui & Ringel, 1994］。この研究は因果関係を示すものであり、心臓病のリスクに対するワインの効果を示すためには、交絡因子による補正をしなければならない。特に、食事習慣などのライフスタイルのさまざまな様相は、観察された関連の交絡因子になっている可能性がある。

　生態学的研究の大きな問題は、交絡因子について得られる情報が、一般的には非常に限られていることである。交絡因子のデータは、ワインの摂取量が異なる国ごとの脂肪摂取量の違いに関するデータのように、単に入手不可能ということもあれば、ある国内での分布といった集団レベルでのデータは入手できても、その国内におけるワイン摂取量の分布との関係はわからないかもしれない。仮に2つの国で全体としては同じような脂肪やワインの摂取レベルであったとしても、個人のレベルでは脂肪摂取とワインの摂取の関係は異なるかもしれない。実際にワインと心臓病のリスクに関しては、交絡因子が十分に補正された上で、多くのコホート研究でより詳細な分析が行われたところ、ワインと他のアルコール飲料を比較しても、最初の生態学的観察研究で認められたようなより強い心血管保護作用がワインには認められなかった［Rimm et al.,

図 8.1
44〜64歳男性のワイン摂取と冠動脈心臓病（CHD）による死亡率の関連をみた生態学的研究の例

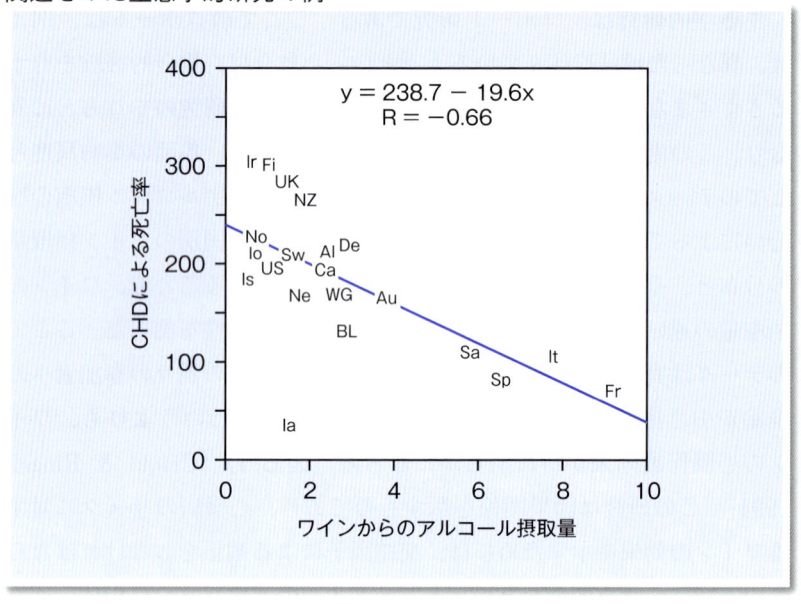

et al., 1996］。これは、アルコールが、種類によらず、それ自体保護作用を持っていることを意味する。臨床疫学における生態学的比較研究の例として、異なる病院における院内感染の割合と、感染予防についての施設の方針の関係が挙げられる。予防プログラムがあまりきちんとしていない病院で、感染の割合が一見高くても、病院によって行われる手術のタイプが異なるなど、交絡因子が存在する可能性がある。交絡因子の調整という内在する困難のために、生態学的研究は、因果関係の方向性について、一般的に強いエビデンスを提供することはできない。

日常診療のデータを用いるコホート研究

日常診療における患者を、臨床疫学研究の対象とするなら、対象者は

無限にいることになる。世界は、1つの巨大なコホートである。通常の診療で集められる患者のデータは、診断、予後、介入あるいは因果関係を示す研究に対して、莫大な未使用の知的資源である。特定の症状や兆候があったために、医師が特定の疾患を疑った日常診療の中での患者からのデータは、診断についての研究に使うことができる［Moons et al., 2004a］。特定の疾患の診断を受けた患者について、経時的な経過観察を行った通常診療からのデータは、予後についての研究に使うことができる［Braitman & Davidoff, 1996；Concato, 2000］。また、特定の疾患に特定の治療を施行することで、いつもどおりの治療を行った患者からの経過観察のデータは、意図した、あるいは意図しない治療効果の研究に使うことができる［Concato et al., 2000；Ioannidis et al., 2001］。定期的に集められたデータを臨床疫学的研究に使うためには、何らかの基準を満たさなければならず、妥当性のある研究結果を引き出すために、それらの可能性と問題点についてよく理解しておく必要があるのは明らかである。患者ファイルから抽出された通常診療のデータにはさまざまな問題点があるが、それは研究の種類に関係する。

　研究を推進するためには、患者は病院や一般診療所のファイルの中で、ある特定の統一された方法でコードづけされている必要がある。例えば、診断についての研究は、特定の症状や兆候を呈したことで選ばれた一連の患者（コホート）から始まる。日常診療のデータの中から適切な患者を選び出すためには、訴えの症状や兆候を基に、患者が均一に分類されている必要がある。患者が最終診断あるいは疾患名（だけ）によって、例えば国際疾病分類 10 版（International Classification of Disease version 10；ICD-10）やプライマリ・ケア国際分類（International Classification of Primary Care；ICPC）を用いて、コードづけられていることはよくある。

　しかしながら、診断についての研究で、患者がゴールドスタンダードを基にした最終診断によって選択された場合、**選択バイアス**（selection bias）が入ることが普通で、これは**確認**（verification）**バイアス**、**精**

査 (work-up) バイアス、さらには紹介 (referral) バイアスなどとしても知られている [Moons et al., 2004a；Ransohoff & Feinstein, 1978；Begg, 1987]。このバイアスは通常の診療の中で、前に行った検査の結果を基に、最終診断を確認する目的で選択的に患者の紹介が行われることより生じる。例えば、冠動脈性心疾患が疑われる患者に対し、最終診断の根拠となる冠動脈造影検査を行う前に、より侵襲性の低い他の画像検査が行われる。そのため、造影検査に至る前に、多くの対象者が除外される。結果として、造影検査で確認された患者という基準で冠動脈疾患の患者を選ぶことになると、それらの患者は現実の世界で冠動脈疾患が疑われるさまざまな患者のすべてを代表していることにはならない。代表性を得るためには、「冠動脈疾患が疑われるため精査が必要な人」といった基準で患者を選ぶべきである。初診時の主症状や兆候で、患者が標準化され統一されたコードづけがなされていることは、残念ながらまったく一般的ではない。しかし、電子カルテの使用によって増えつつあるようである [Oostenbrink et al., 2003]。診断に関する研究とは対照的に、通常診療での最終診断を基にした患者分類は、特定の疾患の予後研究において、患者コホートの選択に役立っている。また、施行された治療内容については一般的によく記録されているため、通常診療のデータは、意図していた、あるいは意図していなかった治療効果に関する研究についても、原則的に使うことができる。しかしながら、これは適応 (indication) といったいかんともしがたい交絡因子の問題のために、不可能な場合もある（第6章参照）。

　通常診療のデータを使う場合に、起こりうるもう1つの問題は、アウトカムの評価が盲検化されないことである。臨床疫学の研究では、ひとりひとりの研究対象者について、研究課題となっているアウトカムの有無を記録するにあたって、たいていの場合、研究課題の決定因子の有無を知らないこと（つまり、盲検化されていること）が要求される。そうでなければ、決定因子についての情報は、アウトカム評価に（部分的に）使われ、含まれる（あるいは一緒になる）ことになる

かもしれない。結果として、決定因子とアウトカムの関係にバイアスが入ることとなる。この現象は、**情報**（information）バイアス、**観察者**（observer）バイアス、**評価**（assessment）バイアス、あるいは**含有**（incorporation）バイアスと呼ばれている［Pocock, 1984；Guyatt et al., 1993；Laupacis et al., 1997；Moons & Grobbee 2002b］。

　もちろん、通常診療の中でファイルに記録されている患者アウトカムは、最初の患者情報が得られる以前の、あるいは以後の知識に影響を受けることはよくある。その結果、日常診療データのみに頼る研究では、盲検化されたアウトカム評価になっていないのが常である。それが問題とならない場合もあるが、画像診断検査のように、アウトカムの有無に関した評価が（観察者による）主観的解釈に影響を受ける場合、盲検化されていないアウトカム評価は特に妥当性に支障をきたすことがある。診断研究の目的として、小さな肺腫瘍をみつけるための定期的胸部X線写真撮影の意義を明らかにする場合を考えてみよう。通常診療におけるX線写真の小さな異常の解釈は、腫瘍の存在する可能性を上げる、あるいは下げるような追加情報を、読影者が持っている場合とそうでない場合とでは、まったく違ってくるであろう。死亡のような明確なアウトカムや、生化学的な項目（例えば、コレステロール値や白血球数など）、あるいは自動的に測定された血圧値のように、客観的な結果が測定値として示される場合には、非盲検化されたアウトカム評価が問題とならないことは明らかである。

　最後にここに挙げた問題は、研究者が日常診療のデータを研究対象者の選択に用いたとしても、個々の患者に接触してアウトカムの再評価を行い、以前記録された患者情報は使わないことによって、回避できる。

○欠損データ

　日常診療のデータを使う際に、もっとも一般的で、かつ困難な問題の1つは、おそらくファイル中の欠損データである。欠損データはすべての種類の医学研究で問題となり、どんなに厳格にデザインされたプロト

コールが作られても生じる。しかしながら、日常診療の中では通常きちんとした症例記録様式やデータ測定方式が定められていないため、この問題は日常診療のデータを使う研究の場合に特に際立つこととなる。

疫学研究では、欠損データは3つの種類に分類される［Rubin, 1976］。データが欠損している対象者が、サンプル中ランダムに起こっている場合、このような欠損データを、**完全ランダム欠損**（missing completely at random；MCAR）と呼ぶ。MCARの典型例としては、採血管の紛失（つまり、血液の項目は測定できない）や質問票の紛失が偶然生じるものである。欠損データが生じた理由は、完全に無作為である。言い換えれば、観察項目が欠損する可能性が、それ以外の何らかの患者特徴とは関連しない。

もし、ある観察対象のデータが、測定されていない情報と例えばその観察対象自体の特徴と関連して欠損している可能性があれば、その欠損値は**非ランダム欠損値**（missing not at random；MNAR）と呼ばれる。例えば、喫煙習慣についてのデータは、対象者が非喫煙者であると、より欠損している可能性が高い。

欠損データが対象患者の特徴と関連があって生じている場合は、欠損値のある症例は全研究対象の集団から無作為に生じたというよりも、特定の集団に生じている。このパターンの欠損値は「**ランダムに生じた欠損値**」（missing at random；MAR）と紛らわしい呼び方をされるが、欠損値はその他の入手可能な患者情報の条件下においてランダムに生じている［Rubin, 1976］。日常診療のデータベースにおいては、データがランダムに欠損していることは、まったく珍しいことではない。例えば、頸部硬直を呈した子どもの診断に関する研究では、研究者は患者の病歴や身体診察の所見の中の、どの予測因子の組み合わせによって、細菌性髄膜炎（アウトカム）がないことを予測できるか、どの血液検査が（例えば、C反応性蛋白の値など）予測値にプラスの情報となるか、定量的評価が行われた。患者がてんかん発作のような重度の症状を呈すると細菌性髄膜炎の場合が多いが、完全な病歴聴取や身体診察が終了する前に

追加の（血液）検査を受けていることがよくあるために、結果としてこれらの多くは記録から抜けていることになる。一方で、あまり重症でない患者では、細菌性髄膜炎ということはほとんどなく、より完全な病歴と身体診察を受けていることが多く、医師はすでに重篤な疾患を除外できているために、追加の検査はあまり行っていないことが多い。特定の検査で欠損しているデータは、このようにその他の観察された検査の結果と、さらには間接的ではあるがアウトカムにも関連している。

　この種の欠損データが生じる機序は、日常診療のデータに基づく縦断的研究ではさらに起こりやすくなる。日常診療の中で経時的に患者の経過観察を行っていると、追跡不能者が出ることは珍しくなく、患者の持つ、ある特徴に直接関係していることも多い。その結果アウトカムは、ある決定要因と関係する選択された特定の患者のみから生じることとなる。微小がんとより進展したがんに関して、患者の予後を比較する研究を考えてみよう。特定の病院において特定の時期に治療を受けた患者について、患者の記録をもとに経過観察を行ったとしよう。経過観察の中で、その後の病気に関する情報は、当初、進展度が高かった患者において、よりきちんと集められているかもしれない。これらの患者は、より定期的かつ長い期間、通常の診察を受けに来ているからである。データがMCARであるかどうかは、容易にチェックできる［Van der Heijden et al., 2006］。欠損値の有無によって患者を分け、他の（観察された）特徴に関してそれぞれのグループで異なっていなければ、欠損値はおそらくMCARであろう（しかし、理論上はまだ、MNARの可能性がある）。

　典型的には、疫学研究における欠損データは、MCARやMNARではなく、MARであるが、このことを確かめる方法はなく、単に推測しているにすぎない［Little & Rubin, 1987；Schafer, 1997；Vach, 1994；Schafer & Graham, 2002；Greenland & Finkle, 1995；Donders et al., 2006］。

　臨床疫学の研究では、欠損値の処理について、さまざまな方法がある。重要な情報（の一部）が欠けている患者に対し、これに関した情報

を可能な限り集めるべく、より積極的に経過観察を行うことがもっともよい方法であるのは明らかである。例えば、がんの研究の中で、一部の患者に対して経過観察を行う場合、もともとの病気の状況にかかわらず、すべての患者に対して行うよりも、より積極的な経過観察を行うことができる。同様に、ユトレヒト健康プロジェクト（Utrecht Health Project）では、通常の診療データに、あらかじめ定められたデータの収集が追加されている［Grobbee et al., 2005］。完璧かつ適切なコードづけ方法を担保するため、十分な注意が払われた医療従事者向けの熱心な訓練プログラムが開かれ、通常診療からのデータの質は、さらに適切なものとなった。

　しかしながら、より積極的な経過観察を、十分に行うことができなかったり容易でなかったりする場合、研究者は通常、いずれかの項目が欠損しているすべての対象者を、解析から除外することになる。完全な（complete）、あるいは入手可能な（available）症例の分析と呼ばれるもので、（臨床）疫学研究において、現在もっともよく使われる方法である。おそらくこれは、ほとんどの統計解析ソフトが、いずれかの項目が欠損している症例を、無条件に除外するようになっていることによる。欠損値をもつ症例を除外すると、必ず精度が影響を受ける。しかし、これは気にされていないのが普通で、より深刻な問題として、完全ランダム欠損でない場合は、本章の始めに例として挙げた細菌性髄膜炎の診断や、がん患者の予後のように、ひどくバイアスがかかった関連性の推測結果が得られることになる。完全にデータがそろっている症例のみに対した解析を行うよりも、その他の方法を用いたデータ解析を行うほうが望ましい［Little, 1987；Schafer, 1997；Vach, 1994；Schafer & Graham, 2002；Donders et al., 2006；Rubin, 1987；Vach & Blettner, 1991］。

　解析における欠損値の処理は、さまざまな方法で行うことができる。そのうちのいくつかについて、以下に簡単に述べる。例を**テキストボックス 8.2** と **8.3** に示す。

テキストボックス 8.2
診断に関する研究で欠損値がある場合のシミュレーションの例

連続値からなるただ 1 つの診断検査と、真の疾患の状況（ある・なし）についての診断研究を考えてみよう。

有病者と非病者が同数からなる理論上の集団より抽出された 500 人の対象者より構成された 1,000 個の標本より、シミュレーションを行った。疾病がある可能性として、診断の検査と関連したロジスティック回帰分析モデルの真の回帰係数は 1.0（オッズ比＝ 2.7）で、切片は 0 だった。診断検査は、平均 0、標準偏差 2 で正規分布していた。そのほかの検査や対象者の要因は考慮されなかった。それぞれの集団で、疾患なしの対象者の 80％は検査についての欠損値があるものとした。患者のほうには、欠損値がないものとした。したがって、そのほかの観察された項目に対して欠損値は MAR であり、ここでは真の疾患の有無のみに対してである。全体で約 40％のデータが欠損していた。mice の手法を用いて（このソフトウェアの詳細は文献 [van Buuren, 1999] を参照されたい）、複数回のデータ補完を行った 10 個のデータセットが、それぞれの集団に対して作り出された。その上で、検査結果と疾患の有無の関係、加えて標準誤差について、ロジスティック回帰分析モデルを用いて、それぞれのデータセットで推定を行った。その後、複数回のデータ補完を行った 10 個のデータセットそれぞれにおいて、すべての関連因子の標準誤差についての解析を行った。それから 10 個の回帰係数と標準誤差は、標準化された方法で統合された [Rubin, 1987]。1 つの追加されたデータセットが補完され、これは 1 回のデータ補完が行われた 1 個のデータセットとして解析された。最後に、結果は 1,000 回以上のシミュレーションから平均された。1 回、あるいは複数回のデータ補完の過程のいずれにおいても、関連の推定は、まったくバイアスがかかっていなかった。1 回のデータ補完法では、より小さな標準誤差となり、その結果より小さな信頼区間となって、より正確なものとなった。しかしながら、90％信頼区間は、真の係数を期待どおりの割合、すな

わち90％も含んでいないこと（たった63.6％）が多々あった。複数回のデータ補完は、より大きな標準誤差となり幅広い信頼区間となっていた。しかしながら推定された標準誤差は、より正確で、信頼区間は正確な範囲（すなわち90.3％）となっていた。このように、1回補完法と比較して、複数回補完法のほうがバイアスの点と正確さの点の双方について、より正しい結果を得ることができた。

方法	回帰係数	標準誤差	90％信頼区間のカバー率
1回補完法	0.98904	0.090186	63.6
複数回補完法	0.98920	0.136962	90.3

出典：著者

テキストボックス8.3
欠損値指標法、および無条件平均値補完法に関する問題例示、欠損値が完全にランダムの場合も含む

欠損値指標法 テキストボックス8.2に示した例と同じ例を用いるが、2つ目の連続値をとる検査を考える。これは最初の検査の代理となるものである。このことは、二番目の検査は直接疾患に関係しておらず（OR＝1；回帰係数＝0）、一番目の検査を通じてのみ関連していることを意味する。疾患の有無を予測するために、最初の検査のみをロジスティック回帰モデルにあてはめたところ、正の回帰係数が得られた（ケース1）。次に二番目の検査のみをあてはめたところ、疾患の有無と二番目の検査結果の間に間接的な関係があることによって、正の関連が得られた（ケース2）。両方の検査をあてはめたところ、最初の検査だけに正の関係が示され、これはケース1の結果と一致するが、二番目の検査の回帰係数は0に近かった（ケース3）。最初の検査には欠損値があり、二番目の検査にはないものとすると、これらはMCARである。つまり、病気ありと病気なしの

対象者たちの中での割合は同じである。欠損値を示す項目について、最初の検査の結果が欠損しているものを 1 とし、それ以外は 0 と定義する。両方の検査結果と欠損値を示す項目を用いて、真の疾患の有無を予測するモデルでは、二番目の検査を示した回帰係数は 0 であってはならない。実際にケース 3 において、欠損値がない対象者がこれにあてはまる。しかし、最初の検査に欠損値がある対象者の場合、最初の検査のデータがないということで、ケース 3 ではなく、ケース 2 が思いがけずあてはまることになる。このようにして二番目の検査の回帰係数の推定はバイアスがかかったものとなり、0、すなわち真の推定値 (ケース 3) と、ケース 2 で得られた値の間のどこかにあるだろうということになる。さらに、二番目の検査の回帰係数にバイアスがかかっていると、多変量分析のモデルで相互に補正を行っているため、最初の検査の回帰係数も同様にバイアスがかかっていることになる。これを示すために、**テキストボックス 8.2** と同様に、2 つ目のシミュレーション研究を行った。再び同じ理論上の対象集団より抽出した 500 例よりなる 1,000 個の標本でシミュレーションを行った。今度は、最初の診断検査とともに、最初の診断検査と相関係数が 0.75 という代理の項目も中に含めることにした。最初の検査は完全に無作為に 40％で欠損値があるようにした。つまり疾患がある群とない群それぞれに、20％ずつ振り分けられた。下記の表で示した診断検査の回帰係数は、非常にバイアスがかかっており（真の値は 1.0 である）、代理の項目（真の値は 0 である）も同様であった。このように、指標法 (indicator method) は、すべての項目の情報と対象者を解析に含むということで適切さが強調されるが、実際には基になる項目とバイアスのかかった関連が示されることになる。このことは、欠損値が MCAR の場合ですらこの方法を使わない十分な理由となるし、データが MAR の場合はいうまでもない。

無条件平均値補完法 テキストボックス 8.2 の研究例のように、連続した検査の結果について、それらの関連の強さと有意性は（回帰係数で示されるように）、疾患ありとなしの対象者の間で、検査結果

がどの程度重なって異なって分布しているかによって、完全に決まることが明らかである。重なりがより小さいと、回帰係数がより大きくかつ有意になる。もし2つの分布が完全に重なっていれば、回帰係数は0になる。欠損値指標法（missing indicator method）を使った同じシミュレーション研究を考え、欠損値が40％にランダムにあったとする（うち20％は疾患ありの群、20％は疾患なしの群となる）。これらの欠損値を、残りの（観察された）対象者よりの推定として、全体の検査結果の平均値で、補完あるいは置き換える、つまり疾患なしと疾患ありの対象者を合わせたことにより、2つの群の検査結果の分布の重なりの度合いは明らかに大きくなる。その結果、検査結果とアウトカムの間の関連は弱くなり、回帰係数は0に近くなって有意ではなくなり、バイアスがかかったものとなる。これは、この欄の下段に記されたとおりである。回帰係数は1ではなく、0.55である。指標法（indicator method）のように、欠損値をすべての平均値で補完すると、欠損値がMCARであったとしても、バイアスのかかった関連結果を提示することとなって切り捨てられることにもなるだろう。

方法	診断検査 回帰係数（標準誤差）	代理の項目 回帰係数（標準誤差）
指標法（indicator method）*	0.55（0.14）	0.51（0.08）
全体の平均	0.55（0.14）	あてはまらず

*ロジスティックモデルは：ln[P(疾患あり)／(1－P(疾患あり))]＝切片＋b1×診断検査＋b2×代用検査＋b3×指標値 である。ここで指標値は、診断検査が欠損している場合、指標値＝1、それ以外では0とする。また、診断検査はそれ自体が欠損している場合は0とする。

出典：著者

1. 最尤推定法（maximum likelihood estimations）：この方法は（例

えば、期待値最大化アルゴリズム：expectation-maximization［EM］-algorithm）、多層分析（multilevel analysis）や反復測定値の分析（repeated measurement analysis）などのように、決定因子やアウトカムが1回以上測定される場合に用いられる［Little & Rubin, 1987；Schafer, 1997；Vach, 1994；Schafer & Graham, 2002］。

2. **欠損値指標法**（missing indicator method）：この方法は、ダミー変数（0/1）を欠損値の指標として用いるものである［Greenland & Finkle, 1995；Miettinen, 1985］。例えば、ある特定の項目について欠損値があるとする。その項目が欠損していれば、指標を「1」と定義し、それ以外は「0」とする。カテゴリー変数の場合には、欠損値を1つの別の結果として取り扱うことと同じである。項目としては、欠損値はゼロと記録されることが多いが、どんな値でもよい。この方法の背景は、元の項目（記録されているが）とアウトカムの関係は、いつもこの指標変数（indicator variable）との組み合わせにあてはまっていることである。その結果として、すべての症例が（多変量）分析に使われ、このことが欠損値指標法の優位性につながっている。

3. **無条件データ補完法**（unconditional imputation）：ある特定の項目の欠損値を、その項目が観察されている他の患者から得られた、その項目の平均値や中央値によって補完、あるいは「埋める」ものである。この補完は、より技術的には、**欠損値のデータ補完**（imputation of a missing value）と呼ばれている。ここでの欠損値は、他の患者情報に（関係なく）、おしなべた平均値や中央値により補完されるため、この方法は、全体の（平均値や中央値による）**データ補完法**（overall imputation）とも呼ばれる［Little & Rubin, 1987；Schafer, 1997；Vach, 1994；Schafer & Graham, 2002；Greenland & Finkle, 1995；Donders et al., 2006］。

4. **条件つきデータ補完法**（conditional imputation）：この方法では、全体的な（条件なしの）平均値や中央値を用いて、その項目の欠損

値を補完するものではなく、その他の患者の要因をできるだけ多く取り入れた上で、それを基に、あるいは条件としてデータを補完するものである。そのためには、その項目が欠損していないすべての患者のデータを用いて、回帰分析を用いた多変量予測モデルを作るのが一般的である。そのモデルでは、欠損値の項目を、従属あるいはアウトカム変数とし、その他のすべての患者特性を、独立あるいは予測変数とする。そうすることによって、データ補完あるいは予測モデルでは、欠損値のある項目を持つ患者に対して、観察された患者の特徴をもっとも反映した条件によってその項目を予測することになる。その結果、完璧なデータセットができあがり、普通のソフトウェアを用いて、研究対象となっている決定要因とアウトカムの関連を推定することができる。欠損しているのが決定要因の場合、アウトカム項目は、データを補完するためのモデルに含まれるべきであることを、指摘しておく。同様にアウトカム項目が欠損している場合には、この研究におけるすべての決定要因を、データ補完モデルに入れるべきである。これは、循環プロセスのようである。しかしながら、経験的には、アウトカム項目のデータ補完はMARである。この研究での決定因子を含めすべての観察された情報を用いることにより、例えば、無条件データ補完法と比較して、同じ決定因子とアウトカムの関連について、よりバイアスが小さくなることが知られている［Unnebrink & Windeler, 2001；Crawford et al., 1995；Rubin, 1996］。同様に、アウトカムとして生じた結果を用いて、欠損した決定要因のデータ補完を行うことは、アウトカムに対して無条件補完法を用いた場合と比較して、よりバイアスの少ない関連性を示す結果となる［Moons et al., 2006］。これは、先の細菌性髄膜炎やがんの診断の例でも示したように、ある決定因子が欠損していれば、その他の決定因子が、直接的あるいは間接的にアウトカムとも関連していることを利用しているということで単純に説明される。条件つきデータ補完法は、1回（つまり1回のデー

タ補完）のみならず、複数回（複数回のデータ補完）行うことも可能である。

　欠損データがMNARの場合、価値ある情報がデータから失われてしまっていて、欠損データを適切に処理する画一的な方法はない［Little & Rubin, 1987；Schafer, 1997；Vach, 1994；Schafer & Graham, 2002；Rubin, 1987］。欠損しているデータがMCARであれば、明らかに精度を欠くが、データがすべてそろった症例による分析を行うことでバイアスの入らない結果を導くことができる［Little & Rubin, 1987；Schafer, 1997；Vach, 1994；Schafer & Graham, 2002；Greenland & Finkle, 1995；Rubin, 1987；Moons et al., 2006］。しかしながら、欠損値指標法や無条件平均値データ補完法では、データがMCARの場合でも、やはりバイアスのかかった結果になる［Greenland & Finkle,1995；Donders et al., 2006］。MARがもっともよくみられるのは（前に述べたように）通常診療のデータを基にした研究であるが、データがすべてそろった症例によるケース分析を行うと、欠損データが選択的なため、決定因子とアウトカムの関係は、バイアスのかかった結果となってしまう。また、指標法や無条件平均値データ補完法では、それらによるバイアスのかかった結果になる［Little & Rubin, 1987；Schafer, 1997；Vach, 1994；Schafer & Graham, 2002；Greenland & Finkle, 1995；Donders et al., 2006；Moons et al., 2006］。1回あるいは複数回の条件つきデータ補完法や最尤推定法などの、より高度な方法のみによって、よりバイアスがかかっていない、むしろ関連する研究の中ではもっとも妥当性の高い推定値を得ることができる。1回あるいは複数回のデータ補完法のいずれもバイアスがかかっていない結果を得ることができるが、後者のほうが、標準誤差や信頼区間の推定がより正確に得られるために好まれる。1回データ補完法では、小さすぎる標準誤差になる。これらすべてについて、単純なシミュレーションを行い、**テキストボックス8.2と8.3**に示した。経験的には、およそ半分の対象者に欠損デー

タがあっても、複数回の条件つきデータ補完法は、よく使われる完全にデータがそろった症例を対象とした分析法と比べても、よりバイアスの少ない結果が得られる［Moons et al., 2006］。しかしながら、いくつまでの欠損値が許されるのか、また複数回の条件つきデータ補完が十分でないという前に、いくつまでの対象者についてデータ補完できるのかという疑問がわく。妥当性を持ってデータ補完できる欠損値数の上限を、経験的に示した研究はまだない。

　これまでに示した問題とは別に、記述的（診断と予後に関する）研究では、日常診療のデータは、決定因子のデータの中の、2つの必須要因に従う。第一に、日常診療のデータは、研究者にとって関心がある項目の範囲と合致しやすい。例えば、ある研究者が、一般外来で心不全の診断を行い、二次施設に紹介する必要性を知るために、症状、兆候、あるいは診断検査の結果についての、診断的価値を知ろうとする研究を考えているとしよう。プライマリ・ケア診療を行う現場からの患者ファイルには、一般開業医が患者にこの疾患を疑ったときに使う項目が、より多く含まれているであろう。一般開業医は、心電図検査を行うかもしれないが、胸部X線検査は必ずしも行わないかもしれない。そのため、胸部X線検査が診断情報を付加する可能性があっても、そのリサーチクエスチョンの解決という視点からは、データは役に立たないかもしれない。結果として、この項目が患者記録になかったとしても、問題ではない。第二に、日常診療のデータはデータ収集の質を反映し、実際の診療に研究結果を適用するときにデータの質が問われることになる。その例として、研究の目的が、腹部大動脈瘤が疑われる患者で腹部動脈瘤触診の診断的価値を評価することである場合を考えてみよう。これらの患者に対した診断過程の中で、平均的な医師が行った触診の結果を記載した通常の記録からは、高度に熟練した血管外科医がすべての患者に対して丁寧に触診を行った場合と比べ、この検査の診断価値が高いという結果に導かれやすい。

　結論として、日常診療で得られたどの程度の患者データが、効果的か

つ妥当性を持ってリサーチクエスチョンへの回答を見出すために使うことができるかということは、リサーチクエスチョンの種類や研究の種類による。原因を明らかにする研究では、交絡因子のデータを得ることができるかということ、およびその質について、注意深く吟味することが必要であり、不適切とされる頻度が高いかもしれない。記述的な研究では、通常診療のデータの中に、診断や予後を決定するすべての要因を含むことで、適切な研究結果を得ることができるようにすることが重要である。すべての種類の研究において、患者は実際に、画一的かつ非選択的にコードづけされた通常診療のファイルの中から選び出されることができ、アウトカムがそれぞれの患者で評価され、また欠損データは適切に処理されることが求められる。

コホート研究の限界

　コホート研究に、本質的な限界というものはない。コホート研究は、疫学分野において、非常に効果的なアプローチであるといえる。しかしながら、状況によっては、コホート研究の手法が使えない場合がある。実験的研究でないために、コホート研究では、解くことができない研究課題というものもある。また一般的に、前向きにデータ収集を行うコホート研究は、時間も費用もかかる。コホート研究にかかる時間の長さは、どのくらい長くコホートをフォローアップ（追跡調査）するかによるが、慢性疾患を対象とした研究を行う際には、人数を長期間、フォローアップする必要がある。前向きコホート研究は、迅速な研究結果を求める場合には、あまり魅力的な研究手法ではない。

　また、前向きコホート研究には費用がかかる。前向きコホート研究は、あらかじめきちんと計画し、系統立ったデータをコホートから収集しなければならないため、十分なインフラと人員が必要となる。すでに過去に収集されているデータを利用すれば、時間と費用の負担は多少軽減される。これは、後向きのデータ収集である。しかし、後向きのデー

タ収集は、時間と費用の問題が解決されたとしても、データが不完全、質が悪いという問題が起こる可能性がある。なぜなら、過去にそのデータが収集されたときには、研究課題を念頭に置いていなかったからである。このため、研究者が因果関係を検討するために研究を行っているのに、利用するデータの中に重要な交絡因子が入っていなかったり、予後予測研究を行っているのに、興味深い予後予測因子が入っていなかったりする可能性がある。また時には、たとえ多くの変数について膨大なデータが利用可能であったとしても、結果から交絡因子を効果的に取り除くことができない場合がある。それは、決定因子と交絡因子の関係が密接すぎる場合によく起こる。例えば、薬剤の適応は、薬剤の使用と切っても切り離せない関係であるなど、明確でない、または測定することが難しい交絡因子が多く存在する。この交絡因子の問題による結果、いくつかの観察的コホート研究やランダム化比較試験によって、閉経後のホルモン補充療法による心臓保護作用に関してまったく異なる研究結果が報告されている。厳密にデザインされた前向きコホート研究では、ホルモン補充療法は、冠動脈性心疾患のリスクであるという見解を後押しするものであるが、ホルモン補充療法をランダム化比較試験によって検討した研究では、これが冠動脈性心疾患のリスクであるとは立証されなかった。測定することができない交絡因子によって、このような結果に乖離が生じ、観察的研究の中で薬の適応について検討された研究のほうが、正しい結果を導いている。

　最後に、観察研究に参加した同じ女性をランダム化比較試験に含んでよいかという議論が残る [Van der Schouw & Grobbee, 2005]。観察的コホート研究とランダム化比較試験の間でたった1つ異なる点で、ランダム化比較試験における決定因子（例：薬剤の使用）はランダムにコホートが2つに振り分けられるが、観察的コホート研究では、その決定因子は**自然**に分かれているということを覚えておくことが大切である。後者の場合では、決定因子は、各自の特徴、個人の選択、または医師によって薬を処方されたなど、誰かによって適応されて決定する。

よって、さまざまな理由で決定因子が決められるため、アウトカムに関連し、交絡因子のように働いてしまうことを考慮しなければならない。それを考慮することが難しければ、妥当な結果を導くことはできない。

例：The SMART study

　高齢化とコレステロール上昇、糖尿病、高血圧などの要因の結果、動脈硬化が起こりうる。コレステロール上昇、糖尿病、高血圧などの要因に加えて、動脈硬化は、今後、心血管疾患系イベントのリスクをさらに増大させる。しかしながら、すでに動脈疾患があると診断されたことがある患者で、動脈硬化が心血管疾患系イベントの再発リスクを増大させるかということはあまり知られていない。

　ユトレヒト大学医療センター（University Medical Center Utrecht）では、心血管疾患系イベントの患者を継続的に集め続け、SMART（Second Manifestations of ARTerial disease）コホートを形成している。この研究は、日常診療の一環で、病院を受診した患者のコホート研究の例である。SMART コホートでは、すでに心血管疾患があると診断されている患者を対象に、患者の動脈硬化が心血管系イベントの再発や心血管系死亡のリスクを増大させているかどうかを前向きに検討した［Dijk et al., 2005］（**テキストボックス 8.4**）。

○ 理論的デザイン

　この研究課題は、「動脈硬化は血管疾患を持つ患者にとって、血管系イベントの再発を予測するファクターとなりうるか」であった。よって、交絡因子を考慮に入れて、動脈硬化の影響による血管系イベントについての因果関係を検討する研究を行うことになった。研究対象者の定義は、「病院を受診し、心血管疾患と診断された患者」であった。「血管系イベントの再発（アウトカム）」の定義は、血管死、虚血性脳梗塞、虚血性冠動脈疾患、その他いくつかの血管系イベントとした。動脈硬度

テキストボックス 8.4
心血管疾患のある患者にとって、頸動脈硬化と新たな血管性イベントには因果関係があるかを検討したコホート研究

> **目的：**すでに動脈疾患がある患者にとって、動脈硬化は新たな血管性イベントのリスクとなりうるのか、また血管性イベントのリスク、動脈硬化の程度、最高血圧などベースラインが異なる患者の間で、動脈硬化と新たな血管性イベントとの関連性の強さは異なるのかを検討する。
>
> **方法と結果：**動脈疾患の患者や心血管性イベントのリスクがある患者をコホートに持つ SMART 研究に初めて参加し、動脈疾患と診断された患者 2,183 人を対象とした。超音波検査によって、全例共通の方法で頸動脈硬度を測定し（心拍サイクルの内腔径の変化を測定）、これを、動脈硬度を示すパラメーターとした。結果として、コホートに含まれるすべての参加者には、頸動脈硬化のパラメーターが血管系イベントと関連する事象はみられなかった。しかしながら、血圧が低い患者では、動脈硬化のパラメーターが低いほど、血管系イベントが低リスクであった。頸動脈硬化と血管系イベントの関係は、一般的な血管系イベントリスクの三分位数程度でしかなかった。
>
> **結論：**頸動脈硬化は、動脈疾患がすでにある患者にとって、血管系イベントのリスクとはならないことがわかった。しかしながら、動脈疾患のある患者でも血圧が低い人は、頸動脈硬化が少ないほうが、血管系イベントのリスクは低いことが示唆された。

出典：Dijk DJ, Algra A, van der Graaf Y, Grobbee DE, Bots ML on behalf of the SMART study group. Carotid stiffness and the risk of new vascular events in patients with manifest cardiovascular disease. The SMART study. Eur Heart J. 2005 Jun；26 (12)：1213-20. Epub 2005 Apr 11.

は、左右の頸動脈の硬度を測定した。いくつかの測定可能な交絡因子や効果的な補正因子は、アンケート調査票、血液検査、血圧測定などから収集した。

○ データ収集の計画

データは、単施設で前向きに継続して行われているコホート研究に参加している 18 〜 80 歳までの患者で、動脈疾患があると診断され、ユトレヒト大学医療センターに受診している者のデータから抽出された(1996 年 9 月 1 日〜)。10 年間に 6,000 人以上の患者がこのコホートに参加した。この動脈硬化に関するサブ研究には、1996 年 9 月 1 日〜 2003 年 3 月 1 日まで必要な血管系イベントのデータが収集されていたため、この期間のデータが用いられた。ベースラインデータとして、研究対象者は心血管系リスクファクターと既往歴に関する一般的な調査票に回答した(**表 8.1**)。

定期検診の際、血圧、身長、体重など簡単な測定を行い、血液検査のため静脈血が採取された。左右の総頸動脈内膜中膜厚(CIMT)は、10MHz 線形アレートランスデューサーを用いた ATL Ultramark 9 (Advanced Technology Laboratories, Bethel, WA, USA) で測定された。また、内頸動脈狭窄については頸動脈の Duplex Scan 検査によって評価された。硬度は、左右内頸動脈の拡張を測定して評価された。動脈の拡張は心拍サイクルの収縮期と拡張期内腔径の変化をいう。頸動脈壁の動きは、7.5MHz 線形アレートランスデューサーを用いて Wall Track

表 8.1 対象者の基礎情報 ($n=2,183$)

男性(%)	75
年齢(歳)	59.7
最高血圧(mmHg)	141
最低血圧(mmHg)	79
平均動脈圧(mmHg)	99
トリグリセリド(mmol/L)	2.0
総コレステロール(mmol/L)	5.5

Dijk DJ, Algra A, van der Graaf Y, Grobbee DE, Bots ML on behalf of the SMART Study Group. Carotid stiffness and the risk of new vascular events in patients with manifest cardiovascular disease. The SMART Study. Eur Heart J. 2005 Jun;26(12):1213-20.

System（Scanner 200, Pie Medical, Maastricht, The Netherlands）で測定された。ベースライン時の血管系イベントのリスクを測るために、以前開発されたSMARTリスクスコアが用いられた。SMARTリスクスコアは、既往歴やリスクファクターなどのベースラインを基に決定される。患者は性別、年齢、BMI、喫煙、脂質異常症、高血糖症、高血圧症、薬剤の使用、病歴、血管系疾患の病歴などについてポイントをつけられる。患者は、半年に一度、入院時または外来時にアンケート用紙に回答する。この研究で扱う血管系イベントは、血管死、脳梗塞、冠動脈疾患、そして、それらの血管系複合イベントである。可能性のあるイベントが研究参加者によって記録されると、病院からの退院時要約と関連臨床検査および放射線検査結果が収集される。これらの情報を基に、異なる診療科の医師からなるSMART study Endpoint Committeeの3人のメンバーによって、すべてのイベントがレビューされる。

○データ解析の計画

　主要な解析は、1996年9月1日〜2003年3月1日の間に研究に参加した患者を対象に行われた。193人の患者が装置の異常や研究運用時の問題によって、硬度が測定されず除外され、94人の患者の硬度測定の個人内分散が測定範囲外となったため除外され、6人が追跡調査（フォローアップ）できず除外された。そうして、最終的に2,183人のデータが解析に使用された。

　この研究の主目的は、動脈硬化と新たな心疾患系イベントの因果関係であるため、年齢、平均動脈圧、性別、1日の喫煙箱数×喫煙年数（cigarette pack years）、降圧剤の使用が潜在的交絡因子として扱われた。ベースラインの最高血圧値と心疾患系イベントの修飾効果は、最高血圧値と心疾患系イベントの値を三分割し、個々にハザード比を計算することで算出された。まず、Cox比例ハザードモデルを用いて（Model I，**表8.2**）、動脈硬化（crudeモデル）のハザード比（硬化が1標準偏差ずつ増えたときのハザード比）を求めた。次に、年齢をモデルに入

表8.2 頸動脈硬化と血管系イベントの関係

血管系イベント（回数）	モデル	ハザード比（95% CI）頸動脈拡張/SD[a]
すべての血管系イベント（192）	I	0.87（0.75〜1.01）
	II	0.97（0.85〜1.17）
	III	0.95（0.79〜1.13）
血管死（107）	I	0.74（0.59〜0.91）
	II	0.94（0.75〜1.18）
	III	0.86（0.67〜1.11）
虚血性脳梗塞（47）	I	1.14（0.87〜1.51）
	II	1.20（0.89〜1.61）
	III	1.20（0.86〜1.63）
虚血性冠動脈イベント（117）	I	0.86（0.71〜1.05）
	II	0.99（0.81〜1.23）
	III	0.92（0.73〜1.16）

Key:
Model I：補正なし
Model II：年齢で補正
Model III：平均動脈圧、性別、年齢、喫煙歴、ベースライン時の降圧剤の使用

[a] すべてのモデルは頸動脈の拡張終期における直径と平均動脈圧で補正している。

Dijk DJ, Algra A, van der Graaf Y, Grobbee DE, Bots ML on behalf of the SMART Study Group. Carotid stiffness and the risk of new vascular events in patients with manifest cardiovascular disease. The SMART Study. Eur Heart J. 2005 Jun；26（12）：1213-20.

れ．（Model II，表8.2）、最後にそのほかの潜在的交絡因子（とりわけ、平均動脈圧、性別、喫煙歴［箱数-年］、ベースライン時の降圧剤服用）で補正をして、モデルを作成した（Model III，表8.2）。ベースライン時のSMARTスコアによって算出されたリスクと最高血圧値が効果的なリスクの調整因子となりうるかを評価するため、交互作用因子がモデルに組み込まれ、リスクスコアと最高血圧を三分位に分け、層別化分析が行われた。

○ 研究の結果と妥当性

　本研究の結果は、動脈疾患を有する患者において、補正なしの動脈硬化増加が血管系イベントと血管死と関連していることを示している。しかしながら、年齢でモデルを補正すると、この関連性は消失した（**表8.2**）。したがって、この集団全体では、頸動脈硬化は、血管系イベントのリスクとはなりえないということになる。おそらく動脈硬化は、長期間、これらのリスクファクターに曝露されていることを反映するものであるかもしれないが、動脈硬化自体は、他のリスクファクター以上の影響力を持つリスクであるということはない。血圧が低く、血管の硬度が弱い患者では、血管系イベントのリスクが低かった。血管系疾患が診断されていない、したがって心血管系の異常が初期段階の患者集団を対象としている過去の研究では、動脈硬化とそれに続く疾患の関連性が数多く報告されているが、その影響の大きさはさまざまである。われわれの患者集団においては、動脈硬化と血管系イベントに関連は認めなかった。

　今までに報告されたデータの多くは、われわれの研究の患者グループのように明確な動脈疾患を有する患者よりも、血管系疾患のリスクが低い患者について報告されており、動脈硬化と血管系イベントの関連について異なる結果となっているのは、リスクが低い患者グループについてのみ動脈硬化と血管系イベントが関連していることによって説明できるであろう。しかしながら、血管系イベントの高リスクであることがわかっている末期腎疾患患者について検討した観察研究は、この説明に合致していない。さらに言えば、動脈硬化と血管系イベントの関連性はベースラインリスクによって修飾されないというわれわれの結果もまた、この仮説を支持するものではない。

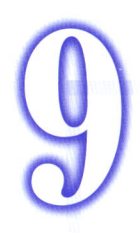

症例対照研究

　症例対照研究は、データ収集のあらゆるアプローチ方法が可能となった臨床疫学分野において、今でも議論の対象になる研究デザインであることに疑いはない（**テキストボックス 9.1**）。一方では、症例対照研究が議論を呼んでしまう理由が理解できる。なぜなら、今までに、やり方に誤りがあった症例対照研究が論文として発表され、バイアスのかかった結果をもたらした有名な事例が多くの疫学の教科書に示されていたからである。確かに、症例対照研究の結果は、多くの場合疑問が残るものであるし、研究デザインのヒエラルキー上、症例レポートや症例シリーズのすぐ上に位置させる疫学者もいるほどである。このことは、臨床疫学の創始者の1人である疫学者の教科書初版に以下のように記述されている。

　　あなたがみつけた最良のエビデンスが症例対照研究のときは、しばしば誤った結論に導く、レベルの低い研究デザインであることを認識しなければならない［Sackett et al., 1985］。

　またもう一方では、1920年に臨床研究として症例対照研究が初めて行われてから、特に薬のリスクの有無と大きさに関する因果研究において、症例対照研究が価値ある研究であることを示してきたことも否定できない。例えば、子どもでのReye症候群とアスピリン投与に関する研究［Hurwitz et al., 1987］や、妊娠中の女性によるジエチルスチル

> **テキストボックス 9.1** Warhol の Campbell スープ缶
>
> 多くの研究者は、症例対照研究を行う際、ある疾病を持っている群とその疾病を持たない群を集めて行う。対照群の選択は、症例対照研究のもっとも重要な特徴である、症例が出現する集団を対照は代表しなくてはならないということに配慮せず、疾病を持たない患者群の缶をすばやく開けるがごとく迅速に行われる。加えて、対照群と症例群をさまざまな特徴（主に潜在的な交絡因子）についてマッチさせる傾向がある。この結果、対照群は、実際にある群というより、美術館の展示物がごとく、非常に特殊な者の集合体となる（例えば、ある疾患のリスクファクターを多く持ち合わせているのに、何とか発症していない者ばかりを集めた群）。結論として、残念なことに、現在世の中に発表されている非常に多くの症例対照研究が、有名な Andy Warhol のカンバスに描かれた Campbell スープ缶と重ねられる（訳者注：Warhol は Campbell スープ缶に代表されるシルクスクリーンと呼ばれるポップアートで、当時のアメリカの大量生産、低品質、陳腐さなどを表現した）。

出典：著者

ベストロール服用と出産した女児の腟明細胞腺癌の発症に関する研究 [Herbst et al., 1971] などである。Kenneth Rothman は彼の教科書初版の中で、症例対照研究の潜在的な長所について、以下のように述べている。

> 症例対照研究が精緻に実施され、正しく理解されるようになったことは、現代疫学のきわめて優れた方法論的開発である [Rothman, 1986]。

この症例対照研究に関する 2 つの異なる見解は、20 年以上前から言われていることだが、現在も症例対照研究の妥当性については議論が続いている。症例対照研究の結果に疑問が投げかけられる理由を完全に明らかにすることは難しいが、デザインが複雑であることと、多くの研究

者および研究結果の読者・査読者の双方に、論理的根拠と特質が正しく認識されていないことに関連していることは疑いない。さらに、症例対照研究は、因果関係を検討することを目的として行われることが多く、これらの研究は定義からして実験的研究ではないため、交絡因子が結果にバイアスをもたらす可能性があり、そのことを理解した上で、適切に扱われなければならない。もちろんのことながら、適切に交絡因子を処理しなければならないことは、非実験的コホート研究においても同様である。

　症例対照研究の最大の問題点は、てっとり早く症例群（ある特定のアウトカムを持った群、または、ある疾病を持つ患者群）と研究対象であるアウトカムを持たない対照群を集め、年齢、性別、併存疾患などの特徴（時に10個以上）でマッチングさせるような、"速くて汚れた"（quick and dirty）疫学研究が多すぎるということである。そして、研究対象となる決定因子は、典型的には疾病の原因と考えられているリスクファクターであり、潜在的交絡因子は症例群、対照群の双方において測定され、アウトカムと決定因子の間の関連性を交絡因子で補正した上で測定する（多くの場合オッズ比を使用）。症例対照研究のもっとも重要な特徴に配慮せず、読者に「なぜ症例対照研究を選択したのか」「なぜその症例（アウトカム）を選択したのか」「なぜこの対照群なのか」「なぜそのように症例群と対照群をマッチングさせたのか」などということに論理的根拠を与えない研究が多すぎる。このために、読者は症例対照研究を選択することや、研究結果についての妥当性を判断することが難しくなる。

　本章では、まず、症例対照研究の論理的根拠と特質について説明し、臨床研究における簡単な症例対照研究の歴史を提供し、そして症例の同定と特に対照の選出の利用可能な方法を力説する。さらに、最近開発された種類の症例対照研究である症例コホート研究、症例クロスオーバー研究について、批判的にレビューする。われわれは、症例対照研究の特徴が正しく理解されれば、これらの研究は因果研究や、記述的臨床研究において、非常に価値があるものであると考えている。

症例対照研究の論理的根拠と特質

　症例対照研究は、効率がよいという理由で行われる。ある状況下では、一定期間の間に、コホート全員や大集団を対象に研究を行うことが厄介、あるいは不可能である。例えば、研究対象のアウトカムが非常にまれである場合（例：ある薬を投与した後のアナフィラキシー・ショック）、曝露から決定因子とアウトカムまでの時間が非常に長い場合（例：妊娠中の女性によるジエチルスチルベストロールの投与と出産した女児の腟明細胞腺癌の発症）、またはどのくらいの時間がかかるかわからない場合、決定因子とその他の関連する因子（例：交絡因子）の測定に時間がかかる場合、患者の負担が大きい場合、または高額な場合（例：画像技術やDNAなどが含まれるとき）などである。**全数調査**（コホートに含まれるすべての人や大集団をフォローアップ期間中ずっと追跡して調べる）で詳細に調べるよりも、研究期間中に研究の対象となるアウトカムがあった人（**症例群**）および症例群が自然発生した集団から**サンプリング**された群（**対照群**）についてのみ検討したほうがより効率がよい。研究対象である決定因子とその他の関連因子（典型的には、因果研究では潜在的交絡因子、また効果修飾の評価が研究テーマの場合は、測定可能な修飾因子）も、症例群と対照群で測定される（**テキストボックス9.2**）。

　データ収集のデザイン（第7章を参照）については、症例対照研究の特質は全数調査からではなく**標本抽出**（サンプリング）である。症例対照研究の強みは、研究者が、症例群および症例群が所属する集団からサンプリングされた群（対照群）のみについて検討することで、対象としているアウトカムに関連した因子を定量化することができ、かつ、コホートや大集団（すなわち全数調査アプローチ）を検討することで得られる結果と同様の予測値が得られることである。しかしながら、結果の妥当性は、症例が発生した集団と同じところから、対照群が正確にサンプリングされたときにのみ保証される。

テキストボックス 9.2　症例対照研究：意味論

症例対照研究を取り巻く問題の 1 つが、症例対照研究を示す、または症例対照研究の亜型を示す非常に多くのさまざまな言葉が使われているという点がある。
すべてではないが、下記のようなものがある。

Case-referent study
TROHOC study
Retrospective study

Case-cohort study
Nested case-control study
Case-crossover study
Case-only study
Case-specular study

左側の列の言葉は、以前から症例対照研究を指す言葉である。**Case-referent study** という言葉がより適切なようにはみえるが、研究者・読者の双方が症例対照研究の基本的方法論を理解することを確実にするため、われわれは「症例対照研究」という言葉のみを使用するよう提案する。とりわけ、TROHOC（コホート [COHORT]の逆）や retrospective studies という言葉は、使用を避けたほうがよい [Schulz & Grimes, 2002]。なぜなら、これらの言葉は、症例対照研究アプローチの反対の性質を暗示するからである（決定因子から病気へ、ではなく、病気から決定因子へ）。実際、事象関係の方向は、アウトカムは決定因子に応じて起こるという、全数調査アプローチと同じである。さらに言えば、症例対照研究は、後向き研究でも前向き研究でもある。右側の列には、いくつかの症例対照研究のタイプが列挙されている。症例対照研究に適用することができる方法論を示しているため、使う者が、症例対照研究は、対照群・症例群が同じ集団（study base）から抽出されるということを認識してさえいれば、これらの言葉は使用してもよいであろう。

出典：著者

　図 9.1 は、症例対照研究の特質を表す [Hoes, 1995b]。集団、コホート、大集団、またはそれほど多くはないが、横断的集団などがある。横

図 9.1　症例対照研究

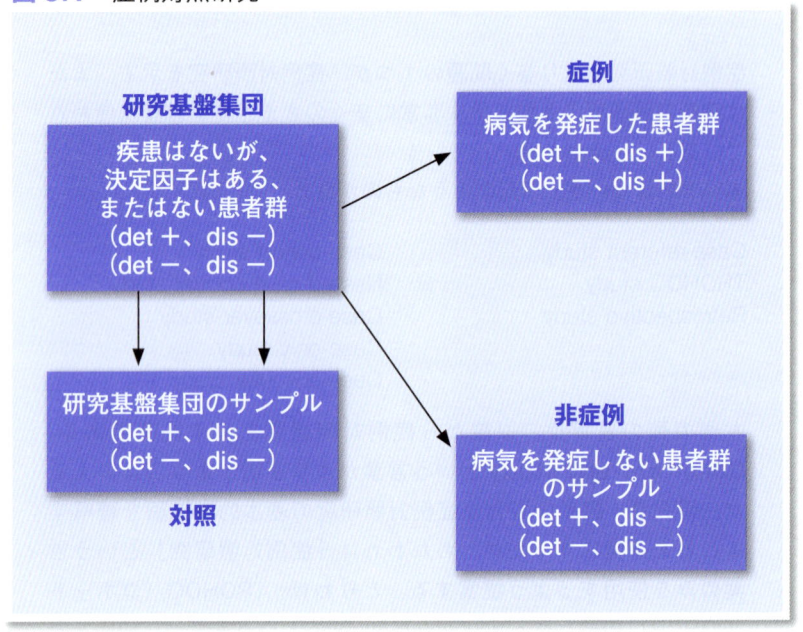

研究基盤集団
疾患はないが、決定因子はある、またはない患者群
(det +、dis −)
(det −、dis −)

症例
病気を発症した患者群
(det +、dis +)
(det −、dis +)

研究基盤集団のサンプル
(det +、dis −)
(det −、dis −)
対照

非症例
病気を発症しない患者群のサンプル
(det +、dis −)
(det −、dis −)

det：決定因子、dis：病気

断的症例対照研究も考えうるが（時間軸が0）、ここでは集団がある程度の時間フォローされ、研究目的が決定因子（det）と将来起こりうる患者の病気（dis）の関連を数値化することであるとする。ある期間フォローされる集団は**研究基盤集団**（study base）、または**源集団**（source population）と呼ばれる。研究を行う上で入手できる集団経験と同義である。調査が始まる時点では、集団に属する人たちはまだ病気にはなっていない。集団の一部には、決定因子あるいは研究対象となる曝露が起こるし、その他の人には起こらない。加えて、研究参加者の特徴あるいは共変量、特に因果研究では、交絡因子が重要である。

　ランダム化比較試験を含むコホート研究のような全数調査アプローチでは、すべての研究参加者がいつ研究に参加し始めたかが特定され、研究対象となる決定因子と共変量などの関連特性が測定される。そして、

研究期間中、病気の発症があるか（dis ＋）、発症がないか（dis －）がモニターされる。研究の最後には、分子を症例の数（図 9.1 症例あり）、分母を決定因子がある（またはない）患者の数として（累積発生率が計算されているとき）、病気の発生率が、または、person-years が（発生率が計算されているとき）決定因子のある群とない群の間で比較される。

　症例対照研究、したがってサンプリング調査では、全数調査と同じように研究基盤集団がある一定期間フォローされ、研究対象となる病気の発生についてモニターされる。だが、全数調査とは対照的に、決定因子と関連すると思われる共変量は、病気が発生した人のグループ（**症例群**）とその研究基盤集団からサンプルされた人のグループ（**対照群またはレファレント群**）のみから収集される。本来であれば、レファレント群という言葉を使うほうが研究サンプルとなる人のデータが同じ集団から収集されたことを的確に指しているため、より適切であるが、さまざまな文献などで対照という言葉が広まっているので、対照群という言葉を使用することとする。定義上、対照群として抽出されたサンプル集団は、研究対象となっている病気を持っていない。しかしながら、対照群は、非症例群からのサンプルではないことを強調しておく必要がある（図 9.1）。なぜなら対照群は、病気をフォローアップ期間中に発症しなかった人たちの代表であるからである。事実、対照群に所属している人の中には、フォローアップ期間以降に病気を発症する人もいる。したがって、研究期間中、集団の状態は変わりやすいため（しばしば、アウトカムがあってもなくても、新しくエントリーされた患者が研究グループに含まれ、それ以外の患者はサンプルとして抽出されないことが多い）、研究中のある一定時期にのみ患者をサンプルするのではなく、症例の自然発生している研究基盤集団の適格な代表性をサンプルが満たすよう、研究期間中のいくつかの時点で抽出するほうが賢明である。本章の後半で、「スイミングプール原理」を紹介しながら、集団からの妥当なサンプリング方法についてより詳細に取り扱う。

臨床研究における症例対照研究の歴史

　症例対照研究は、社会学分野において開発された。われわれが知る限りでは、医学分野で初めて症例対照研究の論文が発表されたのは 1920 年（**図 9.2、9.3**）［Broders］で、唇のエピテリオーマ（皮腫）に喫煙が関連しているかを評価する研究であった。537 人のエピテリオーマ患者と、500 人のエピテリオーマを持たない患者が、喫煙習慣について比較された。両群において、喫煙率は 79% と 80% とほとんど同じであったが、パイプタバコで喫煙する人の割合は、症例群（78%）のほうが対照群（38%）よりもずっと高かった。この初めての症例対照研究は、対照群の特徴やどのように対照群がサンプル抽出されたかなどの情報が提供されていない。加えて、パイプ喫煙と唇のエピテリオーマの関連は正しく計算されておらず、交絡因子に関する考察はなく、ましてや交絡因子で補正した分析など行っていなかった。そうは言うものの、パイプ喫煙と唇のエピテリオーマの関連は、後の異なる研究において裏づけられた。

　1950 年は、症例対照研究の手法が臨床研究に受け入れられる最初の年となった。この年、喫煙と肺癌に関する 4 つの症例対照研究が発表された。対照群のサンプリング方法や喫煙歴の誤分類など、いくつかの点で方法論的な欠点がみられたにもかかわらず、これらの研究はこの研究方法の可能性を明確に示した。

　1951 年、コーンフィールド（Cornfield）は、アウトカムの発生が非常にまれな場合、症例対照研究によるオッズ比とコホート研究による発生率は同じことを示し、症例対照研究の新たな応用分野を開拓した［Cornfield, 1951］。1959 年にも影響力のある論文が発表され、マンテル（Mantel）とヘンツェル（Haenszel）は層別化されたデータを用いて、オッズ比を計算する方法を編み出し、この結果、症例対照研究においても交絡因子で補正することができるようになった。さらにその後、Miettinen［1976b］は、コホート研究において算出される発症密度を

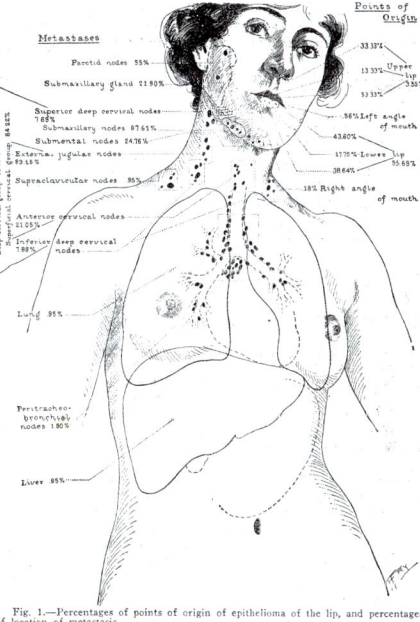

図9.2 1920年、医学文献に初めて掲載された症例対照研究

The American Medical Association の許可を得て転載．Broders AC. Squamouscell epithelioma of the lip. A study of 537 cases. JAMA 1920；74：656-64.

オッズ比で妥当に見積もることができるような、画期的な症例対照研究におけるサンプルの抽出方法を論文で発表するなど、症例対照研究の発展に非常に多大な貢献をした。

ここ 10 年間で、症例対照研究は、初めてこの研究が使われたがんに関する研究のみならず、さまざまな医学分野において用いられるようになった。この研究方法は、治療の効果と介入の副作用に関する研究においても、重要な役割を果たしている。特に介入の副作用に関する研究においては、大きな可能性があることがすでに示されている。例えば、重度の喘息患者に対する作用型 β 作動剤（作用型 β アゴニスト）の服用のリスク、妊娠中の女性によるジエチルスチルベストロールの投与と出産した女児の腟明細胞腺癌の発症、そしてより最近では、第三世代の経口避妊薬の服用による深部静脈血栓症の発症などがある。今までのところは、症例対照研究方法は、記述研究では広くは用いられないが、診断や予後に関する研究においては、ますます認知されるようになっている。

理論的デザイン

病気などの発症の関連性に関する研究課題についても、症例対照研究が目的とすることによっては取り扱われる場合もある。一般的に、症例対照研究は因果関係を解き明かすための研究であるので、病気などの発症を検討する際は、外的な要因（交絡因子）などの条件についても含めて検討する必要がある。

より最近では、症例対照研究の方法が記述研究でも使用されるようになってきた。**テキストボックス 9.3** には、切除可能な非小細胞肺癌を有する患者で将来骨転移が起こるかどうかを予測するための骨吸収マーカーを評価する、予後症例対照研究デザインの効率性を示す［Papotti et al., 2006］。10 もの高額な予測マーカーは、症例群と対照群の患者でのみに測定された。

テキストボックス 9.3
非小細胞肺癌患者における骨シアロ蛋白と骨転移に関する予後症例対照研究

目的： 非小細胞肺癌（NSCLC）の骨転移（BM）は、診断時または治療中に発見される。また、骨転移は患者の予後が不良であることと関連している。現在のところ、骨転移のリスクが高い患者を予測する、あるいは診断するマーカーは存在しない。

患者背景と研究方法： 手術で切除された非小細胞肺癌患者で、その後骨転移が確認されている 30 人と手術後転移がまったくない非小細胞肺癌患者 30 人、手術後骨転移がない非小細胞肺癌患者 26 人が臨床病理学的パラメーターでマッチングされた。主な腫瘍は、骨吸収や転移を含む 10 マーカーの免疫組織化学検査によって調べられた。グループ間の差はカイ二乗検定を用いて、臨床病理学的パラメーターとマーカー発現の予後に対する影響は、単変量分析（Wilcoxon 符号順位検定と Mantel-Cox 検定）と多変量分析（Cox 比例ハザードモデル）を用いて検討した。

結果： 骨シアロ蛋白質（BSP）は骨転移と強い関連があり（$P < 0.01$）、さらに全生存時間について、予後不良（$P = 0.02$, Mantel-Cox 検定）に関連していた。非選択の NSCL の BSP 蛋白質発現を評価するために、120 の切除された肺癌部位が研究に加えられ、BSP の罹患率は 40% に達した。その他のマーカーは、全生存時間や転移までの時間において、3 グループ間の予後に統計学的な有意差は認めなかった。

結論： 切除された主要な NSCLC における BSP 蛋白質発現は、BM と強く有意に関連しており、予防治療や経過観察の新しい手法を必要とする高リスクの患者にとって、非常に有用である。

出典：Papotti M, Kalebic T, Volante M, Chiusa L, Bacillo E, Cappia S, Lausi P, Novello S, Borasio P, Scagliotti GV. Bone sialoprotein is predictive of bone metastases in respectable non-small-cell lung cancer：a retrospective case-control study. J Clin Oncol 2006；24：4818-24.

データ収集のデザイン

○ 非実験研究と（一般的な）経時的研究のサンプリング方法

　定義上、症例対照研究は、（全数調査アプローチではなく）サンプリングアプローチで、非実験的である。多くの症例対照研究は、因果関係の解明を目的としており、経時的研究である。つまり、決定要因が起こる時間とアウトカムが発現する時間に、時間概念が存在する（$t > 0$）。典型的に、診断に関する症例対照研究は横断研究であり、時間軸はゼロである。

　症例対照研究は、前向きでも後向きでも行いうることを強調しておく。研究者が研究を行おうとしているときに、決定要因、アウトカム、また他の因子（交絡因子、修飾因子）がすでに入手できるときは、症例対照研究は、後向き研究になる。しかしながら、多くの場合は、症例対照研究は前向きで、研究者はある時点から症例を収集し、症例が十分に集まったところで終了し、症例を集めた同期間に対照を抽出する。症例対照研究は後向き研究であるという巷間の定義は誤りである。

○ 例示：スイミングプール、ライフガードのいす、網

　症例対照研究をデザインするとき、症例群も対照群もスイミングプールという集団（study base）から抽出することをイメージするとわかりやすい。研究者はライフガードのいすに座って、長い柄のついた網を片手に持って、遠くから水の表面を見渡す（**図9.3**）。

　スイミングプールの中にいる集団は常に変化しており、中には研究の対象となる決定要因を持った泳者と持っていない泳者がいる。重要なことは、一般的なスイミングプールは、常に人が出たり入ったりし、時に、一度出た人が再び入ったりする。このような大集団は、多くの症例対照研究の源集団と、さまざまな場所の住民がいる集団、一般的な健康保険を持っている集団、病院など医療機関を受診したことがある集

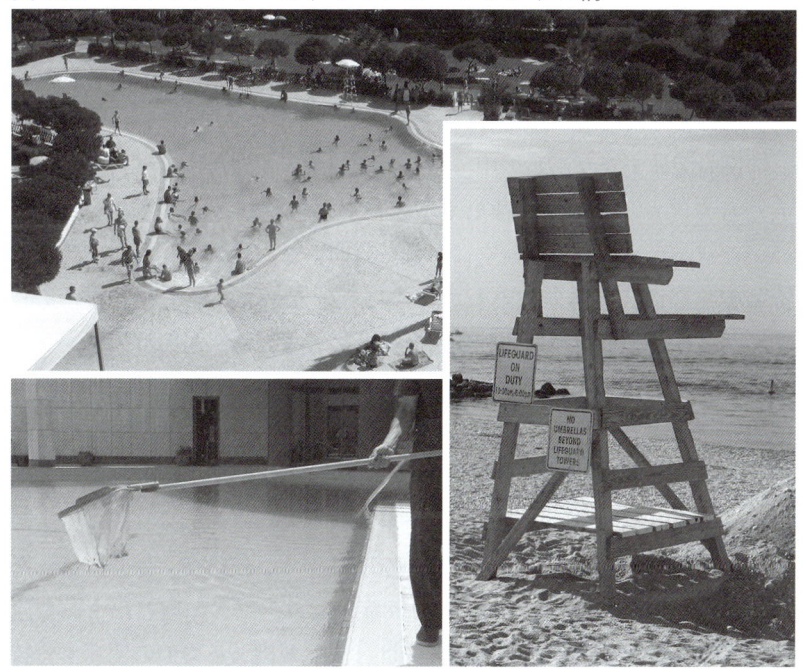

図 9.3　スイミングプール、ライフガードのいすと網

出典：Aerial of swimming pool, © Carolina/ShutterStock, Inc.；Man using net, © Eyüp Alp Ermis/ShutterStock, Inc.；Lifeguard chair, © Brett Stoltz/ShutterStock, Inc.

団（ある病院の近辺の人で、研究対象となる疾患にかかったとき、その病院を受診すると思われる人）などという点において非常に似通っている。新しい人が生まれると、この集団に入り、ある特定の地域に移ったりもする。また、この集団（スイミングプール）からは、さまざまな理由で離れることがある（例：死亡した場合、引っ越しをした場合、研究実施中にアウトカムが発生した場合など）。研究者の役割は、いすに座って、プールを眺めているライフガードに非常によく似ている。一般的に、ライフガードはある時点で、実際何名がプールの中にいるのか、各個人の特徴、ましてや彼らの身元などは正確には把握していない。症例対照研究では、決定要因とその他の因子（例：交絡因子）は、研究基盤集団すべての個人において測定されるわけではない。網がこのとき必

要となり、研究対象となる疾患の基準が満たされた症例を網で捕まえる。泳者が問題を起こした場合、または溺れた場合（症例となる）、ライフガードは網を使ってその人をすくいあげる。症例が発生するたびに、このようなことが起こる。

　症例対照研究がプールの中で行われていて、対照群にはプールにいる人たちの代表となる人を抽出することが求められていると考えるとよい。なぜなら、症例対照研究における対照群は、症例群も属していた研究基盤集団の代表性が保たれていなければならないからである。そして、プールの中の集団は連続的に変化し続けるため、対照群のサンプルを抽出するときは、異なる時間帯から抽出するほうが好ましく、同じ時間帯からばかり抽出すべきでない。1つのやり方としては、1回に1症例ずつ（または3症例など複数）プールの中から取り出すとよい。そして、いすに座っているライフガード（研究者）は、網でプールの中から無作為にその他の泳者（対照群）を取り出す。続いて、ライフガード（研究者）は、いすから立ち上がり、症例とランダムに取り出された対照を詳しく調べる（症例対照研究では、決定要因とその他の関連する特徴を測定する）。症例が発生するたびに対照をサンプリングする方法の代替法として、無作為に異なる時間帯から抽出する方法もある。

　症例を決定し、対照を抽出するという考え方は、コホート内で行われる症例対照研究でも適用する。コホート内ということは、ある時点で貸し切られていて新しい個人の入場ができない特別なスイミングプールである。前に述べた典型的な大きな動的源集団（dynamic source population）とは異なり、何名がプールの中にいるのか一般的にはわかっている（コホートのサイズ）。他の症例対照研究と同様に、研究者は決定要因や関連する特徴の情報を、症例と抽出された対照からのみ得ることができる。コホートや大集団から対照が妥当に抽出されているかを確認する方法については、本章の後半で説明する。

症例の決定

　他のどんなタイプの研究と同じように、アウトカムの定義はきわめて重要である。研究者にとって難しいがやりがいのある仕事は、研究期間中に症例の定義に合致したすべての人をプールの中からつかまえ、定義に合致しないものを無視するという網をデザインすることである。さらに、アウトカムが起こった日時に症例を決定し、対照を抽出できるように計画しなければならない。

　理想的には、研究期間中すでに存在している登録はすべての症例の同定に応用すべきである。例えば、がん登録や死亡登録、退院時診断や健康維持機関データベースのプライマリ・ケアにおけるコード化された診断である。死亡はうつや良性前立腺肥大、副鼻腔炎などの診断よりもずっと簡単であるというように、アウトカム次第では、偽陰性、偽陽性が数多くあるということを強調しておくべきであろう。

　妥当な症例疾患の登録情報が利用できない場合、アドホック登録が必要となることがある。例えば、利尿剤と他の降圧剤による突然心臓死のリスクを検討した症例対照研究では、地理的領域をよく考慮し、全例治療中の高血圧患者から突然心臓死を症例として検出する方法がとられている［Hoes et al., 1995a］。2.5年という研究期間中、死亡診断書に署名をしたすべての医師には、短いアンケート用紙が配られ、一連の症状と死亡までの時間と死亡が心臓に原因がある確率を回答した。突然心臓死の定義は、一連の症状から死亡までが1時間以内で、心臓が原因であることが除外できない場合である。

　理論的には、症例となる疾患の厳格な定義が適用されるべきなのだが、時に研究の実現可能性を優先させてしまい、その結果、偽陽性や症例の取りこぼしが発生してしまう（偽陰性）。アウトカムの誤分類は、決定因子と症例群のアウトカムの関連を弱めてしまう。一般的に、症例を見逃してしまう偽陰性より、偽陽性は（症例でないものを症例としてしまう）症例対照研究において大きなバイアスの入った結果を招いてし

まう。もっとも、症例対照研究では、珍しいアウトカムを扱うので、あまり偽陰性は起こらない。結果として、登録情報が完全でなくても、必ずしも研究の妥当性を落とすものではない。誤分類はまた大きな差違をもたらすことがあり、実際、決定因子の存在に左右される。複数の経口避妊薬の服用による深部静脈血栓症の発症を検討した症例対照研究では、ある特定の経口避妊薬を服用した女性の血栓症も他の経口避妊薬を服用した女性の血栓症と同グループとして扱うと、このような誤分類が起こりうる。誤分類によるバイアスのかかった結果はかなり重要なものではあるが、その方向や大きさを予想することは難しい。

症例の有病率と発生率

　診断症例対照研究などの横断的症例対照研究は、疾患を有する人だけを症例に含めることになっている。しかしながら、その他多くの症例対照研究は、後向きであろうと前向きであろうと、時間軸がゼロではなく、研究基盤集団（スイミングプール）は時間軸で追跡される。これらの症例対照研究の目標は、決定因子の作用としてのアウトカム**発生率**を数値化することであり、有病症例ではなく発生症例を対象にすることが理に適っている。この点において、発生率の分子に疾患の発生のみを含めたコホート研究や大集団研究に類似している。

　特にアウトカムの発生がまれな場合（症例対照研究という手法を選択する主な理由であるが）、十分な数の発生症例を研究に含めることは非常に難しい。このような状況下では、有病症例を含める、または有病症例と発生症例を合体させることを考える人もいるかもしれない。しかしながら、有病症例を使用することには、潜在的に大きな問題が存在する。

　第一に、疾患の有病症例には発生と疾患にかかっている期間の双方が反映されていることに留意すべきである。仮に、ある症例対照研究の目的が初期のがんに対する放射線治療による被曝と続発性悪性腫瘍として

の白血病の関連を検討することであったとしよう。研究者は、ある地域のクリニックで白血病を治療した症例を有病症例として扱うことができるかもしれない。この場合、有病症例は生存時間が長いため、発生症例を研究に含めた場合に比べて、平均的に生存時間が長い患者を研究に含んでしまうことになる。放射線被曝によって発生する白血病患者の予後は非常に悪く、有病症例を使用した症例対照研究では、リスクが増大することを表すことができない。

　第二に、有病症例を使用すると、決定因子がアウトカムよりも前に起こっていることを保証できず、アウトカムが決定因子を変えてしまう可能性を排除することが難しい場合がある。結果としてのバイアスは、研究対象となった決定因子に起因する。例えば、食物摂取は性別や遺伝子マーカーに影響し、多くの潜在的な問題となる場合がある。膵臓癌とコーヒー摂取の関連を検討した症例対照研究では、疾患の発生（発生初期）によってコーヒーの摂取の趣向が変化した者を研究から排除することが非常に難しい。

　しかしながら、決定因子が症例となる疾患や生存の期間に影響するのでなければ、「卵か鶏か？（どちらが先か？）」というジレンマは起こらないので、症例対照研究において有病症例を含めることはむしろ効果的である。もっと言えば、糖尿病や関節リウマチのように、多くの疾患は最初の臨床症状が起こってしばらくしてから診断がつく（疑い病名）。このような状況下では、発生（incident）は、実際のところ有病（prevalent）と同義である。

　Vandenbroucke と共同研究者［1982］は、経口避妊薬の服用による関節リウマチの予防効果について検討した。疾患の発生が非常にまれなため、症例対照研究が選択された。**表9.1** がその研究結果である。

　論文の考察で、著者は有病症例を含めたことに関して、「われわれは、専門クリニックからサンプルを抽出する場合は、リウマチの発生を定義することは非常に難しいため、有病症例を選択した。ほとんどの患者は、専門クリニックを受診する前に、一般内科医やその他の専門医に

表 9.1 経口避妊薬と関節リウマチ発症のリスク

	まったく使用しない	過去に使用	現在使用中	使ったことがある
補正なし	1	0.26 (0.16〜0.42)*	0.46 (0.30〜0.70)	0.36 (0.25〜0.52)
補正あり	1	0.40 (0.22〜0.72)	0.45 (0.28〜0.75)	0.42 (0.27〜0.65)

*95％信頼区間

Vandenbroucke JP, Valkenburg HA, Boersma JW, Cats A, Festen JJ, Huber-Bruning O, Rasker J. Oral contraceptives and rheumatoid arthritis: further evidence for a preventive effect. Lancet. 1982; 320: 1839-42. の許可を得て使用

よって、すでに治療されているからである」と述べている。彼らはさらに、関節リウマチが女性の経口避妊薬の服用に影響し、薬に効果ありという誤った結論を導いているのではないかという反論に対して、「原則として、症例群と対照群の疾患発生までの時間が、アウトカムの曝露によって影響しないなら、有病症例を利用しても妥当な比率を求めることができる。この状況が本研究に影響を与えることはないであろう」と回答した。また、研究者たちは、曝露の分類は、関節リウマチ症状で初めてクリニックを訪れた、または経口避妊薬を服用する前のデータに基づいたと主張した。結果として、決定因子とアウトカムが逆転する可能性は非常に小さくなった。

○疾患を発症したすべての人が症例に含まれる必要はない

症例対照研究は、アウトカムがまれな場合に使われる研究手法であるため、研究期間中に症例基準を満たすすべての人を研究に含めるのは賢明ではない。しかしながら、症例となる疾患の**サンプル**となる人のみ、症例群として含める場合もある。アウトカムの発生が比較的頻繁で十分に統計的パワーがある場合は、症例はアウトカムが発生した集団からのランダムサンプリングで構成されてもよい。このアプローチの例として、股関節骨折のリスク要因についての研究がある［Grisso et al., 1991］。無作為に選ばれた初めて股関節骨折で研究に参加する 30 の病

院のうち、1つの病院に入院した女性174人が症例群として含まれた。

加えて、症例となる疾患を持つ人から、**層別化サンプリング**によって抽出される場合もある。例えば、因果関係を検討する症例対照研究で、交絡因子（もしくは補正因子の評価）で補正する場合に、1つ以上の交絡因子や補正因子が少なすぎるため、データ解析上、正確に分析することができないと予測されるときに行われる。症例対照研究で、鳥を飼っている人が肺癌の発症に起因しているかどうかを検討するとしよう。この研究では、室内の汚染が肺癌に関連していると提言された。鳥を飼っている人には喫煙者が多く、肺癌の主な決定要因である喫煙は重大な交絡因子である（**図9.4**）。

肺癌と2つの医療施設で診断されたすべての患者を症例群として研究に含めるのは、多くの肺癌患者は喫煙しているので、彼らの中で喫煙したことがない人の割合が非常に少なくなってしまい、対照群の中で喫煙する人の割合はさらに低くなってしまう。実質上、喫煙歴という交絡因子で補正することなど不可能である。1つの解決方法としては、喫煙

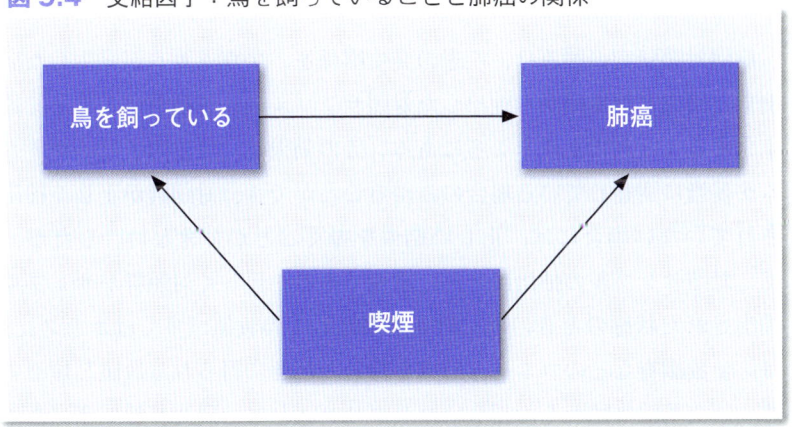

図9.4 交絡因子：鳥を飼っていることと肺癌の関係

鳥を飼っている人では、飼っていない人に比べて喫煙者の割合が高く（喫煙→鳥を飼っている）、喫煙は肺癌のリスクを増大する（喫煙→肺癌）。喫煙は、鳥を飼っている人と肺癌の双方に関係する交絡因子である。

したことがない肺癌患者の症例をすべて含め、喫煙歴のある肺癌患者はランダムサンプル抽出（30%など）を行うとよい。重要なことは、この層別化症例サンプリングは、対照サンプルの抽出にも重大な影響をもたらすということである。対照サンプルの抽出は、症例の特徴に似るように行ったほうがよい。つまり、対照群は、全例が研究基盤集団から抽出され、すべての対照群は喫煙歴がなく、喫煙しない集団のサンプル（30%など）となっていなければならない。

興味深いことに、直感に反していても、決定因子によって、症例の抽出が層別化されると考える人もいるかもしれない。層別化サンプリングは、ある決定因子を持つ症例の数が非常に少ないときに用いられる手法である。繰り返しになるが、対照群を抽出する際にも、類似した方法をとる必要が出てくる。しかしながら、この手法はほとんど研究者によって扱われることはなく、これ以上の層別化サンプリングの詳細な説明はこの章にはそぐわない。より詳しい情報は、他の出版物を参照されたい ［Weinberg & Wacholder, 1990 ; Weinberg & Sandley, 1991］。

対照の抽出：研究基盤集団の原則

症例対照研究の強みは、疾患の発生関係を、アウトカムが発生した症例群と研究基盤集団から抽出した対照サンプルのみを検討することで数値化することができるところにある。この効果は、決定因子とアウトカムが妥当に関連している場合のみ得ることができ、対照群が正しく抽出されていない場合には、正しい結果を導くことができない。したがって、対照サンプルの抽出は非常に重要である。正しく対照群がサンプル抽出された状態のときのみ、研究結果としての数値（多くはオッズ比）は、全数調査などのコホート研究を行ったときに得られる数値と類似する。研究基盤集団からの正しいサンプリングとは、研究基盤集団（スイミングプール）の特徴に配慮してサンプル抽出をするということであり、対照群は、研究期間中に症例が発生している研究基盤集団の代表性

を保持している必要があるということになる。妥当な対照群のサンプル抽出を表現するために、動的集団とコホートという2種類の研究基盤集団について考える。

○ 動的集団（dynamic population）からの対照サンプルの抽出

ほとんどの症例対照研究は、動的集団の中で行われる。動的集団の特徴は、常に人々が新たに集団に入ってくるし、出ていくということである。本章の冒頭で述べたように、保険会社やプライマリ・ケアクリニックなどに登録されている情報で、近くの住民、地域、病院の近くに住んでいる人などが含まれる。**図9.5**は、動的集団の例である（現実的でないくらい小さい集団であるが）。この集団は、1年間フォローされ、症例対照研究が行われた。この研究基盤集団は、ある病院周辺の症例が確認された集団（急性虫垂炎になったすべての人がこの病院を受診しているとしよう）の代表性を保っているとしよう。この病院の受け持ち区域である場所の住民は、一般的には症例となる疾患にかかった場合、その病院を受診するであろう。

全体として、少なくともある研究期間の間、15人の対象者が研究基盤集団に存在した。その研究が始まった当初から、対象者1と対象者3は、研究対象となるアウトカムを発症することなく研究基盤集団に存在した。対象者2も同じく、対象となるアウトカムを発症しなかったが、おそらく新しくこのエリアに引っ越してきたため、研究が始まって1.5か月もしてから研究基盤集団に加わった。対象者4は、研究が始まった当初から存在し、研究が始まって6か月後にアウトカムを発症した。対象者5は、研究が始まって、3〜4か月で研究基盤集団に加わり、11か月目でまた去った。おそらく他のエリアに引っ越し、今後アウトカムを発症したかどうかのフォローが不可能となれば、研究脱落となる。対象者5が研究基盤集団に存在していた間は、虫垂炎として診断されることはなかった。全体で、12か月の研究期間中に4症例が確認され、1

症例に対して1つずつ対照が抽出される。動的集団の場合、代表性のあるサンプルを、12か月という研究期間の間のうち、ある一時点のみから対照群を抽出することはできない。例えば、12か月目で対照サンプルを抽出するとき、どんなに研究基盤集団に影響を与えている人であったとしても、対象者5と対象者10は対照として含められるべきではない（むしろ、この期間で症例となるかもしれない）。研究基盤集団の代表性を保つ対照サンプルを抽出するのに魅力的な方法は、症例が確認されるたびに対照サンプルを抽出することである。この例では、最初の対照サンプルが3か月目にその時点に存在する研究基盤集団から無作為に抽出された。定義により、対照サンプルは対照として選択されたとき、急性虫垂炎を発症していない。同様の方法が、症例発生のたびに行われる（**図9.5**の縦の線に描かれた点）。

　そもそも、症例対照研究で取り扱うアウトカムはまれなので、あまり起こることではないが、まれに対照サンプルが、研究期間中に症例となる疾患を発症することがある。重要なことは、たとえ対照サンプルが対照として抽出された後に症例となる疾患を発症しても、研究基盤集団には何ら影響がないということである。後に対照サンプルが症例となる疾患を発症してしまっても、ある症例が発生したときに選ばれた対照サンプルは、その時点での研究基盤集団を代表しているからである。結果として、この対象者は、対照群にも症例群にも含まれるべきである。同様に、一度対照サンプルとして抽出された人は、再び対照サンプルとして抽出される可能性がある。例えば、対象者4が急性虫垂炎と診断されたときの場合である。このとき選ばれた対照は、症例が発生したときの研究基盤集団の代表性を保っているため、再び研究基盤集団に含められるべきである。二度も対照として抽出されるからといって、すべての特徴がまったく同じとは限らない。曝露（例：ある薬の投与状況）が変化している可能性もある。

　時に、症例が起こるたびに対照を抽出することが難しい場合がある。代替方法として、時間点を無作為に選択し、その時点での研究基盤集団

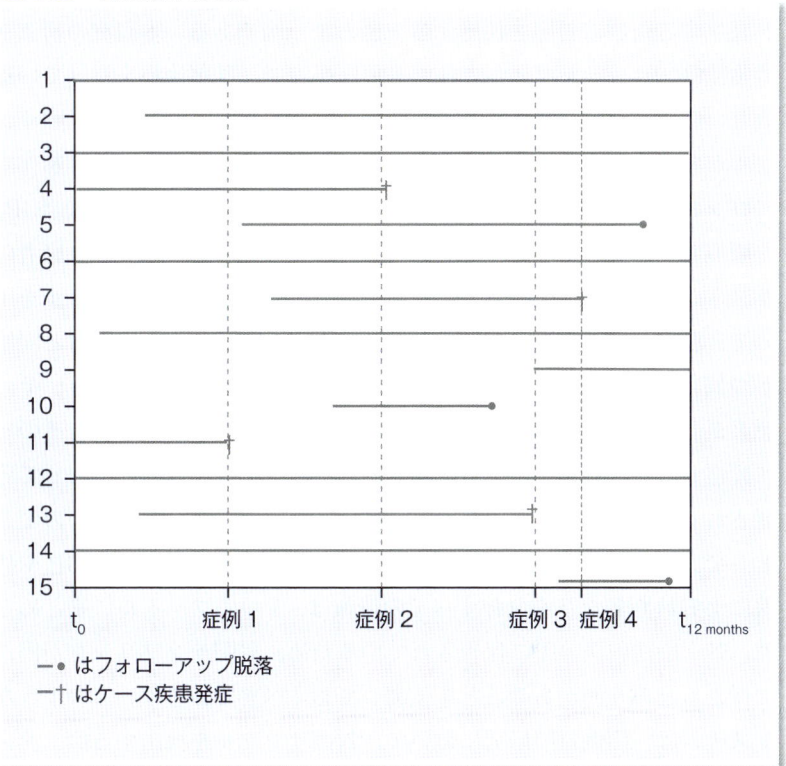

図 9.5　動的集団経験

```
　ー●　はフォローアップ脱落
　ー†　はケース疾患発症
```

から対照を抽出することができる。加えて、毎月など、ある定義がされた時間間隔で対照サンプルを抽出することもできる。

対照サンプルが本当にベイミングプールの一部から発生しているかどうかを確認するためには、研究者は下記の基本的な質問に答えられなければならない。

　この対照患者が、研究期間中に、アウトカムを発症した場合、症例として扱われるのであろうか？

このルールは、すべての症例対照研究において大切である。

治療中の高血圧患者における、突然心臓死と利尿剤やその他の降圧剤

の関連について検討した研究は（症例の決定で取り上げた研究）、症例が発生するたびに対照を抽出する方法のよい例である。本研究の研究基盤集団は、ロッテルダムに在住の高血圧患者で、薬剤治療を受けている人というまさに動的集団である。突然心臓死が起こるたびに、対照サンプルが無作為に次の方法で抽出された。まず症例が発生すると、無作為にコンピュータプログラムで選ばれたロッテルダムの一般内科医（GP）を研究者が訪れる。そして、コンピュータに登録されている成人患者のリストから、アルファベット順に並べられている紙媒体のファイルを用いて、苗字・名前の順に並べられたリストから、最初の症例患者と同姓かつ同年齢カテゴリー（5年間隔）に属する人が選ばれた。もし、その患者が高血圧のための降圧剤を用いており、対照として選ばれたその日に死亡したことがGPによって確認されたら、その患者は症例として登録される。この章で触れたとおりの理由から、マッチングのための変数として、年齢と性別が選択された。オランダの住民の処方薬、GPや病院による診断名などを含むすべての情報は、1つのファイルにまとめられ、各一般内科医の下に保管されているため、対照サンプリングが円滑に行えるという面があることを強調しておくべきであろう。このようなシステムは、症例対照研究において、対照サンプルを抽出する際、非常に有用である。

○コホートからの対照のサンプリング：コホート内での症例対照研究

図9.6は、非常に小さなコホートを示している。グラフでは、すべての対象者が同じ日に組み入れられているようにみえるが（t0）、決してそうではない。コホートに予定の人数の患者を登録するのに何年もかかっているかもしれない。いったんコホートにエントリーされると、その人の時間軸はt0と設定され、対象者はある時点まで追跡され、時には永久的に追跡されることもある。動的集団とは対照的に、ある時期のある時点でコホートの登録は完了し、それ以降はエントリーすることは

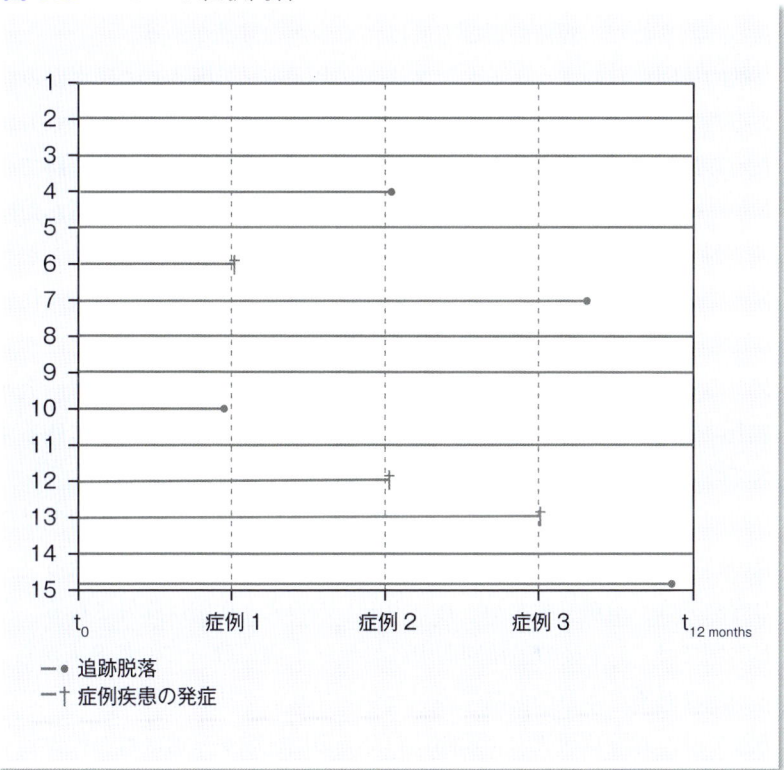

図9.6　コホート経験内容

─● 追跡脱落
─† 症例疾患の発症

　できない。多くの動的集団とは異なり、コホート内のメンバーは全員わかっていて、少なくともいくつかの特性については評価されている。それでも多くの理由によりコホート内で症例対照研究を行うことは効率的であろうが、特に決定要因の評価に時間と費用がかかるときにはそうである。

　研究の目的が、ある遺伝的多型とアルツハイマー病の関連を定量評価したい場合、コホート内での症例対照研究は、非常に有用であろう。このような研究は、**ネステッド症例対照研究**と呼ばれ、時に、対照の選び方によって呼び方が変わることもある。この症例対照研究では、12か

月の追跡期間内に15人のコホート内メンバー中3人がアルツハイマー病と診断された。対照の選び方にはいくつかの方法がある。

　動的集団からのコホートサンプリングと同様、診断された患者がみつかるたびに対照を選んでもよい。3か月の時点でコホート内の残り13人から最初の対照が選ばれ、15人から最初の症例と10番目の追跡できなかった人が引かれる。症例が診断されたときに、ランダムに選んだ時点で対照を選んだり、定期的に、例えば1週間おき、あるいは1か月おきに選ぶ方法もある。さらに、選ばれた対照は、定義上、研究を代表したものとなり、研究期間内のいくつかの時点で対照を選ぶことでサンプルの妥当性を高めることができる。しかし、このような方法は研究運営上の問題があり、対照をランダムに選ぶたびに、コホート内に残るすべての対象者を含む標本枠が、いつも必要となるからである。

　初期の多くの症例対照研究で、そして、時に今日でさえも、対照は研究のいちばん最後に、コホート内に残っている対象者から選ばれる。この方法では、追跡できなかったコホート内の人と症例は除外される。今回の例では、1年後の追跡期間中にコホート内に残っている8人から3人が選ばれる。本章の前項で述べたサンプリング法とは対照的に、この方法では、対照は研究の全期間にわたる集団経験から選ばれた代表者ではないことから、研究基盤原則が破られてしまう。特に、多くのコホート内の人が追跡不能になったり、多くの人が病気を発症した（つまり、アウトカムがまれでない）場合に、この方法では決定因子-アウトカム関連の推測上、バイアスを生じる。以上の理由で、追跡期間終了時にコホート内に残っている人から対照を選ぶことは勧められない。

　さらによい方法は、研究を開始する時点（t0）で、対照を選んでおく方法である。直感的に、ある特定の時期に対照を選ぶことは研究基盤原則に反するように思われるが、t0でのサンプリングは重要な例外である。図9.6をみると、t0時にコホート内から対照をランダムに選ぶと、これがコホート内すべての人の代表となり（つまり、決定因子の分布についてすべての情報を得ることができる）、その中から、将来症例が発

生することとなる。このタイプのネステッド症例対照研究は、通常**症例コホート研究**と呼ばれる。この言葉では、この研究は、本質的にサンプリングを行うことから症例対照研究であって、コホート研究ではないため、混乱を生じる。この方法が用いられる事例が増えてきているため、症例コホート研究とその利点、限界について、より詳細な議論を次項で展開する。

対照シリーズの特殊タイプ

症例対照研究において、研究ベース（動的集団またはコホートに限らず）からのサンプリングは、適切な方法である。しかし、これは時に困難であり、特に動的集団では、コホート研究に比べてメンバーがよくわからないため、そうである［Grimes & Schulz, 2005］。対照のサンプリングを容易にするためには、特別な対照群、例えば大集団（集団対照）、他の疾患で入院している患者（病院対照）、近隣の人（近隣対照）などがしばしば用いられ、提唱される。近隣の人や家族または他の疾患を持っている人を対象とするのは、魅力的で実際的のようにみえるが、対照群が研究基盤原則を遵守せず、対照が選ばれると、その妥当性、したがって研究の妥当性が損なわれるかもしれない。残念ながら、対照群選択の根拠については、研究者による記述がしばしば欠落していて、読者が対照の「缶」、もっと悪い場合、複数の「缶」に直面し（**テキストボックス9.1**）、研究者に対照が研究基盤を代表しているかどうかを判断させている。次項では、文献中で広く使われているいくつかの種類の対照について議論する。

○ 集団対照

理論上、集団対照は、症例対照研究の症例が由来する同じ集団から選ばれるべきである。喫煙と肺癌との関係や、運動と心血管系疾患の関係を調べる因果研究のような、生起関連の分野が人の集団であるときには

特にそうである。症例対照研究では、症例の同定は時間や場所によって制限されるため、大きな集団から選ばれる対照も、理想的には同様の制限を受けるべきである。集団対照を設定することの利点は、定義上、それが研究基盤を代表しているからである。

　アルコール摂取と急性虫垂炎の関連を調べる症例対照研究（分野：全人類）において、症例はある地域内の総合病院で1年間に発生し、一般集団が症例の発生源となっている。しかし、対照の選択は、理想的には、同じ期間中に特定の場所に住んでいる住民に限られるべき（例えば、その病院の近くの地域）である。前述のように、このことは研究期間内の複数の時点で行われた集団登録からサンプリングされることによって達成できる。さらに、「対照として選ばれた人が、もし研究期間内にアウトカムを発症したなら症例として扱われるであろうか」と自問することが、研究者、読者ともに対照の選定における妥当性を評価するのに役立つ。

　集団登録内からのサンプリング以外にも、有効的に集団対照を選出する方法が提案されている。ランダムの番号に電話をかけるランダムデジタル電話法が、かなり一般的である。対照者からどのような情報を引き出す必要があるかによるが、コンピュータを用いて、必要な多肢選択問題を尋ねて回答者の答えを保存しておくことさえできる。この方法の利点は自明である。欠点は回答率が比較的低いことであり、参加しそうな人をコンピュータで質問したときに特にそうである。さらに、すべての人が電話を持っているわけではなく、携帯電話を持っている人もいて、電話に出ないことも多い。この現象は、例えば、社会経済的地位や雇用状況、健康状況と関連している。もし、これらの因子が決定因子（もしくは交絡因子）であるか（もしくは関連があるか）を研究している場合、結果としての回答は、バイアスを生じる可能性がある。選択的に電話に出ない場合には、集団対照の選択に応用されるあらゆる方法の妥当性を脅かしかねない。なぜなら、研究に参加する一般集団のメンバーのモチベーションは、例えば、病院対照の場合よりも低いからである。テ

キストボックス 9.4 には、集団対照を用いた症例対照研究が示してある。対照は、ランダムデジタル電話法によって抽出されている［Fryzek et al., 2005］。症例と対照からの必要な情報は、インタビューで得られた。

この研究からの以下の引用は、対照からの回答率が比較的高い（76％）ものの、集団対照に典型的な選択過程を示している。登録可能症例の92％が参加した。

> 本研究に参加可能な一般集団の 597 人のうち、19 人は電話がつながらず、1 人は連絡をとる前に死亡し、27 人は研究初期の登録時に 45 歳以下の過剰登録が起こったため連絡しなかった。残りの 550 人に研究参加

テキストボックス 9.4
集団対照を用いて、BMI と膵臓癌の関連を調べた症例対照研究

BMI の増加が、膵臓癌のリスクを高める可能性があることがいわれるようになった。研究者らは、BMI と膵臓癌の関連が性別、喫煙、糖尿病によって変わるかどうかを、ミシガン南東部に住んでいる人を対象に、1996〜1999 年の間、研究を行った。新たに膵臓癌と診断された 231 人を 388 人の一般の集団と比較した。人口統計学的要因と生活スタイルについて個人面談で聴取した。非条件つきロジスティック回帰分析で BMI と膵臓癌の関連性を評価した。男性においては、体重が増加するごとに膵臓癌のリスクが統計学的に有意に上昇し（$P_{trend} = 0.048$）、女性にはこの関係はみられなかった（$P_{trend} = 0.37$）。非喫煙者においては、BMI がもっとも小さい群に比べ、高い群では 3.3 倍、膵臓癌のリスクが高まった。対照的に、喫煙者ではその関係は認められなかった（$P_{trend} = 0.94$）。インスリンを使用している患者では、BMI と膵臓癌リスクは関連せず（$P_{trend} = 0.11$）、インスリンを使用していない人で有意に膵臓癌のリスクが増加した（$P_{trend} = 0.039$）。このよく検討された集団ベースの研究では、BMI 上昇と膵臓癌のリスクの関連がみられ、特に男性と非喫煙者で著明

> であった。加えて、糖尿病がない場合も BMI は膵臓癌発生の病因に重要な役割を果たす可能性がある。

出典：Fryzek JP, Schenk M, Kinnaid M, Greenson JK, Garabrant DH. The association of body mass index and pancreatic cancer in residents of southeastern Michigan, 1996-1999. Am J Epidemiol 2005；162：222-8.

の依頼がなされ、そのうちの 420 人（76％）が同意した。

○ 病院対照

　最後の段落に出た研究は、症例対照研究に対照病院を用いることが有用なことを示している。つまり、研究参加への意思である。一般的に、一般対照者よりも患者や入院中の患者の反応率は高い。さらに、対照を同じ病院にほかの病気で入院している患者から選出することは、研究者らが症例と同じ病院に入院している患者から同じようなデータを集めているため、効率的である。症例対照研究が行われるようになった最初の頃から、病院対照は広く用いられており、現在も同様である。

　しかし、病院対照の欠点は少なからずある。特に、症例対照研究の妥当性については、症例となるケースが一般的なサンプルとならない場合に問題となる。対象としている病気以外の病気を持っている患者において、関連のある特徴の分布が研究に参加する人によって異なる可能性も考えうる。例えば、喫煙とそのほかの嗜好、過体重、基礎疾患や内服薬の使用が「本当の」研究基盤に比べて入院中の患者でより多くみられる。さらに、対象人口は扱う疾患によって異なる。例えば、同じ病院で虫垂炎の症例は小児白血病の症例よりもより小さな範囲で発生する。しかし、もし、関連のある特徴の分布が同様であれば、研究の妥当性にはほとんど影響を与えない。

　病院対照を置くにあたってバイアスを防ぐための一般的な方法は、多くの対象疾患を用いることである。このような「カクテル」の方法を用

いる根拠は、単純とまではいえなくても簡単である。1疾患の対照では、バイアスを生じる（例えば、対象疾患の中で関心のある因子への曝露が実際よりも高いからである）とすると、他の対照疾患を選べばバイアスが相殺されるはずである（対象者のうちで研究ベースよりも曝露が小さいかもしれない）。その代わり、興味の対象となっている決定因子とすでに関連のあることがわかっている疾患はしばしば除外され、救急外来を受診する患者が対照として選ばれる。後者の対照群の利点は、基礎疾患や不健康な習慣を有する人の割合が他の病院対照よりも低いことが多いことである。

　しかし、これらの方法は病院対照の利用を非常に複雑にする。通常は、読者や研究者にとって、症例対照研究に必須の前提条件－対照が研究基盤から妥当性を持って選ばれている－を満たすかどうかを判断するのは、非常に困難である。よくあることだが、研究者は根拠を提供することなく選択した対照疾患について言及していたり、選択に欠点があることの可能性を十分に議論しない。そして、研究者たちは実際に病院対照（対照疾患の「開けられた缶」）が研究基盤（対象地域の集団）と同様であるかどうかの判断を読者に一任している。われわれは、対照を病院周辺の人口から選ぶときの手順上の問題があることは承知の上で、病院対照を用いるべきでないとは考えていない。しかし、対照を選ぶ際の妥当性を証明することは、研究者の責任であることに疑いの余地はない。半世紀以上前に発表されたDollとHill［1950］の有名な研究では、彼らは病院対照を選択する際の妥当性について述べ、その責任を果たしている（**テキストボックス9.5**）。

○ 近隣対照

　症例と同じ近所から対照を選ぶことは、しばしば集団対照の代替案として使われる。大きな集団（または、病院の症例が周辺の集団から利用されるとき）からランダムに抽出される代わりに、研究者が同じ近隣住民から症例に対応させて1人以上の人を抽出する。近隣住民を入れる

テキストボックス 9.5 病院対照を用いた症例対照研究

病院対照を用いた症例対照研究の例は、Doll と Hill による喫煙と肺癌の有名な研究である。以下の論文からの抜粋は、対照のサンプリングに焦点を当てる。

「しかしながら同様に、ある特定の臓器のがん患者をインタビューするにつれ、医療ケースワーカーは"がんを持っていない対照"患者が必要となった。これらの患者は同定されていなかったが、それぞれの肺癌患者が通院していた病院で、医療ケースワーカーは、同性で±5歳で同じ時期に同じ病院に通院していた患者からインタビューした」。

709人の患者は、がん以外の消化器系や循環器系、呼吸器系疾患など多くの疾患があった。

研究者は、対照患者は喫煙とは関係なく選択されることがとても重要であることに気づき、追加の情報を研究する価値があり、読者からの以下の意見に対して証明することが重要であることを認識した。

「対照の選出で、少量の喫煙者において特別なバイアスがあったというエビデンスはない。つまり、インタビューされた患者グループは、喫煙を比較するという観点からは十分満足できる対照群といえると考えている」。

半世紀前に行われた研究ではあるが、病院対照の利点を実証しており、対照グループの妥当性を研究者がしっかりと議論すべきだということを示している。

出典：Doll R, Hill AB. Smoking and carcinoma of the lung. BMJ 1950；ii：739-48.

ことで魅力的な研究となるが、多くは症例として同じ研究ベースから派生したようになり、すでに研究者らは症例から必要な情報を収集している。その他の利点としては、ある特徴、例えば、経済状況などの交絡因

子などが同じということが挙げられる。

しかし、後者は不利益となる可能性もある。症例と対照は、その特徴によってマッチされる。しかし、症例対照研究におけるマッチング（詳細は後述）は、決定因子の特徴を調査できない可能性があるという、重要な危険性を含んでいる。例えば、高圧電線と小児癌の関係を評価する症例対照研究において、近隣対照を選ぶことは賢いとはいえない。近隣対照のその他の不利益としては、反応に乏しく、研究者がどこまで隣人とするかを調べる必要があるときに、時間とコストがかかることである。

テキストボックス 9.6 には、甲状腺癌に対するライフスタイルとその他のリスク要因を同定するために行われた症例対照研究の抄録を挙げ、近隣対照のサンプリングの方法と、その際の多大な労力について記述する［Mack et al., 2002］。

この研究での対照の選択は、研究された危険因子とは独立しており

テキストボックス 9.6 近隣対照の例

> インタビューした患者の1人に対して、1人の近隣対照を探した。甲状腺癌と診断された時期にある特定の地域に住んでいる住民の中から対照を抽出するという方法を用いて、人種と誕生年（5年以内）が同様で、最初にマッチした女性にインタビューした。それぞれの症例に最大 80 の家庭が訪問され、マッチした対照が脱落しないように3回訪問した。302人の症例に対して、296人の対照がマッチした。263人は、最初に対照として参加することに同意した。3人は以前に甲状腺切除術をされていたため除外され、1人はマッチした症例よりも若かったため除外された。292人の症例-対照のペアの質問内容が、解析可能であった。症例とマッチした対照のインタビューまでの平均時間は、0.3年であった。

出典：Mack WJ, Preston-Martin S, Bernstein L, Qian D. Lifestyle and other risk factors for thyroid cancer in Los Angeles Country females. Ann Epidemiol 2002；12：395-401.

（食事の嗜好などのように）、このような対照は実際には症例ともなりうる研究ベースからのサンプルを表しているのかもしれない。しかし、不幸なことに、著者らは対照グループの選出については述べていない。

○その他の対照：家族、配偶者など

家族や配偶者（または友人や同僚など）を対照とする魅力は、明白である。回答率が非常に高く、データ回収が比較的簡単である。しかし、欠点は、症例と対照のマッチングが経済状況や年齢、家族、環境、ライフスタイルなど、わかっているもしくはわかっていない特徴によって行われるということである。本章で後に述べられるように、症例と対照のマッチングは、かなりのバイアスを生じる可能性がある。特定のグループを対照とすることは、対照は症例が出た研究基盤を代表すべきという原則から外れることは明らかで、そのため対照選択の妥当性が損なわれ、結果として研究でわかったことまで損なわれてしまう。例えば、症例となった人に家族や友人、同僚から対照を選ぶようにお願いすることで、バイアスを生じてしまうことは簡単に想像できる。なぜなら、対照における重要な特徴の分布が、研究基盤を代表せずに症例に似てしまうからである。

複数の対照シリーズ

多くの症例対照研究では、複数の対照を用いている。理論的視点からは、これは理解し難い。対照群は、研究期間内に症例が発生した研究基盤内の決定因子についての情報やその特徴を提供するもので、必要なことは、そのような妥当な対照が1つありさえすればよいことである。なぜ、多くの群を使うのか？

小児におけるReye症候群発症のアスピリンの役割について検討する研究で、4種類もの異なる対照群がサンプリングされた。同じ病院に入院した子ども、同じ病院の救急外来を受診した子ども、症例と同じ学

校に通っている子ども、そしてランダムデジタル電話法で集団から選ばれた対象の4種類のグループである［Hurwitz et al., 1987］。いくつかの異なる対照群を選んだ理由は、研究者が、対照群の選定が適切かどうか自信がなかったからである。多くの対照群を選ぶのは、それなりにデータ収集の方法に弱点があると考えることができる。それにもかかわらず、サンプリングの状況に問題があると考えられ、対照抽出の妥当性は簡単でない場合、2つの異なる対照群との比較で、似たような結果が得られれば、安心できよう。しかし、解析に用いた対照群によって結果が異なる場合、研究結果の解釈に疑問が出てくる。研究者は、どの対照群が研究基盤をもっとも表しているか、**後向き**に決定しなくてはならない。研究を行う前にこの決定がなされるなら、複数の対照群は必要でなくなるだろう。

　大腿骨頸部骨折のリスク因子に関する症例対照研究で、病院を対照とした結果（整形外科もしくは外科病棟）が地域住民を対照とした場合と比較された［Moritz et al., 1997］。予想されたように、可能性のある交絡因子を調整した後も、多くの潜在的決定因子の有病率は病院の対照で高く、対応するオッズ比は低かった。研究者は、「一般対照は一般住民の代表サンプルとかなり類似していたが、病院対照はやや重症で喫煙をしている人の割合が高い傾向があり」「…高齢者の大腿骨骨折の症例対照研究では、一般対照が対照群としてより適切である」と結論した。この結論は、この特定の疾患のみでなく一般にいえることだと考えられる。

症例と対照のマッチング

　症例と対照のマッチングの利点・欠点については、いまだに議論が続いている。1つあるいはそれ以上の特徴についてのマッチングをしないように強く勧めている疫学者もいるが、症例と対照が非常に似た人になるマッチングを勧める人もいる。

本質的に、症例と対照のマッチングは、効率性の問題として考えるべきである。全数調査よりも対照を研究したほうがより効率的かもしれない（すなわち症例対照研究を行うこと）のと同様、より多くのマッチしないサンプルをとるよりも、症例と対照をマッチしたほうがより効率的である［Miettinen, 1985］。

　日光に当たる頻度とメラノーマの発症を調べる研究で、性別が重要な効果修飾因子と仮定した疫学的研究を考えてみよう。さらに、男性と女性双方について、日光に当たる頻度とメラノーマの関連をより効率的に予測するために、性別ごとに症例1人に5人の対照を割り与えると理想的な統計学的検出力が得られると仮定しよう。症例対照研究の検出力の計算は、本書では詳しく述べないが、症例と対照の比が4.5を超えると統計学的検出力は意味があるほど付加されているわけではなく、対照を追加するために必要な情報を得るための努力が報われる可能性は低い［Miettinen, 1985］。研究基盤については、60％が女性の動的人口が5年間フォローされたとしよう。5年間の研究期間中、100人（70人が男性、30人が女性）がメラノーマと診断された。研究基盤から選ばれる多数のマッチしない対照500人は、女性300人（60％）と男性200人となった。女性のサブグループでの症例と対照の比は1：10（30：300）で、男性のサブグループでは1：2.9（70：200）となり、研究基盤から過剰に女性が抽出されることを意味する。反対に、理想的な検出力を得るためには、男性の数は少なすぎであった。性別によって症例と対照をマッチングさせることで、効率性を最大化できる。つまり、男性70人、女性30人の症例に対して、男性350人と女性150人の抽出となる。このように、多数のマッチされないサンプルでは、症例1人当たり少数の対照しか作れない場合、マッチング因子（通常、潜在的効果修飾因子または交絡因子）のサブカテゴリーにおけるマッチングが効率的なことがある。このことが、交絡因子の効果修飾因子の評価を非効率的にし、不可能にさえする。

　外傷がアルツハイマー病の原因かどうかを調べる他の研究で、一般人

口からマッチングしないサンプルでは、若年者で多数の無駄な対照を生み出す可能性がある。なぜなら、多数の症例が80歳以降であるからである。したがって、年齢によるマッチングは、研究の検出力を高めるため、そして年齢が効果修飾因子あるいは交絡因子かを評価するのに適用してもよい。

　効果修飾因子か交絡因子かを決定する上で、症例と対照のマッチングは有用かもしれないが、症例対照研究での交絡因子を扱う方法としては、マッチングは適していない。しかし、残念ながら、このことは多くの症例対照研究で、多数の交絡因子についてマッチングする主な理由のようにみえる。しばしば、研究者は、症例と対照のマッチングはコホート研究でのマッチングやランダム化試験でのランダム化のような交絡予防（つまり、自然史の比較可能性を達成するために）と「同様な」方法と考えてしまう。しかし、症例対照研究でのマッチングとこれら2者での方法とはまったく異なったものである。

　臨床試験でのランダム化とコホート研究における決定因子による、もしくはよらないマッチングによって、研究対象となっている決定因子（または曝露）を除く関連共変量因子（特に、アウトカムに関係する因子）が似ている人々のサブグループを作ることができる。したがって、将来起こるアウトカム発症についての差は決定因子によるもので、交絡因子によるものではない。しかし、症例対照研究では、決定因子のあるなしによる交絡因子分布の比較可能性を高めるものではない。逆に、マッチングにおいて症例と対照との間で潜在的交絡因子は、似たような分布になってしまう。これは、直感に反する。なぜなら、症例と対照は、交絡因子などアウトカムと関連するすべての特徴（つまり、リスク因子）についてかなり異なることが期待されるからである。よって、症例対照研究でよく聞かれる「症例と対照が非常に異なる」という批判は不当である。症例が対照と似た特徴を持っている場合こそ、驚き、データの妥当性に疑問を抱くべきである（本章末のトレーニングサンプル参照）。

脂質代謝の新しいマーカー（例えば、アポプロテイン A1 と B の比）と心筋梗塞の関連についての症例対照研究を考えてみよう。この研究ではすでに、心血管リスクであることがわかっている、もしくはアポ B/A1 比と関連があると予想される因子などは当然のこととして、多くの潜在的交絡因子を考慮する必要がある。ある研究者によると、症例対照研究で交絡因子を防ぐためには、（年齢や性別以外に）他の脂質パラメーター、血圧、糖代謝、喫煙、心疾患の家族歴などの多くの心血管リスク因子について、症例と対照を厳格にマッチングさせる必要があるという。こうすれば、比較的望ましくない心血管リスク因子を持ち（同じ研究での症例が有する因子に匹敵する）、かつ心筋梗塞を発症しないですんでいる人からなる対照ということになる。そのような患者は、むしろ症例対照研究の対照群にいるよりも博物館にいるであろう。さらに、脂質パラメーター（アポ B/A1 など）は、心血管リスク因子は集積することが知られていることから、マッチングの結果、似た値となる可能性が高い。

　症例と対照のマッチングについては、データ解析（本章で後述）でも考慮すべきであるが、多くの潜在的交絡因子についてマッチングすることは、解析アプローチを複雑なものとする。症例と対照のマッチングの他の短所は、特に複数のマッチング因子が用いられる場合、対照を同定するために時間やコストがかかること、そして、マッチング因子はアウトカム決定因子として研究できなくなることである。加えて、交絡因子ではないが、決定因子と関係がありうる因子についてマッチングすると、効率性さえ低下する可能性がある［Miettinen, 1985；Rothman, 1986］

　症例対照研究の交絡因子の取り扱いについては、代替法（データ解析で交絡因子を補正するための多変量回帰分析）が使えるため、本章で上述したメラノーマの例で示されるように、マッチングは効果修飾因子あるいは交絡因子のサブカテゴリーで症例と対照の比が不均等である場合の症例対照研究に限られるべきである。適用する場合は、1 つか 2 つの

重要な因子についてのマッチングが望ましい。典型的には、年齢や性別が含まれる。交絡を防ぐ目的ですべての考えられる交絡因子によって対照をマッチングすることは不合理であり、行うべきではない。25年前に発行された、症例対照研究を全面的に扱った最初の本の中の記述「マッチングの理由が明確でない限り、マッチングは避けたほうがよい」は今でも正しい[Schlesselman, 1982]。

データ解析のデザイン

あらゆる疫学研究と同様、データ解析のデザインは理論的デザイン（特に研究が記述的なのか、それとも原因解明のための研究なのか）とデータ収集のデザイン（例えば、研究がコホート内研究か動的集団なのか）により決まる。最初に、症例対照研究での曝露オッズ比の重要性について説明する。続いて、データ解析における交絡因子補正の主な方法について説明する。というのは、症例対照研究のほとんどが、原因の関連性を定量化する研究だからである。診断および予後に関する症例対照研究での解析は、それぞれ第3章と第4章を参照されたい。最後に、症例と対照のマッチングにおけるデータ解析について検討する。

◯ オッズ比は罹患比率と同義である

表9.2に、内科領域で行われた症例対照研究の結果を示す[Broders, 1920]。この研究は、537例の口唇に扁平上皮腫を有する人と500人の

表9.2 喫煙と口唇上皮腫の関連性についての症例対照研究

	口唇の扁平上皮腫あり	口唇の扁平上皮腫なし
パイプ喫煙	421 (a)	190 (b)
非パイプ喫煙	116 (c)	310 (d)
合計	537	500

Broders AC. Squamous-cell epithelioma of the lip. A study of 537 cases. JAMA 1920;74:656-64. の許可を得て使用

対照について喫煙習慣を比較したものである。

症例対照研究に典型的な 2 × 2 表を用いた解析について尋ねられたなら、疫学を学んだ人、もしくは疫学の教科書では、対角線での掛け算 (ad/bc) をしてすぐにオッズ比や 95％信頼区間を計算するだろう。この例では、オッズ比は (421 × 310) / (190 × 116) ＝ 5.9 (95％ CI 4.5 〜 7.8) となる。そうしてこのオッズ比は、相対危険度の近似値として解釈され、そのことは正しい。この例では、パイプ喫煙者での口唇扁平上皮腫のリスクは、非パイプ喫煙者の 6 倍である。

実際のオッズ比は、曝露のオッズ比であることに注意すべきである。つまり、症例での曝露のオッズ (a/c) を対照者での曝露のオッズ (b/d) で割った値である。さらに、症例対照研究の強みは、実際に対照が症例が出てきた研究基盤から抽出された適切なサンプルであれば、曝露のオッズ比は、定義上、コホート研究で得られる発生比率と同じになる。研究対象となっているアウトカムの頻度にかかわりなくこのことは正しく、したがって、アウトカムがまれな場合は不適切である。

合計で N ＋ N′ の参加者となる動的集団を考えてみよう。動的集団なので、理論上は、参加者が研究に加わっている期間はまちまちである。単純化のため、曝露される期間は一定で、N 人が決定因子に曝露され、N′ 人は曝露されないと仮定する (表 9.3)。

決定因子とアウトカムの関連を計算するため、疾患のある人とない人の病気の発生率を計算する。研究基盤内のメンバーの平均的な追跡期間 (t) を考慮すると、アウトカムの発生率、または発生密度は、a／(N × t) となり、一方、非曝露者での発生率は c／(N′ × t) となる。

表 9.3 動的集団

	アウトカム	アウトカムなし	
決定因子＋	a	N − a	N
決定因子−	c	N′ − c	N′
			N ＋ N′

発生比率は（a／(N×t)）／(c／(N'×t)）または（a×N'×t）／(c×N×t）または（a×N'）／(c×N）で計算される。

この動的集団内で行われた症例対照研究の主な結果は、**表9.4**にまとめた。

このような研究では、**表9.3**に示されているコホート研究とは対照的に、研究基盤のメンバーの実際の数（N＋N'）と特性（特に、決定因子への曝露者／非曝露者）は不明である。関連する特性は、症例（a＋c）とサンプル（b＋d）のみで測定される。決定因子のある、なしにかかわらず、発生率の分子は、それぞれ、aとc、つまり症例で表される。分母は、対照者で表される。実際、研究基盤から適切なサンプルが抽出されれば、bはNのうちの不明の割合pを表し（b＝p×N、したがってN＝b／p）、dはN'のうちの不明の割合p'を表す（d＝p'×N'でN'＝d／p'）。コホート研究からの発生率の比（a×N'）／(c×N）は［a×(d／p')］／［c×(b／p)］と書き直すことができる。例えば、研究期間内にすべての参加者の10％がサンプルとなったとする。そうなると、曝露されたすべてのNの10％、曝露されなかったすべてのN'の10％、すべての左利きの人の10％、すべての青い目をした人の10％、などとなる。実際、p＝p'であれば、発生率の比は（a×d）／(b×c）と表される。これは、症例対照研究の2×2表のたすき掛けした数字と同じになり、症例での曝露オッズ（a/c）と対照での曝露オッズ（b/d）の比とが似た数字となる。結果として、研究基盤から適切なサンプルが抽出されれば、症例対照研究から得られる（曝露）オッズ比は、実際には同じ研究基盤の追跡調査で得られるであろう発生率の比とまったく同じ値になる。これは常に正しく、疾患の頻度とは無関係

表9.4 動的集団での症例対照研究の結果

	症例	研究基盤から出た症例
決定因子＋	a	b
決定因子－	c	d

であることに留意されたい。よって、症例対照研究は「まれな疾患」にのみあてはまるという仮定は不要である［Miettinen, 1985；Rothman, 1986］。このような計算から、典型的な症例対照研究では、サンプリングの割合 p がわからない場合、決定因子を有する人と有さない人それぞれの群における決定因子（オッズ比）と絶対疾病頻度（発生率）との関係を示す数値を提供するにすぎないことが明らかとなる。コホート研究内で行われる症例対照研究を除けば、サンプリングの割合はわからないのが一般的である。コホート内症例対照研究では、個人が詳しく追跡されれば、割合 p がわかり、発生率も予測できる。症例コホート研究は、サンプリングの割合がわかる症例対照研究の例である。

○ 交絡因子の調整

ほとんどすべての症例対照研究は、原因についてのリサーチクエスチョンを取り扱い、症例対照研究では定義上、決定因子のランダム化は行われないため、因果関係を扱う他の非実験研究の場合と同様、交絡因子の調整は決定的に重要である。

交絡因子の調整方法は、本質的には、すべての疫学研究の場合と同様である。第一ステップとして、交絡因子のカテゴリーごとに別々に作成された2×2表からオッズ比を予測する層別化分析が有用である。例えば、性別が重要な交絡因子と考えられた場合、男性と女性それぞれについて別個にオッズ比を計算する。その後、例えば（第12章参照）、マンテル・ヘンツェル法もしくは最大尤度法を用いてプール化予測値を計算する。この性別調整オッズ比を、全体粗予測値と比較する。もしこれらの2つの値が同様であれば、性別は交絡因子ではない。多くの交絡因子を考慮しなくてはならない場合、層別化分析は複雑となるため、代替法として、通常重回帰分析が用いられる。現在、ほとんどの症例対照研究で重回帰分析が用いられている。交絡因子の調整に関する詳しい説明は、他の教科書を参照されたい［Rothman, 2002；Schlesselman, 1982］。

○症例と対照のマッチングの考慮

症例と対照のマッチングはしないように勧められる。しかし、マッチングする場合もあり、症例と対照のマッチングはデータ解析のデザイン上、重要な好ましくない影響があることを強調しなくてはならない。マッチング過程をとることで、マッチングしない場合に比べて、症例と対照はより似たものとなる。その結果、マッチング因子を条件とした分析である、条件つき分析を行うことによって、この影響を考慮しなければならない。

実際、このようなマッチングを考慮しない場合、オッズ比にバイアスがかかる可能性がある。この現象は、むしろ交絡因子を補正するのではなく、症例と対照のマッチングが実際に交絡因子を引き起こすことを表す例として使われる。重要なことは、このバイアスはマッチング因子を層別化して解析し、条件つき回帰分析を用いることで、予防することができる（あまりにも多くのマッチング因子が含まれていなければ）ということである。

症例コホート研究

症例コホート研究とは、コホート内での症例対照研究であり、対照は研究開始時（t0）に抽出されることを思い出してほしい。定義上、対照はt0時点で疾患を有しておらず、コホート内のすべての人を代表している。動的人口やコホートから研究期間中のあらゆる時点で（典型的には症例が発生するたびに）サンプリングが行われるのとは対照的に、症例コホート研究では、研究者がコホート内のすべてのメンバーから抽出する。つまり、あたかもコホート内のメンバーが共有する時間が考慮されないかのように、人-年に代わって、人の代表サンプルが得られる。その結果、症例コホート研究で得られるオッズ比はリスク（または累積発生）比の妥当な推定値としてみなされるべきで、率（または発生率）の比ではない。もし、アウトカムを発症するコホート内の人数が少ない

場合（このことは症例対照研究でしばしばあてはまる）、累積発生率は発生リスク比と近似する。よって、人を抽出すること（すべてのコホート内メンバーから）と人-時間（コホート内のすべての人が研究に寄与する全人-時間から）の両方が症例コホート研究では可能である。比較的しばしばみられることであるが、サンプリングの割合（つまり、抽出されたすべての人の割合もしくは人-年）がわかっている場合、決定因子の有無にかかわらず、絶対累積発生率または発生率を計算することさえできる。

　症例コホート研究は、Prentice［1986］により開発されたと一般的に考えられているが、1982年にMiettinenがすでに紹介している。しかし最近まで、この方法はあまり使われなかった。これは、信頼区間の計算が難しかったことなど、症例コホート研究の分析に関連する当初の問題が原因の1つであった［Schouten et al., 1993］が、これらの問題は、解決された。（サンプリングの割合がわかっている）症例コホート研究の分析では、対照サンプルを掛け算することで、最初に多かれ少なかれ全コホートは「再構築」される。続いて、絶対リスクと絶対率が計算されるが、対照サンプルの増加を信頼区間の計算時に考慮する必要がある。症例コホート研究では多くの分析法を使うことができ、Cox比例ハザードモデルなど、交絡因子の補正も可能である。

　症例コホート研究の主な利点は、すべての症例対照研究の場合と同様、その効率性にあるが、対照が研究開始時に同定できるという事実によって、さらに魅力的なものとなっている。さらに、1つの対照群を多くのアウトカムに応用することもある。実際、同じ対照群を使っていくつかの症例対照研究を行うことができる。多くの症例対照研究と比較しての利点は、絶対リスクもしくは発生率（およびリスクもしくは率の差）を計算できる可能性があるということである。

　症例コホート研究は、多くのコホートメンバーが追跡できない場合、アウトカムの頻度が高い場合、曝露が時間とともに異なる場合には、あまり適さない。さらに、t_0の時点では症例数が不明なため、研究開始

時に抽出される対照数を予想することは難しく、このことが効率性の低下につながるかもしれない。さらに、他の症例対照研究の場合と違って、データ解析はあまり簡単ではない。ある症例コホート研究の要約を**テキストボックス9.7**に示す［Van der A et al., 2006］。

Van der A らの研究論文の以下の段落は、症例コホート研究を行う理由と方法論が示されている。

テキストボックス9.7
鉄と冠動脈疾患の因果関係についての症例コホート研究

背景：冠動脈病変（CHD）と血清鉄の関連を調べる疫学研究では、一貫性のある結果は得られていない。明らかな、あるいは潜在的な鉄過剰状態の人で認められる非トランスフェリン結合鉄（NTBI）に伴う不安定な鉄の部分が、CHD との関連を示すためには適しているのではないかと考えた。

方法・結果：NTBI、血清鉄、トランスフェリン飽和度、血清フェリチンと CHD および急性心筋梗塞（AMI）のリスクとの関係を調べた。用いたコホートは、1993 ～ 1997 年の間に登録時の年齢が 49 ～ 70 歳の閉経後の女性 11,741 人であった。平均追跡期間 4.3 年間の間（Q1：3.3 年、Q3：5.4 年）、66 の AMI を含む 185 の CHD イベントがみられた。すべての CHD 症例と無作為に選んだサンプル（$n=1,134$）を用いて症例コホート研究を行った。重み付け Cox ハザートモデルを用いて、CHD と AMI の関連について鉄指標の三分値のリスク比を算計した。CHD の補正ハザード比は、NTBI がもっとも高い女性（0.38 ～ 3.51）と低い女性（－2.06 ～ .032）の比較では、0.84（95％信頼区間 0.61 ～ 1.16）で、AMI に対しては 0.47（95％信頼区間 0.31 ～ 0.71）であった。結果は血清鉄、トランスフェリン飽和度、血清フェリチンについても同様であった。

結論：われわれの研究では、NTBI がもっとも高い三分値の人ともっとも低い三分値の人を比較して、CHD や AMI のリスクは高まらず、

むしろ、リスクを軽減させる結果であった。われわれの研究結果を確かめるためにはさらなる研究が必要である。

出典：Van der A DL, Marx JJ, Grobbee DE, Kamphuis MH, Georgiou NA, van Kats-Renaud JH, Breuer W, Cabantchik ZI, Roest M, Voorbij HA, Van der Schouw YT. Non-transferrin-bound iron and risk of coronary heart disease in postmenopausal women. Circulation 2006；113：1942-9.

症例コホート研究は、研究開始時に、全コホート内からランダムに抽出されたサブコホートと、経過中に確認されたすべての症例からなる。このサンプリング方法により、サブコホートは、CHD を発症するまでは対照として人-時間に貢献する発症症例を含む。サブコホートとして、ベースラインのコホートから 10％（$n=1,134$）をランダムサンプルとして抽出した。この方法の利点は、すべてのコホートについて高価な検査結果を行わずに、生存分析を行えることである。

同じ論文の続く数行には、データ解析の複雑性について述べられている。

鉄に関連する因子（NTBI、血清鉄、トランスフェリン飽和度と血清フェリチン）と心疾患の関連を検討するために、症例コホート研究用の Cox 比例ハザードモデルを用いた。Barlow と Ichikawa によって作られたマクロ ROBPHREG に取り入れられた、Prentice による非加重法を用いた。このマクロは http://lib.stat.cmu.edu/general/robphreg で利用でき、SAS 8.2 にも対応している。この方法では、重み付け予測値とともに厳密な標準誤差も算計でき、そこから 95％信頼区間を計算した。

事例交叉研究

事例交叉研究（case-crossover study）は、1991 年に Maclure によって導入された。事例交叉研究は、交叉ランダム化試験といくらか似ているところがある。後に、それぞれの参加者はすべての介入を受け、実験研究で介入を受ける順番については、いくらか介入の時期については異なるが、ランダムに割り当てられ、介入の効果は徐々に弱まる。事例交

叉研究での仮定は、介入が一過性の効果であり、介入は他の介入を受ける期間の効果に影響しないというものである（つまり、持ち越し効果がないということである。第10章参照）。

事例交叉研究では、すべての参加者が研究対象の決定因子に曝露される期間とされない期間を持つ。しかし、事例交叉研究は非実験研究であり、介入の順番はランダムではない。実際、曝露か非曝露かについては、研究期間中、何回も変わる可能性がある。重要なことは、前に述べた交叉試験の必須事項は、事例交叉研究でもあてはまる。つまり、一過性の曝露と持ち越し効果の欠如である。

事例対照研究は、全例を扱うのではなくサンプリングが行われることから、症例対照研究である。しかしながら、研究基盤から抽出した対照と症例とを比較するのではなく、同一の症例でリスク期間中のアウトカム発生前の曝露と通常の曝露が比較される。後者は、イベント発生前のある期間内の平均の曝露もしくは無作為に選ばれた一時点または特定の期間、例えばイベントの起こる前の48時間について測定する。事例交叉研究で評価されてきた一過性の決定因子の種類には、コーヒー摂取、運動、アルコール摂取、性生活、それにコカイン摂取などがある[Mittleman et al., 1993, Mittleman, et al., 1999]。

激しい肉体運動と心筋梗塞の発症を定量化する研究を例として考えてみよう [Willich et al., 1993]。論文中には典型的な症例対照研究と事例交叉研究の双方が示されている。両デザインを図9.7に示す。

時間0は研究基盤内のメンバーの1人にアウトカムが発生したことを示す。決定因子は「ある時点の1時間前に肉体運動を行ったこと」で、症例にとっては非致死的な心筋梗塞が起こった時間である。症例対照研究での分析では、Willichらは症例のリスク期間中の肉体運動の頻度を年齢、性別、近隣住居でマッチした人と比較した。分析の結果、調整オッズ比は、2.1（95% CI 1.1〜3.6）だった。事例交叉研究では、著者らは症例のリスク期間中の曝露と通常時の肉体運動の頻度を比較した。データは、参加者にインタビューすることで得られた。分析では、

図 9.7
心筋梗塞と運動の関連を調べた事例交叉研究と症例対照研究の比較

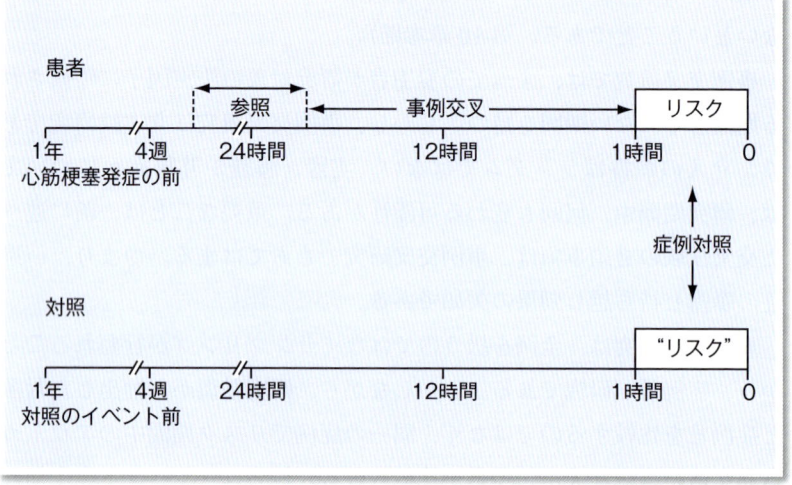

Willich SN, Lewis M, Lowel H, Arntz HR, Schubert F, Schroder R の許可を得て転載. Physical exertion as a trigger of acute myocardial infarction. Triggers and mechanisms of myocardial infarction study group. N Engl J Med 1993；329：1684-90.

心筋梗塞発症前1時間に激しい肉体運動を行った、観察されたオッズ（1：0または0：1）と通常の運動頻度に基づき、運動を行ったであろうと予想されたオッズ（x：y）が計算された。リスク比は、運動した患者でのyの合計と、症状が出た1時間以内に運動をしなかった患者でのxの合計との比として計算された。この方法で計算されたリスク比は、症例対照研究で求められた値の2.1と同じであった（95% CI 1.6〜3.1）。

事例交叉研究の最大の強みは、交叉研究と同様、同じ人についての比較であるということである。症例とマッチした対照（実は同一人物）が、ある期間（通常は短い期間）中、一定の特性（例：併発疾患、社会経済的地位、性別）についてマッチされる。このようなマッチングのため、これらの特性は決してアウトカムの決定因子としては検討されず、事例交叉研究では通常、1つの一過性の曝露因子のみに焦点が当てられ

る。事例交叉試験でもっとも重要な問題点は、定義したリスク期間を超えて決定因子の効果が続いている可能性があることである。この「持ちこし効果」の可能性は、必ずしも除外することはできない。

対照が存在しない症例対照研究

　事例交叉研究は、対照が存在しない症例対照研究の一例である。つまり、症例のみが分析の対象となる。特殊な状況下では、症例のみが用いられるいくつかの研究が用いられている。症例のみの研究は、遺伝子と環境の相互関連を評価するのに特に有用である［Piegorsch et al., 1994；Khoury & Flandes, 1996］。そのような研究では2×2表が作られ、症例の環境と遺伝子の決定因子への曝露が1つずつの場合と複合的に曝露された場合とが比較される。そうすることによって、症例のみについてのオッズ比（COS）が（ad）/（dc）で計算される。COSは研究者が2つの決定因子間に複合的な関係があるのか、それともリスク比の掛け算ではないかを評価するときに有用である。この研究の限界は、母集団中2つの因子が独立しているという仮定が必須であることである［Albert el al., 2001］。

　研究で扱う決定因子が有害な可能性のあるものからの距離、例えば、送電線や磁場の場合、**症例反射研究**を用いてもよい。このような研究では、仮想対照が症例の住所（または送電線）を反射することで選ばれる。例えば、道路の中央線を基準に症例の住所の反対側の住所の人を抽出したりする［Zaffanella et al., 1998］。

症例対照研究の利点と限界

　症例対照研究の利点と限界は、デザインの具体的な項目によって決まる。利点と欠点を**表 9.5** に示す。

　症例対照研究の最大の利点は、その効率性である。必要な決定因子の

表 9.5 症例対照研究：長所と限界

症例対照研究の長所	症例対照研究の限界
効率性（全数調査の代わりにサンプリング）が決定的に重要となる 4 つの場合	決定因子がまれな場合には不適切
まれな疾患の場合	通常、絶対率、絶対リスクが算出されない
複数の決定因子・用量の場合	バイアスが生じやすい（？）
決定因子の評価費用が高額な場合	「速くて汚れた」方法でしばしば行われる
曝露の期間が長い、もしくは不明の場合	

情報（およびその他の関連する特性、特に交絡因子と効果増強因子）は症例と、症例が属する集団から抽出されたサンプル（標本）のみから得ればよい。したがって、症例対照研究のコストは、比較的低い。特にアウトカムがまれなとき、関連因子を測定するのが高価なとき（例：遺伝マーカーの測定）、または多くの因子（複数の曝露量）があるとき、データ収集デザイン上、全数調査よりもサンプリングのほうが好ましくなる。さらに、症例対照研究はアウトカム発生に対する決定因子の曝露期間を調べる上で、例えば薬剤リスクの評価において十二分な機会を提供する。

　症例対照研究の本質的な限界には、決定因子がまれなときの非効率性など、いくつかある。症例対照研究は他の研究デザイン、特にコホート研究と異なり、バイアスを生じやすいと考えられることが多い。もし、症例対照研究が、単に、より効率的なフォローアップ研究だと考えるなら、よくあるこの誤解が明らかとなろう。対照のサンプリングが決定因子によって決まれば、もし曝露の有無について症例と対照に後向きに尋ねたり、もし交絡因子が適切に扱われていなければ、バイアス（それぞれ、選択バイアス、想起バイアス、交絡バイアスと呼ばれる）が生じることは明らかである。しかし、バイアスはいかなる非実験研究でも生じうる。症例対照研究での悪い評判は、それらの多くが行われている「速くて汚れた」ことに由来する（**テキストボックス 9.1** の Andy Warhol

のスープ缶の話を思い出してほしい)。うまく行われていない症例対照研究は、症例対照研究を取り巻く疑いの雰囲気をかもし出すのに一役買っていることは明らかである。

最先端の症例対照研究は非常にパワーのある疫学研究のツールで、特に病因の研究には非常に有効である。背景にある基本原理が理解されるなら、原因と記述的臨床研究の両方に適用しうるため、症例対照研究は実地臨床でのエビデンスを提供するのに卓越した役割を担い続けるであろう。

計画された例

西洋化社会における麻酔は質が高く、安全なケアである。しかし、まれではあるが、重篤な健康被害をもたらすような事故が起こる。オランダ麻酔学会は、麻酔による合併症を低下させることを目標として、麻酔中もしくは麻酔後の重篤な合併症と死亡率の発生率を調べ、原因と目される因子と手技や施設との関連がないか検討することになった。この研究では、イベントがまれなため、多くの麻酔症例が必要とされた。詳細な情報が必要なため、症例対照研究が行われた(**テキストボックス9.8**)[Arbous et al., 2005]。

テキストボックス 9.8
麻酔マネージメントの特性が重篤な合併症の発生率と死亡率に与える影響

背景: 麻酔マネージメントが、どのように周術期合併症や死亡に影響を与えるのか、定量的に検討した研究は限られている。著者らは、麻酔後24時間での重篤な合併症や死亡をもたらす麻酔マネージメントとかかわるリスク要因を同定する目的で研究を行った。

方法: 麻酔を受けたすべての患者を対象に、症例対照研究を行った

(1995〜1997)。症例は麻酔中もしくは麻酔後24時間以内に昏睡になったか死亡した患者である。対照は麻酔中もしくは麻酔後24時間以内に昏睡にもならず、死亡もしなかった患者である。データは質問票と麻酔記録、リカバリー記録から集められた。リスク因子について、交絡因子で補正したオッズ比を計算した。

結果： コホートは、869,483人の患者で、807人の症例と883人の対照が分析対象となった。術後24時間の発生は、麻酔を受けた10,000人当たり8.8（95％信頼区間8.2〜9.5）人であった。昏睡の発生は、0.5（95％信頼区間0.3〜0.6）人であった。麻酔のマネージメントで統計学的に有意にリスクを下げる因子は、プロトコールとチェックリストを用いた器具のチェック（オッズ比0.64）、器具チェックの書類作成（オッズ比0.61）、直接相談ができる麻酔科医の存在（オッズ比0.46）、麻酔中の麻酔科医変更なし（オッズ比0.44）フルタイムの麻酔看護師の存在（オッズ比0.41）、緊急時の2人のスタッフの存在（オッズ比0.69）、麻酔からのリバース（筋弛緩剤のリバースのオッズ比は0.1、筋弛緩剤とオピオイド両方のリバースは0.28）、そして、術後のペインコントロール、特に静注ではなく、硬膜外もしくは筋注で投与された場合であった。

結論： 術後の死亡は少なくなく、周術期の昏睡・死亡と麻酔マネージメントとの間に関連性のあることが示された。手術中に麻酔科スタッフがいること、術中・術後の薬剤投与、そして提供される術中・術後の麻酔科ケアなどが関連していた。

出典：Arbous MS, Meursing AEE, van Kleef JW, de Lange JJ, Spoormans HHAJM, Touw P, Werner FM, Grobbee DE. Impact of anesthesia management characteristics on severe morbidity and mortality. Anesthesiology 2005；102：257-68.

○ 理論的デザイン

リサーチクエスチョンは、「術後24時間での重篤な合併症や死亡に関連する麻酔のマネージメントの特徴は何か？」であった。これは、以

下のように言い換えることもできる。[交絡因子]の条件下、[麻酔マネージメント]の関数としての[術後の重篤な合併症と死亡]。対象は手術のために麻酔を受けた全患者である。アウトカムの作業定義は麻酔中あるいは麻酔後 24 時間以内の昏睡もしくは死亡である。決定因子と交絡因子については、質問法および麻酔記録、リカバリー記録の調査により、麻酔関連のあらゆる因子、病院患者の特徴を調べた。

○ データ集積のデザイン

データ集積は、前向きの症例対照研究としてデザインされた。症例は 1995 年 1 月 1 日～ 1996 年 12 月 31 日までの間に、オランダの 12 の州のうちの 3 つの州で麻酔（全身麻酔、局所麻酔もしくはその両方）を受けた全患者のコホート中、麻酔中あるいは麻酔後 24 時間以内に昏睡もしくは死亡した患者である。研究地域で、この期間内の麻酔数は、869,483 例だった。対照は、症例が同定されてからすぐに、コホート内の残りの人からランダムに抽出された。症例は、麻酔マネージメント（研究対象となっている決定因子）に関しては最初の時点で考慮されていないことに注意されたい。その結果、ほとんどの症例は、他の理由、特に、手術を行う原因となった健康状態の重篤度や、手術に伴うリスクのため、昏睡になったり死亡した可能性が高かった。

○ データ解析のデザイン

主な解析は、対照（$n=883$）と症例（$n=807$）を合わせて行われた。周術期合併症と死亡について、術前、術中、術後のすべての因子の粗リスク比と 95％信頼区間（CIs）をオッズ比として、単変量ロジスティック分析で計算した。

研究の主な目的は、麻酔マネージメントと周術期の昏睡・死亡との関係を調べることであるため、麻酔マネージメントに関連する術前、術中、術後のリスク因子もまた、アウトカムの決定因子となる可能性があると考えた。患者、手術と病院に関連した因子は、検討対象となってい

るこの関連性の交絡因子の可能性があるものとして扱った。解析において、もし単変量分析で両側 P 値が 0.25 以下、もしくは因子が生物学的、もしくは麻酔マネージメントの観点から関連があると考えられる場合は、決定因子の可能性があると考えた。交絡因子に対して決定因子のリスク予測を補正するため、多重ロジスティック回帰分析が用いられた。患者、手術、病院に関連する因子で、決定因子と統計学的に有意に関連しているか生物学的に関連があると考えられた場合は、交絡因子の可能性があると考えた。研究全体としては、多くの因果関係にかかわる可能性のある因子が検討されたが、分析ごとの焦点は単一の因子アウトカム関連に当てられた。単変量分析で統計学的に有意であった因子については、多重ロジスティック回帰分析を用いて、一連の交絡因子となりうる因子を検証した。それぞれの決定因子に対しては、独特の回帰分析が用いられたことに注意してほしい。なぜなら、特定の因子がある決定因子に対しては、交絡因子として作用することがあるが、その他の因子には必ずしも作用しないことがあるためである。

　モデルの中に交絡因子の可能性がある因子を含めることの重要性は、尤度比検定によって、そして可能性のある交絡因子を含むモデルでのオッズ比と含まないモデルのオッズ比との比較によって確認された。尤度比検定でオッズ比が有意に変化することは、生物学的にもっともらしい因子が交絡因子であるという証拠と考えられ、したがってモデルに含められた。続いて、それぞれの補正された決定因子について、生物学的に可能性のある決定因子の組み合わせと1つないし複数の交絡因子の相互反応を尤度比検定で分析した。麻酔マネージメントに対する補正リスクは、交絡因子を調整した上で計算された。10％以上のデータがない患者は除外された。一部もしくはすべてのデータを通常の診療録から得る研究では、データの欠損はよく起こる問題である。欠損値がそれほど多くなければ、いくつかのロジスティック分析などを用いて数値を補うことができる。この研究では、最大10％の欠損値のある因子について数値補正をした場合としなかった場合の双方について分析が行われ

た。結果は、実質的に同じであった。

○ 関連の妥当性

　研究結果は、現在の高度な麻酔技術にもかかわらず、交絡因子と独立して死亡と関連する麻酔マネージメントのいくつかの因子が同定された。この所見は、これらの特性が原因となっていることを示している。本論文の原稿のレビューの過程で、後にこの論文が掲載されて雑誌への手紙で繰り返し指摘された、症例の性質に関してよくあるコメントが何人かの査読者から行われた［Robertson, 2006］。

> 　研究対象となった患者と対照患者の基本属性をみると、著者らが記載しているように、緊急症例、手術が行われた時刻と ASA 身体状態に大きな違いがある。実際、研究症例の 40％の患者は ASA の V に分類されており、この人たちは（麻酔のマネージメントとは関係なく）手術をしてもしなくても 24 時間以上生存しないと予想される患者たちである。もし、身体状態と外傷や疾患プロセスの緊急性、そして時間外労働で扱う症例には緊急症例が多いことなどから、2 群間での麻酔マネージメントの違いは因果関係というより偶然的な関連性と思われる。

　著者の指摘するポイントは、原著から引用した**表 9.6** に示されている［Arbous et al., 2005］。

　症例と対照の間にリスクの大きな違いが観察されるのは事実であるが、推論は間違っている［Arbous et al., 2006］。症例と対照との違いは、もし症例が問題のあった人で、対照がコホート内の症例以外の人から抽出されていれば、必然的である。特に、年齢や ASA 身体状態、緊急手技など死亡のリスクとわかっている因子については、異なるのは当然である。問題は、これらの予後因子が麻酔マネージメントの特徴とも関連しているかどうかである。

　この疑問に答えるために、症例と対照で劇的に異なるものを含む、非常に多くの交絡因子の情報が集められ、多変量に関する補正が行われた。査読者の中には、症例と可能な限り多く因子についてマッチさせた対照を求める人もいたようである。しかし、これは症例対照研究での対

表 9.6 麻酔マネージメント研究における患者基本属性

手技時間	症例 (*n*=807)	対照 (*n*=833)	両側 P 値
平均年齢、歳	64.4(62.8 〜 65.0)*	63.6(62.1 〜 65.2)*	0.53
性別、%女性	38.5	42.9	0.06
ASA 身体状態			< 0.01
I	2.2	30.6	
II	6.2	47.8	
III	21.8	19.9	
IV	30.3	1.5	
V	39.5	0.2	
手技の緊急性			< 0.01
待期的	21.5	87.4	
非待期的	15.1	10.5	
緊急	63.4	2.0	
手技の時刻、%			< 0.01
勤務時間内 (8:00 〜 16:00)	50.7	96	
勤務時間外 (< 23:00)	32.3	3.4	
勤務時間外 (> 23:00)	17.1	0.6	
手技にかかった時間	2.7(2.5 〜 2.9)*	1.5(1.4 〜 1.6)*	< 0.01

*95%信頼区間

Arbous MS, Meursing AEE, van Kleef JW, de Lange JJ, Spoormans HHAJM, Touw P, Werner FM, Grobbee DE. Impact of anesthesia management characteristics on severe morbidity and mortality. Anesthesiology 2005；102：257-68.

照は、症例が属する集団を代表する人でなくてはならないこと、そしてアウトカムを認めない人々での背景にある曝露の頻度を推測するための情報提供がなされなくてはならないという研究の基本原則に反するものである。統計学的検出力を高めるためにマッチングは時に必要となるが、前述のとおり、この手順自体で交絡因子が除外されるわけではない。さらに、このようにして選ばれた対照群の多くの人は麻酔と手術を生き延びた、ごく一握りの患者ということになろう。

10 ランダム化試験

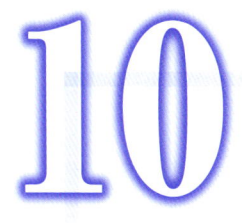

　ランダム化試験は、どちらかの決定要因への割り付けが研究者によって行われるコホート研究である。さらに、ランダム化試験では、一定のアルゴリズムに沿って、ランダムに割り付けが行われる。どちらの決定要因へ割り付けられるかによって、結果にどのような影響が出るかを観察する目的で行われることから、ランダム化試験は実験の一種である。割り付けられる要因は、典型的には治療行為、すなわち、薬剤やある疾患を予防、治療、症状緩和するために用いられる何らかの介入である。

　ランダム化試験は、さまざまな治療の効果と安全性を証明するために重要な役割を果たしてきた。ある治療の有効性を測る物差しともいえる。その試験をすることで、治療目的で患者に投与された際にどのような利点と欠点があるかを正確に、かつ数量的に予測できなりればならない。

　ランダム化試験は、治療法開発のフェーズ（相）によって分類される。この分類は特に、薬剤の開発試験でもっとも頻繁に用いられる。第Ⅰ相試験は、動物実験で有望な成績であった薬剤について実施され、人間での薬理学的・代謝的な影響と副作用を明らかにすることがその目標とされる。被験者は多くの場合、健康なボランティアであり、初回は単回投与、その後は複数回投与といった、用量漸増試験が実施される。この相ではまた、生理学的な測定値への薬剤の影響、例えば、血小板機能

阻害剤の血小板凝集への影響などについても検討される。第Ⅰ相試験の被験者は、多くの場合100人以内である。

　第Ⅱ相試験では、新しい治療法が、初めてその治療法を必要とする患者に対して試みられる。この場合も焦点は安全性であるが、病態生理学的影響や、期待される治療の効果についても、注目される。薬剤の開発試験では、複数の用量を試し、より大規模な臨床試験で検証するのに適切な用量を検討することが多い。例えば、Mayerらは2005年の報告の中で、脳出血の患者に組換え活性第Ⅶ因子（recombinant activated factor Ⅶ）を投与すべきか、投与するとすればどのような用量が適切か、検討している。この研究では、脳出血を発症して3時間以内の399人の患者が、プラシーボ群と3つの用量設定の薬剤投与群に無作為割り付けされた。主要アウトカムは、入院後24時間時点の出血量の変化割合であり、副次アウトカムとして3か月後の臨床状態が評価されている。

　第Ⅲ相試験は、その治療法を必要とする患者にとって意味のある結果をもたらすかをアウトカムとして、ある治療法を「実世界」の環境で評価するものである。第Ⅲ相試験は大規模で、1,000人を超える患者を要することも多く、費用もかかる。本章では主に第Ⅲ相試験について論じる。

　第Ⅳ相試験は、市販後臨床（サーベイランス）試験とも呼ばれ、ある治療法が市場に出た後に出現する（まれな）副作用の評価に焦点を合わせたものである。時に、第Ⅳ相試験が、すでに薬価収載された薬剤の新しい、有用な効果を評価する目的で実施されることもある。第Ⅳ相試験は、新しい治療薬の販売促進目的に行われることも多く、製薬企業の観点からすれば理解可能だが、科学的には必ずしも興味はそそられない。どのようにすれば市販された薬剤の効果（よい効果、悪い効果）をすべてモニタリングすることができるかについては、広く議論されている。例えば、臨床での使用初期に、製薬企業が薬剤の効果についての最新情報を提出することを条件とした、条件つき承認などの方法もとられる。この手法には、薬剤の副作用発生数を比較するために、特別に組ま

れたランダム化試験を継続するという方法も含まれている。しかしながら、市販後の薬剤の副作用を調査するためには、いくつか他の方法もある（第6章参照）。

　臨床試験のデータ集積と研究組織について計画を立てる際、研究者は当該研究に関する論文の構造をイメージするとよい。臨床試験の立案と実行の方法論は、臨床疫学に習熟するために最初に必要となる事柄の1つであり、何をどのように報告するかについては、すでにガイドラインにより示されている。CONSORT（Consolidated Standards of Reporting Trials）と略される書式が、改訂され、医学の主要雑誌の投稿形式として義務づけられている［Moher et al., 2001b］。

　しかしながら、論文を書くことを考え始める前に、ICMJE（International Committee of Medical Journal Editors）は、第Ⅲ相試験を含むすべての臨床試験にその有効性を評価する目的で、登録することを義務づけている［De Angelis et al., 2005］。最初の患者が臨床試験に参加する以前に登録されなければならず、登録内容は無料で電子的に公開されなければならない。もし、そのような登録が行われていなければ、ICMJE の声明を遵守するほとんどの主要な医学雑誌において、その臨床試験の結果をまとめた論文が掲載されることはないであろう。臨床試験の登録を行うことの根拠は、研究者に試験のデザインを提示し、結果の如何にかかわらず、その内容を明らかにする義務を課すことにある。過去においては、試験の最中に試験デザインが変更されたり、いわゆるネガティブトライアルが出版されず、国際学会でも報告されず、出版バイアスの温床になっていた（第11章メタ分析を参照）。

「通常の」、並列、因子、クロスオーバー、クラスター臨床試験

　いわゆる「通常の」ランダム化試験では、患者を2群もしくはそれ以上の治療群に分けて、いくつかの治療法を比較する。**並列試験**では、

患者が無作為割り付けの単位となり、割り付けられた治療を1人の患者の中でスイッチ（変更）することは想定されていない。

しかしながら、同じ患者群にいくつかの治療方法を試そうという場合もある。**要因配置法**においては、同じ患者が二度無作為割り付けされることで、2つの治療法が同時に対比される。典型的には、2つの治療レジメンの間には薬理学的な交互作用が存在しないという前提条件が存在する。例えば、オランダで実施されたTIA試験では、研究者は2つの異なる用量のアスピリン（30mg/日と283mg/日）とアテノロール（βブロッカー 50mg/日とプラシーボ）が、TIA（一過性脳虚血発作）もしくは小さな脳梗塞を起こした患者での新たな血管イベントの発生にどのような効果を示すかを同時に検証した。患者は二度無作為割り付けされている。要因配置法は、効率がよいという利点を備えている。このデザインにおいては、1回の比較試験で必要とされる患者数だけ集積できればよいため、2つの臨床試験を1回分の費用で実施することが基本的には可能である。要因配置法はまた、比較的まれな疾患や病態において、患者数を十分に確保することが難しい場合にも有用な方法論である。複数の治療法での交互作用が、ある確率で存在することもある。方法論の性質上、要因配置法では治療法の交互作用についてはっきりと検証することも可能である。ADVANCE試験において、糖尿病患者に対する2つの治療法のどちらが、血管イベントの予防に有効か比較された。患者はまず、強化血糖コントロール群と通常のコントロール群に無作為割り付けされ、その後通常の血圧コントロールを行う群と血圧値にかかわらず血圧コントロールの介入を行う群に無作為割り付けされた［Study rationale and design of ADVANCE, 2001］。その結果4群、すわなち、強化血糖コントロール＋血圧コントロール群、強化血糖コントロール＋血圧コントロールなし群、通常血糖コントロール＋血圧コントロール群、通常血糖コントロール＋血圧コントロールなし群が設定された（**図10.1**）。4群間の比較により、血糖コントロールと血圧コントロールのそれぞれの効果について評価することができるだけでなく、両者を組み

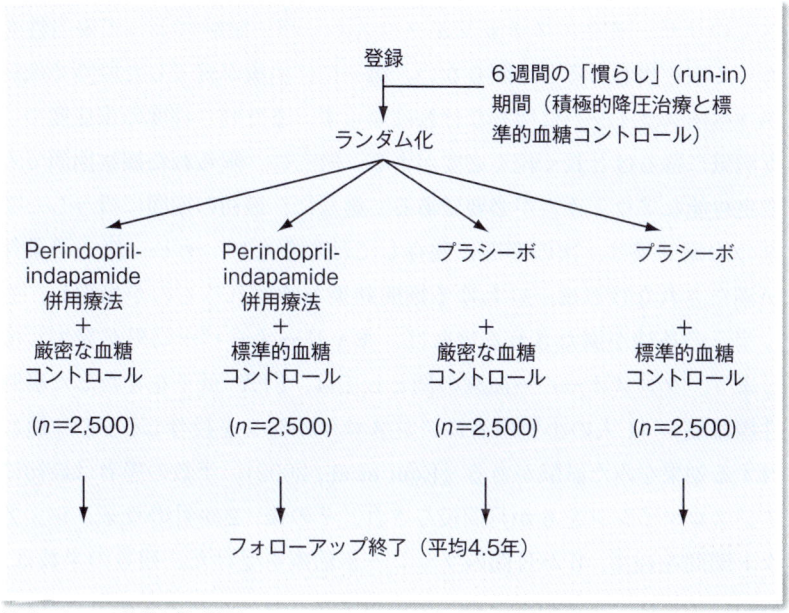

図 10.1　ADVANCE 試験のデザインを示すフローチャート

```
                        登録
                         ↓              6週間の「慣らし」(run-in)
                      ランダム化 ←───── 期間（積極的降圧治療と標
                         ↓              準的血糖コントロール）
      ┌──────────┬──────────┴──────────┬──────────┐
 Perindopril-    Perindopril-         プラシーボ      プラシーボ
 indapamide     indapamide
  併用療法         併用療法
    ＋              ＋                   ＋             ＋
 厳密な血糖       標準的血糖           厳密な血糖      標準的血糖
 コントロール     コントロール         コントロール    コントロール
 (n=2,500)      (n=2,500)            (n=2,500)       (n=2,500)
    ↓              ↓                   ↓              ↓
             フォローアップ終了（平均4.5年）
```

Diabetologia の許諾を得て使用．Study rationale and design of ADVANCE：Action in diabetes and vascular disease-preterax and diamicron MR controlled evaluation. Diabetologia 2001；44：1118-20.

合わせた場合と従来の治療との比較も可能となり、場合によっては相乗効果を証明することができる可能性もある（交互作用の証明）。

クロスオーバーデザイン（crossover design）の臨床試験では、治療効果の主な比較は同じ患者について行われる。そのため、半数の患者がまず治療Aを実施され、一定期間のウォッシュアウト期間の後に、治療Bが実施される。残りの半数の患者は、逆の順番で（まずB、その後A）治療を受ける群に無作為割り付けされる。治療を受ける期間に2回以上で割り付けしてもよく、例えば、ABAB、BABAなどの形式を比較することが可能である。

もし、患者間の多様性が患者内の多様性よりも大きいとき、クロスオーバーデザインの主な利点は、患者間の多様性を除去することによって、従来の並列試験で治療効果を測定するのに比べ、より効率的に（少

ない患者数で）試験を行うことができることである。しかしながら、すべてのリサーチクエスチョンがクロスオーバー試験によって妥当性をもって取り扱われるとは限らない。第一に、治療が終了した段階で疾病が「ベースライン」に戻らなければならず、また同じ程度の重症度で二度病気に罹るほど長く続く必要がある。第二に、限られた観察期間でも測定可能なアウトカムが必要である。第三に、最初の期間に投与した薬剤の治療効果は、次の期間に残存してはならない。もし、第一の条件が満たされなければ、いわゆる**期間効果**と呼ばれるものが出現し、もし第三の条件が満たされなければ、**キャリーオーバー**効果が発生してしまう。クロスオーバー試験の例としては、FEV_1 低下をきたした嚢胞性線維症の 41 人の小児患者にアジスロマイシンを投与し、FEV_1 値に対する効果をみた試験がある［Equi et al., 2002］。半数の患者は最初にアジスロマイシンを 6 か月間投与され、その後、2 か月のウォッシュアウト期間を経て、6 か月間のプラシーボ治療を受けた。残りの半数は、最初にプラシーボを投与され、その後アジスロマイシンを投与された。両方の治療期間で、アジスロマイシン治療群とプラシーボ群の間には、FEV_1 値に再現性のある差がみられ、この小規模な臨床試験の結果を踏まえて、研究者は従来の治療に反応しない嚢胞性線維症の小児患者に対して 4 ～ 6 か月のアジスロマイシンは有効であると結論づけた。クロスオーバー試験は、治療効果が相対的に速やかに現れ、治療をやめるとすぐに元の状態に戻る、安定した慢性疾患では特に適したデザインである。アウトカムは、生化学的もしくは生理学的な指標など、中間的なものが典型的である。クロスオーバー試験のデザインと解釈についての詳細は、Senn の著書［1993］を参照されたい。

　患者を個人でなく、グループで異なる介入方法に無作為割り付けすることが望ましい、もしくは、それしかできない場合も存在する。例えば、一般診療における腰痛治療の、心理社会的予後因子の評価と変容を目的とした最小限の介入戦略を評価した臨床試験がある［Jellema et al., 2005］。一般医（GP）は、最小限の介入戦略と通常の治療法の 2 つ

の間を行ったり来たりしなければならなくなるため、1人のGPのクリニックで患者を無作為割り付けすることは、非常に困難となろう。同時に、無作為割り付けのジレンマも発生してしまう。さらに、頻繁に接触する患者同士では両方の治療法を完全に分けることは難しく、比較すべき2つの治療法のコンタミネーションが起こってしまう。このような理由から、GPレベルでの無作為割り付けが好ましいことは明らかで、**クラスターランダム化比較試験**（cluster randomized trial）として、30人のGPが最小限の介入戦略をとる群に、32人のGPが通常治療群に割り付けられた。314人の患者が登録され、つまり、GP1人当たり5人の患者が割り付けられた。クラスター内のデータ、この場合は一般診療は相互に関連するため、クラスター内の相互関連の程度に応じて、ひとりひとりの患者を対象にしたサンプルサイズ計算に比べ多くの症例数が必要となる。クラスターランダム化試験におけるデザインとデータ解析は注意深く考える必要があり、研究者が出くわす問題点の解決にはCONSORT声明を応用することが役立つ［Campbell et al., 2004］。

本章では、以降、臨床試験の報告時に従うべき世界的に受け入れられている項目を踏襲する。これらは、臨床試験の準備実施に際し、もっとも重要で実践的な項目を示す（**表 10.1**）。

表 10.1 ランダム化試験を報告する際の重要な項目

包括的カテゴリー	扱われる項目
患者	適格規準 状況と場所
介入	治療の詳細 無作為割り付けの方法
アウトカム	よく定義された主要および副次的アウトカムの測定 アウトカム評価は盲検化されているか？
データ解析	サンプルサイズはどのように計算されたか？ 中間解析は？ 群間の主要アウトカムの比較方法 絶対リスク

Moher D, Schulz KF, Altman DG；CONSORT Group (Consolidated Standards of Reporting Trials). The CONSORT statement：revised recommendations for improving the quality of reports of parallel-group randomized trials. J Am Podiatr Med Assoc. 2001a；91：437-42.

参加者

　臨床試験は、予後的でもあり、因果的でもある。臨床試験は、特定の患者群での治療の利点と欠点を計測するために実施される。臨床試験の参加者は、将来の患者に関連する特徴、すなわち、特定の対象群を反映しなければならない。したがって、まず臨床試験の結果が適用される将来の患者群を定義することから始めることになる。これは、直接的には、臨床試験の結果の**一般化可能性**（generalizability）、時に**臨床試験の外的妥当性**（external validity of the trial）とも呼ばれる、にかかわる。介入試験の結果を臨床現場に速やかに導入しなければならないときほど、臨床試験の対象患者群はその治療が将来対象とする患者群により一致していなければならなくなる。したがって、第Ⅰ相試験は健康なボランティアを対象に実施可能であるが、薬価収載直前の第Ⅲ相試験では、その薬剤が適応となる患者群と臨床試験の対象群とがよく類似していなければならない。何よりもまず、第Ⅲ相試験では、その治療の適応があり、既知の禁忌がない対象群を設定する必要がある。

　対象群の特性は、実際には患者選択基準で定義される。典型的には、臨床試験の患者選択基準には、年齢、性別、診断、合併症などが反映され、除外基準は患者の安全を確保するために設定されることが多い。患者選択基準は、明確に設定されるべきである。従来のような、患者選択基準と除外基準の区分けは不要である［Moher et al., 2001b］。臨床試験では、最終的に、多くの患者特性が加えられ、一般化可能性を狭くしてしまう。例えば、臨床試験が実施される場（国、健康保険制度、プライマリ・ケアか紹介先医療機関か）、試験薬の「慣らし」期間、疾患の病期などがその例である［Rothwell, 2005］。

　CONSORT 声明では、臨床試験での患者の流れを明示するために、図表を用いるよう推奨している（**図 10.2**）［Moher et al., 2001b］。図の上部は臨床試験への患者の登録と、その後の試験治療への割り付けを示す。この部分では実際の無作為割り付けが行われる前の段階をより詳

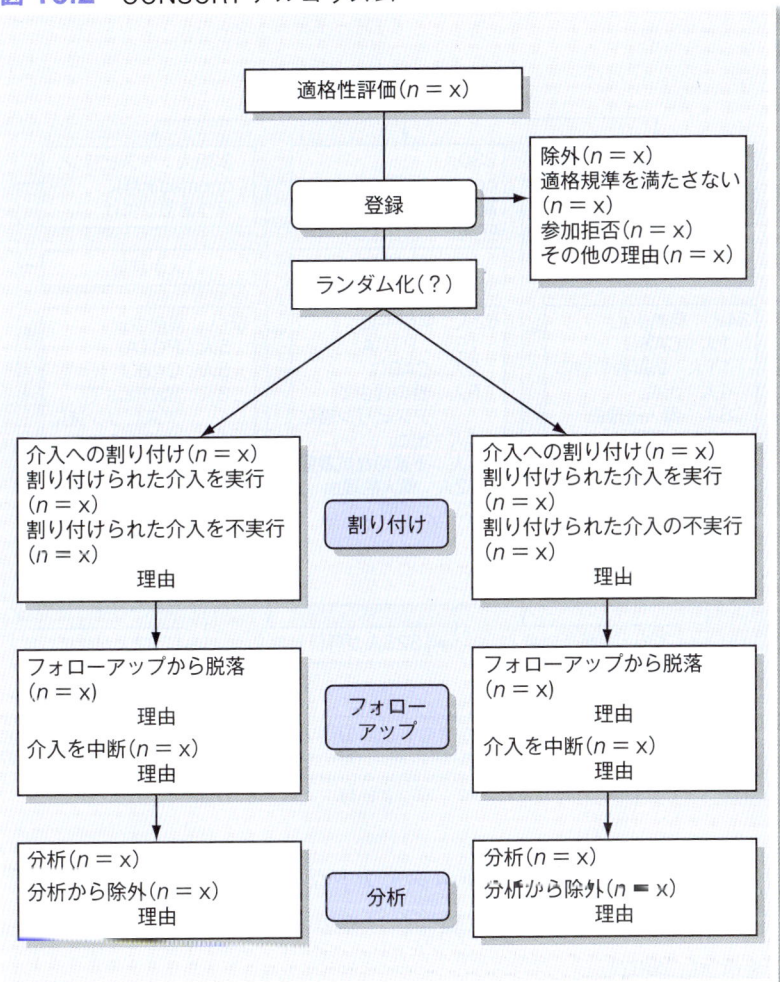

図 10.2 CONSORT アルゴリズム

```
            適格性評価(n = x)
                   │
                   ├──────────→ 除外(n = x)
                登録              適格規準を満たさない
                   │              (n = x)
                   │              参加拒否(n = x)
                   │              その他の理由(n = x)
            ランダム化(?)
               ┌───┴───┐
               ↓       ↓
  介入への割り付け(n = x)       介入への割り付け(n = x)
  割り付けられた介入を実行  [割り付け]  割り付けられた介入を実行
  (n = x)                        (n = x)
  割り付けられた介入を不実行       割り付けられた介入の不実行
  (n = x)                        (n = x)
     理由                           理由

  フォローアップから脱落          フォローアップから脱落
  (n = x)              [フォロー]   (n = x)
     理由                アップ        理由
  介入を中断(n = x)              介入を中断(n = x)
     理由                           理由

  分析(n = x)           [分析]    分析(n = x)
  分析から除外(n = x)             分析から除外(n = x)
     理由                           理由
```

The Lancet の許可を得て使用. Moher D, Schulz KF, Altman D for the CONSORT group. The CONSORT statement : revised recommendations for improving the quality of reports of parallel-group randomised trials 2001. Lancet 2001 ; 357 : 1191-4.

細に示すことも可能である。例えば、プライマリ・ケアでの患者の特定、紹介医療機関への紹介(典型的には臨床試験に登録している施設)、臨床試験に参加している医師によるケア、患者選択基準への照らし合

図 10.3 ASPECT-2 試験の患者アルゴリズム

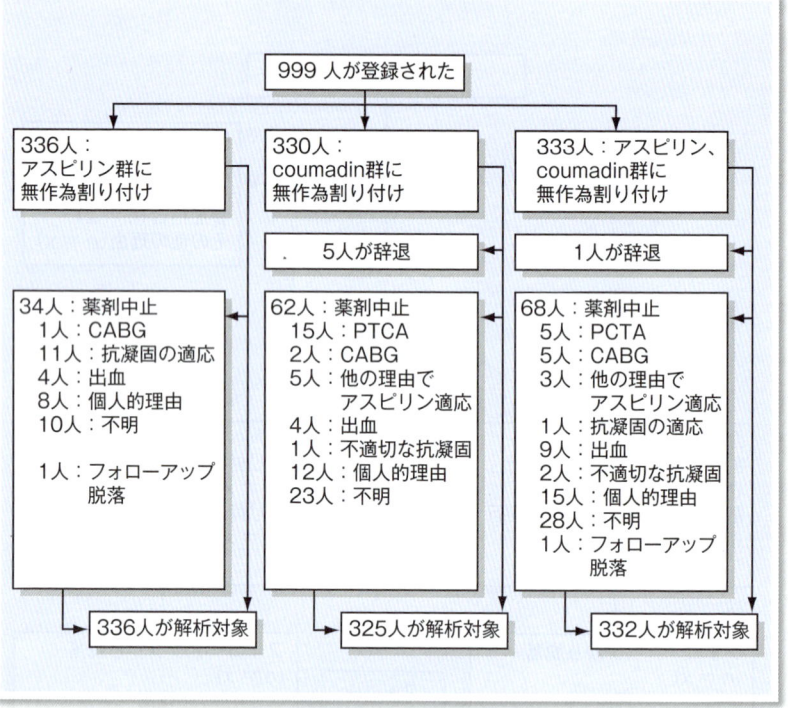

```
                        999 人が登録された
          ┌─────────────────┼─────────────────┐
    336人：             330人：             333人：アスピリン、
    アスピリン群に      coumadin群に        coumadin群に
    無作為割り付け      無作為割り付け      無作為割り付け
          │                 │                 │
          │            5人が辞退            1人が辞退
          │                 │                 │
    34人：薬剤中止     62人：薬剤中止     68人：薬剤中止
    1人：CABG          15人：PTCA         5人：PCTA
    11人：抗凝固の適応 2人：CABG          5人：CABG
    4人：出血          5人：他の理由で    3人：他の理由で
    8人：個人的理由        アスピリン適応     アスピリン適応
    10人：不明         4人：出血          1人：抗凝固の適応
                       1人：不適切な抗凝固 9人：出血
    1人：フォローアップ 12人：個人的理由   2人：不適切な抗凝固
        脱落           23人：不明         15人：個人的理由
                                          28人：不明
                                          1人：フォローアップ
                                              脱落
          │                 │                 │
    336人が解析対象    325人が解析対象    332人が解析対象
```

The Lancet の許可を得て使用。Van Es RF, Jonker JJ, Verheugt FW, Deckers JW, Grobbee DE. Antithrombotics in the secondary prevention of events in coronary thrombosis-2 (ASPECT-2) research group. Aspirin and coumadin after acute coronary syndromes (the ASPECT-2 study): a randomised controlled trial. Lancet 2002；360：109-13.

わせ、そしてインフォームドコンセントなどである［Rothwell, 2005］。図 10.3 に、ASPECT-2 試験における患者の流れを示している［Van Es et al., 2002］。

治療の割り付けとランダム化

　第 5 章では、3 つの比較可能性を強調した。すなわち、自然史（もしくは予後）、外的効果、そして観察者効果の 3 つである。臨床試験でのデータ収集の計画においては、外的効果の比較可能性と観察者効果の比

較可能性は密接に関連する。外的効果の比較可能性はプラシーボ治療を用いることで達成され、観察者効果の比較可能性は盲検化により達成される。外的効果を除外するために意図されたとしても、プラシーボ治療には、患者が受けている治療を知らないことによって患者が盲検化され、患者による観察者効果も同時に除去されるという本質的な特性がある。

ランダム化は、同じ予後の2つもしくはそれ以上のグループを作るために実施される。ランダム化を実施する方法には複数あり、もっともシンプルなものはコイン投げである。統計学的には受け入れ可能だが、医師は意図せずとも無作為割り付けされるどちらかの治療への好みを持つ可能性があるため、実際上は厳密性を欠く可能性がある。

そのため、患者が「運悪く」医師の好む治療を引き当てなかった場合、どうしてもう1回コインを投げないと保証できるだろうか？ 2回目は「運がよく」なるかもしれない。しかしながら、そのような人間にありがちな行動パターンが、2つのまったく同じ予後の集団を作り出すというプロセスを歪めてしまう。したがって、ランダム化のプロセスにおいては、それを行う医師が、臨床試験に参加する以上、その内容にはまったく関与できないようにするべきである。不透明の、密封した、通し番号をつけられた封筒を用いる方法が合理的な代替案のようにも思われる。しかしながら、封筒であっても同じように扱われてしまう可能性がある。有名なオックスフォードの臨床試験家であったRichard Peto卿は、そのような封筒が、次の患者が入る前には密封されていない可能性もあると警告を発している［Peto, 1999］。その情報が、次の候補者を登録しようという決断に影響し、予後を均等にすることを妨げてしまう。この問題点は、中央化無作為割り付け（centralized randomization）をすることによって回避することができる。それは、患者の基本的な情報に基づいて、割り付けを中央事務局が、電話口で決めるという方法による。もし、無作為割り付けを急がない場合には、ファックスやe-mailを用いてもかまわない。急性期疾患を取り扱う臨床試験では、インター

ネットのプログラムなどを用いた、24時間対応が望ましい。盲検化された治療を用いる臨床試験の場合には、試験薬を入れて通し番号を打たれた箱が事前に参加施設に配送され、その箱にはランダムに実薬とプラシーボが割り振られている。そして、患者が参加に同意したらいつでも、次の試験薬が入った箱を用意することができる。

　ランダム化のもっともシンプルな方法は、コンピュータにより生成された乱数に基づき、臨床試験の規定する無作為割り付けを行うというものである。しかしながら、小規模な臨床試験では、この方法を用いても重要な予後因子に関連して不均衡が生じてしまう可能性がある。これを解決するのに役立つのが、層別ランダム化、つまり、若年者と高齢者で分けるなど、ある程度均質な集団の中でランダム化を実施する手法である。層別ランダム化を実際に実施するためには、層別化因子は多すぎてはならず、せいぜい3つか4つにすべきである。

　多施設共同臨床試験では、施設も層別ランダム化の要素とされることが多い。これによって、ある特定の施設からの少数の患者がすべて、偶然に、同じ治療を受けることになるということを防ぐ。小規模な臨床試験では、それぞれの治療グループの間で患者数の偏りが少なくなるようにすることは重要であろう。これは、特定の層で参加者のブロックを入れ替えることによって実現できる。例えば2つの治療を比較する臨床試験で、6人の患者を1ブロックとして3人ずつそれぞれの治療に割り付け、その無作為割り付けの方法はブロックごとに異なる。ブロックの最後で、先ほどの例では5人の患者が割り付けられた段階で次がどちらの治療か推測できてしまう（非盲検試験のように）ことを防ぐために、ブロックに含まれる参加者の数は秘密にされるか、さらには変動させるほうがより望ましい。コンピュータプログラムの力を借りれば、無作為割り付けされたグループ間での患者の予後や数は、いわゆる最小化法（minimization procedure）のように、ほぼ完全に均等にすることが可能となる。最小化法によれば、次の参加者がどちらの治療になるかは、基本的に、特定のリスク層の中で、どのくらいの数の患者がある治療法に

割り付けられたかによって規定される。例えば、あるリスク層の中で、10人の患者が治療Aに割り付けられ、8人が治療Bに割り付けられているとしよう。次の患者が治療Bに割り付けられる可能性は、治療群間のバランスを保つために、従来の50〜60%くらいに上げてもよい。

インフォームドコンセント

ランダム化に不可欠な部分が、実際の無作為割り付けの前に存在する。患者およびその家族と、当該の臨床試験に参加するか否かの協議である。理想的には、その協議は、1人の医師の中でケアと科学的関心が利益相反を起こさないように、治療に携わらない医師が行うことが望ましい。臨床試験の実用性だけでなく、患者が無作為割り付けされるということも含め、可能性のある利点と欠点についても説明される必要がある。インフォームドコンセントの内容は、すべて書面で患者に提供されなければならない。急性期治療を対象としない臨床試験では、患者は数回に分けて参加するか否かを確認され、書面で同意したときに初めて無作為割り付けされるべきである。

盲検化

患者と医師を治療内容について盲検化する必要性は、リサーチクエスチョンの種類（実用的なものか実験的なものか、第5章参照）、主要アウトカムの種類（ハードアウトカムかソフトアウトカムか）によって決まる。実験的な側面の強い臨床試験では、外的効果は両群で完全に均等に無視できるものにしなければならない。それはつまり、盲検化を必要とすることを意味している。しかしながら、実用的な内容の臨床試験においては、盲検化の必要性は、アウトカムがどのような種類かによって決まってくる。客観的なアウトカム指標が用いられるとき（例えば患者死亡）には、盲検化の必要性は低くなる。もし、QOLが主要アウトカ

ムとされるときは、QOL 測定への影響が危惧されるため、盲検化が必要となる。非盲検化試験においても、どちらの治療群かを知らされていない独立した評価者を用いることにより、アウトカム評価の部分で盲検性を保つことが可能である。例えば、アウトカムに関連した報告と、治療内容に関する情報をすべて排除した形で、中央の臨床試験管理事務局に送付することなどがそれにあたる。その後、治療情報を伴わないアウトカム報告が、判定委員会によって評価される［Algra & van Gijn, 1994］。

　プラシーボは、実際の治療と区別がつかないように作製される必要がある。経口摂取の薬剤では、外見や内服したときの味なども似せなければならない。カプセルを用いた場合でも、薬を一気に飲んでもらわなければならない。なぜなら、患者がカプセルを噛んでしまって、その味から治療内容が「ばれて」しまうことがあるから！　慎重にプラシーボを作製しても、薬の効果や副作用から、どちらに割り付けられたかが明らかになってしまうこともある。例えば、利尿剤を用いた試験で、実薬でより強く利尿がかかれば、おのずと患者にも知られてしまう。

　割り付けと盲検化が計画された後、今度は割り付けられた治療がどの程度正確に実施されているかをモニターする必要がある。実際に論文にする段階では、前述のフローチャートの中で、例えば外科手術に割り付けられた患者のうち実際に手術された患者数、もしくは内科治療に割り付けられたにもかかわらず結局外科手術を受けた患者数なども報告されることになろう。薬剤の臨床試験では、前回患者に手渡されてから今回まで渡されたうちいくつ薬が残っているかによって定義される、服薬コンプライアンスがモニターされる。もちろん、この方法は完璧ではないが、明らかな服薬コンプライアンス不良は察知できるだろう。薬剤のコンプライアンス不良が「実臨床」にはつきものであるために、実用的な臨床試験ほど服薬コンプライアンスは重要視されない。確実なコンプライアンスの測定が要求される場合、血中の薬剤濃度や尿中の代謝産物の測定、さらには試験薬に測定しやすいトレーサーを仕込むという方法もある。

アウトカム

アウトカムの選択、定義、そして測定方法は、完全にその臨床試験の目的によって決まる。例えば、介入により病態生理学的な効果が現れるかを主要目的とする場合に比べ、実地臨床で役立つ結論を求める場合には、アウトカムの設定は異なってくる。第Ⅱ相試験では、安全性と病態生理に主眼が置かれている。組換え活性第Ⅶ因子を例にとれば、「コンセプトの証明」に必要な主要アウトカムは、入院後 24 時間時点での出血量の変化率であろうが、患者本人にとっては必ずしも適切とはいいにくい。主に実験的なデザインの第Ⅲ相試験では、病態生理主導もしくは臨床的なアウトカムが選択されるだろうが、実用的な臨床試験では、患者に直接関連するアウトカムが選択されるだろう。

時に、研究者たちの間でも、患者にとって何が意味のあることなのか、意見の不一致をみることがある。例えば、脳卒中の臨床試験のアウトカムを考えるときに、ただ脳卒中だけをアウトカムに設定すればよいか [Albers, 2000]、脳血管障害も全身の動脈硬化の現れと考えてすべての血管イベントをアウトカムに設定するべきかについて議論があった [Algra, 2000]。後者は、いわゆる複合アウトカム（この場合、血管病変、非致死的脳卒中、非致死的心筋梗塞によって死亡すること）であり、それに寄与するアウトカムが 1 つでも発生すれば達成されたとみなされる。

第Ⅱ相試験や初期の第Ⅲ相試験は、中間的（あるいは代理の）アウトカムを用いることがある。中間的アウトカムとは、臨床的に意味のあるアウトカムが発生するのに先んじて、病態生理学的に発生することが予測されるアウトカム指標である。実際のアウトカムの代理として中間アウトカムがどれほど妥当かということは、関心のある真のアウトカムのリスクを中間アウトカムがどれほど反映するかということにかかっている。例えば、心臓疾患での患者における急死に対する中間的アウトカムとして、心室性不整脈が選ばれることなどがそれにあたる。抗不整脈剤

の初期の評価には、VPC をベースラインからフォローアップ時までどの程度減らしたかが中間アウトカムとして採用されていた。この中間アウトカムを用いた研究により、いくつかの抗不整脈剤が有効な可能性が高いと評価された。しかしながら、この効果は突然死をアウトカムとして設定した第Ⅲ相試験で完全に否定された (The CAST Investigators, 1989)。抗不整脈剤は、むしろ危険だと証明されたのである！ 中間アウトカムを用いた臨床試験の結果を、真のアウトカムへと外挿することには慎重でなくてはならないことは明らかである。

　それでもなお、中間アウトカムは頻度が高く、二分変数というよりも連続変数の形であり、結果が出るまでの時間がより速いという大きな利点がある。さらに、病態生理学的に予測される治療効果を確立するのに効果的であり、つまり主要な作用機序を示すことができるという点でも有用である。中間アウトカムとそれに続いてその疾患で起こる結果が明らかに結びついている場合には、中間アウトカムそのものが十分な指標として役に立つ。例えば、降圧剤の臨床試験がそれにあたる。降圧剤の実際的なアウトカムは心血管イベントの発生頻度であろうが、多くの第Ⅲ相試験では血圧値を（中間）アウトカムとして使用している。動脈硬化症を連続的に評価する中間的な指標の例としては、内頸動脈の内膜と中膜の厚さがある（**図 10.4**）[Bots et al., 1997]。例えば、内頸動脈の壁肥厚や血圧などの、連続変数でのアウトカムが用いられる場合には、精度を向上させるために複数回測定して平均することで、測定誤差を減らすことも可能である。

データ解析のデザイン

　臨床試験がまだ計画段階の時期に、データ解析の方法についても考えておく必要がある。「2×2 思考」はそういった場合に役立ち、主たる 2×2 表がどのような内容になるかをあらかじめイメージすることは有用である。しかし、それを行うためには、比較される治療法の詳細と、

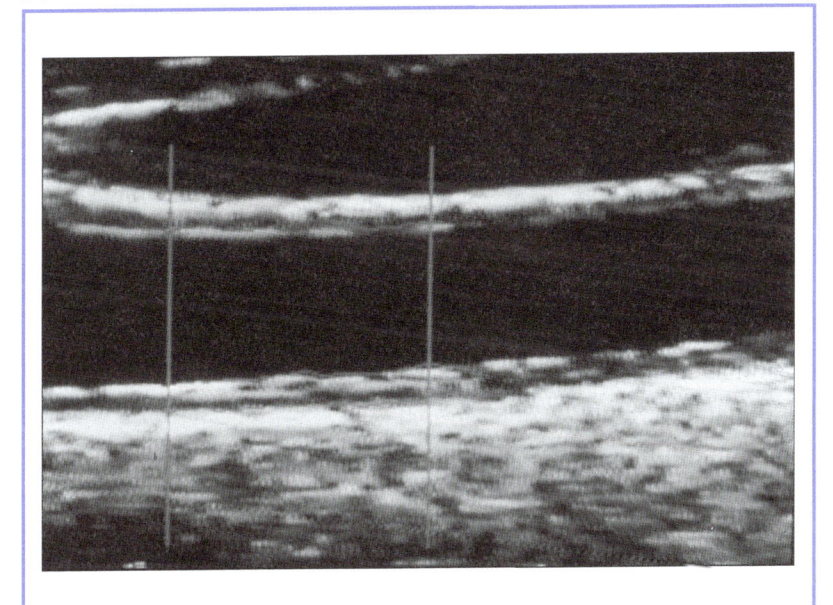

図 10.4　内頸動脈の内膜と中膜の厚さの測定

　主要アウトカムの定義が明確でなければならない。以下、仮想臨床試験のアウトカムについて計算する方法について演習をしてみよう。

　例えば、新しい治療法 A と標準治療 B それぞれ 1,000 人ずつの死亡率について研究するとする。標準治療では、2 年時に 15％の患者が死亡するという観察研究があり、新しい治療法 A がその割合を 13％まで低下させると仮定しよう。表 10.2 にデータをまとめた。両群の絶対リスク差は 15−13＝2％であり、−1％（標準治療か新規治療よりも 1％よい結果）から＋5％（新規治療が標準治療よりも 5％よい結果）までが 95％信頼区間（第 12 章を参照）となる。2 つ群のリスク比は、13／15＝0.87 であり、95％信頼区間は 0.70 〜 1.08 である。絶対リスク差は、NNT（number needed to treat to prevent one death）として表現されることもある。後者は、絶対リスク差の逆数（1／0.02＝50）になる。

表 10.2 仮想臨床試験データ

	治療 A	治療 B
死亡	130	150
生存	870	850
リスク対象者	1,000	1,000
リスク（％）	13	15
リスク差（％）	2.0	対照
リスク差の 95% CI	－1.0 〜 5.0	―
リスク比	0.87	対照
リスク比の 95% CI	0.70 〜 1.08	―

CI：信頼区間、RD：リスク差、RR：リスク比

　上記の例で示されたデータでは、治療法 A が B よりも優れていると推定するに十分な根拠とならない。なぜなら、臨床試験が小規模すぎるのである。そのため、臨床試験を開始する間には、**サンプルサイズ計算**が必須になる。非常にシンプルな計算方法によって、必要な症例数の計算が可能である。より高度なサンプルサイズと臨床試験の検出力の算出法も魅力的ではあるが、算出されるサンプルサイズは前提となる条件に大きく左右されてしまう。当然のことながら、研究者にとって治療法がもたらす効果は不確かで、主観的である。つまり、サンプルサイズの妥当性だけでなく、前提となる予想の適切さも同時に問題となるのである。

　推定、もしくは予想するために必要なパラメーターには、標準治療を受けた患者におけるアウトカムの割合（p_0 と表記される）が必要になる。それは、先ほど出てきた例では 15％ ということになり、**背景の発生率**（background rate）と呼ばれる。新しい治療法を受けた群での割合（p_1）は、同様に 13％ ということになる。治療群ごとの必要とされるサンプルサイズは、下のようになる。

$$f(\alpha,\beta)*[p_0*(100-p_0) + p_1*(100-p_1)] / (p_1-p_0)^2$$

$f(\alpha, \beta)$ は統計学的な定数である。この定数は、許容される第1種の過誤（type I error、α）と第2種の過誤（type II error、β）によって決まる。第1種の過誤とは、本当は差が存在しないにもかかわらず、2つの治療の間に差があると推定してしまうことをいう。第2種の過誤とは、本当は差が存在するにもかかわらず、2つの治療の間に差がないと推定してしまうことをいう。αとβは、一般的に0.05と0.20と設定される。その結果、$f(\alpha, \beta)$が7.9となる。今回用いた例では、両群に4,752人の患者が必要とされると算出された（$7.9*(0.15 \times 0.85 + 0.13 \times 0.87 / (0.13 - 0.15)^2 = 4,752$）。期待される$p_1$と$p_0$の値に基づいた95％信頼区間は、0.78〜0.96になり、リスク比の信頼区間に1（両群に差がないという意味）は含まれなくなり、新しい治療がよりよいということを推定するに足るデータとなった。臨床試験から脱落する患者、片方の治療群からもう片方にクロスオーバーする患者などの割合を加味することで、サンプルサイズはさらに正確なものになる。

　臨床試験の解析を始める前に、いくつかのステップを踏む必要がある。ここで再び、CONSORTのフロー図がガイドになる。**図10.2**の下部では、追跡不能例、治療中止例、データ解析に組み入れられたもしくは除外された患者の数が示されている。これらの数字を含めることにより、読者は、著者らが治療企図分析（intention-to-treat analysis）を実施したかを理解することができる（第5章を参照）。治療企図分析では、無作為割り付けされたすべての患者が、治療を部分的に受けようが、まったく受けてなかろうが、最終的な解析に含まれなければならない。それによって、実地臨床の現場で、ある治療法を試みようとする企図した場合の意味合いが、評価されることになる。

　例えば、狭心症と冠動脈狭窄のある患者に対して、冠動脈形成術と冠動脈バイパス手術の効果を比較する臨床試験を例にとってみよう［RITA Trial Participants, 1993］。無作為割り付けの後、即座に治療を行うことができず、再灌流療法の前に何らかの主要アウトカム（死亡、心筋梗塞）が起こってしまうこともありうる。治療企図分析の場合、こういっ

たイベントであっても、実際の臨床現場でそうであるように、その患者が無作為割り付けされた治療群にカウントされるべきである。治療企図分析に対して、on-treatment もしくは per-protocol 分析がある。この分析手法は、実効説明試験で用いられることが多く、レトロスペクティブに患者選択基準を満たし臨床試験治療を実施された患者を分析対象とする。この場合、結果として得られる治療効果は、実際よりも高めに出ることが多い。

しかしながら、per-protocol 分析の問題点は、割り付けられた治療に対する非コンプライアンスは一般にランダムな事象ではなく、その選択によって比較群の間に予後の不均等が生じてしまう。言い換えれば、ランダム化によってもたらされる利点（群ごとの予後の均等化）が、少なくとも部分的に相殺されてしまう。原則的に、治療企図分析の情報がない状態で、on-treatment 分析の結果のみを解釈することはできない。両方の解析を実施することは多くの場合可能である。例えば、オランダで実施された TIA 臨床試験［1991］では、主要アウトカムは治療企図分析で評価された。つまり、低用量もしくは中等用量のアスピリン治療に無作為割り付けされた 3,131 人すべてが分析され、血管病死亡、心筋梗塞、脳梗塞など主要アウトカムのハザード比は 0.95 であった。On-treatment 分析では、レトロスペクティブにみると、不適切に試験に組み入れられた 23 人（14 人の脳腫瘍患者、4 人の頭蓋内出血患者、5 人の他疾患患者）が分析からは除外された［The Dutch TIA Trial Study Group, 1991］。さらに、患者が生存分析に組み入れられるのは、治療薬を内服している間から、ウォッシュアウトのための治療終了後 28 日間に限られている。その結果、分析によるハザード比は 0.92 であった。On-treatment 分析でのより大きな効果は、適応がある患者ではよりコンプライアンスが高く治療効果も出やすいという予測に基づき、適応のある患者では治療が有効であるということを示唆している。

治療企図分析を実施するためには、できるだけ完璧なフォローアップを行うことが重要である。完璧なフォローアップなしには、無作為割り

付けされた治療群間の均質性が損なわれてしまう。そのため、どの程度フォローアップが行われているかは臨床試験の質的指標とされる。追跡不能例をできるだけ少なくするために、参加する患者に住所、電話番号、その人が患者と別な住所に住んでいる場合には、連絡担当者、例えば兄弟・姉妹や近隣の人を確認しておくとよい。それによって、患者とコンタクトできなくなった場合に探し出すのに役立つ。

信頼できる解析を行うために必要なもう1つの重要なステップは、データの質の管理である。適切に実施されれば、試験事務局によって提供されるフィードバックに基づき、臨床試験中にも同時に実施されるものである。事務局に送付されるすべての書類について、不完全でないか、実際の値を記載されているか、チェックが行われなければならない。例えば、「収縮期血圧 510mmHg」という数値が自動的に受け付けられるということがあってはならない。なぜなら、この数値は 150mmHg という値を誤って記載した可能性が非常に高いからである。欠落した数値、(おそらく)誤っている数値についても、事務局から現地の研究者に問い合わせを行って解決されなければならない。電子データを組み込み式のエラーチェックにかけたり、一貫性をチェックしたりする場合に、これらすべてのプロセスを実施しておくことによって、大幅なスピードアップが図れる。

中間解析によって、外部データモニタリング委員会（DMC）は、臨床試験を継続することがもはや倫理的に許されないほどの、大きな利得や障害が臨床試験の早期にすでに出現しているか否かについて評価を行う。この目的のために、いわゆる**中止基準**（stopping rules）を定め、DMC が臨床試験の早期中止を推奨する判断をしやすくしている。データモニタリングは、連続解析技術を用いて、複数回実施されることも可能である。

中間解析のために、研究者は定期的に収集したデータに関する報告書を作成することを要求され、このことによって質のよいデータを早期に集めることが促進されていることは間違いない。中止基準をあまりに厳

格に守ろうとすることは、時として欠点となり、臨床試験が早期に終了しすぎてしまったという事例がいくつか存在する。驚くほどの利得や不利益によって早期終了されることになったランダム化試験は、往々にしてあてずっぽうな熱気（random "high"）にうなされていることが多い。早期中止となった時点では、楽観的すぎるか、あるいは悲観的すぎるか、そのいずれかの結論が導かれていることが多い。臨床試験の早期相においてはサンプル数が少なく、したがって不正確なために、中間地点での解析結果は試験後半の解析結果に比べ、仮説上の「真実」から、より大きくぶれてしまうものである。早期中止にかかわる主観的な論点については、いわゆる**三者盲検法**（triple blind design）によって制限され、データモニタリングおよび安全性委員会のメンバーは中間の結果は知らされるものの、どちらが試験群でどちらがプラシーボ群かについては知らされないことになっている。

多くの論文で、表1として掲載されるベースラインの表を作成することが次のステップとなる。この表では、割り付けられた治療群ごとの患者のベースラインの特徴が示される。読者にとって、この表の利用価値には2点あり、まず無作為割り付けによって2群の予後因子が均等になっているかをチェックでき、次にどのような患者がその臨床試験に組み入れられたかを確かめることができる。後者の情報から、適格基準が存在し、なおかつ禁忌事項が存在しないことに基づいて臨床試験の対象患者が明らかとなり、読者は臨床試験の適用できる患者群を決定することができる。ベースラインの表を用いて患者群の特徴を記載することによって、臨床試験の対象範囲が明らかとなり、そうすることで試験結果がどれほど一般化可能かも明らかになる。しかしながら、この目的を果たすためには、患者が実際に臨床試験に組み入れられ、そしてどのような選択がなされたかについて留意しておく必要がある［Rothwell, 2005］。

大きな臨床試験においては、サンプルサイズが大きいことから、治療群間で予後因子に偏りが存在することはまずありえない。しかしながら、小さな臨床試験や、ランダム化のプロセスが不適切であった場合に

は、偏りが発生する可能性があり、回帰分析などの手法を用いて偏りの影響を補正することが可能である（詳細は第12章を参照）。研究者は、ランダム化試験におけるベースラインの患者特性の偏りを判断するために P 値を示すことが、時として存在する。適切にランダム化されている限り、このやり方は不可解であり、もし何かしらの偏りが発生したとしても、それは定義上偶然のなせる業であり、P 値は何の意味も持たない。それよりも、試験の結果が正確に判断できるか否か結論づけるために、偏りの大きさを質的に評価し、それが予後や治療効果にどの程度影響するかを評価することが必要とされる。

　主な表の2つ目には、治療効果の大きさや精度についての測定結果とともに、割り付けられた治療群ごとのアウトカム事象の発生状況が記述される。この表には、主要アウトカム事象と副次的アウトカム事象の両方が記載されることが多い。アウトカム事象の間の格づけを意識することが重要である。例えば、心血管アウトカムについての臨床試験においては、非致死的心筋梗塞の発生のみを主要アウトカムとして解析することは誤っている。なぜならば、致死的な心筋梗塞が増加していれば、非致死的心筋梗塞という好ましいアウトカムは相殺されてしまうからである。そのため、非致死的なアウトカムをそれ単独で解析してはならない。

　例えば、性差など、特定の患者**サブグループ**において治療効果があることが、プロトコールに明記されている場合も多い。そのようなサブグループは、正確に評価するには症例数が少なすぎる傾向があることを念頭に置く必要がある。とどのつまり、臨床試験の症例数は、主要アウトカムを評価するために十分なものであって、サブグループ分析のために必要な数ではないのである。そうはいっても、限られた症例数のサブグループにおいて、治療効果を評価することに意味があることもある。

　ある特定のサブグループ（例えば年齢、性差など）ごとの治療効果について検討する際には、グループごとの特性によって治療効果に影響が出ることを示唆する点に留意が必要である（第2章参照）。興味本位でそのような分析を行う場合、「あらさがし（fishing expedition）」となっ

てしまう危険性を認識すべきである。「魚を捕まえる（catch a fish）」ことはできる可能性があるが、はたしてその魚（結果）が食べられるものかどうかはわからない。本章で扱った、オランダで実施された TIA 臨床試験の例をみてみよう。試験薬を開始した月別の分析を行った結果、8月に 30mg のアスピリンを開始した 207 人の患者では、283mg 群の患者に比べ劇的な効果が現れ、ハザード比は 0.38（95% CI 0.16～0.89）であった。しかし、全患者を分析した結果、差は存在しなかった。この結果は信じがたく、その「魚」（結果）はすぐに水に戻してしまうべきである（そもそも最初から捕まえるべきではなかった）。この例は、誕生宮（birth sign）によってアスピリンの効果が異なったという、第2章に出てくる ISIS-2 試験の有名な話と類似している［ISIS-2, 1988］。あらためて、賢明な判断、生物学的な妥当性、サブグループの事前定義（データを得る前にプロトコールに記載すること）によって、まがいものの結果を導き出してしまうことを防ぐことができるだろう。

第11章 メタ分析

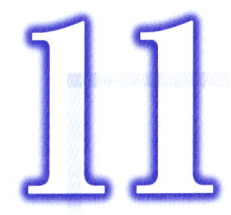

メタ分析

　研究の知見を実臨床に適用するか否かは、1つの臨床試験だけに基づいて判断されることはめったにない。同様の臨床試験がいくつかの集団で繰り返し実施されて初めて、ある研究結果が正しいと信じられるようになる。さらに、1つの臨床試験の結果のみで十分に正確とは言い切れず、要因とアウトカム（例えば、治療の効果）の間に確実な関係があるというには疑いが残ることが多い。このことは、期待される利得（ベネフィット）と介入による危険性（リスク）の微妙なバランスを要求される場合に、特にあてはまる。これらの状況では、特定の治療の効果があるというエビデンスは確かに妥当だが、まだ不正確な部分やおおざっぱな部分を残していることがある。リスクとベネフィットのバランスが異なることで、リスクの高い患者で効果があったとしても、リスクの低い患者では効果を認められないということも起こりうる。ここで、メタ分析（meta-analysis）の役割は、いくつかの適切な臨床試験の知見をまとめ、治療効果の予測をより正確にし、その結果、治療の真の効果について信頼を高めることにある。

　メタ分析は、同様の臨床試験を探し出し、評価し、要約する手法であり、類似した要因とアウトカムを似通った集団で評価し、それらの結果を事象の関連性の予測値として1つの数値に統合する手法である。要因とアウトカムの「平均的な」関連性の強さに基づいて、実地臨床の現

場や医療政策の決定現場において判断がなされる。個々の臨床試験が互いに相反した結果をもたらしたとき、従来の（物語的な）総説では見解がまとまらないことが多いのに対して、メタ分析では、その不確かさを軽減もしくは解決するであろう。

　従来の総説では、一般的に、質的な評価のみを提供してくれる。例えば、ある治療が有効らしく、安全もしくは危険だろうといった見解を提示してくれる。それに加えて、いくつかの臨床試験から横断的に量的な予測を導き出すために、メタ分析では、すべての適切なエビデンスを検索するという透明性のあるアプローチを採用し、バイアスを減らすために明確な手法をとり、エビデンスを統合する過程では、多くの場合きちんとした統計学的な方法を用いる。解析に組み入れられることになった臨床試験から個々の患者レベルのデータが提供される場合を除いて、メタ分析ではそれぞれの臨床試験の結果の要約（例えば、イベントの数、治療群に無作為割り付けされた患者の数）が情報の単位として用いられる。

　メタ分析は、心理学の研究から発し、1980年前後に医学の世界に導入された。EBMの急速な普及と、患者管理における量的なエビデンスの重要性が増すにつれて、メタ分析も普及してきた。今日、メタ分析は、医学一般、特に臨床疫学の研究において、欠かすことのできないものになっている。

　本章では、治療効果に関するランダム化試験の結果を要約するために実施されるメタ分析のデザインと手法について紹介する。病因論、診断学、予後研究におけるメタ分析は、ますます一般的になってきているものの、別の機会に取り上げたい。

理論的根拠

　メタ分析は、次のような質問へ答えるのに役立つ。「この患者にもっとも適切な治療は何か？」「予想される効果はどれほどか？」「治療効果の出現にどれほど自信を持ってよいか？」。1つの臨床試験の結果だけ

から明確な答えが導き出せることは少なく、いくつかの臨床試験を参照したとしても、結果が一見まちまちでより混乱してしまう。従来、疾病の治療選択においては、専門家の意見、医学書の物語的な総説記事に頼るところが大きかった。これらは、特定のエビデンスに重点を置いて作成されている。つまり、往々にしてもっとも大規模で明確に肯定的な結果（特徴的にはP値が0.05未満であったと報告している）が得られた臨床試験のみが参照され、さらにひどい場合には、専門家の個人的な意見と一致する臨床試験のみが参照される。それらの臨床試験がもっとも妥当なものと限らないのは明らかである。さらに、臨床試験により急速にエビデンスが蓄積されている状況において、専門家の意見や医学書の情報はどんどん時代遅れになっていってしまう。

　治療効果に関する最新のエビデンスにアクセスすることは、患者の治療や健康政策の立案において必要である。例えば、何人かの著者たちは、循環器の分野におけるエビデンスを掲載するという部分で，医学書は医学雑誌に明らかに水をあけられていると証明している［Antman et al., 1992；Lau et al., 1992］。研究者の多くは、臨床試験を開始する前にメタ分析を実施する。これによって、彼らは、まだ結論の出ていない臨床的な問題に関するすでに実施された臨床試験から学び、予定されている臨床試験のデザインや実施に際してどのような落とし穴が存在し、陥りやすい過ちをどうすれば防ぐことができるかを学んでいる。最適なリサーチクエスチョンを選択し、新しい臨床試験のデザインをよりよいものにするために、メタ分析は大変に役立つ。さらに、メタ分析の結果が臨床ガイドラインに組み込まれることが多くなってきている。

　低侵襲冠動脈バイパス術がよいらしいということで実施された臨床試験について行われたメタ分析が、その価値を示す好例とされている。低侵襲冠動脈バイパス術は、いくつもの技術や手技を駆使して、人工心肺を用いることなく拍動している心臓に施術する術式である。この術式が紹介された後、1995年にランダム化比較試験が発表され［Vural et al., 1995］、4年後には次のランダム化試験の第一報が報告された［Angelini et al., 2002]。続いて、2003年1月までに12の臨床試験が、2003年1月〜12月の間にさらに12の臨床試験が、2004年の4月までにさらに10件の臨床試験が、それぞれ報告された [Van der Heijden et al., 2004]。この領域で実施された臨床試験のエビデンスを要約するのに、メタ分析は大変有用である。特に、メタ分析を行うことによって、さらにエビデンスを積み重ねる必要があるかを判断でき、すでに正確な効果の予測が可能なのにもかかわらず、追加の臨床試験を実施してしまうことを防ぐことができる。

原　理

　治療効果に関する研究の概念と方法論については、すでに第5章、第6章、第10章で述べられている。臨床試験で観察される治療効果の予測値の大きさや、向きは、一般に、比、差、2つの発生頻度などによって示され、対照となる治療に比較して当該の治療の効果がどの程度強いかを表す。治療効果の予測の正確さは、臨床試験の質によって左右される。治療効果に関する研究では特に、背景にある予後因子をランダム化によってどれほど均等にできたか、また（もし必要であれば）、外的要因と観察者効果を均等化するために盲検化を実施したかどうかが、その正確さにかかわる。加えて、観察された治療効果の正確さはまた、フォローアップがどれほど完全か、データが正しく解析されたかにもかかっている。

　臨床試験による治療効果の予測の正確さは、効果予測の信頼区間に反映される。これは、治療効果の確率的な範囲を示している。つまり、ある臨床試験が繰り返し、繰り返し実施された場合、それらのうちの95%で真の効果が95%信頼区間に含まれるということである。信頼区間の広さは、観察期間中に発生したアウトカムイベントの多さによって規定され、裏を返せばサンプルサイズや、関心のあるアウトカムの発生頻度、もしくは試験参加者のベースラインのイベント発生リスクによって規定される。一般に、イベント数の多い大規模臨床試験では、信頼区

間が狭くなる。複数のランダム化試験において結果が一致しなかった場合には、治療効果が不明確となる。例えば、効果の強さが異なったり、場合によっては効果が逆方向になるなどの、相矛盾した結果が、別々の臨床試験で報告される可能性がある。さらに、臨床試験によっては結論が出ないものもある。例えば、効果の予測値が基準点（例えばリスク比1、リスク差0）から明らかに偏位していても、信頼区間がその基準点を挟んでしまっている場合がそれにあたる。そのような治療効果の予測についての不確かさは、いくつかの臨床試験の結果をメタ分析によって統合することで解決しうる。

しかしながら、不正確さのほかにも、臨床試験の間での結果の不一致をきたす理由が存在しうることは、強調しておかねばならない。

臨床試験の実施方法や、対象患者の特性が大きく異なると、異なる結果をもたらす可能性がある。いくつかの臨床試験をメタ分析で統合する場合に妥当性を保つため、患者、治療、エンドポイント、そして効果の測定方法などの面で、組み合わせ可能だと考えられる臨床試験のデータに限定して統合することが普通である。臨床試験を適切に選び出すためには、試験デザインを系統的にレビューし、類似点に基づいてグループ分けする必要がある。試験デザインに問題があったり、試験結果の解析にバイアスがある場合にも、結果が相矛盾することが起こりうる。もし、問題のある臨床試験が組み込まれてしまったとすれば、そのメタ分析の結果は信頼できなくなってしまうので、そのようなバイアスを制限するためにあらゆる努力を行うことが重要である。したがって、ランダム化、治療割り付けの隠匿、評価の盲検化、割り付けされた治療群からの逸脱、治療内容の混交（例えば、外的要因によって、割り付けされた治療とは別個に、不均等な治療を提供すること）、フォローアップの不完全さ、それに統計分析法などについて、臨床試験のデザインを批判的吟味する必要がある。

小規模な臨床試験は、特に統計学的検出力の不足に陥りがちである。メタ分析では、いくつかの原著論文の治療効果の要約値をまとめて1

つの効果予測に統合することによって、統計学的な検出力が強くなる。統計学的な統合にはさまざまな手法が存在し、背景にある仮説や実際面に配慮して、どの手法が適切かが決まる。不幸にも、個々の臨床試験での効果予測値の報告内容が不十分なために、それらを統合して解析する機会が奪われてしまうことが多い。

メタ分析についてのいくつかの基本原則に従うことによって、誤った結果や間違った結論を防ぐことができる。それらは、メタ分析を実施する際のプロトコールに詳しく記載されるべきであり、論文においては方法の部分に記述されなければならない。メタ分析のプロトコールを記載する場合のガイドラインやマニュアルが公開されている［Higgins, 2006；Khan et al., 2003］（**テキストボックス11.1**）。すべての臨床疫学的研究について、メタ分析のデザインには下記の項目を含む。

1. 要因-結果関係の記述を含む、理論的デザインとリサーチクエスチョン。
2. データ収集の方法論、文献検索方法、臨床試験の選択および批判的吟味の方法、データ抽出方法。
3. データ解析の方法および結果の報告の仕方。

テキストボックス11.1
メタ分析のプロトコールを記述するためのインターネットリソース
(2007年7月6日時点)

> http://www.cochrane.org/resources/handbook/hbook.htm
> from the Cochrane Collaboration
>
> http://www.york.ac.uk/inst/crd/report4.htm
> from the Center for Reviews and Dissemination, University of York, UK

出典：著者

理論的デザインとリサーチクエスチョン

　どの研究でもそうであるように、メタ分析も明瞭で的を得たリサーチクエスチョンからスタートしなければならない。事象生起の関連性についてのデザインは、決定要因（典型的には対照となる治療）、関心のあるアウトカム、そして対象範囲の3つから構成される。すべての項目が、適格な審査によって臨床試験の論文として出版されるために、論文検索や論文選択を行うにあたって明確に定義される必要がある。これらの項目について明確な定義を用いることで、研究の対象範囲と目的が絞り込まれる。そのことが、当該メタ分析の結果の適用しやすさに直接かかわってくる。

　例えば、「坐骨神経痛と腰背部痛の患者の疼痛に対して、間欠的な腰椎牽引にはどのような効果があるか？」、あるいは、「背部痛からの回復に、脊椎牽引はどういった効果があるか？」といった疑問は、互いに類似している［Clarke et al., 2006］。しかしながら、これらの疑問はまったく異なる視点からのもので、臨床試験の選択基準も、治療効果の予測も、得られた知見の適用も異なってくる。より詳細な言葉づかいから、最初の疑問は実際の患者の治療に際してより多くの情報を提供するものであり、その一方で、対象範囲、決定要因、アウトカムの設定がゆるやかな後者の疑問からは、健康政策の立案に役立つ情報が得られやすい。患者の治療に際しての推奨事項を作成することがメタ分析の第一の目標ではなく、特定の治療に関するエビデンスを量的に統合することが第一義的な目的ではあるものの、実際には患者の治療にかかわる臨床ガイドラインの作成に役立てられることも多い。

　他の疫学研究のデザインでそうであるように、対象範囲、つまりメタ分析の結果が適用される患者や対象者の特性を慎重に決める必要がある。対象範囲を定義することにより、考慮すべき研究集団の選択方法が決まり、発表された論文からエビデンスを適切に要約する上で役立つ。

データ収集の方法論

　出版されたデータの検索と選択にあたって難しい点は、これまでに行われた研究から関連があり、かつ妥当なものをすべて探し出すことである。電子出版の進歩、電子図書データベースへのアクセス向上、インターネットで全文閲覧可能な雑誌の増加によって、特に臨床試験の論文に関しては、適切な文献を検索し、フィルタリングしやすくなった。しかしながら、得られるエビデンスすべてを包括的に探し出すためには、その検索方略のデザインについて技術を要する。適切な図書および情報検索技術があれば、情報検索の時間はより短く、検索はより包括的なものになる。

◯ 書誌データベース

　包括的な文献検索のために、いくつかの医学に特化した書誌データベースが存在する。それらには、PubMed（National Library of Medicine and National Institutes of Health）［Dickersin et al., 1985；Gallagher et al., 1990］、EMBASE（Elsevier, Inc.）［Haynes et al., 2005；Wong et al., 2006a］、Web of Science（Thompson Scientific）、PsycINFO（American Psychological Association）［Watson & Richardson, 1999a；Watson & Richardson, 1999b］、CINAHL（Cumulative Index to Nursing and Allied Health Literature, EBSCO Industries）［Wong et al., 2006b］、LILACS（Literatura Americana e do Caribe em Ciências da Saúde）［Clark, 2002］、そして Cochrane Database of Randomized Trials（Wiley Interscience）がある。書誌データベースのリストは、次の URL で得ることができる。http://www.york.ac.uk/inst/crd/revs2.htm（2007 年 7 月 8 日時点でアクセス可能）。これらのデータベースで扱われるテーマや科学雑誌は異なっており、研究のトピックスによってどの程度役立つかが決まる可能性が高い［Watson & Richardson, 1999a；Suarez-Almazor et al., 2000；Minozzi et al., 2000；McDonald et al., 1999]。

○検索フィルター

　検索フィルターは、適切な目録を探し出すために用いられる、特定のデータベース内でのコマンド文字列のことである。多くの電子書誌データベースでは、見出しサービスや検索ツールが提供されており、検索フィルターを作成しやすくなっている。リサーチクエスチョンすべてについて、再現性のある検索フィルターが必須である。検索フィルターの標準的な作成方法というものはなく、データベースごとにあつらえる必要がある。検索フィルターを作成する技術によって、たった1つの適切な論文の目録をみつけるために目を通さなければならない（必要のない文献の）数を減らすことができるようになった［Bachmann et al., 2002］。

○検索フィルターの作成

　検索フィルター作成の第一歩は、リサーチクエスチョンを分解し、患者（研究対象範囲の一部）、治療（要因）、エンドポイント（アウトカム）に分けることから始まる。候補となる用語や適切な類義語を、それぞれのパーツごとに列挙する必要がある。そのためには、医学辞典、医学書、そして類義語辞典や書誌データベースの見出しなどを利用することができる。研究対象範囲に関する検索用語を選択した後、それらの用語を論理演算子である OR を用いてつなぐ。要因やアウトカムに関する検索用語についても、同様に準備する。そして、これらの3つの検索用語のまとまりを、論理演算子である AND によって連結する。リサーチクエスチョンのポイントによっては、年齢、出版時期などの limit をかけることによって、より扱いやすい検索件数に制限することが可能である。しかしながら、適切な文献目録を除外してしまいやすいために、メタ分析においては、これ（limit をかけること）は推奨されない。さらに、例えば英語圏以外からの文献も含めてすべてのエビデンス、例え

ば治療効果のエビデンスを検索する目的でメタ分析は行われるため、検索対象の言語による制限も行うべきではない。

○シソーラス（thesaurus）と索引（index）

　出版目録データベースのシソーラスと索引は、対象範囲、決定因子やアウトカムなどの検索語の候補を確認、選択する上で役立つことがある。シソーラスとは、関連する標準化された主題の見出しが階層的に並べられた体系的なリストあるいはデータベースであり、いわゆる統制された語彙のことである。シソーラスの階層は、より特異的で狭い意味の用語がより一般的で広い意味の用語のすぐ下に置かれ、項目の検索キーワードの前後関係を示している。標準化された主題の見出しは、よく定義され、一般に広く受け入れられた医学概念を有する適切な検索語候補を調べたり、確認する際に利用でき、有用でありうる。一般的には、電子版の文献データベースに含まれるそれぞれの論文には、およそ10の標準化された主題の見出し、つまり、記事への付箋がつけられる。

　シソーラスのデータベースを利用して適切な検索語候補の探索や確認をする場合は、その欠点を知っておく必要がある。まず、例えば、PubMed MeSH（Medical Subject Headings；NIH and NLM）のようなシソーラスのデータベースで主題用語を検索する際には、初期設定で自動的にその検索におけるすべての下位階層の主題の見出しを含む、いわゆる用語の激増（term explosion）機能により、検索される論文数を著しく増加させてしまうことである。このことにより、常に多くの不適切な論文が含まれることになり、読む必要のある文献数を増やして検索効率を低下させる。次に、ある用語が標準化された主題の見出しとしてシソーラスに加えられるには、時間を要することである。シソーラスに適切な医学的主題の見出しが追加される前に発行された研究は、異なる見出しの下に索引をつけられる。したがって、特有の研究分野を開拓した研究は、後にシソーラスに追加された適切な主題の見出しの下では検索できない。第三に、記録の索引づけは固定的で、古い記録につけられた

主題の見出しは、シソーラスが変更されても更新されない。そのため、シソーラスの以前のバージョンで索引をつけられた論文は、検索フィルターで新しい標準化された主題の見出しが用いられると検索できないことがある。第四に、出版日と付箋がつけられる日付の間に、時間差があることに注意する必要がある。したがって、標準化された主題の見出しだけで検索した場合は、最新の適切な記録はいつも見出すことができない。最後に、シソーラスは時とともに成長するために、変化を受けやすい。このことは、主題の見出し語の前後関係や相互の関係が変化しやすいことを意味し、その結果、検索語を列挙し誤り、適切な記録が省かれてしまう可能性がある。

　索引はアルファベット順に並べられた検索キーワードの詳細なリストあるいはデータベースであり、例えばPubMed Preview/Index tabの下にある。出版目録データベースの索引は、異なる名称をつけられた記録の分野からの検索キーワードを含んでいる。例えば、著者、タイトル、抄録、キーワード、出版形式、あるいは著者の所属などである。索引はシソーラスの明らかな欠点である標準化された目印がつけられるまでの時間差、用語の列挙の誤り、付属する下位用語の激増などを生じにくい。索引のデータベースを用いることで、適切な検索語候補の探索や確認が容易になる。これは、分野ごとの単語の出現頻度の一覧が通常掲載されているからである。原著論文の著者は、患者（分野）、治療やアウトカムに関する用語や同義語を、タイトルや（しばしば2回以上）抄録の両方で用いるであろう。適切な記録を検索するには、このことを利用し、特にタイトルと抄録で適切な検索語と同義語の候補を探索するのがよい。

　この方法の欠点は、同一概念において常にいくつかの異なる同義語を含めなければいけないことと、イギリスとアメリカでの綴りの相違を考慮しなくてはいけないことである。しかし、一連の検索が適切にデザインされれば検索効率は上がり、特に、検索された論文数は減少する一方で、適切な論文の数は増加する（つまり、読む必要のある数は減少す

る)。シソーラスデータベースを用いることは検索語候補を確認する一助となり、その適切さを索引によりタイトルと抄録で調べることができる。

　検索フィルターを構築する際には、検索用語の分野を特定しないと、例えば、MeSH 用語に自動的に翻訳されるいわゆる自動用語マッピング(automatic term mapping) という落とし穴にはまらないよう、常に気をつけるべきである。これが起こったかどうかは(少なくとも PubMed では)、Details タブでチェックできる。例えば、PubMed では、分野を特定しない"blind"は盲検試験と同一視されるが、MeSH 用語では、視覚障害と翻訳される。このことは、検索される記録の前後関係と結果の誤認につながり、大量の不適切な論文、つまり、読む必要のある論文数が劇的に増加する結果となる。したがって、研究者には常に分野の特定、特にタイトルと抄録の分野(PubMed の系統的配列では tiab)の特定をするよう勧められる。PubMed Index / Preview タブの下では、目印がついた検索語の頻度が分野ごとに探索でき、これにより、自動的に検索語の分野に対する妥当な系統的配列が提供される。

○ Clinical Queries

　PubMed は、ホームページの青色のサイドバーにいわゆる Clinical Queries を有している。治療上の質問は、ブーリアン(Boolean) 演算子の AND を用いて、構成された主題に特有の検索フィルターと結合させて治療効果に関する論文を保持することができる一方で、検索記録の量をより扱いやすい数に減らすことが可能である。

　異なる出版目録データベースに対する、いくつかの他の体系的なフィルターが入手可能である [Wong et al., 2006a；Watson et al., 1999b；Wong et al., 2006b；Zhang et al., 2006]。このうちで、詳細に検証されたものもある [Shojania & Bero, 2001；Wilczynski et al., 1994；Wilczynski & Haynes, 2002；Wilczynski et al., 2005；Montori et al., 2005；Jadad & McQuay, 1993] が、どれ1つとして完全なものはなく、

適切な文献が漏れることもある。しかしながら、体系的なフィルターがもたらすものの正確さという点での付加価値は、検索対象となっている医学分野あるいは研究上の疑問如何によって決まる［Sampson et al., 2006a］。PubMed の臨床上の質問については、広い（つまり、感度が高いまたは包括的）、あるいは狭い（つまり、特異的または限定的）あらかじめ特定化された体系的検索フィルターが使用可能である。広い検索フィルターはより包括的であるが、読む必要がある論文数は常により多くなる。狭い検索フィルターは検索される論文数はより少なくなるが、適切な論文が除外される可能性が高くなる。したがって、メタ分析においては狭い検索フィルターを用いないよう勧められる。

○ 補足的な検索

刊行物が電子版出版目録データベースの中に常に正確に含まれたり、索引をつけられているとは限らない。時には、他の方法で確認された適切な研究が電子版出版目録データベースに含まれてはいるが、例えば、シソーラスの変更によって不適切な索引づけがなされていることがある。したがって、適切な出版物の最初の検索を補い、検索フィルターを最大限に活用するためには、側面からの引用文献（lateral references）を検索することが常に必要である。

検索フィルターで検索できない追加の適切な刊行物をみつけるには、当該題目について、入手可能な系統的レビュー、メタ分析、専門家のレビュー、論説の参考文献一覧から選別することができる。Web of Science という科学情報研究所（ISI）の出版目録データベースによって、そのようなクロス引用検索を、同定された論文に引用された出版物にリンクするだけでなく、その論文を引用している出版物にリンクすることが容易となる。PubMed は、このクロス引用検索をいわゆる関連文献にリンクさせることで促す。最初の検索で選択される適切な論文のすべてにおいてクロス引用検索を用い、ブーリアン演算子の OR により、それらのすべてを結合することを勧める。文献の重複を避けるために、

最初の検索フィルターですでに得られた論文は、関連文献の収集物と最初の検索フィルターとをブーリアン演算子の NOT を用いて結合することで、除外できる。これにより、関連文献の残りは、適切な追加の論文として選別される。

　クロス引用検索により追加の適切な出版物が見出された場合、タイトルや抄録において、分野、決定因子やアウトカムの新しい適切な検索用語が吟味されなくてはならない。最初の主題に特有の検索フィルターを最新のものにするために、これらは常に追加されるべきである。繰り返すが、ブーリアン演算子の NOT を用いて、最初の検索フィルター（に加えて関連文献との結合）によってすでに検索された論文を除外すべきである。次いで、残りの論文は、他の追加すべき適切な論文や新たな検索用語がないか、ふるいにかけられる。このように、主題に特有の検索フィルターを構築することは、系統的な反復の過程となる。それでも、ある特定のメタ分析の題目で出版された原著の全論文数は、不明のままである。したがって、専門家、研究者や著者らに検索された試験の出版物リストを同封してリストに未掲載の研究を追加してもらうよう依頼することは、有用かもしれない。

　ほとんどの電子版出版目録データベースは、フルテキストの論文として出版された研究の引用のみが含まれている。フルテキストになっていない論文を検索するには、研究者、著者や専門家に予備報告を教えてもらったり、Web of Science かインターネット（例えば会議や専門団体の Web サイト）で学会抄録や会議の議事録を検索することが有用である。最近始まった臨床試験の登録［De Angelis et al., 2004；Couser et al., 2005］によって、フルテキストの形で出版されないかもしれないもの（**テキストボックス 11.2**）も含めたすべての研究についてのよりよい概観が得られる可能性がある。雑誌を手で検索すること、つまり、関連雑誌の内容をページごとに調べることが、追加的に適切な出版物を知る上で役に立つかもしれない［Jefferson & Jefferson, 1996；McDonald et al., 2002；Hopewell et al., 2002；Sampson et al., 2006b］。さらに、

テキストボックス 11.2
試験の登録のためのインターネット資源（2007 年 7 月 7 日時点）

> http://www.clinicaltrials.gov　アメリカ国立医学図書館より
>
> http://www.controlled-trials.com　国際標準ランダム化対照試験数登録、中央生物医学より
>
> http://www.update-software.com/national　（イギリス）国立研究登録、健康部門
>
> http://eudract.emea.europa.eu　欧州臨床試験データベース、EudraCT

出典：著者

インターネット検索エンジン、特に Google-Scholar（http://scholar.google.com/；2007 年 7 月 8 日にアクセス）は、引用文献の検索に有用であろう［Eysenbach et al., 2001］し、特に、他のデータベースには掲載されていないフルテキストの論文検索において、そうであろう。

○ スクリーニングと選択

メタ分析におけるデータの集合は、患者、治療法とエンドポイントの観点から結合可能と判断される臨床試験に限られる。臨床試験がこれらの点でかなり異なっていれば、その結果を結合することは妥当ではないかもしれない。したがって、臨床試験は研究デザインの類似性によって選択され、グループ化される。すべての論文のタイトルと抄録は、研究の結合可能性に関するあらかじめ指定された明確な選択基準により、ふるい分けられるべきである。

これらには、下記が含まれる。

■ **領域**：患者のタイプ、例えば疾患あるいは健康の問題、具体的なサ

ブグループ、設定（例えば一般診療なのか病院か）。
- **治療法**：例えば、治療の特徴、比較するもののタイプ（プラシーボ、実薬、追加薬）。
- **アウトカム**：例えば、エンドポイントのタイプ、評価基準、範囲と追跡期間。
- **データの集め方とデータの解析、報告のデザイン**：例えば、ランダム化、治療の割り振りの隠匿、エンドポイント評価の盲検化、絶対リスクの報告。

選択過程の結果に基づいて、結合可能な研究は、分離した、または層化された分析のために同定されるか、グループ化されうる。われわれの経験では、その主題には精通しているが図書館情報の訓練を受けていない医師は誰も、タイトルが十分な情報を提供しない場合にのみ抄録を読むという条件の下で、1時間に約250のペースでタイトルをざっとみることができる。このため、電子的に検索されたすべての記録のタイトルと抄録を引用管理ソフトウェア（**テキストボックス11.3**）に保存することが便利であり、勧められる。抄録を読んだ後に、ある特定の研究を選択したことの適切性に疑問が残る場合は、フルテキストの論文を吟味すべきである。

○バイアスを避けること

原著論文の検索と選択は、包括的な検索と明確な選択基準に従って行われるべきである。非包括的か欠陥すらある検索や選択手順によって、適切な出版物は容易に見落とされてしまう。選択は、ある特定の研究の結果やそれが主張する妥当性や適切さによってよりもむしろ、研究デザインに関する基準に基づいて行われるべきである。体系的なフィルターの欠点は、限られた数の出版目録データベースで検索するのと同様、深刻な見落としにつながる可能性がある。検索が包括的でないか選択に欠陥があれば、メタ分析の結果にバイアスを生じることになり、これは**採**

テキストボックス 11.3
出版目録および引用管理ソフトウェアのインターネット資源

> Endnote（Thomson ResearchSoft, Thomson Scientific）：
> http://www.endnote.com
>
> Reference manager（Thomson ResearchSoft, Thomson Scientific）：
> http://www.refman.com
>
> Pro-cite（Thomson ResearchSoft, Thomson Scientific）：
> http://www.procite.com
>
> Refworks（Bethesda, MD, USA）：http://www.refworks.com
>
> Connotea（Nature 出版グループ）：http://www.connotea.org
>
> ＊すべての URL は 2007 年 7 月 7 日時点

出典：著者

択とレビュアーバイアスとして知られている。

　レビュアーバイアスを防止するためには、資料の選択はできれば少なくとも 2 名の研究者の合意により行うべきである［Moher et al.,1999；Jadad et al., 1996；Edwards et al., 2002］。それでも、適切な原著論文の検索と選択のためのいかなる包括的な戦略も、個々の試験の報告に欠陥があれば無に帰することになる［Sutton et al., 2002］。

　肯定的で有意の結果が出た研究は、特に英文で出版される場合はより早く報告され、出版されやすい（**出版バイアス**）［Juni et al., 2002；Sterne et al., 2002］。さらに、そのような肯定的な研究は、より頻繁に引用され（**引用バイアス**）、検索されやすいため、包括的に検索することによってのみ採択バイアスを防ぐことができる［Ravnskov, 1992］。1 つの臨床試験の結果が何度も報告されること、例えば、初期の結果と最終結果、異なるフォローアップ期間またはエンドポイントの報告が後で

出版されること、ならびに肯定的な結果が選択的に報告されることを明らかにするのは困難である（**普及バイアス**）。研究の報告や普及における、こういったタイプのバイアスに対する完全な矯正法はない。

適切な論文が除外され、重複出版が含まれることで、メタ分析の結果が劇的に変化することがある［Stern & Simes, 1997；Simes, 1987］。例えば、オフポンプの冠動脈手術の効果を評価したメタ分析で検索された約2,000のふさわしいタイトルのうち、非ランダム化試験や別の治療との比較か、別のエンドポイントでのランダム化試験の出版物を除外すると、残ったのは66の論文のみであった。その66の報告を評価した後、フルテキストではない7つの学会抄録が除外された。3つの論文には17の関連重複出版があり、42のフルテキストの出版物が、さらに分析すべき対象として残った［Van der Heijden et al., 2004］。

批判的吟味

ランダム化試験は、治療効果を評価するための土台となる。これは、しばしば妥当で正確な効果予測について最良のデータとなるが、その結果が妥当であるには、研究のデザインや遂行が、多くの観点からみて注意深く取り扱われている必要がある。したがって、研究デザインのすべての要素を批判的に評価（吟味）することは、メタ分析では重要である。批判的吟味は、研究の妥当性に影響を与える研究デザインの諸相、特にランダム化法、治療への割り付けが隠匿されていること、エンドポイント評価の盲検化、割り付け計画への固守、治療と対照の交叉、ランダム化後の減少、用いられた統計法に注目する。これには、含めるか除外するかの基準、投薬計画、管理方法、エンドポイントのタイプ、それらを測定する基準、フォローアップ期間とフォローアップ評価の時期についての情報が必要となる。研究デザインの各側面は、出版物が十分な情報を提供するか否か、そして、もしそうであれば、適用された方法が妥当であったか、バイアスがありそうかどうかを決めるために、事前に

デザインされた批判的評価チェックリストに記録される必要がある。この批判的吟味により、研究は省略された情報のレベルと同様、デザインの欠陥のタイプと数によって分類できる。したがって、蓄積または層化された分析のどの研究が結合可能かを決定できる。

　臨床試験の方法を報告する上で要求されることは、よく定義され、広く受け入れられている［Chalmers et al., 1987a, 1987b；Moher et al., 2005；Plint et al., 2006］にもかかわらず、多くの研究において出版されたレポートの中に重要なデザインの特徴についての情報が見出せない。例えば、心肺バイパスポンプの有無により、冠動脈バイパス術を比較し、「ランダム化試験」として報告された42試験のうち、11試験のみでランダム化やアウトカムの確立の際に治療の割り付け隠匿方法についての情報が提供されているにすぎず、一方、14試験のみが治療の盲検化や標準化された術後のケアについて述べていて、30試験が治療の転換を報告していた［Van der Heijden et al., 2004］。この情報が入手できないことは、研究の完全かつ批判的な評価を妨げ、それらの結果の妥当性についての疑問を投げかける。

　批判的吟味を行う間、雑誌の出所、著者らと所属、研究結果を、論文のコピーを編集して隠すことには、十分な時間と資金が必要である。したがって、これはレビュアーバイアスがメタ分析の妥当性にとって非常に重要な場合にのみ、考慮されるべきである［Jadad et al., 1996; Verhagen et al., 1998］。臨床試験の評価における誤りを避けるためには、選択された出版物を読む際に、できれば2人のレビュアーが別個に記入したチェックリストを用いて、批判的吟味を標準化するべきである。この2人のレビュアーの意見が異なる場合は、分析の最終データをコンセンサス会議にかけるか、第三のレビュアーが決定的な評価を行ってもよい。

　用いられた基準やフォローアップ期間を含めたアウトカムの点で同じである研究は、慣例的な統計手法によって蓄積することができる。類似性は、データ抽出の過程で得られた情報に基づいて判断される。データ

抽出は、各研究の関連データを標準化されたデータ登録書式に記録し、各群にランダム化された患者数とそのベースラインにおける特徴、特に妥当な予後マーカーが含まれるべきである。各治療群において記録されるべきフォローアップデータには、それぞれのアウトカムとフォローアップ期間に対しての点推定、分散、分析された患者数、そして生じたリスクを有する人−時間が含まれるべきである。これらのデータを用いて、臨床試験は、アウトカム、フォローアップ期間、さらにベースライン時のリスクの状態によって、グループ化できる。したがって、これにより、どの研究が蓄積あるいは層化された分析と結合可能かについて決定するためのさらなる量的基準が与えられる。不幸なことに、必要なフォローアップデータの量的な詳細についてはしばしば省略され、アウトカム変数の分布の報告が不適当か不完全なために、試験がメタ分析の中に統計的に統合される妨げとなる。例えば、心肺バイパスポンプの有無で冠動脈バイパス術を比較した42の試験のうち、4試験のみが死亡、脳卒中、心筋梗塞の複合エンドポイントの計算を可能とするデータを報告していた［Van der Heijden et al., 2004］。

データ解析のデザイン

　メタ分析の究極の目標は、妥当性を維持しながらより正確な治療効果推定値を得ることである。結合された効果推定値の信頼区間は、含まれる個々の研究の効果推定値の信頼区間より狭くなるべきである。したがって、メタ分析は、統計のパワーを増大させる。だが、統計手段が高度であっても、欠陥データを代償するものではない。メタ分析に含まれる個々の研究と1つの試験のサブグループの分析との間には、類似性がある。サブグループ分析は、統計パワーの限界のために、偽の結果をもたらす疑いがある。ある特定のサブグループにおける最良効果の測定は、一般的にいって、母集団全体の全般的評価であろう。このいわゆる**シュタイン（Stein）の逆説**という法則は、個々のデータ点が総合平均

値に向かって縮小することである。観察値の縮小度は、観察値の正確さに依存する。縮小の法則に基づくと、メタ分析に含まれる研究を結合した分析は、効果推定の統計的パワーを向上させ、偶然による所見である可能性を低くさせるであろう。縮小の法則はまた、いわゆる**累積メタ分析**にも用いられる。そこでは、ベイズ法において、新たな試験から得られた情報が、先行試験のもたらした完全な知識の中に組み込まれる。例えば、血栓溶解療法（ストレプトキナーゼ）が急性心筋梗塞患者の生存という点で臨床的に重要かつ統計的に有意な利益をもたらすことが、その効果が広く受け入れられるずっと以前に示されていた。同様に、コルチコステロイドが胎児の肺の成熟を促進することが、効果的であることが広く受け入れられるずっと前に示されていた［Antman et al., 1992；Lau et al., 1992；Lau & Chalmers, 1995；Berkey et al., 1996；Whitehead, 1997］。

○ 効果の測定

臨床試験の効果は、しばしばリスク比、オッズ比、ハザード比のような相対的な事象の測定として表現される。その代わりに、リスクやハザードの差も用いられる。メタ分析において、どの効果測定法を用いるかの決定は、注意深く考慮してなされるべきであり、分析の目的によっても異なる。例えば、事象生起の測定は、主に分母の選び方によって異なる。分母は、リスクについてはランダム化された患者数であり、オッズについてはイベントを発症しない患者数、ハザードでは当該イベントを起こしうる人-時間である。例えば、心筋梗塞の危険にある人-時間の全数は、ランダム化から最初の梗塞、死亡まで、あるいはフォローアップ期間の終了まで（どれが先にくるにせよ）に、特定の治療に割り振られた全患者について合計したものである。死亡やフォローアップ終了は、心筋梗塞のフォローアップの打ち切りを意味することが多い。

○リスクを有する人-時

　急性疾患では、イベントは比較的短期間に集積する。すべての患者で同一の一定のフォローアップ期間は、急性の状態（例：中耳炎の研究）のアウトカムを観察するに十分な期間として選択でき、生起事象の測定には通常リスクが適している。しかし、慢性心不全や関節リウマチのような慢性状態では、イベントは一時期には集積しないので、フォローアップは、当該状態のすべての最終的なアウトカムを観察するのに十分な長さにすることはできない。慢性疾患の臨床試験では、選択されるフォローアップ期間に相当違いがある。同じ臨床試験の中でもフォローアップ期間も異なることが普通である。これはいわゆる共通の終了日が用いられる際に生じ、すべての患者が同じ日に試験に組み込まれることがないためである。したがって、慢性疾患でのもっとも適切な生起事象の測定法は、通常、ハザード（hazard）ということになる。

　ハザードという用語が、医学雑誌の臨床試験報告でほとんど用いられないことは残念であり、通常、比率、発生、発生率、あるいは（何と混乱させることか！）リスクなどの用語で示される。メタ分析では、フォローアップ期間の差は不均質性の源であり、意味の異なるリスクはバイアスのかかった評価につながるため、ハザードのデータを抽出することが重要である（これについては下記）。残念なことに、ハザードまたはハザードの計算に必要な治療による「有リスク」者の平均フォローアップ期間を報告している慢性疾患の試験報告はほとんどない。ハザードの計算を可能とする十分なデータが提供されるのは時折みられるにすぎない。このことは、アンジオテンシン変換酵素（ACE）阻害薬エナラプリルの死亡と入院に対する効果を、駆出率が35％以下の慢性心不全患者について評価したSOLVD試験からのカプラン・マイヤー曲線（図11.1）に示されている［The SOLVD Investigators, 1991］。カプラン・マイヤー曲線の下に記されたデータより、イベントの有リスク者の人-時間が両群において計算される：プラシーボ群ではΣ(1,159×6＋125×3＋…)＝42,624月（平均33.2）、エナラプリル群ではΣ(1195

図 11.1
慢性心不全で駆出率 0.35 以下の患者におけるエナラプリルの効果に関するランダム化プラシーボ対照試験からの死亡率のカプラン・マイヤー曲線

各期間の終わりに生存している各群の患者数が、グラフの下に示されている。ログランクテストを用いたグループ間の比較では、$P = 0.0036$ であった。

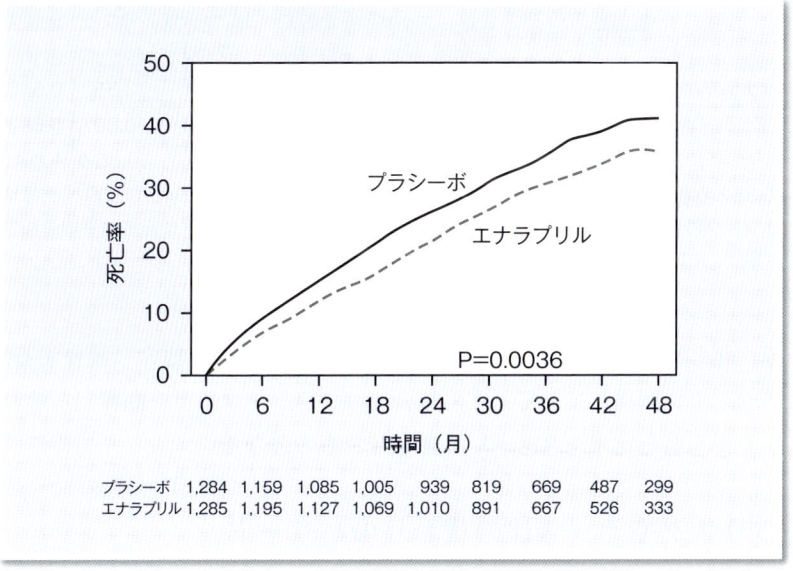

	0	6	12	18	24	30	36	42	48
プラシーボ	1,284	1,159	1,085	1,005	939	819	669	487	299
エナラプリル	1,285	1,195	1,127	1,069	1,010	891	667	526	333

The New England Journal of Medicine の許可を得て掲載。SOLVD 研究。Effect of enalapril on survival in patients with reduced left ventricular ejection fractions and congestive heart failure. N Engl J Med 1991；325：293-302.

×6 + 90×3 + …) = 44,943 月(平均 35.0)。この試験の結果が**表 11.1** に要約されている。エナラプリルのイベント率は、死亡または試験参加終了までの平均期間 35.0 か月において 100 患者-年当たり 12.1 (452/44,943) であった。プラシーボでのイベント率は、死亡または試験参加終了までの平均期間 33.2 か月において、100 患者-年当たり 14.4 (510/42,624) であった。したがって、ハザード比は 0.84 (12.1/14.4)、相対リスク減少率は 16％ (1 ～ 0.84) となる。カプラン・マイヤー曲線の縦軸は、イベントのない生存、つまり、打ち切りがないと仮定したイベント（またはイベントなし）の確率を示すことに注意すべきである。これは、打ち切り理由がフォローアップ期間の変動による場合の

表 11.1
慢性心不全で駆出率 0.35 以下の患者におけるエナラプリル（ACE 阻害薬）の効果に関するランダム化プラシーボ対照試験結果の要約
この要約データは、カプラン・マイヤー曲線（図 11.1）の下の数値に基づく。

治療	患者数	イベント数	平均フォローアップ期間（月）	リスクを有する人-時（月）	100 患者-年ごとのハザード	リスク	オッズ
エナラプリル	1,285	452	35.0	44,943	12.1	0.352	0.543
プラシーボ	1,284	510	33.2	42,624	14.4	0.397	0.659

ハザード比 0.84（12.1/14.4 または相対リスクの減少 16％）、リスク比 0.89（0.352/0.397 または相対リスクの減少 11％）、オッズ比 0.82（0.543/0.659 または相対リスクの減少 18％）。エナラプリルの効果を表すもう 1 つの有用な方法は平均追加生存期間：1.8 か月（= 35.0 − 33.2）。

み、正しい。通常は、打ち切りは、心筋梗塞といった他の（競合する）イベントに関係していて、その場合はカプラン・マイヤー曲線（とそれから得られた比率やリスク）は無意味なものとなる。

○リスクやオッズ比の代わりのハザード

出版された報告にはハザードは通常、記載されておらず、与えられたデータから計算することができないことが多いため、ほとんどのメタ分析では、常に抽出することのできるオッズやリスクを用いている。異なる効果測定法は有用ではあるが、生起事象の相対的測定法のほうが便利な数学的特性を有する。このため、ほとんどのメタ分析は、相対的な効果測定法を用いている。

慢性疾患においては、個々の臨床試験で報告される「リスク減少」はログランク検定か Cox 回帰のいずれかを用いて得られた場合には、実はハザード減少であるため、ハザード比が選択されるべき相対的測定法となろう。これらの方法は、比率が時とともに変わらないと仮定した上での、治療群のハザードの対照群のハザードに対する関係をみている。これらの方法は、ハザードが時間とともにどう変わるかについては考慮していないため、限られたフォローアップ期間の慢性疾患の臨床試験に

ついては（ハザードが時を超えて一定であるという），暗黙的な仮定がしばしば加えられる。しかしながら，この追加される仮定は，慢性疾患試験の結果をメタ分析で統合する際には有用である。

ファローアップ期間が一定しない慢性疾患試験をメタ分析する際，リスクまたはオッズに基づく効果測定法を用いない別の重要な理由は，たとえハザードが時間とともに変わらなくても，フォローアップ期間で異なってくるからである。これは，**表 11.2** に A～F までの 7 つの臨床試験の模擬データを用いて示されているが，ここでは，フォローアップ期間が異なり（それぞれがランダム化された 1,000 人の患者が参加する），治療群とプラシーボ群で各々 100 患者-年当たり 14 と 20 という一定のハザード（ハザード比＝ 0.70）を有するデータが用いられている。これらの臨床試験で計算されたオッズ比，リスク比，リスク差に基づくと，試験間でのフォローアップ期間の違いは，当該試験間の効果推定の変動原因として不要かつ無用といえる。

最後に，リスクまたはオッズに基づく効果の測定は，原因特異的死亡の場合のように，競合するイベントへの効果について誤った結果を導く

表 11.2
A～F までの 7 つの臨床試験の模擬データ

フォローアップ期間が異なり（それぞれに 1,000 人の患者が無作為割り付けされている）治療群とプラシーボ群で各々 100 患者-年当たり 14 と 20 という一定のハザード（ハザード比＝ 0.70）を有するデータが用いられている。オッズ比，リスク比，リスク差を計算すると，効果推定はフォローアップ期間に依存し，バイアスが入ることは明らかである。

試験	フォローアップ(年)	治療 イベント数	プラシーボ イベント数	オッズ比	リスク比	リスク差
A	1	131	181	0.68	0.72	−0.05
B	2	244	330	0.66	0.74	−0.09
C	3	343	452	0.63	0.76	−0.11
D	5	503	632	0.59	0.80	−0.13
E	10	753	865	0.48	0.87	−0.11
F	30	985	998	0.16	0.99	−0.01

表 11.3
慢性疾患患者のプラシーボ対照試験の模擬データ

2,000 人の患者がそれぞれ 2 つの治療群にランダム化され、心血管死と非心血管死に一定のハザードを仮定した。リスク比またはオッズ比を用いると、非心血管死に有害な治療効果が現れるという誤った結論になる。

	実薬	100 患者-年ごとのハザード	プラシーボ	100 患者-年ごとのハザード	ハザード比	リスク比	オッズ比
患者数	2,000		2,000				
平均フォローアップ期間(年)	2.45		2.26				
死亡(全数)	686	14	904	20	0.7	0.76	0.63
心血管死(n)	196	4	452	10	0.4	0.43	0.37
非心血管死(n)	490	10	452	10	1.0	1.08	1.11

可能性がある。**表 11.3** に、心血管死と非心血管死のハザードが一定と仮定した慢性疾患の臨床試験の模擬データを示す。治療とプラシーボのハザードが、各治療群における死因ごとのイベント数を分子とし、平均フォローアップ期間に各治療群の患者数を乗じたものを分母としていることに注目されたい。例えば、全死亡のハザードは有効な治療群で 100 人-年当たり 14 = ([686 / (2,000 × 2.45) × 100]) であり、プラシーボ群で 100 人-年当たり 20 = ([904 / (2,000 × 2.26) × 100]) である。有効な治療の利得は無論、全死亡のハザード比で表されるべきで、これは 0.7 であり、有効な治療後に 30 % の相対リスク減少がみられたことになる。治療効果は、心血管死のみにおいてみられ（ハザード比 0.4）、非心血管死のハザードは、いずれの治療群でも同一である（ハザード比 1.0）ことに注目すべきである。しかし、オッズ比あるいはリスク比を用いると、非心血管死に対する逆の治療効果という偽りの結果を招くことになる。非心血管死のリスク比は 1.08（[490 / 2,000] / [452 / 2,000]）となり、オッズ比は 1.11（[490 / 1,510] / [452 / 1,548]）となる。

○ 重み付け

　標本数の少ない研究は、標本数の多い研究より偶然の影響を受けやすく、一般的には、前者の効果推定の正確度は低くなる。個々の研究において報告された効果推定を単に算術平均しても、含まれたさまざまな試験によって与えられた情報の差が考慮されていないため、不適切な効果推定の要約となるであろう。すべての研究のそれぞれの2×2表を加算し、1つの2×2表にまとめると、結合された試験を要約したかなり妥当な結果が得られるが、それでもそれぞれの試験における情報を正しく重み付けしていない可能性がある。したがって、メタ分析では、試験結果を通しての効果推定の重み付け平均値が計算され、重みはその研究により与えられる情報量を表す。このようにして、臨床試験が大規模であるほど、蓄積された効果推定に対する影響は大きくなる。個々の研究を重み付けする手順はいくつかあるが、どれも、効果推定の標準誤差がより小さい、より大規模な試験に、小規模試験より大きな重み付けをしている[DerSimonian & Laird, 1986]。それぞれの試験の標本数（つまり、マンテル・ヘンツェル法）あるいは各試験の効果推定の逆分散（つまり、逆分散法）が、重みとしてもっとも頻繁に用いられる。次に、各試験の効果推定にその重みを掛け合わせ、その結果が合計される。そして、その合計を重みの合計で割り算する。

　表11.4はメタ分析の一例であり、試験結果を通しての重み付けと効果推定の平均値の計算に用いる公式を示し、分散に対する各試験の効果推定重み付けである逆分散法が用いられている。これらの計算には、単純なExcelソフトのスプレッドシートで十分なことに注意されたい。リスク差については、特に、個別の試験のある治療グループでのベースのリスクが低い場合は、逆分散による重み付けは、効果推定の要約値にバイアスを与えることが報告されている[Sweeting et al., 2004]。逆分散重み付け法では、1つまたは両方の治療群でイベント報告がない試験は、メタ分析から除外される。こういった状況では、マンテル・ヘンツェル法が用いられるべきである。

○ 不均質性

　2つの臨床試験間で、効果推定の大きさと方向が異なることがある。不均質性とは、効果量の推定の変動がランダムな変動（または標本エラー）のみから予測されるものを超えることと定義される。統計学的統合法には、つまるところ2つのモデルがあり、それぞれの臨床試験の効果推定要約値の変動方法に違いがある。まず、固定効果モデルは、試験の効果推定間での変動はまったくランダムな変動によると仮定する。これは、無限の標本数では、すべての試験は同一の「典型的な」効果推定をもたらすことを意味する。次に、ランダム効果モデルは、試験間で治療効果がランダムに分布すると仮定するため、固定効果モデルの前提となる均質性の仮定は適用されない。この変動源が加わるために、ランダム効果モデルの効果推定の要約値として得られる信頼区間は、概して固定効果モデルより広い。ランダム効果モデルは慣例的に、利用できる統計的検定の1つが個々の試験の効果推定間に著しい不均質性を示す場合に用いられる。（PetoまたはCochrane）カイ二乗検定のような不均質性の統計的検定は、背景にある真の治療効果が研究間で一定であるか否か、あるいは、観察された研究間の治療効果の変動がただのランダム誤差以上であるか否かを評価する［Berry, 1998］。しかしながら、不均質性を扱う上で微妙な問題が存在する。第一に、不均質性のテストで有意でないことは、均質性の証明にはならない。不均質性の統計は、偶然性の影響を被りやすく、その結果は含まれる試験の数に大きく依存する。試験数が限られていると通常、統計的パワーに欠ける。代替の統計的検定であるI^2は、含まれる研究数に依存しない［Higgins & Thompson, 2002］。第二に、個々の試験間で不均質性が観察された場合、そもそもそれらの試験を統合してよいかどうか疑問に思われよう。個々の研究をランダム効果モデルのような統計法を用いて統合することは、利用できる研究データを用いては検出できない、背後にあるかもしれない妥当かつ真の不均質性の原因がわからないため、望ましい解決方法ではない。

第11章 メタ分析

表11.4 逆分散法による重みを用いたメタ分析の計算例（蓄積されたリスク比は0.67、信頼区間は0.57〜0.80の間）

	ACE			プラシーボ		リスク比	RRの自然対数	RRの標準誤差	95%信頼区間		重み	重み*ln(RR)	カイ	カイ二乗
	イベント数	対象数	イベント数	対象数					下限	上限				
Hope [Lonn, 2004]	156	4,645	226	4,652	0.69	0.369170	0.102004	0.57	0.84	96.10959	−35.4810793	0.256037	0.065555
Part 2 [MachMahon, 2000]	7	308	4	309	1.76	0.562857	0.621590	0.52	5.94	2.588165	1.456767465	1.541446	2.376055
Quiet [Pitt, 2001]	1	878	1	872	0.99	0.006860	1.413405	0.06	15.85	0.500572	−0.00343251	0.274821	0.075526
Scat [Teo, 2000]	2	229	9	231	0.22	1.495380	0.776154	0.05	1.03	1.659984	−2.4823103	−1.41736	2.008916
Prevent [Tulenko, 1999]	5	417	5	408	0.98	0.021820	0.628610	0.29	3.35	2.530679	−0.055217	0.594121	0.352980
Systeur [Staessen, 1997]	49	2,398	80	2,297	0.59	0.533240	0.179041	0.41	0.83	31.1956	−16.6346649	−0.77048	0.593637
								計			134.5846	−53.1999366		5.472670
								重み付け平均			−0.39529			0.360952
RRの要約	0.67													
RRの95% CI 下限	0.57													
RRの95% CI 上限	0.80													

409

リスク比(RR)*	=(治療群のイベント数/治療数)/(対照群のイベント数/対照数)	
RRの自然対数	=Ln(RR)	
RRの標準誤差*	=(1/治療群のイベント数−1/治療数+1/対照群のイベント数−1/対照数)の平方根	
95% CI 下限	=(Ln(RR)−1.96*RRの標準誤差)の指数	
95% CI 上限	=(Ln(RR)+1.96*RRの標準誤差)の指数	
重み	=1/RRの標準誤差の二乗	
重み*Log(RR)	=重み*Ln(RR)	
カイ	=(Ln(RR)−重み付け平均)/RRの標準誤差	
	カイ二乗	=カイの平方
	Σ重み	=重みの合計
	Σ重み*Log(RR)	=重み*Ln(RR)の合計
	重み付け平均	=Σ重み*Log(RR)/Σ重み
	RRの要約	=重み付け平均の指数
	RRの要約の95%信頼区間の下限	=(重みの合計)の平方根))の指数
	RRの要約の95%信頼区間の上限	=(重み付け平均+1.96*(1/重みの合計)の平方根))の指数
	Σカイ二乗	=カイ二乗の合計

*オッズ比に基づくメタ分析ではリスク比はオッズ比で置き換えられ、後者は(治療群のイベント数/治療群の非イベント数)/(対照群のイベント数/対照群の非イベント数)として計算される。また、RRの標準誤差はオッズ比の標準誤差で置き換えられ、(1/治療群のイベント数+1/治療群の非イベント数+1/対照群のイベント数+1/対照群の非イベント数)の平方根として計算される。

Statistics in Medicineの許可を得て掲載。Sweeting MJ, Sutton AJ, Lambert PC. What to add to nothing? Use and avoidance of continuity corrections in meta-analysis of sparse data. Stat Med 2004 ; 23 : 1351-75.

したがって、試験間の効果推定が不均一のようにみえるときは、可能性のある不均質性のさまざまな原因に対してランダム効果モデルが強固であることを示すべきである。例えば、治療効果が、異なる患者のサブグループ間で同一であるとは生物学的に考えにくい。特に、ベースライン時のリスクの状態は、治療効果に影響する（つまり、修飾する）かもしれない［Arends et al., 2000］。不均質性の他の理由は、研究デザインの具体的な側面に関係していて、例えば、治療の比較法（例えば、プラシーボ、有効な治療、無治療、付加治療）、治療への割り付けが隠されていること、アウトカム評価の盲検化などである。

○モデルをデータに適合させること

　メタ分析は、絶対リスクのレベルを通じて、オッズ比が一定と仮定するモデルのような、あらかじめ考えたモデルにデータを合わせるよう強いる傾向がある。これは、不均質性の検定が統計的に有意でない場合、特に不適切な効果推定となりうることに注意する必要がある。どのモデルがもっともよくデータに合うかを調べる効果的な方法は、まず、検証しようとする治療と対照治療における事象の絶対値の測定を、いわゆるL'Abbéプロット［L'Abbé et al., 1987］でプロットすることである。このプロットは、試験間の不均質性の程度を調べたり、関係があるとすれば、もっともよくそれを表現しそうな効果モデルを同定するために用いられる。この方法は、検討される各試験のそれぞれの治療群における事象の絶対値の測定を比較しうる方法で表されている場合にのみ利用できることに注意すべきである。慢性疾患の臨床試験では、これは通常ハザードである。リスクとオッズは、フォローアップ期間が常に同一である場合のみ比較できる。

　図11.2に、データから示すことのできるさまざまな効果モデルを示す。青色の線はハザード比に対して以前から用いられている固定効果モデルを示し、ここでは検証しようとする治療と対照治療での生起事象の絶対値測定の比は一定である。黒色の線はハザード差に対する固定効

図 11.2
L'Abbé プロット

青色の線は治療群と対照群との事象の絶対的な測定（ハザード）の比が一定と仮定する固定効果モデルであり、黒色の線は治療群と対照群との事象の絶対的な測定（ハザード）の差が一定と仮定する固定効果モデルである。点線は、治療群と対照群のハザードに線形相関を仮定し標準治療のハザードは対照治療のハザードに比例し定数を加えたものとなる。黒い点線の上では治療は有害であり、点線の下では有益である。

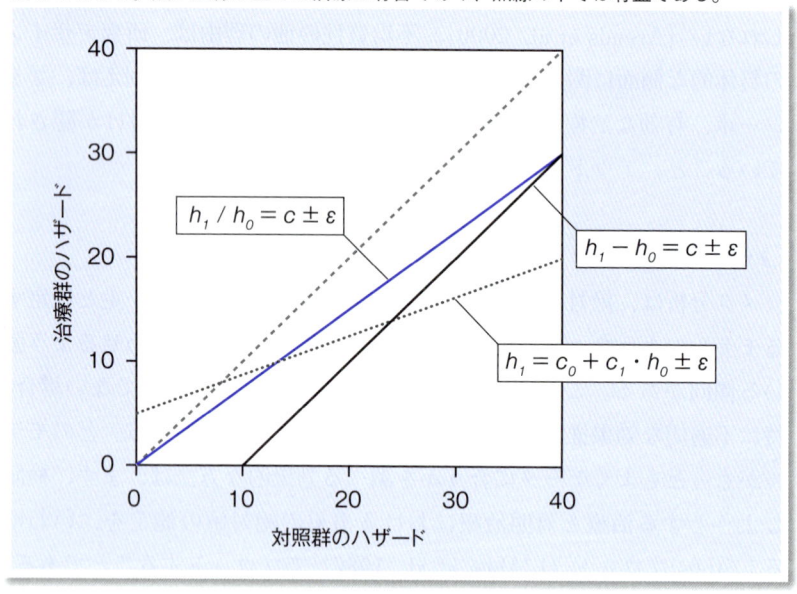

グラフ内の式:
- $h_1 / h_0 = c \pm \varepsilon$
- $h_1 - h_0 = c \pm \varepsilon$
- $h_1 = c_0 + c_1 \cdot h_0 \pm \varepsilon$

縦軸: 治療群のハザード
横軸: 対照群のハザード

果モデルを表し、ここでは検証治療と対照治療における事象の絶対的測定の差が一定である。点線は、介入群と対照群のハザード間の線形関係を仮定したモデルを表し、ここでは検証治療での生起事象の絶対値測定は対照治療での事象の絶対値測定に比例し定数を加えたものとなる。この定数は、ある治療が低リスク者には有害で（対照群のハザードが小さいことで表される）、高リスク者では有益である（対照群のハザードが大きいことで表される）可能性を示すことから、とりわけ生物学的には理に適っている。従来の方法による重み付け平均は、重みとして逆分散を用いる青と黒のモデルでうまくいく。点線のモデルでは、重み付け線形回帰、またはベイズ法が必要となる [Van Houwelingen et al., 2002]。

L'Abbéプロットの代替法として、各試験につき検証治療と対照治療とを組み合わせた生起事象の測定に対して選択された効果の度合いを縦軸にプロットすることが提案されてきた［Arends et al., 2000］。しかし、この方法は、どのモデルがデータに最適かどうかを直接示すものではない。

○ メタ回帰

　Staessenら［2001］は、治療中の平均血圧値について治療群と対照群との差を、オッズ比で表したアウトカムへの治療効果に対してプロットし、治療効果を図示した（**図11.3**）。これらのいわゆるメタ回帰法は、異なる臨床試験間での不均質性の原因を調べるのに有用な可能性がある。それよりも、**メタ回帰**は、個々の研究の潜在的なバイアス、つまり研究デザインの欠陥のタイプに基づいて［Sterne et al., 2002；Bjelakovic et al., 2007］、あるいは試験母集団の具体的な特徴、つまり各試験の母集団のベースライン時の平均値が個々のベースライン時の観察値であるかのように取り扱われることなどに基づき、頻繁に行われる。

　患者レベルあるいは研究レベルの共変量を含むメタ回帰によって、効果推定要約値が修正される可能性がある。しかし、そのような「劣った」共変量を用いることはパワーを減弱させ、バイアスすら導きうる［Thompson & Higgins, 2002；Berlin et al., 2002；Lambert et al., 2002］。しかしながら、メタ回帰はサブグループのメタ分析とは区別されるべきである。後者の目的は、治療効果を男女で別々に考慮するメタ分析のように、臨床試験の母集団の具体的特性について個々の試験を層化することである。他のサブグループ分析と同様に、治療効果をサブグループで分析するこれらの方法は、確かな理由と妥当な生物医学的機序に基づくべきである。しかしながら、考慮されたすべての試験で完全に同一のサブグループでの効果推定が報告されることはまれであり、サブグループでのメタ分析はほとんど行われていない。そのような層化分析で、Bergerら［2006］は、アスピリン治療が女性では虚血性脳卒中の、男性では心筋梗塞のリスクを減少させることにより、男女ともに心血管イベントの

図 11.3 メタ回帰分析の例 [Staessen, 2001]
横軸に収縮期血圧の差 (mmHg) が示され、縦軸には検討対象となった試験の心血管死亡のオッズ比（左図）と心血管イベントのオッズ比（右図）が示されている。

心血管死亡ならびに全心血管イベントのオッズ比と対応する収縮期血圧の差との関係。

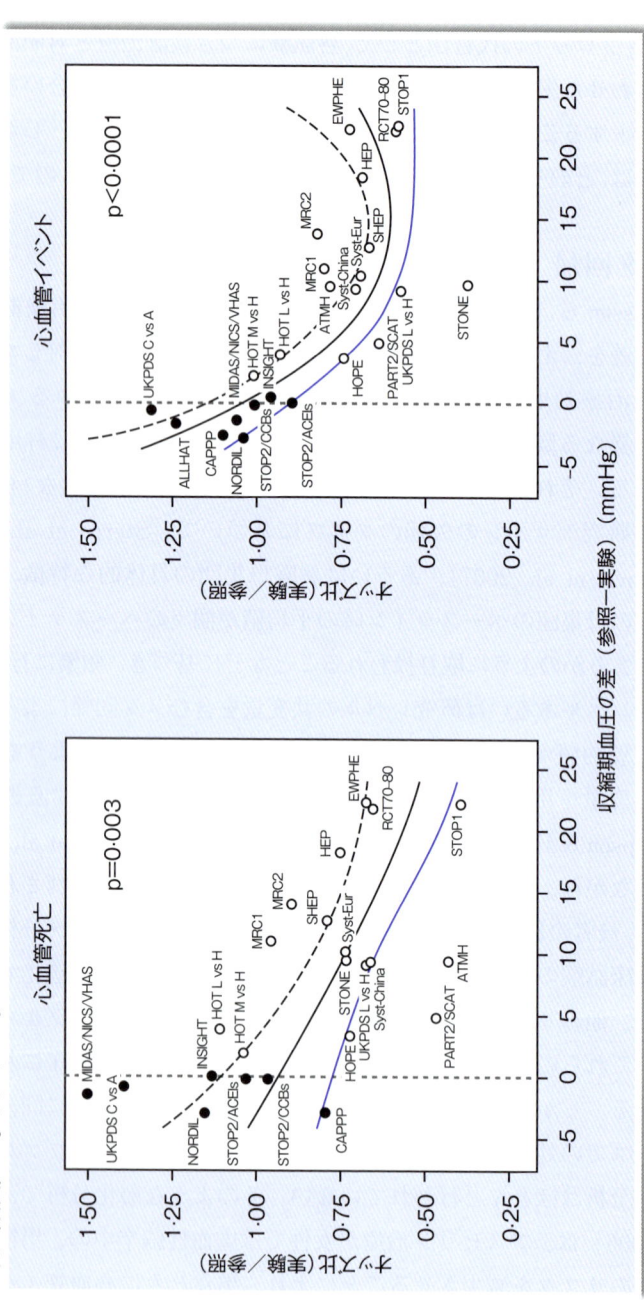

実験対参照治療に対してオッズ比が計算された。血圧の差は参照群から実験群で到達したレベルを差し引いて計算された。マイナスの差は参照治療群でより厳しく血圧コントロールがなされたことを示す。回帰曲線は 95% 信頼区間とともにプロットされ、個々のオッズ比の逆分散で重み付けられた。黒丸は新薬を従来の薬と比較した試験を示す。

The Lancet の許可を得て転載。Staessen JA, Whang J., Thijs L. Cardiovascular protection and blood pressure reduction : a meta-analysis. Lancet 2001 ;

リスクを減少させたことを示した。しかし、男女間で観察された心臓保護作用の違いは、例えば、ベースライン時のリスク、つまり対象試験での対照群のリスクにおける性差のような他の現象に由来しているのかもしれない。加えて、男性は年齢、心筋梗塞の既往や糖尿病の有病率のような他の心血管危険因子についても、女性と異なるかもしれない。

○ 個々の患者データのメタ分析

プールされた試験の生データに基づくメタ分析は、**個別の患者データ（IPD）** メタ分析とも呼ばれ、メタ回帰やサブグループのメタ分析に替わる、より信頼性の高い方法と考えられている［Clarke & Stewart, 2001；Oxman et al., 1995；Stewart & Tierney, 2002］。これには、2つの方法が用いられる。第一に、各試験から蓄積された生データは1つのデータベースに併合され、次にデータは、例えば、治療と共変量の交互作用の項を含む回帰法などを用いて直接モデル化される。治療効果の修飾、つまり、治療と共変量の交互作用の統計学的有意性によって、層化されたサブグループにとっての効果推定の要約値が報告される。Rovers ら［2006］は、急性中耳炎の小児における抗生剤の効果に関する6つのランダム化試験のIPDメタ分析を行い、耳漏、年齢（カットオフ値2歳）、両側の急性中耳炎が抗生剤の効果を修飾することを示した。著者らは、2歳未満で両側の急性中耳炎を伴う小児と急性中耳炎に耳漏を伴う小児が、疼痛、発熱またはその両者に関して第3ないし第7病日に抗生物質で最大の利益を受けることを示した。第二に、個々の臨床試験の生データを個別に再分析し、次に、これらを慣例的手法によりメタ分析して要約した結果を得るいわゆる2段階法を用いることもできる。両法において、ダミー変数がモデルに含まれる包含研究の層化は、特に個々の研究の効果推定において統計学的に有意な不均質性が考えられる際、可能性のある潜在的交絡因子を補正するためにしばしば用いられる。多くのIPDメタ分析が出版されているが、たいていはまだ、サブグループでの治療効果の代わりに主要な治療効果を強調している。

しかし、サブグループでの治療効果を調べることはIPDメタ分析の主な強みの1つである。さらに、サブグループでの治療効果についての報告のうち、2段階法がより頻繁に用いられているようであり、統計学的により効率的な直接モデリング法［Koopman et al., 2007］はほとんど用いられていない。

メタ分析結果の報告

あらゆるメタ分析の報告は、研究デザインを明確に、文献検索、選択、批判的評価、データ抽出、それにデータ分析について明瞭かつ再現可能な方法で説明すべきである。明確な数字を用いたデータの表とグラフが、エビデンスの完全性と統合可能性についてのコメントや透明性のある決定に先行して示されるべきである。データ分析の明らかな結果とそれに伴う治療効果の明瞭な結論は、価値判断から区別されるべきである。メタ分析の報告のためのガイドラインがQuality of Reporting of Meta-analysis（QUORUM）statementの中に見出される（http://www.consort-statement.org/complements.htm. 2007年7月9日時点）［Clarke, 2000］。

○フローチャート

あらゆるメタ分析の報告は、文献の検索と選択の方法、そしてその結果を明確に説明すべきである。文献目録ごとの検索式とそれに続く検索された文献数、除外された文献数とそれぞれの除外理由、分析対象とした文献の最終的な数および対象試験数は、できる限りフローチャートの形で報告されるべきである（**図11.4**）。

○漏斗状プロット

漏斗状プロットは、個々の研究の治療効果の、それらの標本サイズあるいは効果の分散に対する散布図である。この方法の提案者は、これが

図11.4 臨床試験の検索と選択を示すフロー図

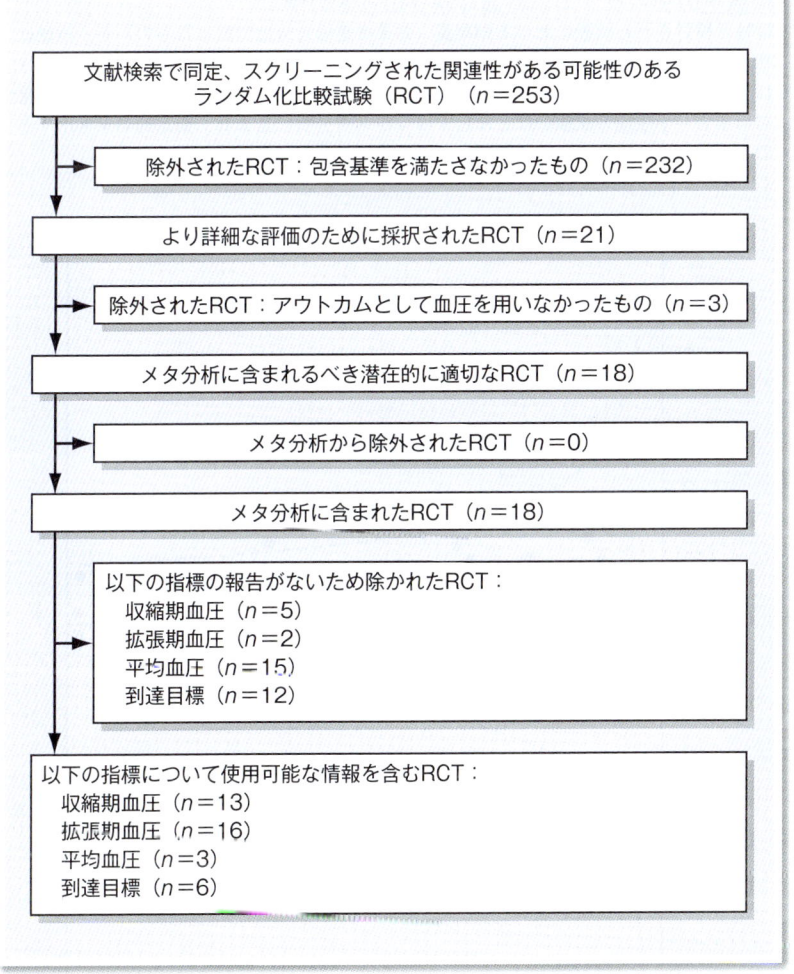

```
文献検索で同定、スクリーニングされた関連性がある可能性のある
ランダム化比較試験（RCT）（n＝253）
    ↓
除外されたRCT：包含基準を満たさなかったもの（n＝232）
    ↓
より詳細な評価のために採択されたRCT（n＝21）
    ↓
除外されたRCT：アウトカムとして血圧を用いなかったもの（n＝3）
    ↓
メタ分析に含まれるべき潜在的に適切なRCT（n＝18）
    ↓
メタ分析から除外されたRCT（n＝0）
    ↓
メタ分析に含まれたRCT（n＝18）
    ↓
以下の指標の報告がないため除かれたRCT：
  収縮期血圧（n＝5）
  拡張期血圧（n＝2）
  平均血圧（n＝15）
  到達目標（n＝12）
    ↓
以下の指標について使用可能な情報を含むRCT：
  収縮期血圧（n＝13）
  拡張期血圧（n＝16）
  平均血圧（n＝3）
  到達目標（n＝6）
```

British Medical Journal の許可を得て転載. Cappuccio FP, Kerry SM, Forbes L, Donald A. Blood pressure control by home monitoring: meta-analysis of randomised trials. BMJ 2004；329：145.

出版および採択バイアスの存在を調べるために用いることができるという。標本サイズが増加すると治療効果の精確度が増すために、小規模研究の効果推定は大規模研究より広く分布すると信じられている。慣例的には、歪んだ（非対称の）漏斗状プロットは、臨床試験結果につい

図 11.5
理論上のデータを用いた漏斗状プロットの例

縦軸は検討された試験における効果量（効果推定値を分散で割ったもの）を、横軸はサンプルサイズを示す。●は文献検索から同定された試験、○は実施されたが出版されなかったか文献検索で見出せなかった試験を示す。漏斗状プロットは、有益な効果を示すより小規模の試験のほとんどすべてがメタ分析に含まれ、否定的効果を示すものは出版ないし検索されにくかったという検索あるいは出版バイアスを示す。

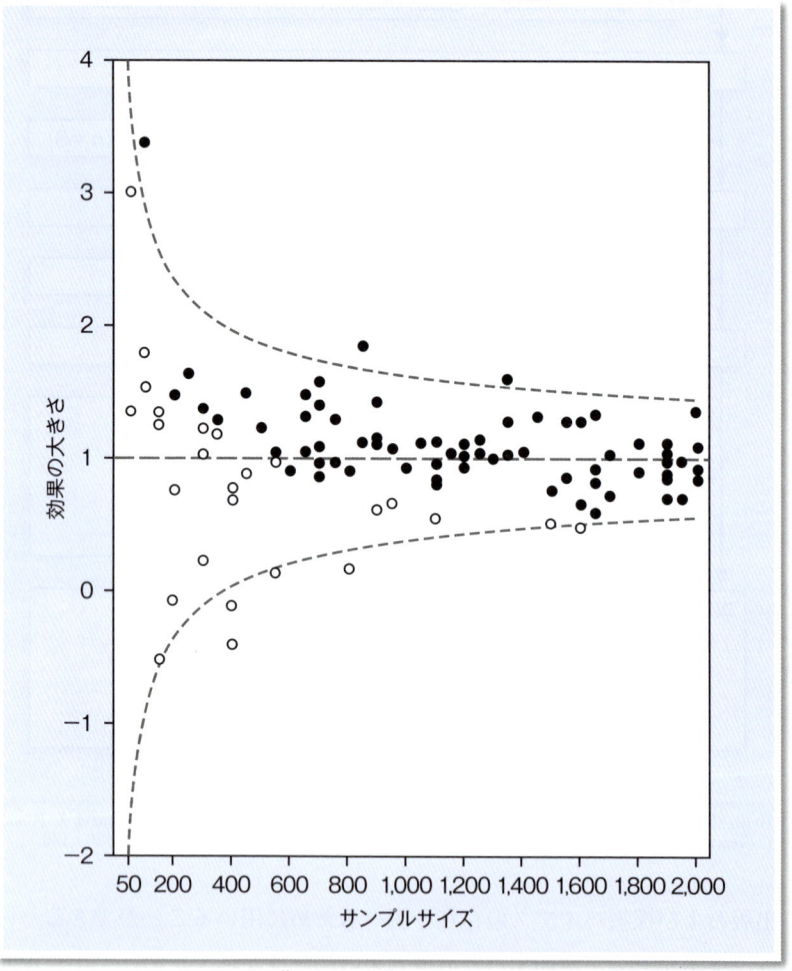

Journal of Clinical Epidemiology の許可を得て転載．Sterne JA, Gavaghan D, Egger M. Publication and related bias in meta-analysis: power of statistical tests and prevalence in the literature. J Clin Epidemiol 2000；53：1119-29.

ての出版、検索ならびに選択バイアスを示すと考えられている［Sterne et al., 2000］。例えば、もし有益な治療効果を示すより小規模な試験が、無効かむしろ有害な治療効果を示す小規模試験よりも出版されやすく、検索、選択されやすいとすると、非対称性を生じる（**図 11.5**）。漏斗状プロットの非対称性について他の多くの理由が示唆されてきたが、その説明のいくつかについて、非対称性に及ぼす影響を厳密に調べたシミュレーション研究はない。したがって、メタ分析に含まれる研究の完全さを評価する上での漏斗状プロットの妥当性については、いまだ疑問の余地がある。

○表

批判的吟味とデータ抽出の結果は、表の形で報告されるべきである。これらの表には、試験の妥当性と統合可能性が示されるべきである。特に、これらには対象患者の関連する特性、比較された治療と報告されたエンドポイントが含まれる。各試験での治療群ごとの生起事象の測定値は、効果推定値とその信頼区間とともに、表にすべきである。**表 11.5 と 11.6** にその例を示す。

○フォレストプロット

データ分析結果は、できればプールされた効果推定値、その信頼区間と試験の治療効果の不均質性などを示すフォレストプロットにするよう勧められる（**図 11.6**）。各試験の治療効果の推定値は、試験に付与された重みに比例した大きさの黒枠の四角で表され、一方、水平線は信頼区間を表す。

95％信頼区間には、研究が何度も繰り返されたとすると真の基本的効果がその95％の研究で結果に含まれるであろう。濃い垂直な線は、治療効果がないことを示す。信頼区間がこの濃い線と交われば、実験と対照治療との効果の差が慣例的なレベルでは有意でない（$P > 0.05$）ことを示す。ひし形は、統合された治療効果を表す。ひし形の水平方向の

表 11.5
オフポンプとオンポンプ冠動脈バイパス術の比較試験のメタ分析から個々の研究の方法論に関する批判的吟味の結果を報告する表の例
（満足した項目数の順に配列）

試験のID	治療割り付けの隠匿	標準化された術後ケア	アウトカム評価の盲検化	治療企図分析	汚染	縮小
Zamvar	●	●	●	●	●	●
Ascione	●	●	●	●	●	●
Puskas	●	●	●	●	●	●
Octopus	●	○	●	●	●	●
Lee	●	●	●	○	●	●
Gulielmos	○	●	○	●	●	●
Parolari	●	●	○	●	●	●
Gulielmos	○	●	○	●	●	●
Diegeler	○	○	○	●	●	●
Matata	○	○	○	●	●	●
Velissaris	○	○	○	●	●	●
Tang	○	○	○	●	●	●
Guler	○	○	○	●	●	○
Al-Ruzzeh	○	○	○	●	○	●
Vural	○	●	○	○	○	●
Baker	○	●	○	∞	●	∞
Wandschneider	○	○	○	∞	●	●
Czerny	○	○	○	∞	●	●
Malheiros	○	○	○	○	●	●
Penttilä	○	●	○	○	○	○
Krejca	○	○	○	○	○	○
Wildhirt	○	○	○	○	○	○
Czerny	○	○	○	○	∞	○
Covino	○	∞	○	○	○	○

項目の格づけの意味：
汚染（contamination）：● 10%以下の交叉、∞ 10%超の交叉
他のすべての項目：● バイアスがありそうにない（妥当なデザインまたは方法）、∞ バイアスがありそうである（妥当でないデザインまたは方法）、○ 不明瞭（入手できる情報が不十分）

Journal of Clinical Epidemiology の許可を得て転載．Sterne JA, Gavaghan D, Egger M. Publication and related bias in meta-analysis: power of statistical tests and prevalence in the literature. J Clin Epidemiol 2000；53：1119-29.

表 11.6 脂質降下療法の効果に関するメタ分析からデータ抽出結果を報告する表の例 [Briel, 2004]

筆頭著者または研究	介入	フォローアップ (年)	冠動脈疾患* (%)	平均年齢 (歳)	男性 (%)	糖尿病* (%)	高血圧* (%)	ベースラインコレステロール (mmol/l) (%)†	ランダム化 (治療/対照)	非致死的/致死的脳卒中 (治療/対照)	非致死的/致死的心筋梗塞 (治療/対照)
pravastatin多国籍研究	pravastatin	0.5	75	55	77	0	48	6.8 (18)	530/532	0/3	0/8
Sacks	pravastatin	5	100	59	86	15	43	5.4 (20)	2,081/2,078	54/78	159/211
Bertrand	pravastatin	0.5	100	58	84	7	31	5.9 (18)	347/348	1/0	5/4
Bradford	lovastatin	0.9	33	56	59	1	40	6.7 (24)	6,582/1,663	10/1	63/20
4S	simvastatin	5.4	100	58	82	5	26	6.8 (26)	2,221/2,223	56/78	464/491
Athyros	atorvastatin	3	100	59	79	20	43	6.6 (32)	800/800	9/17	41/89
Blankenhorn	lovastatin	2	100	58	91	0	46	6.0 (31)	123/124	0/3	4/5
心臓保護研究	simvastatin	5	65	64	75	25	31	5.9 (24)	10,269/10,267	444/585	944/1,281
Holdaas	fluvastatin	5.1	11	50	66	19	75	6.5 (14)	1,050/1,052	74/63‡	82/120

*各確定診断について試験ごとの対象者の百分率
†治療群における総コレステロール値の相対低下
‡一過性虚血発作を含む

American Journal of Medicine の許可を得て掲載。Briel M, Studer M, Glass TR, Bucher HC. Effects of statins on stroke prevention in patients with and without coronary heart disease : a meta-analysis of randomised controlled trials. Am J Med 2004 ; 117 : 596-606.

図 11.6
スタチン使用と血圧値の変化との関係を調べたメタ分析からのフォレストプロットの例

スタチン服用患者とプラシーボまたは他の対照治療薬服用患者における収縮機血圧（SBP）の差の平均と 95% 信頼区間が示されている。ベースラインの SBP が 130 未満かそれ以上かによって研究を区別して評価がなされた。□は各試験の治療効果の推定を示し、大きさは重みに比例している。―は各試験の治療効果推定の信頼区間（治療効果と 95% 信頼区間もプロットの右側に表されている）、縦実線は治療効果なし、縦点線は結合された治療効果、◇の幅は結合された治療効果の信頼区間を示す。

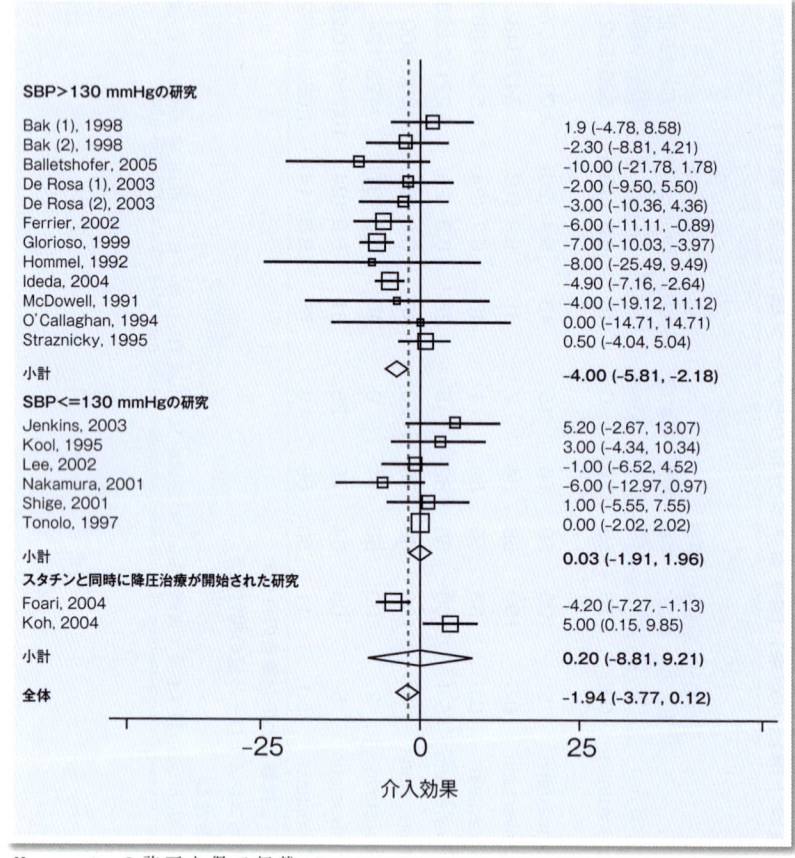

研究	介入効果 (95% CI)
SBP>130 mmHgの研究	
Bak (1), 1998	1.9 (−4.78, 8.58)
Bak (2), 1998	−2.30 (−8.81, 4.21)
Balletshofer, 2005	−10.00 (−21.78, 1.78)
De Rosa (1), 2003	−2.00 (−9.50, 5.50)
De Rosa (2), 2003	−3.00 (−10.36, 4.36)
Ferrier, 2002	−6.00 (−11.11, −0.89)
Glorioso, 1999	−7.00 (−10.03, −3.97)
Hommel, 1992	−8.00 (−25.49, 9.49)
Ideda, 2004	−4.90 (−7.16, −2.64)
McDowell, 1991	−4.00 (−19.12, 11.12)
O'Callaghan, 1994	0.00 (−14.71, 14.71)
Straznicky, 1995	0.50 (−4.04, 5.04)
小計	**−4.00 (−5.81, −2.18)**
SBP<=130 mmHgの研究	
Jenkins, 2003	5.20 (−2.67, 13.07)
Kool, 1995	3.00 (−4.34, 10.34)
Lee, 2002	−1.00 (−6.52, 4.52)
Nakamura, 2001	−6.00 (−12.97, 0.97)
Shige, 2001	1.00 (−5.55, 7.55)
Tonolo, 1997	0.00 (−2.02, 2.02)
小計	**0.03 (−1.91, 1.96)**
スタチンと同時に降圧治療が開始された研究	
Foari, 2004	−4.20 (−7.27, −1.13)
Koh, 2004	5.00 (0.15, 9.85)
小計	**0.20 (−8.81, 9.21)**
全体	**−1.94 (−3.77, 0.12)**

Hypertension の許可を得て転載. Strazzullo P, Kerry SM, Barbato A, Versiero M, D'Elia L, Cappuccio FP. Do statins reduce blood pressure? A meta-analysis of randomised, controlled trials. Hypertension 2007；49：792-8.

幅は、信頼区間を表す。

統合された治療効果を通る垂直線が破線で引かれている。すべての信頼区間がこの破線と交わるならば、試験はやや均質である。リスク比やハザード比などの比による効果推定は、典型的には対数目盛でプロットされる。対数目盛を用いるもっとも重要な理由は、比とその逆数、例えば 0.5 と 2.0 は同じ大きさであるが、方向は反対で 1 から等距離になるからである。したがって、その信頼区間は点推定を中心に対称となる。

❍ データ分析ソフト

メタ分析用のコンピュータプログラムとソフトウェアは多数あり、通常、さまざまなデータ分析法が含まれていて、さまざまな形式による表やグラフでの出力が可能である。メタ分析のコンピュータプログラムのリストを、**テキストボックス 11.4** に示す。

テキストボックス 11.4
メタ分析のためのコンピュータソフトウェアとプログラムの
インターネット資源（2007 年 7 月 7 日時点）

> http://www.cc.ims.net: Cochrane Review Manager（RevMan），Information Management Systems（IMS）．
>
> http://www.meta-analysis.com: Comprehensive meta-analysis, Biostat.
>
> Meta-Analyst software is available on request; send email to：joseph.lau@es.nemc.org
>
> http://www.mix-for-meta-analysis.info: Mix（Meta analysis with Interactive eXplanation），kanagawa, Japan
>
> http://www.spc.univ-lyon1.fr/easyma.dos: EasyMA, Department of Clinical Pharmacology, Lyon, France

> http://www.statsdirect.com: StatsDirect Ltd., Cheshire, England, UK
>
> http://www.stata.com: STATA Data Analysis and Statistical Software, College Station, Texas
>
> http://www.metawinsoft.com: MetaWin, Sinauer Associates, Inc. Sunderland, MA, USA

出典：インターネット資源の概観はイギリス Leicester 大学健康科学部門の A. Sutton により管理され http://www.hs.le.ac.uk/epidemio/personal/ajs22/meta/ にて入手可能. 2007 年 7 月 7 日時点.

メタ分析からの推論

　研究により見出されたことを臨床現場に応用するかどうかを決める場合、1つの研究結果に依存することはまれであり、メタ分析が日常臨床においてより大きな影響力をもつようになりつつある。したがって、メタ分析から得られる結論では、サマリー効果推定値の程度や方向や正確性を論じるだけでは不十分である。研究間の効果の一貫性は、バイアスの原因に関連しているはずであり、研究間の不均一性の原因に関して記述し説明すべきである。メタ分析により原著からのエビデンスをまとめることができる。いくつかの個別患者データを用いたメタ分析は別にして、一般のメタ分析は、特定の患者に対する治療法に関するガイドにはならない。そのようなガイドには、原著データのほうが、メタ分析より優れている [Moses et al., 2002]。加えて、メタ分析を行う過程では、多くの主観的な決定が不可避である。したがって、価値の判断は再現性のある方法や透明性のある決定と区別して考えることが重要である。

　メタ分析はしかるべき質問に対する明確な答えを提供するものではない、という理由で批判されてきた。多くのメタ分析の結果と結論は混乱を招くと考えられ、特定の患者に対する特定の治療選択上の臨床上のガ

イドとはならない。したがって、研究結果を適切な科学的かつ臨床的な順序にリストアップし、メタ分析により、研究者や読者に同様な考え方をするよう促す。適切な関連情報や他のエビデンスを無視したなら、メタ分析の結果の応用や普及において問題が生じる可能性がある。

したがって、透明性のあるメタ分析に基づいて、妥当性の高い臨床上の推奨を導く上で、以下の推論の概念が有用である。

- **強いエビデンス**：臨床的に意味のある大きさの効果がある確固としたサマリー効果で、多くの質の高い臨床試験のみについて明らかな不均一性が存在しない、すなわち、試験間で効果の方向と程度が一定である場合。臨床上の推奨：すべての患者において当該治療が考慮されるべきである。サブグループでの効果にも関心が払われる。
- **中等度のエビデンス**：臨床上意味のある大きさの効果があるサマリー効果で、多数の質の高いあるいは中等度の質の試験を通じ、明らかな不均一性が存在しない、すなわち、試験間で効果の方向と程度が一定である。臨床上の推奨：治療はすべての患者において考慮してよいが、異なるサブグループにおける効果に関心が払われてもよい。臨床上の合意が有用かもしれない。
- **弱いエビデンス**：臨床上関連のある大きさの効果を有する統計学的に有意なサマリー効果で、中等度から低い質の試験を通じて効果の方向が一定である。患者レベル(例えば、サブグループ)あるいは研究レベル(例えば、バイアス)で試験間の不均一性の原因を見出すことが妥当である。臨床上の推奨：ほとんどの患者で治療は考慮されてもよい、そして、異なるサブグループにおける効果に関心が払われるかもしれない。臨床上の合意が有用かもしれない。
- **一定でないエビデンス**：中等度あるいは質の低い臨床試験を通じて効果の程度と方向が異なる。患者レベル(例えば、サブグループ)あるいは研究レベル(例えば、バイアス)における試験間の不均一性の原因を見出すことが妥当であろう。臨床上の推奨：ほとんどの患者について治療が考慮されてもよいが、臨床上の合意が有用であ

ろう。
- **エビデンスなし**：数の限られた質の低い治験。臨床上の合意が必要であり、今後の研究が期待される。

　上記の推論概念がすべて治療の好ましい効果についてのものであることは明らかである。もし、例えば、メタ分析の結果、「治療に効果がないか、あるいは有害である」という強いエビデンスが得られた場合は、同様に強く、方向は反対であるが勧められないことになる。この場合、治療は考慮されてはならない。

　治療効果の研究におけるいわゆる錆びない鋼鉄の法則によると、より厳密なデザインの試験は以前の試験に比べるとより弱いエビデンスになるといわれていて、これは「平均への回帰」のみからでも説明できる。メタ分析に関しても同じことができる。すなわち、デザインが厳格であればあるほど、結果は明瞭でなくなる。原著論文の数が不十分であるか、そのデザインに欠点があるため、はっきりしたエビデンスは存在せず、不明確な点が残る。しかしながら、よくデザインされて行われたメタ分析は、不明確な原因を明らかにする。メタ分析には、研究デザインの批判的吟味への明示的アプローチが含まれるが、これはすでに行われている研究を評価するための正式な方法ではない。研究テーマを考え、新たな研究のデザインを方向づける点において、メタ分析はきわめて有用である。

臨床疫学データの解析

　臨床疫学研究をデザインするにあたりきわめて重要な段階は、事象関係とデータ収集の方法を決定することで終わる。データ解析の方法が重要である理由は、これにより結果の有用性が決まり、これまでに達成された関連性や正確性を維持しなくてはならないからである。しかし、一般的には、与えられた研究について、データ解析の適切かつ可能な方法の数は限られている。理想的には、データ解析のデザインは集められたデータの種類と事象関係の性格により自然に決まるべきである。事象関係のデザインやデータ収集のデザインと同様に、データ解析のデザインには、診断研究、因果研究、予後研究、介入研究によりそれぞれ特徴がある。

　本章では、データ解析で用いられる基本的なテクニックを扱う。多くの場合、リサーチクエスチョンに答えるためには、これらのテクニックで十分である。データ解析に関してより広範な情報を得るためには、特にデータ解析に関して詳しく記載されているテキスト [Altman, 1991; Kleinbaum & Kupper, 1982] か診断、因果、予後あるいは介入研究の章に引用した関連文献を読む必要がある。記述研究の解析については、第3章（診断研究）のデータ解析の部分に詳述した。

　典型的なデータ解析は、最初の表、いわゆる基本情報の表に患者のベースラインとなる重要な特徴を示すことによって、対象者の記述から

始まる。表の形式は行う研究の種類によって決まる。ランダム化臨床研究では、基本情報の表には、ランダムに割り振られたグループの重要な予後因子の頻度と程度が記載される。最終的に出版される際にこの表が重要な理由は、これによりレビュアーや読者が研究対象者に関して知り、ランダマイゼーションの質を判断することができるからである。因果研究においては、該当する特徴は原因（コホート研究の場合）、または結果（症例対照研究の場合）ごとに記述すべきであり、診断あるいは予後研究においては、病気に関する予後因子、あるいは結果ごとに記述すべきである。データ解析の最初の段階においては、要約推定値（平均、範囲、標準偏差、頻度）が提示される。次に、関連する数値が95％信頼区間とともに計算される。因果研究においては、一般的には、粗関連測定値がいくつかの交絡因子によって調整される。

　ほとんどすべての臨床疫学研究で行われるデータ解析のステップを扱う前に、有病率と発生率の計算に注意を向けよう。次に、ばらつきの概念とデータ記述の際に不確定な部分がどのように表現されているかを扱う。最後に、層別化（マンテル・ヘンツェル法）、線形回帰、ロジスティック回帰、Cox 回帰などの交絡因子の調整法について説明する。

疾患頻度の測定：発生率と有病率

　測定が疫学のもっとも重要な問題である。ある集団において疾患の頻度を測定するもっとも簡単な方法は**有病率**を示すことである。有病率はある任意の集団中の疾患の存在を割合によって推定する。例えば、ある特定の研究に参加するアメリカの成人の肥満の有病率は 40％ というような例である。この割合は、研究参加者の中である特定の特徴を有している人数を全参加者の人数で割って算出する。有病率はある特定の時点における数値であり、時間の経過とともに変化しうる。正しく評価するためには、精度（precision）に関するデータが必要である。この精度というのは、同じ研究を繰り返した場合に同じデータが得られるかどうか

ということである。有病率（あるいはある／なしの2値の性格を持ったもの）の95％信頼区間は次の公式で計算される。

$$95\% \text{ CI } P = P \pm 1.96\sqrt{[P(1-P)/N]}$$ 【式1】

ここで、CIは信頼区間で、Pは確率、Nは全参加者の人数である。

上記の公式は、二項分布（binomial distribution）を示し、多数例に基づく場合にはあらゆる推定に役立つものである。この公式の欠点は、有病者が存在しないか非常に少ない場合の推定には役立たないという点である。そういう場合には理解は容易ではないが有病者の数に限らずパフォーマンスのよい別の公式を使わなければならない[Altman et al., 2000b]。Altmanらは最初に次の3つの数値を計算しておく方法を推奨している（**テキストボックス12.1**）。

$$A = 2r + z^2 ; B = z\sqrt{(z^2 + 4rq)} ; C = 2(n + z^2)$$

ここでrは特定の特徴を有する人の総数、qはその特徴を持たない人の割合、nは全参加者の人数、zは通常1.96。このとき、その集団の有病率Pの信頼区間は次の公式で計算される。

$$((A-B)/C, (A+B)/C)$$

信頼区間推定のためのConfidence Interval Analysis（CIA）のようなソフトウェア[Altman et al., 2000b]が利用可能で使いやすい。

発生の推定には、**累積発症率**と**発生率**という2つの方法が一般的である。累積発症率は特定の期間に疾患を新たに発症した人数を全観察対象者の数で割ったものである。発生率は、ある時間単位当たりの疾患の発生を評価する。発生率は**罹患率**とも呼ばれる。累積発症割合は比率であり二項分布を示し、95％信頼区間は、式1または先に説明したもう1つの式で計算される。

発生率の95％信頼区間を計算するには他の方法が必要である。発生率はあるフォローアップ期間当たりに発症する症例の数であり、通常

1,000（あるいは 10,000）人-年（PY）当たりの発生数（I）で表される。有病率や累積発症率の分子は分母より大きくはならないが、発症率の公式（IR = I/PY）では分母は分子と決まった関係はない。このタイプの信頼区間は、発症率がポアソン（Poisson）分布を示すと仮定して計算することができる（**テキストボックス 12.2**）[Altman, 1991]。95％信頼区間は、多くの統計の教科書かインターネット上に掲載されている表から容易に読み取ることができる（健康データ、Washington State Department of Health. Available at http://www.doh.wa.gov/Data/Guidelines/ConfIntguide.htm. 2007 年 7 月 10 日時点）。

テキストボックス 12.1
虚血性冠動脈疾患を有する患者 1,000 人当たりの
メタボリック症候群の有病率（と信頼区間）の計算

> 虚血性冠動脈疾患を有する患者 1,000 人の研究集団において、メタボリック症候群の有病率は 40％（400 人）であった。95％信頼区間は伝統的な式 1 では次のように計算される。95％信頼区間＝ 40％± 1.96 $\sqrt{[40*60/1000]}$ = 37 〜 43％。対照群において、糖尿病の有病率は 37 〜 43％の範囲でみられた。Altman の推奨している方法によると、次のような計算をする必要がある。
> P = 400／1000 = 0.40 and q = 600／1000 = 0.60 and r = 400
> [Altman, et al 2000b]
> A = (2*400) + 1.96^2 = 803.84
> B = 1.96 $\sqrt{(1.96^2 + 4*400*0.6)}$ = 60.8
> C = 2(1000 + 1.96^2) = 2007.68
> The 95% CI of the 40% = ((A−B)／C, (A+B)／C)
>   ((803.84−60.8)／2007.68, (803.84
>   +60.8)／2007.68)
>   (0.37, 0.43)
>   (37%, 43%)

出典：Data from Altman D, Machin D, Bryant TN, Gardner MJ. Statistics with Confidence. 2nd edition. BMJ Books, 2000b.

> **テキストボックス 12.2** 心筋梗塞の発症率の計算
>
> 平均フォローアップ期間は 2.3 年で 9,300 人-年フォローしている間に 35 人の患者が心筋梗塞を発症した場合には、IR = I/PY = 35/9,300 人-年 = 37.6/10,000 人-年である。ポアソン分布を示す場合の信頼区間は、発症率の 95％信頼区間の下限値は 24.379、上限値は 48.677 であった。実数と 10,000 人-年は以下のように表される。
>
> 24.379/9300 人-年 〜 48.677/9300 人-年 = 26.2/10000 人-年 〜 52.3/10000 人-年

出典：Author created with data available at: http://www.dok.wa.gov/data/guidelines/confintguide.htm Accessed July 17, 2007.

臨床疫学研究におけるデータ解析の戦略

○ 基本情報の表

　論文の方法の章で、読者がどのような集団かを理解し、研究の結果が適用される集団を判断できるように、研究者は注意深く研究対象者集団を記述する。結果の最初の部分で、基本情報の表として著者は対象集団の重要な特徴を記述することになる。**テキストボックス 12.3** に挙げた例では、症状のある血管疾患を持つ患者で、メタボリック症候群と動脈硬化に関連した指標との関連を基本情報の表としてまとめて示している [Olijhoek et al., 2004]。

　基本情報の表によって、研究対象集団のもっとも重要な特徴を概観できる。この例ではメタボリック症候群と血管疾患の程度が研究の主要課題である。メタボリック症候群の有無について、関連特性が論文の最初の表としてまとめてある [Olijhoek et al., 2004]。

　それぞれの特徴について、平均値（と標準偏差）あるいは割合比率が示されている。臨床研究で、特徴、検査や治療に対する反応などのデー

テキストボックス 12.3
メタボリック症候群と血管性病変の程度との関連を示した研究集団の基本的な特徴の表

	メタボリック症候群		P 値
	なし(*n*=576)	あり(*n*=469)	
男性	84	74	< 0.001
年齢（歳）	59 ± 10	60 ± 10	0.4
Body mass index (kg/m^2)[1]	25 ± 3	28 ± 4	< 0.001
喫煙[a]	82	81	0.8
他の血管性病変の既往[b]	16	21	0.02
総コレステロール (mmol/L)[2]	5.2 (4.5～5.9)	5.6 (4.8～6.2)	< 0.001
ホモシスチン (μmol/L)[1]	14 ± 6	15 ± 7	0.2
血清クレアチニン (μmol/L)[1]	93 ± 37	95 ± 46	0.4
クレアチニンクリアランス (mL/分)[1]	76 ± 19	79 ± 22	0.01
糖尿病[c]	7	33	< 0.001
血糖降下剤	4	18	< 0.001
降圧剤	25	45	< 0.001
高脂血症治療剤	38	38	0.4
メタボリック症候群			
ウエスト周囲径（cm）[1]	92 ± 9	10 ± 10	< 0.001
収縮期血圧（mmHg）[1]	134 ± 21	143 ± 20	< 0.001
拡張期血圧（mmHg）[1]	78 ± 11	81 ± 10	< 0.001
HDL-コレステロール (mmol/L)[2]	1.21 (1.04～1.42)	0.96 (0.83～1.11)	< 0.001
中性脂肪（mmol/L）[2]	1.33 (1.05～1.65)	2.12 (1.72～2.78)	< 0.001
空腹時血糖（mmol/L）[2]	5.6 (5.2～5.9)	6.2 (5.6～7.2)	< 0.001

データは％か数値（[1] 平均値±標準偏差、[2] 中央値と四分位の範囲）で示した。
HDL-コレステロール：high-density lipoprotein
[a] 喫煙継続中、最近禁煙した人あるいは以前喫煙していた人

^b 特定された診断以外の血管性病変の既往
^c 空腹時血糖 ≧ 7.0 mmol/L あるいは糖尿病と自己申告した人

出典：Olijhoek JK, van der Graaf Y, Banga JD, Algra A, Rabelink TJ, Visseren FL. The SMART Study Group. The metabolic syndrome is associated with advanced vascular damage in patients with coronary heart disease, stroke, peripheral arterial disease or abdominal aortic aneurysm. Eur Heart J 2004；25：342-8.

タのばらつきは中心的な概念で、多くの表示方法がある。利用可能な情報の量を減らすためには、データを要約する必要がある。連続量（例としては年齢、血圧）は、測定の中心値（平均値）とばらつきを示す値（標準偏差）、または中央値と四分位の値で要約できる。データが正規分布を示す場合は平均値が意味のある情報である。

　標準偏差（standard deviation；SD）は、ばらつきの分布を特徴づけるもので、分散の平方根で計算される。平均値±2SDにデータ値の95％が含まれる。正規性はデータのヒストグラムを描くことでチェックできる。また正規性は多くのパッケージソフトウェアで正式に検定も可能だが、視認でも十分である。データが歪んだ分布であれば、平均値よりも中央値のほうがより要約値として適切であり、分布は四分位（25％値［P25］と75％値［P75］）で特徴づけられる。外れ値がエラーであったり、ありえないを含んでいるようなデータの全範囲よりも、通常四分位値のほうがより有用である（**図12.1**）。

　カテゴリカル変数は、頻度を示すことで要約できる。例えば、集団の70％が男性である。このような2つの可能性しかないタイプのデータは二項分布を示し、医学研究ではきわめて多い。サンプルサイズが十分大きければ、**二項分布**は同じ平均値と標準偏差をもつ**正規分布**に近づく。

　ばらつきは対象患者についてだけではなく、研究についても存在する。サンプル集団同士のばらつきは**標準誤差**（standard error；SE）で

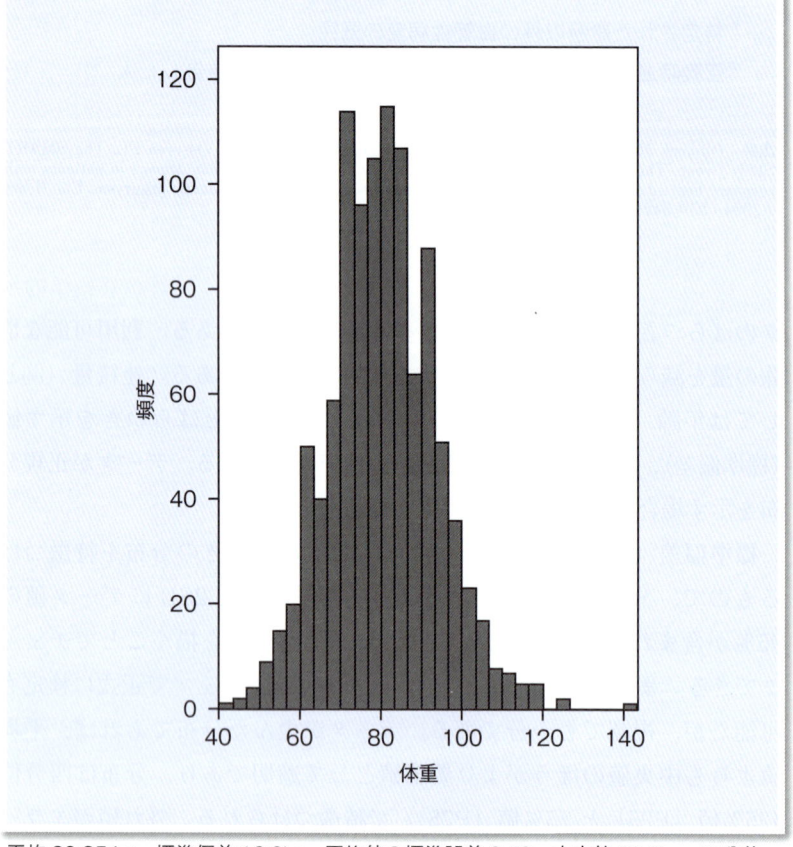

図 12.1　症状を有する動脈硬化患者 1,045 人の体重のヒストグラム

平均 80.25 kg、標準偏差 13.0kg、平均値の標準誤差 0.40、中央値 80.0kg、四分位 17、25％値（P25）72kg、75％値（P75）89kg、範囲 42 〜 143kg

The European Heart Journal の許可を得て使用. Olijhoek JK, van der Graaf Y, Banga JD, Algra A, Rabelink TJ, Visseren FL ; the SMART Study Group. The metabolic syndrome is associated with advanced vascular damage in patients with coronary heart disease, stroke, peripheral arterial disease or abdominal aortic aneurysm. Eur Heart J 2004 ; 25 : 342-8.

表され、その集団の標準偏差を観察総人数の平方根で割って計算される。

　研究では、サンプル集団に基づいて母集団に対する推定が行われる。心筋梗塞を有するすべての患者をわれわれの研究の対象にすることは不

可能で、その代わりにサンプル集団で得られた所見から心筋梗塞を有するすべての患者に対して一般化したいと考える。そのためにサンプルを集め、評価する。サンプルを集める方法によってどのくらい一般化が可能かどうかが決まる。一般にサンプルから得られた結果がサンプルを採取した研究対象母集団に関して確かなものであれば、研究対象母集団に代表されるドメインに似た他の患者や母集団に対しても一般化可能となる。

1つの母集団から他の母集団に推測を外挿するのは、確かな科学的手法によるもの（hard science）ではなく知識や推理の問題であり、結局のところ主観的なものである。サンプル集団の平均のばらつきは、SEで計算される平均の95％信頼区間で表される。サンプル集団の平均体重は80.25kgで平均のSEは0.40であれば、平均の95％信頼区間の上限と下限は、それぞれ $80.25 - (1.96*0.40)$ と $80.25 + (1.96*0.40)$ である。実際の母集団の平均は、79.5〜81.0kgの間のどこかの値であろうと推測される。

95％信頼区間（あるいは研究結果の定度）は測定の再現性を示しており、研究を繰り返して行った際の推定値の範囲を反映している。95％信頼区間は同じ研究を100回繰り返したときに得られるパラメーター値の範囲を示しており、100回の研究中95回の研究でこの範囲内に含まれると推定される。推定平均の信頼区間は、平均値の両側にSEの掛け算分だけ広がる。95％信頼区間は、平均値－1.96SEから＋1.96SEの範囲である。SEはグループ間の統計学的な相違を検証する際にも使われる。

連続変数の統計解析方法は、例えばメタボリック症候群を有する患者と有さない患者での年齢の違いの有意差検定では、普通対応のないt検定を用いる。介入の前後で連続変数を比較する場合には対応のあるt検定を使う。ただし対応のないt検定も対応のあるt検定も、データの正規性を仮定している。正規性が仮定できない場合には、対応のないt検定も対応のあるt検定に対応するノンパラメトリック検定、例えば

Mann-Whitney U-test などを用いなければならない。カテゴリカル変数の比較には、クロス集計の上で、カイ二乗検定を選択する。しかしながら一般に疫学者は、特定のパラメーターの検定よりも 95％信頼区間で精度を示すほうを好む傾向にある。この問題に関しては、再び本章の最後に振り返ることにする。

決定因子とアウトカムの関係

○連続アウトカム

多くの研究では、アウトカムは血圧や体重など連続変数である。上述した、症状を有するアテローム性動脈硬化症の患者においてメタボリック症候群の有無と血管疾患の程度の関係が調査された例では、血管ダメージの程度は、頸動脈内膜中膜厚（IMT）のエコースキャニング、足関節-上腕血圧インデックスが下降している患者の割合、そして蛋白尿を呈する患者の割合によって測定された。メタボリック症候群を有する患者と有さない患者の IMT の比較における最初のステップとして、両群の IMT の平均値と標準偏差、そして標準誤差が計算された。メタボリック症候群を有する群では IMT の平均値は 0.98mm で、有さない群では 0.92mm であった（**表 12.1**）。

標準偏差は、2 群の基本的な分布について表している。平均値±2 標準偏差は、その母集団の 95％の観察数をカバーする。**表 12.2** の SPSS®（SPSS, Inc., シカゴ、イリノイ）出力に示したように、平均値±1.96 標準誤差はその母集団平均の多様性を反映している。

表 12.1 メタボリック症候群の IMT データ（MM）

メタボリック症候群	n	平均	標準偏差	平均の標準誤差
なし	576	.9159	.33258	.01386
あり	469	.9754	.34362	.01587
合計	1,045	.9426	.33871	.01048

対応のないサンプルに対する t 検定は尤度比を推定する。尤度比は、偶然に起こるよりも、その平均値は互いに非常に異なることを示している。**表12.2** の SPSS® 出力より、2つの解答の可能性があるとわかる。第1行目は、もしわれわれが分散は等しいと仮定したときの結果であり、2行目は、分散は等しいと仮定されなかったときの結果である。この状況では分散は等しいのだが、ここでどちらを仮定しようとも、結論は IMT に差はあり、2群の平均値の差 0.059mm は統計的有意にゼロではない。

もし2群間において交絡因子を調整する必要があるならば（例えば性別や年齢）、いくつかの方法がある。まず、一般線形モデルを用いて両群の IMT の平均値を、性と年齢について調整するやり方である（PlanetMath, Inc., ブラックスバーグ、バージニア．http://planetmath.org/encyclopedia/GeneralLinearModel.html. にて利用可。 2007年7月10日時点）。これにより、両群の調整済み IMT 平均値が計算され、その値はメタボリック症候群を有する患者と有さない患者の性や年齢の違いに影響されないものである（**表12.3**）。

もし2群間（メタボリック症候群を有する群と有さない群）の差を定量化したければ、線形回帰を行うこともできる。これは IMT を従属変数とし、メタボリック症候群の有無を、はい・いいえ（1／0）の独立変数として定義するものである（http://planetmath.org/encyclopedia/RegressionModel.html. にて利用可。2007年7月10日時点）。

メタボリック症候群の回帰係数は 0.059 であり（**表12.4**）、これはメタボリック症候群を有する患者において IMT の平均値は 0.059mm 厚いということである。メタボリック症候群を有する患者と有さない患者の IMT 平均値の差を計算する場合とまったく同様の数字が得られる。同様に、性別や年齢といった交絡因子を補正し、調整済み差異を直接計算することができる（**表12.5**）。

回帰係数は、性別と年齢の補正により 0.059 から 0.061 に変化した。これは、メタボリック症候群を有する患者において、年齢や性別の違い

表 12.2 独立したサンプルの検定：メタボリック症候群を有する患者と有さない患者の IMT

		分散の等しさをみる Levene検定		平均値の t 検定					
		F値	有意差	t値	自由度 (df)	有意差 (両側検定)	平均値の差	標準誤差 の差	平均値の差の 95% CI	
									下限	上限
IMT 平均値 (mm)	等分散の 仮定あり	4.242	0.040	2.831	1,043	0.005	0.05944	0.02100	0.01824	0.10063
	等分散の 仮定なし			2.821	986.901	0.005	0.05944	0.02107	0.01810	0.10078

表12.3
潜在的交絡因子として性別と年齢を補正したメタボリック症候群の有無によるIMT (mm)
一般線形モデルを用いた。

メタボリック症候群	平均値	標準誤差	95% CI 下限	95% CI 上限
なし	0.915[a]	0.013	0.890	0.941
あり	0.976[a]	0.014	0.948	1.005

[a] モデル中の共変量は次の値で計算された。性別=1.21、年齢=59

を考慮に入れるとIMTの平均値は0.061mm厚いということである。本章後半の線形回帰の項でこの種の解析の基本について説明する。

◯ 2値のアウトカム

医療の分野においては、単純にイベントあり/なしという2値のアウトカム、または連続値を2つにグループ分けした2値のアウトカムが頻繁に取り上げられる。つまり、2つの治療群において、血圧値の差を計算して比べるのではなく、あるカットオフ値よりも血圧値が上回るまたは下回る患者数が、それぞれの群に何パーセントずつかを比べることが多い。

データ解析の方法は、研究デザインにより決定される。コホート研究などの縦断的研究では、絶対リスクと相対リスクが計算され、症例対照研究では、オッズ比が計算される。

相対リスクは手持ちの計算機で容易に計算することができる。追跡時間に差がないと仮定すると、コホート研究で得たデータのもっともシンプルな記述は、**表12.6**のようになる。

ある疾患の決定因子がある対象者の絶対リスクは、$R_+ = a/(a+b)$であり、決定因子がない対象者の絶対リスクは、$R_- = c/(c+d)$である。

表12.4 線形回帰分析を用いたメタボリック症候群とIMTの関係

モデル		非標準化係数[a]		標準化係数[a]	t値	有意性	Bの95% CI	
		B	標準誤差	β			下限	上限
1	定数	0.916	0.014		65.118	0.000	0.888	0.944
	メタボリック症候群	0.059	0.021	0.087	2.831	0.005	0.018	0.101

[a] 従属変数：IMT平均値（mm）

表12.5 線形回帰を用いた、性別と年齢の交絡因子を補正したメタボリック症候群とIMTの関係

モデル		非標準化係数[a]		標準化係数[a]	t値	有意性	Bの95% CI	
		B	標準誤差	β			下限	上限
1	定数	0.290	0.064		4.526	0.000	0.164	0.416
	メタボリック症候群	0.061	0.020	0.090	3.114	0.002	0.023	0.099
	性別	−0.089	0.024	−0.106	−3.693	0.000	−0.136	−0.042
	年齢	0.012	0.001	0.367	12.838	0.000	0.010	0.014

[a] 従属変数：IMT平均値（mm）

表12.6　コホート研究におけるデータ表

決定因子	フォローアップ期間中の疾患の発症	
	発症あり	発症なし
決定因子あり	a	b
決定因子なし	c	d

これらの絶対リスクの値から、**相対危険比（RR）**は、

$$RR = \frac{a/(a+b)}{c/(c+d)}$$

RRの標準誤差を求める式は下記のとおりであり、RRの95％CIは式2で求めることができる。

$$SE_{\ln RR} = \sqrt{b/(a(a+b)) + d/(c(c+d))}$$

$$95\% \text{ CI RR} = e^{\ln RR \pm 1.96\sqrt{[b/a(a+b) + d/c(c+d)]}} \qquad \text{【式2】}$$

テキストボックス12.4は心筋梗塞の既往と将来の心血管イベントの発症の関連を検討したコホート研究の例で、RRと95％CIが示されている。

大集団における典型的な症例対照研究においては、単なる絶対リスクの計算はできないが、代わってオッズ比が計算される（第9章参照）。オッズ比（OR）は、ケース群、非ケース群における曝露あり・曝露なしで、相対リスク比と近似値である（**表12.7**）。

オッズは、曝露あり・曝露なしで、ケース群におけるオッズは a/c、対照群におけるオッズは、b/dで求められる。オッズ比（OR）は、この2つを下記のとおり計算し、求める。

$$OR = \frac{a/c}{b/d} = (ad)/(bc)$$

ORの標準誤差を求める式は下記のとおりであり、ORの95％CIは式3で求めることができる。

テキストボックス 12.4

心疾患のある患者 N = 3,288 のコホート研究で、3 年以内に心血管イベントを発症した患者は 218 人であった。以下のとおり、心筋梗塞の既往と 3 年以内の心血管イベント発症についてまとめた。

	心血管イベントあり	心血管イベントなし	合計
心筋梗塞の既往あり	95	763	858
心筋梗塞の既往なし	123	2,307	2,430

3 年間の累積イベント発症率は、心筋梗塞の既往があるグループにおいて、95/858 = 11%、心筋梗塞の既往がないグループにおいて、123/2430 = 5% であった。
相対リスク比は、

$(R_{previousMI}/R_{nopreviousMI}) = (95/858)/(123/2430) = 2.1874$

標準誤差は、$95\% \text{ CI RR} = e^{\ln 2.2 \pm 1.96\sqrt{[763/95(95+763)+2307/123(123+2307)]}}$
$= e^{0.78845 \pm 0.25607} = e1.7-2.8$。

よって、相対リスク比(95% CI)は、2.1874(1.7~2.8)となる。心筋梗塞の既往がある患者の心血管イベントのリスクは、心筋梗塞の既往がない患者に比べて 2.19 倍となる。

出典:著者

表 12.7 症例対照研究におけるデータ表

決定因子	ケース群	対照群
あり	a	b
なし	c	d

$$SE_{\ln OR} = \sqrt{[(1/a)+(1/b)+(1/c)+(1/d)]}$$
$$95\% \text{ CI}_{OR} = e^{\ln OR \pm 1.96\sqrt{[(1/a)+(1/b)+(1/c)+(1/d)]}} \quad 【式 3】$$

経口避妊薬の使用と末梢動脈障害の発症の関連を評価する症例対照研

究では、**テキストボックス 12.5** に示すようにオッズ比と 95％ CI が報告される。

❏ 確率値か 95％信頼区間か

一般的に疫学者は、グループ間である変数の値にどれだけの差があるのか推測し、この推測がどれだけ正確かを単に有意検定で評価することを好む。この考え方は、仮説検定を好む人の考えとは対極的である。仮説検定では、観察されている差が純粋に偶然によって起こりえたかどう

テキストボックス 12.5

次に示すデータは、経口避妊薬の使用と末梢動脈疾患の発症の関連を検討した研究である ［Van den Bosch, et al, 2003］。末梢動脈疾患を発症した女性のうち（n＝39）、18 人（46％）が経口避妊薬を使用しており、末梢動脈疾患を発症していない 170 人の女性の中では、45 人（26％）しか経口避妊薬を使用していなかった。

経口避妊薬の使用	末梢動脈疾患の発症		
	あり	なし	
あり	18	45	
なし	21	125	OR＝2.4

末梢動脈疾患の発症のオッズ比は、

(18*125)／(21*45)＝2.4

標準誤差＝$\sqrt{(1/18)+(1/45)+(1/21)+(1/125)}$

95％信頼区間＝$e^{\ln 2.4 \pm 1.96\sqrt{(1/18)+(1/45)+(1/21)+(1/125)}}$ ＝ 1.17 - 4.00

よって、オッズ比は 2.4 となり、これは、経口避妊薬を使用した女性は、使用していない女性に比べて 2.4 倍のリスクがあるという意味になる。この研究を 100 回繰り返すと、95 回の研究でオッズ比は 1.17 と 4.90 の間になる。

出典：Van den Bosch MA, Kemmeren JM, Tanis BC, Mali WP, Helmerhorst FM, Rosendaal FR, Algra A, van der Graaf Y. The RATIO Study?：oral contraceptives and the risk of peripheral arterial disease in young women. J Thromb Haemost 2003；1：439-444.

かを研究者が確認する。この偶然の確率は、P値で示される。仮説検定では、観察されている差は真実ではなく、偶然に起こっているという仮定からスタートする。これを**帰無仮説**（null hypothesis）と呼ぶ。続いて、観察されている差が偶然による確率を計算する。もし、P値が0.05よりも小さい場合、観察されている差は真実であり、偶然では説明ができない、すなわち帰無仮説が棄却される。

最近の疫学や統計学の研究者は、P値よりも95％信頼区間を用いるほうを好む［Gardner & Altman, 1987；Goodman, 1999］。多くの論文では（とはいっても、われわれの観点からはまだ少ないが）、P値を使用しないように勧めている［Lang et al., 1998］。P値では、統計学的有意差の有無のみがわかり、差の大きさについてはわからない。臨床的には同じ差や標準偏差であっても、P値は対象者が多ければ著しく小さくなり、対象者が少なければ大きくなる。同様に、臨床的には差に意味がなくても、対象者が多ければ、P値は小さくなる。95％信頼区間を報告することで、2群間におけるアウトカムの差の範囲を表し、研究の妥当性や有用性について、結論を引き出すことができる。信頼区間には測定自体の範囲の情報も保持される。

交絡因子の補正

因果研究では、外的決定要因の有無や影響を検出するために交絡因子の評価をすることは大変重要である。因果関係について結論を出す前に、交絡因子を取り除く手順や研究者の責任については第2章に記述した。ここでは、分析段階で交絡因子を簡単に取り扱う方法を紹介する。しかし、実際上は、状況は本章で紹介する例よりも複雑なことが多い。一般的に、何種類かの交絡因子の扱いには、モデリングのテクニックが必要となり、したがって統計ソフトの使用が必要となる。マンテル・ヘンツェル法（この章で取り扱う）は、コンピュータがなくても使うことができ、交絡因子補正のプロセスを理解する上で大変有用な方法

である。

○ 層別化分析

交絡因子を扱う方法の1つが層別化分析で、データを交絡因子の層ごとに分けて分析する方法である。結果として、各層で交絡因子の効果は取り除かれており、交絡因子の条件で決定要因とアウトカムの関係が推定される。各層で、決定要因とアウトカムの関係についての効果推定値が計算される。次に、研究者は各層の推定値をプールしてサマリー推定値にする前に、層ごとの推定値の大きさを比較する。層ごとの分析の推定値が同じくらいの強さで、同じ向きであったときにのみ、それらは統合してよい。もしそうでない場合は、交絡因子による効果の修飾が存在している可能性があるため、全体の推定値は、あまり意味がない。効果修飾因子の各層について関係を記述しなくてはならない。この状況下についても、各層で交絡因子を取り除く必要があることに注意されたい。

交絡の強さの予測には、粗効果推定値と交絡因子で調整したプール推定値を比較する。マンテル・ヘンツェル法によるプール推定値は次の式で計算できる。

$$OR_{MH} = \Sigma\,(a_i d_i / N_i) / \Sigma\,(b_i c_i / N_i) \qquad 【式4】$$

テキストボックス12.6では、マンテル・ヘンツェル法が、先に示した経口避妊薬と末梢動脈疾患のリスクに関する症例対照研究に応用されていて、交絡因子である年齢について補正している。

典型的には、粗推定値と調整推定値を比較することで、交絡因子の有無と強さを、もっともよく検出できる(**テキストボックス12.6**)。交絡因子の補正は他の方法でも可能である。人口統計には、例えば年齢分布での差を調整するため、いわゆる**直接的・間接的標準化法**が用いられるが、臨床疫学においては、直接・間接的標準化法はほとんど使われたことはない。この方法については、HennekesとBuring [1987] の業績

テキストボックス 12.6
経口避妊薬と末梢動脈性疾患発症に関する症例対照研究で
マンテル・ヘンツェル法を用いて交絡因子である年齢の調整

女性での経口避妊薬使用との関連における末梢動脈性疾患のマンテル・ヘンツェルオッズ比 [Van den Bosch, et al., 2003]。

年齢（歳）	Oral contraceptive use	PAD patients	Control subjects	
< 40	Yes	25	249	
	No	7	223	$OR_{<40}=3.0$
40〜44	Yes	18	45	
	No	21	125	$OR_{40〜44}=2.4$
> 45	Yes	35	54	
	No	36	220	$OR_{>45}=3.9$
All	Yes	78	348	
	No	64	568	$OR_{crude}=2.0$

異なる年齢層におけるオッズ比は、それぞれ 3.0、2.4、3.9 である。年齢調整オッズ比（3.2）は粗オッズ比（2.0）とまったく異なる。このことは、年齢が経口避妊薬使用と末梢動脈疾患発症との関連に交絡していることを示す。

$$OR_{MH}=\frac{(25\times223)/504+(18\times125)/209+(35\times220)/345}{(7\times249)/504+(21\times45)/209+(36\times54)/345}=3.2$$

出典：Adapted from Van den Bosch MA, Kemmeren JM, Tanis BC, Mali WP, Helmerhorst FM, Rosendaal FR, Algra A, van der Graaf Y. The RATIO Study: oral contraceptives and the risk of peripheral arterial disease in young women. J Thromb Haemost 2003；1：439-444.

の中に優れた説明を見出すことができる。

回帰分析

　交絡変数が1つか2つで十分なデータがある場合は、マンテル・ヘンツェル法が、交絡因子の調整に適している。もしそれよりも多くの交

絡因子がある場合は、データが、層別分析を行うには十分なサイズではすぐになくなってしまう。この問題を解決するために、線形回帰分析、ロジスティック回帰分析、Cox 回帰分析などを用いることができる (http://planetmath.org/encyclopedia/Probit.html. 2007 年 7 月 10 日時点)。生起関連性とアウトカム変数の種類によって選択される方法が決まる。もしアウトカムが連続尺度（血圧、体重など）の場合は、線形回帰分析が第一選択となろう。もしアウトカムが二分値（はい・いいえ）の場合は、ロジスティック回帰分析が、時間事象がアウトカム（生存）の場合は、Cox モデルが効果測定値の評価に用いられる。

○ 線形回帰分析

データに直線を適合させる手法や、直線がどのくらいよくデータを描写するかを測る方法は**線形回帰分析法**と呼ばれる。線形回帰分析を使うと、ある変数（X）の値の変化と、それに対応するアウトカム変数（Y）の関係を調べることができる。線形回帰分析モデルは、アウトカムと決定要因の関係が直線として要約できると仮定する。直線自体は、2 つの数、切片（直線が y 軸と交わる点）と傾きで表される。切片と傾きの値はデータから推定される。

$$\text{アウトカム}(Y) = \text{切片} + \beta_1 X_1 \qquad \text{【式 5】}$$

内膜中膜肥厚と年齢の関係（**テキストボックス 12.7**）をみたところ、年齢が異なる対象者間で異なり、かつ内膜中膜肥厚と関連があるいくつかの交絡因子が、例えば性別において、何らかの役割を果たしている。回帰分析を用いれば、回帰モデルに交絡因子を含むことで、交絡を簡単に調節することができる。十分なデータがあると仮定すると、複数の交絡因子を含むように式 5 を拡張することができる。

$$\text{アウトカム}(Y) = \text{切片} + \beta_1 X_1 + \beta_2 X_2 + \beta_3 X_3 + \cdots \qquad \text{【式 6】}$$

回帰分析に性別を加えて、分析を拡張した。この例では、年齢の係数

テキストボックス 12.7
症候性動脈硬化症患者における年齢と内膜中膜肥厚

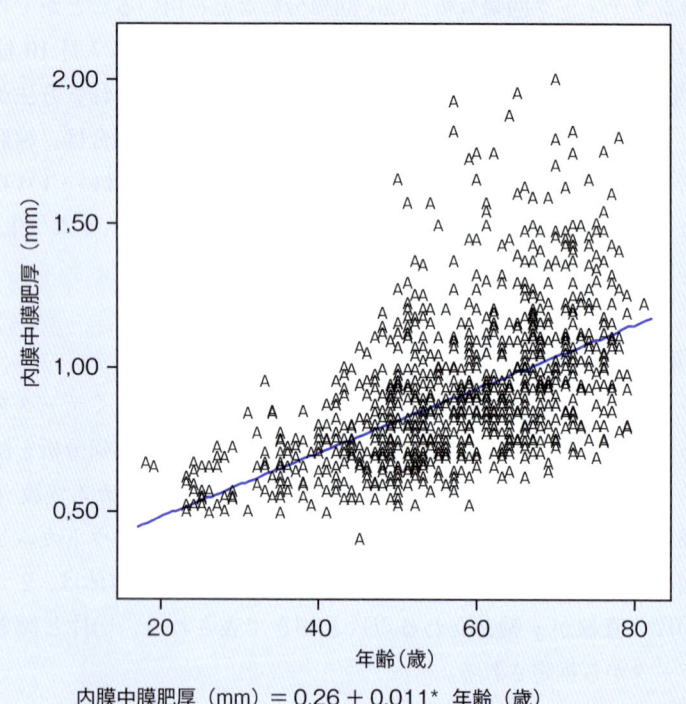

内膜中膜肥厚（mm）＝ 0.26 ＋ 0.011* 年齢（歳）
R^2＝ 0.29

1,000人の症候性動脈硬化症疾患者において、頸動脈の内膜中膜肥厚と年齢（歳）の関連が調べられている。切片は 0.26 で、年齢の係数は 0.01 である。この係数の意味は、年齢が1歳増すごとに平均内膜中膜肥厚は 0.01mm 増えることを示す。R^2 は X（年齢）によって説明される Y（内膜中膜肥厚）の変化率についての尺度である。係数の精度は 95％信頼区間で表現されている。95％信頼区間の下限値（0.010）は、一般的に、この研究を繰り返したとき（100回の研究で 95 回は）、年齢に対する傾きは 0.010 を下回らないことを示している。

第12章 臨床疫学データの解析

係数[a]

モデル		非標準化係数		標準化係数	t値	有意性	95% CI	
		β	標準誤差	β			下限	上限
1	定数	0.260	0.034		7.700	0.000	0.193	0.326
	年齢(歳)	0.011	0.001	0.542	19.458	0.000	0.010	0.012

[a] 従属変数:内膜中膜肥厚 (mm)

出典:著者

は実質的に変化せず、内膜中膜肥厚と年齢の関係において性別は交絡因子ではないことを意味する (**表12.8**)。

　回帰直線を適合させる最初のステップは、常にデータの分布をみることである。YとXをプロットしてみると、その形から、直線方程式が適切であるかどうかがわかる。直線より対数線形が適しているかもしれない。そのような場合には、変数の対数変換が解決策となる。プロットしてみると、外れ値が明らかになることがある。一般的に、1つか2つの外れ値で回帰直線が決まるのは望ましくなく、逸脱した値について考えられる理由を注意深く調べた上で、それを取り除くのがよい。アウトカムの変動性は、適合直線の信頼区間を示す曲線をみることで概観できる。

　結果を報告するにあたって、著者は読者に十分な情報を提供し、回帰分析の式と分散係数、回帰分析モデルの残査分散を報告すべきである。

　内膜中膜肥厚と年齢の関係について、2つの連続変数と、X_1 が1単位変化したときのYの変化量に対する係数を扱う。二分値変数の場合、係数は変数の2つのカテゴリーのYの値の差を表す。例えば内膜中膜肥厚と性別の関係をみる場合、性別に対する回帰係数を推定できる (**表12.9**)。性別に対する係数は− 0.096 であり、女性における平均内膜中膜肥厚は、男性における平均内膜中膜肥厚よりも 0.096mm 小さいこと

表12.8 性別で調整後の動脈硬化性疾患を有する患者での年齢と内膜中膜肥厚との関連性

モデル		非標準化係数[a]		標準化係数[a]	t値	有意性	Bの95% CI	
		B	標準誤差	β			下限	上限
1	定数	0.247	0.034		7.269	0.000	0.180	0.313
	年齢（歳）	0.011	0.001	0.528	18.730	0.000	0.010	0.012
	性別	0.044	0.016	0.078	2.766	0.006	0.013	0.074

[a] 従属変数：内膜中膜肥厚（mm）

表12.9 性別と内膜中膜肥厚の関連性

モデル		非標準化係数[a]		標準化係数[a]	t値	有意性	Bの95% CI	
		B	標準誤差	β			下限	上限
1	定数	0.836	0.015		55.831	0.000	0.806	0.865
	性別	0.096	0.018	0.172	5.255	0.000	0.060	0.132

[a] 従属変数：内膜中膜肥厚（mm）

を表す。この値は、男女の内膜中膜肥厚の平均値を単純に引き算した値とまったく同じである。回帰分析モデルでこの平均を計算することの利点は、交絡因子を加えることでモデルを拡張することができ、調整された平均値が得られることである。交絡因子を調整するために他の変数が回帰分析モデルに加えられた場合は、単純な引き算と異なる値が出ることに注意されたい。

○ロジスティック回帰分析

　線形回帰分析は、扱っているアウトカムが連続変数の場合に適用となる。独立変数は連続変数でもカテゴリカル変数でもかまわない。アウトカムが名義変数（しばしば、病気あり・なし）のときは、ロジスティック回帰分析が適している。医学では扱うアウトカム変数が、しばしば、病気のあり・なし、または「ある」「なし」に変換されるため、医学ではロジスティック分析が非常によく使われる。この場合の回帰モデルは、一群のある特徴を持った対象者についてYを予測するのではなく、ある組み合わせの特徴を有する者でアウトカムが生じる人の割合を予測する。線形回帰分析とロジスティック回帰分析の違いは、従属変数の値を予測する代わりに、従属変数の変換値を予測することにある。使われる変換を**ロジット変換**という。ロジスティックモデルの式は以下のとおりである。

$$\ln [Y / (1-Y)] = b_0 + b_1 X_1 \qquad \text{【式7】}$$

　ここで、Yはアウトカムを有する患者の割合、病気の確率である。$1-Y$は病気のない確率、$\ln(Y/(1-Y))$はロジットまたは病気のオッズ、b_0は切片、そして、X_1は独立変数（または、曝露や共変数）の1つである。

　回帰モデルの係数（b_1）がオッズ比の自然対数になっているため、回帰モデルから、直接、オッズ比を求めることができる。これが、ロジスティックモデルがよく用いられる主な理由である。コンピュータソフト

パッケージは、係数だけでなくオッズ比やその信頼区間を提供する。**テキストボックス 12.8** で出力された 95％信頼区間は 1 を含んでいないことを示しており、それは、喫煙と心血管系疾患発症との関連性に 5％のレベルで統計学的有意性があることを意味している。オッズ比は、一般的に論文では、1.9（95％ 信頼区間 1.5 ～ 2.3）のように、その値と 95％信頼区間が示される。**テキストボックス 12.8** の例のように、独

テキストボックス　12.8
喫煙と心疾患の関係：ロジスティック回帰分析

3,000 人を対象にした横断研究で、ロジスティック回帰分析を用いて、喫煙と冠動脈疾患の有無との関連性を評価した。

式の変数

モデル		β	標準誤差	Wald 値	自由度	有意性	オッズ比 (Exp(β))	係数の 95% CI	
								下限	上限
ステップ	喫煙	0.641	0.105	37.641	1	0.000	1.899	1.547	2.330
	定数	－1.550	0.095	267.521	1	0.000	0.212		

ステップ 1 に挿入された変数：喫煙
1 変数（喫煙）モデルの回帰式は、
ロジット（冠動脈疾患）＝－1.150＋0.641×（喫煙）
この式を使って、喫煙者と非喫煙者の冠動脈疾患のオッズを計算できる。
喫煙者：ロジット（冠動脈疾患）＝－1.150＋0.641×（喫煙＝1）＝
　　　－1.150＋0.641
非喫煙者：ロジット（冠動脈疾患）＝－1.150＋0.641×（喫煙＝0）＝
　　　－1.150
ロジット$_{(喫煙者)}$－ロジット$_{(非喫煙者)}$＝0.641
オッズ比$_{(喫煙者)}$＝$e^{0.641}$＝1.89

出典：著者

立変数は名義変数（はい・いいえ）で入力されるが、複数のカテゴリー変数や連続変数も可能である。

表 12.10 の例のように、喫煙には現在の喫煙者、過去の喫煙者、非喫煙者という3つのカテゴリーがあり、非喫煙者が基準値として選択されている。アウトカムは冠動脈疾患である。

コンピュータソフト（SPSS® など）の中には、変数にいくつかのカテゴリーがある場合、いわゆる**ダミー**変数を作るものもある。ユーザー自身が、変数をモデルに挿入する前に、ダミー変数を定義しなければならないソフトもある。もし、変数に3つのカテゴリーがあるとすると、はい・いいえ変数に変換するために2つの新しい変数が必要となる。もし、カテゴリー変数がダミー変数に変換されないでモデルに投入されると、モデルの中で、カテゴリー変数はあたかも連続変数のように扱われる。そうすると、回帰係数は1単位の変化に対応する。例えば、非喫煙者が0、過去の喫煙者が1、現在の喫煙者が2に対応し意味のないものになってしまうだろう。ダミー変数の作り方は簡単である。2つの新しい変数は喫煙者1と喫煙者2と定義することができ、喫煙者1では過去の喫煙者以外は0とし、喫煙者2は現在の喫煙者以外は0とする。次のような組み合わせの可能性があるだろう。

- 喫煙者1（過去の喫煙者のダミー変数）＝ 0；喫煙者2（現在の喫煙者のダミー変数）＝ 0（対象は非喫煙者）
- 喫煙者1（過去の喫煙者のダミー変数）＝ 1；喫煙者2（現在の喫煙者のダミー変数）＝ 0（対象は過去の喫煙者）
- 喫煙者1（過去の喫煙者のダミー変数）＝ 0；喫煙者2（現在の喫煙者のダミー変数）＝ 1（対象は現在の喫煙者）

多くの従属変数は連続変数であり、一般的に連続変数をカテゴリー化することは情報を失うため、勧められない。ロジスティックモデルでは、従属変数は二値変数で、独立変数は連続変数かカテゴリー変数であ

表 12.10 喫煙（3群）と冠動脈疾患

		係数	標準誤差	Wald値	自由度	有意性	Exp(係数)	95%信頼区間	
								下限	上限
ステップ 1[a]	喫煙			72.118	2	0.000			
	過去の喫煙者	0.332	0.122	7.365	1	0.007	1.394	1.097	1.772
	現在の喫煙者	0.861	0.110	61.021	1	0.000	2.366	1.906	2.936
	定数	−1.550	0.095	267.521	1	0.000	0.212		

ステップ 1 に挿入された変数：喫煙

過去の喫煙者：ロジット（冠動脈疾患）＝ −1.150 ＋ 0.332
現在の喫煙者：ロジット（冠動脈疾患）＝ −1.150 ＋ 0.861
非喫煙者：ロジット（冠動脈疾患）＝ −1.150

ロジット$_{(過去の喫煙者)}$ − ロジット$_{(非喫煙者)}$ ＝ 0.332　　オッズ比$_{(過去の喫煙者)}$ ＝ $e^{0.332}$ ＝ 1.39
ロジット$_{(現在の喫煙者)}$ − ロジット$_{(非喫煙者)}$ ＝ 0.861　　オッズ比$_{(現在の喫煙者)}$ ＝ $e^{0.861}$ ＝ 2.36

る.例えば,もし,われわれが体重(kg)と冠動脈疾患(あり・なし)との関連性をみる場合,出力は**表12.11**のようになる.

体重の係数は0.008で,オッズ比(Exp B)は,1.008である.この意味は,体重が1kg増えるごとに,冠動脈性疾患の割合が0.8%増加することである.同様に,年齢もよく連続変数として扱われる.**表12.12**では,年齢が1歳増すごとに,疾患のリスクが3.8%増加する.

各対象者のアウトカムが起こる絶対確率(またはリスク)は,次の式にそれぞれの決定要因の係数を代入することによってロジスティックモデルから直接計算できる(**テキストボックス12.9**).

$$P = \frac{1}{1+e^{-(\beta_0+\beta_1 X_1+\beta_2 X_2+\cdots)}}$$

表12.11 体重と冠動脈疾患のリスク

モデル		β	標準誤差	Wald値	自由度	有意性	オッズ比 (Exp (B))	係数の95% CI 下限	係数の95% CI 上限
ステップ1ª	体重	0.008	0.003	08.554	1	0.003	1.008	1.008	1.013
	定数	−1.676	0.223	56.317	1	0.000	0.187		

ステップ1に挿入された変数:体重

表12.12 年齢と冠動脈疾患のリスク

モデル		β	標準誤差	Wald値	自由度	有意性	オッズ比 (Exp (B))	係数の95% CI 下限	係数の95% CI 上限
ステップ1ª	体重	0.037	0.003	116.355	1	0.000	1.038	1.031	1.045
	定数	−3.199	0.209	234.707	1	0.000	0.041		

ステップ1に挿入された変数:年齢

テキストボックス 12.9 年齢、性別と虚血性心疾患

ロジスティック回帰分析を用いて、虚血性心疾患のリスクと年齢、性別との関連性を検討した。年齢が 1 歳増すごとに、発症のリスクは 1.036 倍になり、男性は女性の 2.38 倍のリスクを有す（下記を参照）。ひとりひとりの患者について、観察期間中心筋梗塞の絶対リスクは、上記の式を用いて計算できる。

モデル		β	標準誤差	Wald 値	自由度	有意性	オッズ比 (Exp(β))	係数の 95% CI	
								下限	上限
ステップ 1[a]	年齢	0.035	0.004	100.899	1	0.000	1.036	1.029	1.043
	性別	0.868	0.101	73.396	1	0.000	2.383	1.954	2.907
	定数	−3.739	0.225	275.748	1	0.000	0.024		

ステップ 1 に挿入された変数：年齢
係数は印刷された形で出力される。60 歳男性について、β_0 は切片、β_1 は年齢の係数、β_2 は性別の係数である。この観察期間中での虚血性心疾患のリスクは、以下のようになる。

$$P = \frac{1}{1+e^{-(-3.739+60 \cdot 0.035+0.868)}} = 31.6\%$$

出典：著者

○ Cox 回帰

多くの研究では、イベントだけでなくイベントまでの時間も解析対象となる。このイベントは観察期間に起こるかもしれないし起こらないかもしれない。もし、イベントが起こるとしても、イベントまでの期間は対象者によって異なるであろう。このようなタイプのデータには、線形回帰やロジスティック回帰分析の手法は、イベントまでの時間を組み込むことができないため適さない［Steenland et al., 1986］。一般的にこれらのタイプのデータは**生存データ**と呼ばれ、アウトカムとして、死亡以外のすべての、はい・いいえ型イベント（例えば、疾患の進展、退

院、副作用の発生、疾患への罹患など）は生存分析で分析することができる。独立変数が1つのときは、生存分布の推測にカプラン・マイヤー法を用いることができる。2つ以上の独立変数が分析対象になる場合、Cox比例ハザード回帰モデルが必要となる。

イベントまでの時間分析では、開始点が明確に決められることが前提となる。しばしば、T_0と記載されるこの開始点は、すべての被験者で（年代順に）異なることが多く、研究者によって正確に決められる。それは、しばしば、コホート研究ではスクリーニング開始時点であり、臨床試験ではランダム化した日とされる。被験者の中には、結果的にイベントを起こす人もいれば、起こさない人もいる。生存関数S_tは、ある時間tを超えて生存している被験者（S）の割合を示している。もし、死亡がアウトカムでなければ、生存曲線は、時間tの時点で定義されたアウトカムが起こっていない被験者の割合を示す。

打ち切り（censoring）は生存分析で起こる典型的な現象である。観察期間中にアウトカムに至らなかった被験者は研究終了時に打ち切りとみなされる。ある時点から追跡されなかった、または、観察期間中に失われた被験者（例えば、違う場所に移動した場合など）も、打ち切りとされる。打ち切りには、情報の偏りが反映されてはならない。このことは、すべての被験者にとって、打ち切りされるリスクがイベント発生から独立していることを意味している。もし、死亡する可能性のある被験者がより多く追跡から失われるならば、生存分析の結果はバイアスが入ったものとなろう。**図12.2**の例では、症候性動脈硬化症患者についての生存曲線が取り上げられている。ここでは、イベントは、非致死性心筋梗塞、非致死性脳卒中、または心血管性死亡と定義されている。**図12.2**から、例えば、3年後にイベントが起こっていない生存関数Sは95％であることがわかる。この割合の95％信頼区間は出力結果［それは、標準誤差4.6％、95％ CI ＝ S ± 1.96（標準誤差）］から計算できる。もし、この例でアウトカムのリスクが性別によって異なるかどうかを知りたい場合は、2つの生存曲線を描く。

図 12.2
症候性動脈硬化性疾患患者 3,200 人を対象にした SMART 研究からの生存データ。223 のイベントが起こった。

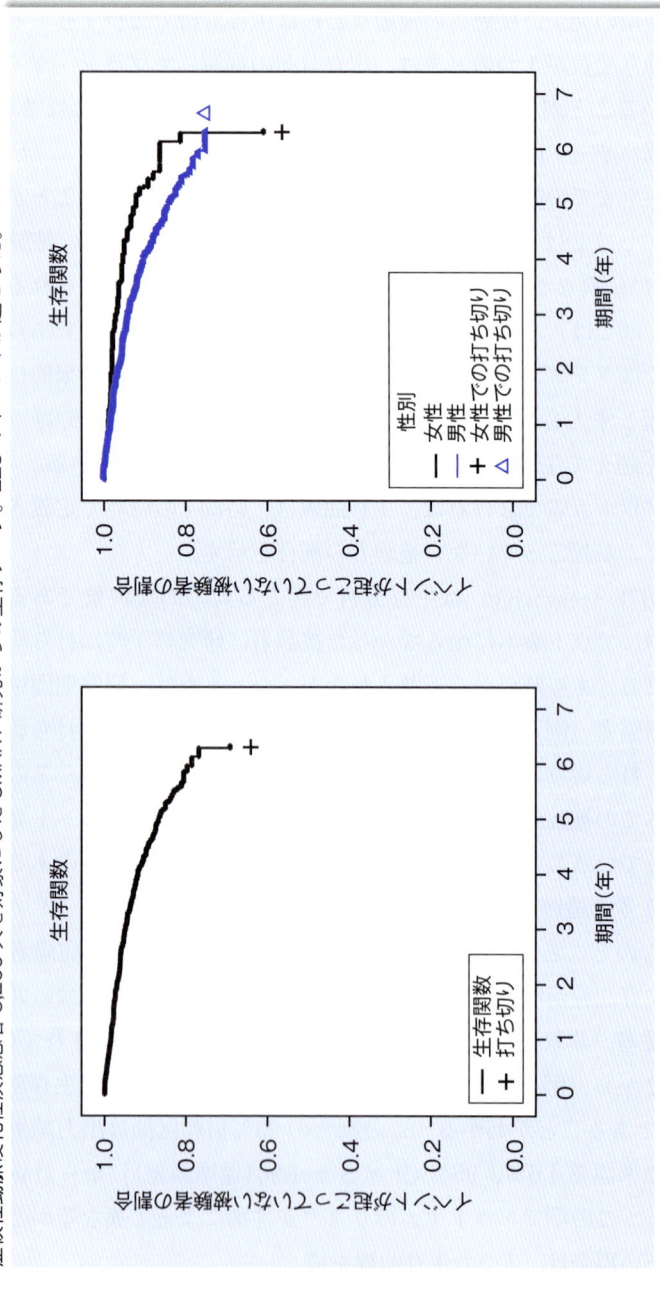

European Journal of Epidemiology から許可を得て掲載。Simons PC, Algra A, van de Laak MF, Grobbee DE, van der Graaf Y. Second Manifestations of ARTerial disease (SMART) study: rationale and design. Eur J Epidemiol 1999; 15: 773-81.

5年後に生存している割合は男性で83.7％、女性で92.1％である（正確な推定値は結果から読み取ることができる）。もし、性別間で生存期間に違いがあるかどうかを検定したい場合は、ログランク検定を用いる。この検定を用いて、男性と女性の生存分布を比較する。この例では、ログランク検定のP値は、0.0001である。

しばしば、われわれは、生存関数に関して、ある変数を他の変数で調整したいときのように、同時に独立した異なる変数の効果を調べたくなる。そのようなタイプの分析を行うとき、もっとも一般的な方法は、Cox比例ハザード分析である。Coxモデルでは、独立変数は、ハザード関数への相乗効果によって、生存期間に影響を与えると仮定する。もし、上の例で、生存期間に関して、同時に年齢と性別の効果を分析したい場合は、Coxモデルでは、被験者のハザード関数は次の式で表される。

$$h_0(t) \times e^{\beta_1 x_1 + \beta_2 x_2}$$ 【式8】

ここで$h_0(t)$はベースラインハザードを意味しており、これは、過去にイベントを起こしていない人の中である時間tでイベントを起こす人の割合を表している。β_1やβ_2は知られていない回帰係数（それぞれ、年齢と性別）であり、データから推測される。女性で60歳以下を基準にした場合の、さまざまな被験者のハザード関数は以下の形になる。

女性・60歳以下	$h_0(t)$
女性・60歳より大きい	$h_0(t) \times e^{\beta_2}$
男性・60歳以下	$h_0(t) \times e^{\beta_1}$
男性・60歳より大きい	$h_0(t) \times e^{\beta_1 + \beta_2}$

これらのハザード関数は互いに比例関係にあり、4つの群を比較するにあたって、ベースラインハザード$h_0(t)$を知る必要はない。Coxモデルから、係数やそれらの標準誤差を推定することができ、統計ソフトの

中には、相対リスクの1つであるハザード比（HR）をも計算するものがある。

表12.13に、コンピュータ出力からの Cox 回帰分析の結果を示す。イベントは非致死的心筋梗塞、非致死的脳卒中、心血管性死亡と定義された。データは心血管性疾患のリスクの高い患者集団から得られた。この分析では、性別と年齢がアウトカムの決定要因として調べられた。60歳以下の女性が基準とされた。60歳を超えた女性のハザード比は2.8（β_2：年齢の係数）であった。このハザード比は、60歳以下の女性に比べて、60歳を超えた女性は2.8倍心血管イベントが起こるリスクが高いことを意味する、相対リスクと解釈される。60歳以下の男性（β_1：性別の係数）は60歳以下の女性に比べて、1.7倍リスクが高い。60歳以上の男性は、性別と年齢両方の係数（$e^{0.572+1.043}$）から、ハザード比は5.0となる。

○ 頻度論者とベイズ論者

頻度主義的分析は統計学的手法としてはもっとも一般的である［Bland & Altman, 1998］。古典的統計学データ分析は、ランダム化試験やランダムサンプリングによる P 値や仮説検定を基盤としていて、その源は、19世初頭のフィッシャー（Fisher）、ネイマン（Neyman）、ピアソン（Pearson）やその他の統計学者の仕事にあり、ランダム誤差から推計を、実験を無限に繰り返すという仮説から、測定データ評価のための

表12.13
年齢、性別と心血管イベントのリスク：Cox 回帰分析からの結果

モデル	β	標準誤差	Wald 値	自由度	有意性	オッズ比 (Exp(β))	係数の 95% CI 下限	係数の 95% CI 上限
性別	0.572	0.169	11.502	1	0.001	1.772	1.273	2.466
年齢>60	1.043	0.144	52.768	1	0.000	2.839	2.142	3.762

分布を得ている。導かれる推計は判決のようなものである。仮説（例えば、新しい薬剤がプラシーボよりも効果がある）は真実、例えば、データからみて十分確からしいか、あるいは真実でないか、のどちらかである。一般的に、われわれは、実験の結果が得られたなら、特定の治療が優位となる確率により強い関心を持っている。ほとんどの場合、われわれは過去の研究結果や正しい可能性の高いメカニズムを基に、研究を計画するのであり、したがって、データが入手される前に、自分の研究結果についての予測がつくであろう。違いが観測された場合は、それが統計学的に有意でなくても、まだ理に適った説明ができ、他の研究の結果と一致している場合は、われわれの予測を確認することになる。観察された差が信ずるに足るものであれば、サンプル数が少ないまたはばらつきが大きいことによって統計学的には有意でなくても、われわれはそれを真実と考えるであろう。

　もっともらしさ（または事前信念）が、その後の所見の意味を判断するのに特に重要となる場面は診断である。Dダイマー検査が陽性であった場合の、静脈血栓症のリスクはどのくらいか？　実際例を使って、診断の多変量分析の過程と（事後）確率の更新については第3章の終わりに記載した。臨床試験の結果も同様の方法で評価されるべきである。臨床医は治療で得られる利得について事前の信念を持っていて、この事前信念が事後の確率に影響を与えるに違いない。このような論理的推量の方法はベイズ理論と呼ばれ、長老派教会の聖職者であり数学者である，トーマス・ベイズ（**図12.3**）にちなんで名づけられ、主に、1764年に出版されたベイズ理論から知られている。ベイズ統計法では、事前信念が明示される（**テキストボックス12.10**）。

　特定の治療方略の信頼性または優位性を決定するのは、特定の研究の結果だけでなく、すでにある知識（例えば、メタ分析でまとめられたもの）である。重要なことは、Greenland［2006］によって、簡潔に述べられているように、ベイズ論者と同様に頻度論者も主観的なモデルや仮定に基づいていることである。モデルや仮定がなければ、どんなデータ

図 12.3
死後出版されたイギリスの数学者、聖トーマス・ベイズの
「逆確率」への解答

The Reverend Thomas Bayes, F.R.S. — 1701?–1761
Who is this gentleman? When and where was he born?

The first correct (or most plausible) answer received in the Bulletin Editorial office in Montreal will win a prize!

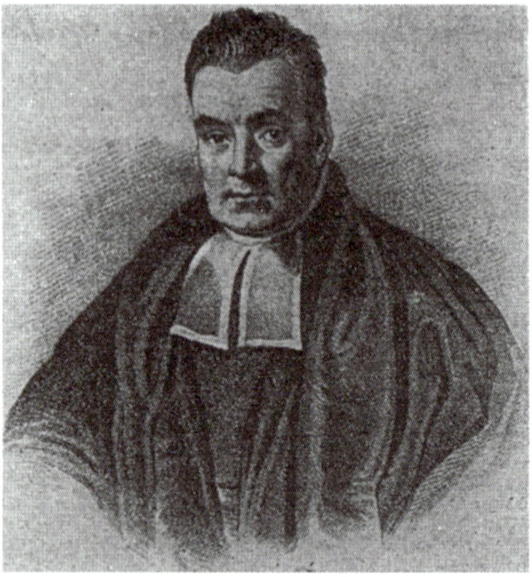

This challenge was made in *The IMS Bulletin*, Vol. **17**, No. 1, January/February 1988, page 49. The photograph is reproduced, with permission, from the page facing December of the *Springer Statistics Calendar 1981* by Stephen M. Stigler (pub. Springer-Verlag, New York, 1980). It is noted there that "the date of his birth is not known: Bayes's posterior is better known than his prior. This is the only known portrait of him; it is taken from the 1936 History of Life Insurance (by Terence O'Donnell, American Conservation Co., Chicago). As no source is given, the authenticity of even this portrait is open to question". The original source of this photograph still remains unknown. The photo appears on page 335 with the caption "Rev. T. Bayes: Improver of the Columnar Method developed by Barrett. [There is a photo of George Barrett (1752-1821) on the facing page 334: "Mathematical genius and originator of Commutation Tables: Ignored by the august Royal Society in its *Transactions* because he had never gone to school." – See also comments by Stephen M. Stigler on page 278.]

The most plausible answer received in the Bulletin Editorial office is from Professor David R. Bellhouse, University of Western Ontario, London, Ontario, Canada. A prize is on its way to Professor Bellhouse, who wrote:

1

The MacTutor History of Mathematics Archive, University of St. Andrews, Scotland, United Kingdom の許可を得て使用。Available at http://www.history.mcs.st-andrews.ac.uk/PictDisplay/Bayes.html. 2007 年 7 月 11 日時点

テキストボックス 12.10　確率

学問の一領域としての統計学は、「確率」の基本的定義について二分され鋭く対立したままである。

頻度論者の定義は、確率を長期間に期待される発生頻度とみなす。P（A）＝ n/N の式では、N 回の機会のうち A というイベントが起こった回数（n）を示している。一方、ベイズ論者の確率の見方は、信念の強さに関連している。それは、不完全な情報が与えられた状況下で、イベントの起こりやすさを示すものである。

したがって、頻度論者は母集団の平均は実際に存在するが、知られていないし知ることもできない、そしてサンプルデータからのみ推定することができると信じている。サンプル平均の分布を知ることによって、サンプル平均を中心とした信頼区間を求める。

ここに陥りやすい問題がある。真の平均は信頼区間にあるかないかのどちらかである。それで、頻度論者は、真の平均が 95％の確率でその区間にあるとはいえない、という。それは、すでにあるか、ないかのどちらかだからである。また、頻度論者にとっては、真の平均は 1 つの固定した値であり、分布しないからである。しかし、サンプル平均は分布する。このように、頻度論者は、「同様にして異なるランダムサンプルから信頼区間を求めたなら、それらの 95％に真の平均が含まれる」というような回りくどい表現をしなければならない。図で示すと、下図のようになる。

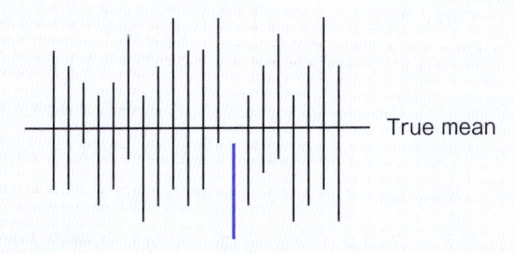

ベイズ論者はまったく違った世界観を持つ。彼らは、データのみが

> 真実であるという。母集団平均は抽象的であり、数値の信頼度はデータと事前信念に基づいて決定される（しかし、しばしば、事前信念はほとんど情報を提供しない）。ベイズ論者はサンプル平均近くに中心を置き、平均に関する事前信念によって調整された、確信区間を構築する。
> よって、ベイズ論者は頻度論者が言えないことを言うことができる。それは、この区間に平均が含まれる確率は95％であると。
> 1. 「確率」＝この特徴を有する長期的な割合
> 2. 「確率」＝確信の程度
> 3. 頻度論者とは、長期的に考えの5％が間違っている人をいう。
> 4. ベイズ論者とは、漠然と馬を期待しながら、ロバを一瞥したときに、ラバをみたと強く信じる人をいう。

出典：Courtesy of Statistical Engineering. Available at：www.statisticalengineering.com/frequentists_and_bayesians.htm. 2007年7月17日時点

セットも意味をなさない。

　しかし、ベイズ法では、すべての統計学的方法が共有する主観的であいまいな部分を明確にする。ベイズ分析では事前信念を明示するよう求められる。これは、次の研究が行われる前の経験的エビデンスを利用したり、関連性が存在する可能性を高くする病態について考察したり、新しい研究によって得られるデータなしで入手できるあらゆる信念や知識を用いることで行うことができよう。ベイズ統計学的手法は難しいといわれるが、頻度論分析方法に比べて必ずしも複雑なわけではない。むしろ、最近のベイズ統計ソフトは複雑な計算を課す厳密な方法に焦点を合わす傾向がある。興味深いことには、頻度論分析法では、一般的に疫学研究で利用されるデータのタイプからは、十分に頑強なため、われわれは近似法を受け入れることに十分慣れている。最近のほとんどの統計コンピュータソフトは暗黙の了解として、仮説検証やP値、信頼区間な

どの頻度論者の考え方を基本としている。しかし、標準的頻度論者用統計ソフトを使っても、ベイズ分析を近似的に行い、例えば、事前情報を逆分散重み付けし、頻度論的推定を行って、データの事前分布を組み入れることができる［Greenland, 2006］。ベイズ法の利点は、医学における推論には大変重要かつ自然なため、近い将来、臨床疫学における頻度論者的分析方法は、ほとんどベイズ法にとって代わられるであろう［Brophy and Joseph, 1995］。しかし、この目的を達成するには、ベイズ法の概念とその分析を理解し、データ分析統計ソフトがベイズ法を容易に扱うことができるように改善がされなくてはならない。

文 献

Ahlbom A, Alfredsson L. Interaction: a word with two meanings creates confusion. *Eur J Epidemiol* 2005;20:563–4.

Albers GW. Choice of endpoints in antiplatelet trials: which outcomes are most relevant to stroke patients? *Neurology* 2000;54:1022–8.

Albert PS, Ratnasinghe D, Tangrea J, Wacholder S. Limitations of the case-only design for identifying gene-environment interactions. *Am J Epidemiol* 2001;154:687–93.

Algra A, van Gijn J. Is clopidogrel superior to aspirin in secondary prevention of vascular disease? *Curr Control Trials Cardiovasc Med* 2000;1:143–5.

Algra A, van Gijn J. Science unblinded [letter]. *Lancet* 1994;343:1040.

Altman DG. *Practical Statistics for Medical Research*. New York: Chapman & Hall/CRC; 1991.

Altman DG, Andersen PK. Bootstrap investigation of the stability of a Cox regression model. *Stat Med* 1989;8:771–83.

Altman D, Machin D, Bryant TN, Gardner MJ. *Statistics with Confidence*, 2nd ed. London: BMJ Books; 2000b.

Altman DG, Royston P. What do we mean by validating a prognostic model? *Stat Med* 2000a;19:453–73.

Andersohn F, Suissa S, Garbe E. Use of first- and second-generation cyclooxygenase-2-selective nonsteroidal antiinflammatory drugs and risk of acute myocardial infarction. *Circulation* 2006; 25;113:1950–7.

Angelini GD, Taylor FC, Reeves BC, Ascione R. Early and midterm outcome after off-pump and on-pump surgery in Beating Heart against Cardioplegic Arrest Studies (BHACAS 1 and 2): a pooled analysis of two randomised controlled trials. *Lancet* 2002;359:1194–9.

Antman EM, Lau J, Kupelnick B, Mosteller F, Chalmers TC. A comparison of results of meta-analyses of randomised control trials and recommendations of clinical experts. Treatments for myocardial infarction. *JAMA* 1992;268:240–8.

Apgar V. A proposal for a new method of evaluation of the newborn infant. *Curr Res Anesth Analg* 1953;32:260–7.

Arbous MS, Meursing AEE, van Kleef JW, de Lange JJ, Spoormans HHAJM, Touw

P, Werner FM, Grobbee DE. Impact of anesthesia management characteristics on severe morbidity and mortality. *Anesthesiology* 2005;102:257–68.

Arbous MS, Meursing AE, van Kleef JW, Grobbee DE. Impact of anesthesia management characteristics on severe morbidity and mortality: are we convinced? (letter). *Anesthesiology* 2006;104:205–6.

Arends LR, Hoes AW, Lubsen J, Grobbee DE, Stijnen T. Baseline risk as predictor of treatment benefit: three clinical meta-re-analyses. *Stat Med* 2000;19:3497–518.

Bachmann LM, Coray R, Estermann P, Ter Riet G. Identifying diagnostic studies in MEDLINE: reducing the number needed to read. *J Am Med Inform Assoc* 2002;9:653–8.

Bak AA, Grobbee DE. The effect on serum cholesterol levels of coffee brewed by filtering or boiling. *N Engl J Med* 1989;321:1432–7.

Bayes T. An essay towards solving a problem in the doctrine of chances. *Philos Trans R Soc Lond* 1764;53:370–418.

Begg CB. Biases in the assessment of diagnostic tests. *Stat Med* 1987;6:411–23.

Begg CB, Metz CE. Consensus diagnoses and "gold standards." *Med Decis Making* 1990;10:29–30.

Berger JS, Roncaglioni MC, Avanzini F, Pangrazzi I, Tognoni G, Brown DL. Aspirin for the primary prevention of cardiovascular events in women and men: a sex-specific meta-analysis of randomised controlled trials. *JAMA* 2006;295:306–13.

Berkey CS, Mosteller F, Lau J, Antman EM. Uncertainty of the time of first significance in random effects cumulative meta-analysis. *Control Clin Trials* 1996;17:357–71.

Berlin JA, Santanna J, Schmid CH, Szczech LA, Feldman HI. Individual patient-versus group-level data meta-regressions for the investigation of treatment effect modifiers: ecological bias rears its ugly head. *Stat Med* 2002;21:371–87.

Berry SM. Understanding and testing for heterogeneity across 2 × 2 tables: application to meta-analysis. *Stat Med* 1998;17:2353–69.

Biesheuvel CJ, Grobbee DE, Moons KG. Distraction from randomization in diagnostic research. *Ann Epidemiol* 2006;16:540–4.

Biesheuvel CJ, Vergouwe Y, Steyerberg EW, Grobbee DE, Moons KG. Polytomous logistic regression analysis should be applied more often in diagnostic research. *J Clin Epidemiol* 2007. (In press)

Bjelakovic G, Nikolova D, Gluud LL, Simonetti RG, Gluud C. Mortality in randomised trials of antioxidant supplements for primary and secondary prevention: systematic review and meta-analysis. *JAMA* 2007;297:842–57.

Bland JM, Altman DG. Statistics notes: regression towards the mean. *BMJ*

1994;308:1499.
Bland JM, Altman DG. Statistics notes: Bayesians and frequentists. *BMJ* 1998; 317:1151–60.
Bleeker SE, Moll HA, Steyerberg EW, Donders AR, Derksen-Lubsen G, Grobbee DE, Moons KGM. External validation is necessary in prediction research: a clinical example. *J Clin Epidemiol* 2003;56:826–32.
Boersma E, Simoons ML. Reperfusion strategies in acute myocardial infarction. *Eur Heart J* 1997;18:1703–11.
Bombardier C, Laine L, Reicin A, Shapiro D, Burgos-Vargas R, Davis B, Day R, Ferraz MB, Hawkey CJ, Hochberg MC, Kvien TK, Schnitzer TJ; VIGOR Study Group. Comparison of upper gastrointestinal toxicity of rofecoxib and naproxen in patients with rheumatoid arthritis. VIGOR Study Group. *N Engl J Med* 2000; 343:1520–8.
Bossuyt PM, Reitsma JB, Bruns DE, Gatsonis CA, Glasziou PP, Irwig LM, Moher D, Rennie D, de Vet HC, Lijmer JG. The STARD statement for reporting studies of diagnostic accuracy: explanation and elaboration. *Clin Chem* 2003;49:7–18.
Bossuyt PM, Reitsma JB, Bruns DE, Gatsonis CA, Glasziou PP, Irwig LM, Lijmer JG, Moher D, Rennie D, de Vet HC. Towards complete and accurate reporting of studies of diagnostic accuracy: the STARD initiative. Standards for Reporting of Diagnostic Accuracy. *Clin Chem* 2003;49:1–6.
Bossuyt PPM, Lijmer JG, Mol BW. Randomised comparisons of medical tests: sometimes invalid, not always efficient. *Lancet* 2000;356:1844–7.
Bots ML, Hoes AW, Koudstaal PJ, Hofman A, Grobbee DE. Common carotid intimamedia thickness and risk of stroke and myocardial infarction: the Rotterdam Study. *Circulation* 1997;96:1432–7.
Braitman LE, Davidoff F. Predicting clinical states in individual patients. *Ann Intern Med* 1996;125:406–12.
Bresalier RS, Sandler RS, Quan H, Bolognese JA, Oxenius B, Horgan K, Lines C, Riddell R, Morton D, Lanas A, Konstam MA, Baron JA; Adenomatous Polyp Prevention on Vioxx (APPROVe) Trial Investigators. Cardiovascular events associated with rofecoxib in a colorectal adenoma chemoprevention trial. *N Engl J Med* 2005;352:1092–102.
Briel M, Studer M, Glass TR, Bucher HC. Effects of statins on stroke prevention in patients with and without coronary heart disease: a meta-analysis of randomised controlled trials. *Am J Med* 2004;117:596–606.
Broders AC. Squamous-cell epithelioma of the lip. A study of 537 cases. *JAMA* 1920; 74:656–64.

Brookhart MA, Wang PS, Solomon DH, Schneeweiss S. Evaluating short-term drug effects using a physician-specific prescribing preference as an instrumental variable. *Epidemiology* 2006;17:268–75.

Brophy JM, Joseph L. Placing trials in context using Bayesian analysis. GUSTO revisited by Reverend Bayes. *JAMA* 1995;273:871–5.

Burger H, de Laet CE, Weel AE, Hofman A, Pols HA. Added value of bone mineral density in hip fracture risk scores. *Bone* 1999;25:369–74.

Burton A, Altman DG. Missing covariate data within cancer prognostic studies: a review of current reporting and proposed guidelines. *Br J Cancer* 2004;91:4–8.

Campbell M, Machin D. *Medical Statistics. A Commonsense Approach*. Chichester: John Wiley and Sons, 1990.

Campbell MK, Elbourne DR, Altman DG, for the CONSORT Group. CONSORT statement: extension to cluster randomised trials. *BMJ* 2004;328:702–8.

Cappuccio FP, Kerry SM, Forbes L, Donald A. Blood pressure control by home monitoring: meta-analysis of randomised trials. *BMJ* 2004;329:145. Erratum in BMJ 2004;329:499.

Cardiac Arrhythmia Suppression Trial (CAST) Investigators. Preliminary report: effect of encainide and flecainide on mortality in a randomized trial of arrhythmia suppression after myocardial infarction. *N Engl J Med* 1989;321:406–12.

Casey BM, McIntire DD, Leveno KJ. The continuing value of the Apgar score for the assessment of newborn infants. *N Engl J Med* 2001;344:467–71.

Chalmers TC, Levin H, Sacks HS, Reitman D, Berrier J, Nagalingam R. Meta-analysis of clinical trials as a scientific discipline. I: Control of bias and comparison with large co-operative trials. *Stat Med* 1987a;6:315–28.

Chalmers TC, Berrier J, Sacks HS, Levin H, Reitman D, Nagalingam R. Meta-analysis of clinical trials as a scientific discipline. II: Replicate variability and comparison of studies that agree and disagree. *Stat Med* 1987b;6:733–44.

Christensen E. Prognostic models including the Child-Pugh, MELD and Mayo risk scores—where are we and where should we go? *J Hepatol* 2004;41:344–50.

Clark OA, Castro AA. Searching the Literatura Latino Americana e do Caribe em Ciencias da Saude (LILACS) database improves systematic reviews. *Int J Epidemiol* 2002;31:112–4.

Clarke J, van Tulder M, Blomberg S, de Vet H, van der Heijden G, Bronfort G. Traction for low back pain with or without sciatica: an updated systematic review within the framework of the Cochrane collaboration. *Spine* 2006;31:1591–9.

Clarke M. The QUORUM statement. *Lancet* 2000;355:756–7.

Clarke MJ, Stewart LA. Obtaining individual patient data from randomised controlled trials. In: Egger M, Smith GD, Altman DG, eds. *Systematic Reviews in Health Care: Meta-Analysis in Context*, 2nd ed. London: BMJ Publishing Group, 2001.

Concato J. Challenges in prognostic analysis. *Cancer* 2001;91(Suppl 8):1607–14.

Concato J, Feinstein AR, Holford TR. The risk of determining risk with multivariable models. *Ann Intern Med* 1993;118:201–10.

Concato J, Peduzzi P, Holford TR, Feinstein AR. Importance of events per independent variable in proportional hazards analysis. I. Background, goals, and general strategy. *J Clin Epidemiol* 1995;48:1495–501.

Concato J, Shah N, Horwitz RI. Randomized, controlled trials, observational studies, and the hierarchy of research designs. *N Engl J Med* 2000;342:1887–92.

Copas JB. Regression, prediction and shrinkage. *J R Stat Soc B* 1983;45:311–54.

Cornfield JA. A method of estimating comparative rates from clinical data. Applications to cancer of the lung, breast and cervix. *J Natl Cancer Inst* 1951; 11:1269–1275.

Costantino JP, Gail MH, Pee D, Anderson S, Redmond CK, Benichou J, Wieand HS. Validation studies for models projecting the risk of invasive and total breast cancer incidence. *J Natl Cancer Inst* 1999;91:1541–8.

Couser W, Drueke T, Halloran P, Kasiske B, Klahr S, Morris P. Trial registry policy. *Nephrol Dial Transplant* 2005;20:691.

Cowling BJ, Muller MP, Wong IO, Ho LM, Lo SV, Tsang T, Lam TH, Louie M, Leung GM. Clinical prognostic rules for severe acute respiratory syndrome in low and high-resource settings. *Arch Intern Med* 2006; 166:1505–11.

Crawford SL, Tennstedt SL, McKinlay KB. A comparison of analytic methods for non-random missingness of outcome data. *J Clin Epidemiol* 1995;48:209–19.

Cremer OL, Moons KG, van Dijk GW, van Balen P, Kalkman CJ. Prognosis following severe head injury: development and validation of a model for prediction of death, disability, and functional recovery. *J Trauma* 2006;61:1484–91.

Criqui MH, Ringel BL. Does diet or alcohol explain the French paradox? *Lancet* 1994;344:1719–23.

De Angelis C, Drazen JM, Frizelle FA, Haug C, Hoey J, Horton R, Kotzin S, Laine C, Marusic A, Overbeke AJ, Schroeder TV, Sox HC, Van der Weyden MB; International Committee of Medical Journal Editors. Clinical trial registration: a statement from the International Committee of Medical Journal Editors. *Ann Intern Med* 2004;141:477–8.

De Angelis CD, Drazen JM, Frizelle FA, Haug C, Hoey J, Horton R, Kotzin S, Laine C, Marusic A, Overbeke AJ, Schroeder TV, Sox HC, Van der Weyden MB;

International Committee of Medical Journal Editors. Is this clinical trial fully registered?— A statement from the International Committee of Medical Journal Editors. *N Engl J Med* 2005;352:2436–8.

Denys D, Burger H, van Megen H, de Geus F, Westenberg H. A score for predicting response to pharmacotherapy in obsessive-compulsive disorder. *Int Clin Psychopharmacol* 2003;18:315–22.

DerSimonian R, Laird N. Meta-analysis in clinical trials. Control Clin Trials 1986;7:177–88.

Detrano R, Janosi A, Lyons KP, Marcondes G, Abbassi N, Froelicher VF. Factors affecting sensitivity and specificity of a diagnostic test: the exercise thallium scintigram. *Am J Med* 1988;84:699–710.

Diamond GA. Off Bayes: effect of verification bias on posterior probabilities calculated using Bayes' theorem. *Med Decis Making* 1992;12:22–31.

Dickersin K, Hewitt P, Mutch L, Chalmers I, Chalmers TC. Perusing the literature: comparison of MEDLINE searching with a perinatal trials database. *Control Clin Trials* 1985;6:306–17.

Dijk JM, Algra A, van der Graaf Y, Grobbee DE, Bots ML: SMART study group. Carotid stiffness and the risk of new vascular events in patients with manifest cardiovascular disease. The SMART study. *Eur Heart J.* 2005;26:1213–20.

Doll R, Hill AB. Smoking and carcinoma of the lung. *BMJ* 1950;ii:739–48.

Doll R, Peto R, Boreham J, Sutherland I. Mortality in relation to smoking: 50 years' observations on male British doctors. *BMJ* 2004;328:1519.

Donders AR, Heijden van der GJ, Stijnen T, Moons KG. A gentle introduction to imputation of missing values. *J Clin Epidemiol* 2006;59:1087–91.

Doran MF, Crowson CS, Pond GR, O'Fallon WM, Gabriel SE. Predictors of infection in rheumatoid arthritis. *Arthritis Rheum* 2002;46:2294–300.

Dupont WD, Plummer WD Jr. Power and sample size calculations for studies involving linear regression. *Control Clin Trials* 1998;19:589–601.

Dutch TIA Trial Study Group. A comparison of two doses of aspirin (30 mg vs. 283 mg a day) in patients after a transient ischemic attack or minor ischemic stroke. *N Engl J Med* 1991;325:1261–6.

Dutch TIA Trial Study Group. Trial of secondary prevention with atenolol after transient ischemic attack or nondisabling ischemic stroke. *Stroke* 1993;24:543–8.

Edwards P, Clarke M, DiGuiseppi C, Pratap S, Roberts I, Wentz R. Identification of randomised controlled trials in systematic reviews: accuracy and reliability of screening records. *Stat Med* 2002;21:1635–40.

Efron B, Tibshirani R. *An Introduction to the Bootstrap. Monographs on Statistics and Applied Probability.* New York: Chapman & Hall, 1993.

Elias SG, Peeters PH, Grobbee DE, van Noord PA. Breast cancer risk after caloric restriction during the 1944–1945 Dutch famine. *J Natl Cancer Inst* 2004;96:539–46.

El-Metwally A, Salminen JJ, Auvinen A, Kautiainen H, Mikkelsson M. Lower limb pain in a preadolescent population: prognosis and risk factors for chronicity— a prospective 1- and 4-year follow-up study. *Pediatrics* 2005;116:673–81.

Elwood P. Shattuck lecture. *N Engl J Med* 1988;318:1549–56.

Equi A, Balfour-Lynn IM, Bush A, Rosenthal M. Long term azithromycin in children with cystic fibrosis: a randomised, placebo-controlled crossover trial. *Lancet* 2002;360:978–84.

Erkens JA, Klungel OH, Herings RM, Stolk RP, Spoelstra JA, Grobbee DE, Leufkens HG. Use of fluorquinolones is associated with a reduced risk of coronary heart disease in diabetes mellitus type 2 patients. *Eur Heart J* 2002;23:1575–9.

Eysenbach G, Tuische J, Diepgen TL. Evaluation of the usefulness of Internet searches to identify unpublished clinical trials for systematic reviews. *Med Inform Internet Med* 2001;26:203–18.

Fang MC, Go AS, Hylek EM, Chang Y, Henault LE, Jensvold NG, Singer DE. Age and the risk of warfarin-associated hemorrhage: the anticoagulation and risk factors in atrial fibrillation study. *J Am Geriatr Soc* 2006;54:1231–6.

Feenstra J, Lubsen J, Grobbee DE, Stricker BH. Heart failure treatments: issues of safety versus issues of quality of life. *Drug Saf* 1999;20:1–7.

Feinstein AR. "Clinical Judgment" revisited: the distraction of quantitative models. *Ann Intern Med* 1994;120:799–805.

Ferry SA, Holm SE, Stenlund H, Lundholm R, Monsen TJ. The natural course of uncomplicated lower urinary tract infection in women illustrated by a randomized placebo controlled study. *Scand J Infect Dis* 2004;36:296–301.

Fields HL, Price DD. Toward a neurobiology of placebo analgesia. In: Harrington A, ed. *The Placebo Effect: An Interdisciplinary Exploration.* Cambridge, MA: Harvard University Press, 1997.

Fijten GH, Starmans R, Muris JW, Schouten HJ, Blijham GH, Knottnerus JA. Predictive value of signs and symptoms for colorectal cancer in patients with rectal bleeding in general practice. *Fam Pract* 1995;12:279–86.

Fisher RA. The Design of Experiments. Edinburgh: Oliver & Boyd, 1935.

Fisher RA. Theory of statistical estimation. *Proc Camb Philol Soc* 1925;22:700–25.

Fryback D, Thornbury J. The efficacy of diagnostic imaging. *Med Decis Making*

1991;11:88–94.

Fryzek JP, Schenk M, Kinnaid M, Greenson JK, Garabrant DH. The association of body mass index and pancreatic cancer in residents of southeastern Michigan, 1996–1999. *Am J Epidemiol* 2005;162:222–8.

Galea MH, Blamey RW, Elston CE, Ellis IO. The Nottingham Prognostic Index in primary breast cancer. *Breast Cancer Res Treat* 1992;22:207–19.

Gallagher KE, Hulbert LA, Sullivan CP. Full-text and bibliographic database searching in the health sciences: an exploratory study comparing CCML and MEDLINE. *Med Ref Serv Q* 1990;9:17–25.

Galton F. Regression towards mediocrity in hereditary stature. *J Anthr Inst* 1886; 15:246–63.

Garbe E, Suissa S. Hormone replacement therapy and acute coronary outcomes: methodological issues between randomized and observational studies. *Hum Reprod* 2004;19:8–13.

Garcia-Closas M, Malats N, Silverman D, Dosemeci M, Kogevinas M, Hein DW, Tardon A, Serra C, Carrato A, Garcia-Closas R, Lloreta J, Castano-Vinyals G, Yeager M, Welch R, Chanock S, Chatterjee N, Wacholder S, Samanic C, Tora M, Fernandez F, Real FX, Rothman N. NAT2 slow acetylation, GSTM1 null genotype, and risk of bladder cancer: results from the Spanish Bladder Cancer Study and meta-analyses. *Lancet* 2005;366:649–59.

Garcia Rodriguez LA, Jick H. Risk of gynaecomastia associated with cimetidine, omeprazole, and other antiulcer drugs. *BMJ* 1994;308:508–6.

Gardner MJ, Altman DG. Using confidence intervals. [Letter] *Lancet* 1987;1:746.

Giovannucci EL, Liu Y, Leitzmann MF, Stampfer MJ, Willett WC. A prospective study of physical activity and incident and fatal prostate cancer. *Arch Intern Med* 2005;165:1005–10.

Goodman SN. Toward evidence-based medical statistics. 1: The P-value fallacy. *Ann Intern Med* 1999;130:995–1004.

Govaert TM, Dinant GJ, Aretz K, Masurel N, Sprenger MJ, Knottnerus JA. Adverse reactions to influenza vaccine in elderly people: randomised double blind placebo controlled trial. *BMJ* 1993;307:988–90.

Graham DJ, Campen D, Hui R, Spence M, Cheetham C, Levy G, Shoor S, Ray WA. Risk of acute myocardial infarction and sudden cardiac death in patients treated with cyclo-oxygenase 2 selective and non-selective non-steroidal antiinflammatory drugs: nested-case-control study. *Lancet* 2005;365:475–81.

Greenland S. Bayesian perspectives for epidemiological research: I. Foundations and basic methods. *Int J Epidemiol* 2006;35:765–76.

Greenland S, Finkle WD. A critical look at methods for handling missing covariates in epidemiologic regression analyses. *Am J Epidemiol* 1995;142:1255–64.

Grimes DA, Schulz KF. Compared to what? Findings controls for case-control studies. *Lancet* 2005;365:1429–33.

Grisso JA, Kelsey JL, Strom BL, Chiu GY, Maislin G, O'Brien LA, Hoffman S, Kaplan F. Risk factors for falls as a cause of hip fracture in women. The Northeast Hip Fracture Study Group. *N Engl J Med* 1991;324:1326–31.

Grobbee DE, Hoes AW, Verheij TJ, Schrijvers AJ, van Ameijden EJ, Numans ME. The Utrecht Health Project: optimization of routine healthcare data for research. *Eur J Epidemiol* 2005;20:285–7.

Grobbee DE, Hoes AW. Confounding and indication for treatment in evaluation of drug treatment for hypertension. *BMJ* 1997; 315:1151–4.

Grobbee DE, Miettinen OS. Clinical epidemiology: introduction to the discipline. *Neth J Med* 1995;47:2–5.

Grobbee DE, Rimm EB, Giovannucci E, Colditz G, Stampfer M, Willett W. Coffee, caffeine, and cardiovascular disease in men. *N Engl J Med* 1990;323:1026–32.

Grobbee DE. Epidemiology in the right direction: the importance of descriptive research. *Eur J Epidemiol* 2004;19:741–4.

Grundy SM, Balady GJ, Criqui MH, Fletcher G, Greenland P, Hiratzka LF, Houston-Miller N, Kris-Etherton P, Krumholz HM, LaRosa J, Ockene IS, Pearson TA, Reed J, Washington R, Smith SC Jr. Primary prevention of coronary heart disease: guidance from Framingham: a statement for healthcare professionals from the AHA Task Force on Risk Reduction. American Heart Association. *Circulation* 1998;97:1876–87.

Guyatt GH, Sackett DL, Cook DJ. Users' guides to the medical literature. II. How to use an article about therapy or prevention. A. Are the results of the study valid? Evidence-Based Medicine Working Group. *JAMA* 1993;270:2598–601.

Hahn RA. The Nocebo Phenomenon: scope and foundations. In: Harrington A, ed. *The Placebo Effect: An Interdisciplinary Exploration*. Cambridge, MA: Harvard University Press, 1997.

Hak E, Buskens E, van Essen GA, de Bakker DH, Grobbee DE, Tacken MA, van Hout BA, Verheij TJ. Clinical effectiveness of influenza vaccination in persons younger than 65 years with high-risk medical conditions: the PRISMA study. *Arch Intern Med* 2005;165:1921–2.

Hak E, Wei F, Grobbee D, Nichol K. A nested case-control study of influenza vaccination was a cost-effective alternative to a full cohort analysis. *J Clin Epidemiol* 2004;57:875–80.

Hak E, Verheij TJ, Grobbee DE, Nichol KL, Hoes AW. Confounding by indication in non-experimental evaluation of vaccine effectiveness: the example of prevention of influenza complications. *J Epidemiol Community Health* 2002;56:951–5.

Hanley JA, McNeil BJ. A method of comparing the areas under receiver operating characteristic curves derived from the same cases. *Radiology* 1983;148:839–43.

Hanley JA, McNeil BJ. The meaning and use of the area under a receiver operating characteristic (ROC) curve. *Radiology* 1982;143:29–36.

Harrell FE, Califf RM, Pryor DB, Lee KL, Rosati RA. Evaluating the yield of medical tests. *JAMA* 1982;247:2543–6.

Harrell FE, Lee KL, Mark DB. Multivariable prognostic models: issues in developing models, evaluating assumptions and adequacy, and measuring and reducing errors. *Stat Med* 1996;15:361–87.

Harrell FE, Margolis PA, Gove S, et al. Development of a clinical prediction model for an ordinal outcome. *Stat Med* 1998;17:909–44.

Harrell FE. Regression Modeling Strategies. New York: Springer-Verlag, 2001.

Hayden JA, Cote P, Bombardier C. Evaluation of the quality of prognosis studies in systematic reviews. *Ann Intern Med* 2006;144:427–37.

Haynes RB, Kastner M, Wilczynski NL. Developing optimal search strategies for detecting clinically sound and relevant causation studies in EMBASE. *BMC Med Inform Decis Mak* 2005;5:8.

Heckbert SR, Weiss NS, Koepsell TD, Lemaitre RN, Smith NL, Siscovick DS, Lin D, Psaty BM. Duration of estrogen replacement therapy in relation to the risk of incident myocardial infarction in postmenopausal women. *Arch Intern Med* 1997;157:1330–6.

Hennekens CH, Buring JE. *Epidemiology in Medicine*. Boston: Little, Brown, 1987.

Hennekens CH, Drolette ME, Jesse MJ, Davies JE, Hutchison GB. Coffee drinking and death due to coronary heart disease. *N Engl J Med* 1976;294:633–6.

Herbst AL, Ulfelder H, Poskanzer DC. Adenocarcinoma of the vagina. Association of maternal stilbestrol therapy with tumor appearance in young women. *N Engl J Med* 1971;284:878–81.

Higgins JP, Thompson SG. Quantifying heterogeneity in a meta-analysis. *Stat Med* 2002;21:1539–58.

Higgins JPT GSe. *Cochrane Handbook for Systematic Reviews of Interventions 4.2.6* (updated September 2006), Issue 4 ed. Chichester, UK: John Wiley & Sons, 2006.

Hilden J, Habbema JDF. Prognosis in medicine: an analysis of its meaning and roles. *Theor Med* 1987;8:349–65.

Hill AB. The clinical trial. *Br Med Bull* 1951;7:278–82.

Hill AB. The environment and disease: association or causation? *Proc R Soc Med* 1965;58:295–300.

Hlatky MA, Pryor DB, Harrell FE, Califf RM, Mark DB, Rosati RA. Factors affecting sensitivity and specificity of exercise electrocardiography. Multivariable analysis. *Am J Med* 1984;77:64–71.

Hobbs FD, Davis RC, Roalfe AK, Hare R, Davies MK, Kenkre JE. Reliability of Nterminal pro-brain natriuretic peptide assay in diagnosis of heart failure: cohort study in representative and high risk community populations. *BMJ* 2002;324:1498.

Hoehler FK, Mantel N, Gehan E, Kahana E, Alter M. Medical registers as historical controls: analysis of an open clinical trial of inosiplex in subacute sclerosing panencephalitis. *Stat Med* 1984;3:225–37.

Hoes AW. Case-control studies. *Neth J Med* 1995b;47:36–42.

Hoes AW, Grobbee DE, Lubsen J, Man in 't Veld AJ, van der Does E, Hofman A. Diuretics, beta-blockers, and the risk for sudden cardiac death in hypertensive patients. *Ann Intern Med* 1995a;123:481–7.

Hofman A, Ott A, Breteler MM, Bots ML, Slooter AJ, van Harskamp F, van Duijn CN, Van Broeckhoven C, Grobbee DE. Atherosclerosis, apolipoprotein E, and prevalence of dementia and Alzheimer's disease in the Rotterdam Study. *Lancet* 1997;349:151–4.

Hofman A, Grobbee DE, de Jong PT, van den Ouweland FA. Determinants of disease and disability in the elderly: the Rotterdam Elderly Study. *Eur J Epidemiol* 1991;7:403–22.

Hopewell S, Clarke M, Lusher A, Lefebvre C, Westby M. A comparison of handsearching versus MEDLINE searching to identify reports of randomised controlled trials. *Stat Med* 2002;21:1625–34.

Hosmer D, Lemeshow S. *Applied Logistic Regression*. New York: John Wiley & Sons, 1989.

Hróbjartsson A. The uncontrollable placebo effect. *Eur J Clin Pharmacol* 1996; 50:345–8.

Hung RJ, Boffetta P, Canzian F, Moullan N, Szeszenia-Dabrowska N, Zaridze D, Lissowska J, Rudnai P, Fabianova E, Mates D, Foretova L, Janout V, Bencko V, Chabrier A, Landi S, Gemignani F, Hall J, Brennan P. Sequence variants in cell cycle control pathway, x-ray exposure, and lung cancer risk: a multicenter casecontrol study in Central Europe. *Cancer Res* 2006;66:8280–6.

Hurwitz ES, Barrett MJ, Bregman D, Gunn WJ, Pinsky P, Schonberger LB, Drage

JS, Kaslow RA, Burlington DB, Quinnan GV, La Montagne JR, Fairweather WR, Dayton D, Dowdle WR. Public Health Service study of Reye's syndrome and medications. Report of the main study. *JAMA* 1987;257:1905–11. Erratum in JAMA 1987;257:3366.

Iglesias del Sol A, Moons KGM, Hollander M, Hofman A, Koudstaal PJ, Grobbee DE, Breteler MM, Witteman JC, Bots ML. Is carotid intima-media thickness useful in cardiovascular disease risk assessment? The Rotterdam Study. *Stroke* 2001;32:1532–8.

Ingenito EP, Evans RB, Loring SH, Kaczka DW, Rodenhouse JD, Body SC, Sugarbaker DJ, Mentzer SJ, DeCamp MM, Reilly JJ Jr. Relation between preoperative inspiratory lung resistance and the outcome of lung-volume-reduction surgery for emphysema. *N Engl J Med* 1998;338:1181–5.

Institute for International Health, Univeristy of Sydney, NSW, Australia. Study rationale and design of ADVANCE: action in diabetes and vascular disease—preterax and diamicron MR controlled evaluation. *Diabetologia* 2001; 44:1118–20.

International Neonatal Network. The CRIB (clinical risk index for babies) score: a tool for assessing initial neonatal risk and comparing performance of neonatal intensive care units. *Lancet* 1993; 324:193–8.

Ioannidis JP, Haidich AB, Pappa M, Pantazis N, Kokori SI, Tektonidou MG, Contopoulos-Ioannidis DG, Lau J. Comparison of evidence of treatment effects in randomized and nonrandomized studies. *JAMA* 2001;286:821–30.

ISIS-2 (Second International Study of Infarct Survival) Collaborative Group. Randomised trial of intravenous streptokinase, oral aspirin, both, or neither among 17,187 cases of suspected acute myocardial infarction: *Lancet* 1988;2:349–60.

Jadad AR, McQuay HJ. A high-yield strategy to identify randomised controlled trials for systematic reviews. *Online J Curr Clin Trials* 1993;33;3973.

Jadad AR, Moore RA, Carroll D, Jenkinson C, Reynolds DJ, Gavaghan DJ, McQuay HJ. Assessing the quality of reports of randomised clinical trials: is blinding necessary? *Control Clin Trials* 1996;17:1–12.

Janssen KJM, Moons KGM, Kalkman CJ, Grobbee DE, Vergouwe Y. Updating clinical prediction models: simple recalibration methods improve performance in new patients. *J Clin Epidemiol* 2007 (In press).

Jefferson T, Jefferson V. The quest for trials on the efficacy of human vaccines. Results of the handsearch of vaccine. *Vaccine* 1996;14:461–4.

Jellema P, van der Windt DA, van der Horst HE, Twisk JW, Stalman WA, Bouter LM. Should treatment of (sub)acute low back pain be aimed at psychosocial prognostic factors? Cluster randomised clinical trial in general practice. *BMJ* 2005;331:84.

Jick H, Vessey MP. Case-control studies of drug induced illness. *Am J Epidemiol* 1978;107:1–7

Jick H, Miettinen OS, Neff RK, Shapiro S, Heinonen OP, Slone D. Coffee and myocardial infarction. *N Engl J Med* 1973;289:63–7.

Joensuu H, Lehtimaki T, Holli K, Elomaa L, Turpeenniemi-Hujanen T, Kataja V, Anttila A, Lundin M, Isola J, Lundin J. Risk for distant recurrence of breast cancer detected by mammography screening or other methods. *JAMA* 2004;292:1064–73.

Jones CE, Dijken PR, Huttenlocher PR, Jabborn JT, Maxwell KN. Inosiplex (isoprinosine) therapy in subacute sclerosing panencephalitis (sspe): a multicentre non-randomised study in 98 patients. *Lancet* 1982;i:1034–7.

Juni P, Holenstein F, Sterne J, Bartlett C, Egger M. Direction and impact of language bias in meta-analyses of controlled trials: empirical study. *Int J Epidemiol* 2002;31:115–23.

Justice AC, Covinsky KE, Berlin JA. Assessing the generalizability of prognostic information. *Ann Intern Med* 1999;130:515–24.

Kalkman CJ, Visser K, Moen J, Bonsel GJ, Grobbee DE, Moons KG. Preoperative prediction of severe postoperative pain. *Pain* 2003;105:415–23.

Kalow W, Staron N. On distribution and inheritance of atypical forms of human serum cholinesterase, as indicated by dibucaine number. *Can J Biochem* 1957;35:1306–17.

Kannel WB, McGee D, Gordon T. A general cardiovascular risk profile: the Framingham Study. *Am J Cardiol* 1976;38:46–51.

Kemmeren JM, Algra A, Meijers JCM, Tans G, Bouma BN, Curvers J, Rosing J, Grobbee DE. Effect of second- and third-generation oral contraceptives on the protein C system in the absence or presence of the factor V-Leiden mutation: a randomized trial. *Blood* 2004;103:927–33.

Khan KS, Kunz R, Kleijnen J, Antes G. *Systematic Reviews to Support Evidence-Based Medicine: How to Review and Apply Findings of Healthcare Research.* Oxford: Royal Society of Medicine Press, 2003

Khoury MJ, Flandes WD. Nontraditional epidemiological approaches in the analysis of gene-environment interaction. Case-control studies with no controls! *Am J Epidemiol* 1996;144:207–13.

Kiemeney LA, Verbeek AL, van Houwelingen JC. Prognostic assessment from studies with non-randomized treatment assignment. *J Clin Epidemiol* 1994;47:241–7.

Kleinbaum DG, Kupper LL, Morgenstern H. *Epidemiologic Research. Principles and Quantitative Methods.* New York: Van Nostrand Reinhold Company Inc., 1982.

Kleinrath T, Gassner C, Lackner P, Turnher M, Ramoner R. Interleukin-4 promoter polymorphisms: a genetic prognostic factor for survival in metastatic renal cell carcinoma. *J Clin Oncol* 2007;25:845–51.

Knaus WA, Wagner DP, Draper EA, et al. The APACHE III prognostic system. Risk prediction of hospital mortality for critically ill hospitalized adults. *Chest* 1991;100:1619–36.

Knottnerus JA. Between iatrotropic stimulus and interiatric referral: the domain of primary care research. *J Clin Epidemiol* 2002a;55:1201–6.

Knottnerus JA. *The Evidence Base of Clinical Diagnosis. How to Do Diagnostic Research* (Evidence Based) (Taschenbuch). London: BMJ Publishing Group, 2002b.

Koefoed BG, Gulløv AL, Petersen P. The Second Copenhagen Atrial Fibrillation, Aspirin and Anticoagulant Trial (AFASAK 2): methods and design. *J Thromb Thrombolys* 1995;2:125–30.

Koopman L, Van der Heijden GJMG, Glaziou PP, Grobbee DE, Rovers MM. A systematic review of analytical methods used to study subgroups in (individual patient data) meta-analyses. *J Clin Epidemiol* 2007 (In press).

L'Abbe KA, Detsky AS, O'Rourke K. Meta-analysis in clinical research. *Ann Intern Med* 1987;107:224–33.

Lambert PC, Sutton AJ, Abrams KR, Jones DR. A comparison of summary patient-level covariates in meta-regression with individual patient data meta-analysis. *J Clin Epidemiol* 2002;55:86–94.

Lang JM, Rothman KJ, Cann CI. That confounded P-value. *Epidemiology* 1998; 9:7–8.

LaRosa JC, He J, Vupputuri S. Effect of statins on risk of coronary disease: a metaanalysis of randomized controlled trials. *JAMA* 1999;282:2340–6.

Lau J, Antman EM, Jimenez-Silva J, Kupelnick B, Mosteller F, Chalmers TC. Cumulative meta-analysis of therapeutic trials for myocardial infarction. *N Engl J Med* 1992;327:248–54.

Lau J, Chalmers TC. The rational use of therapeutic drugs in the 21st century. Important lessons from cumulative meta-analyses of randomised control trials. *Int J Technol Assess Health Care* 1995;11:509–22.

Laupacis A, Sekar N, Stiell IG. Clinical prediction rules. A review and suggested modifications of methodological standards. *JAMA* 1997;277:488–94.

Le Gall JR, Lemeshow S, Saulnier F. A new Simplified Acute Physiology Score (SAPS II) based on a European/North American multicenter study. *JAMA*

1993;270:2957–63.

Lensing AW, Prandoni P, Brandjes D, Huisman PM, Vigo M, Tomasella G, Krekt J, Ten Cate WJ, Huisman MV, Butler HR. Detection of deep-vein thrombosis by real-time B-mode ultrasonography. *N Engl J Med* 1989;320:342–5.

Leserman J, Petitto JM, Golden RN, Gaynes BN, Gu H, Perkins DO, Silva SG, Folds JD, Evans DL. Impact of stressful life events, depression, social support, coping, and cortisol on progression to AIDS. *Am J Psychiatry* 2000;157:1221–8.

Leslie WD, Tsang JF, Caetano PA, Lix LM. Effectiveness of bone density measurement for predicting osteoporotic fractures in clinical practice. *J Clin Endocrinol Metab* 2007;92:77–81.

Lidegaard Ø, Edström B, Kreiner S. Oral contraceptives and venous thromboembolism: a five-year national case-control study. *Contraception* 2002;65:187–96.

Lijmer JG, Mol BW, Heisterkamp S, Bonsel GJ, Prins MH, van der Meulen JH, Bossuyt PM. Empirical evidence of design-related bias in studies of diagnostic tests. *JAMA* 1999;282:1061–6.

Little RA, Rubin DB. *Statistical Analysis with Missing Data.* New York: Wiley, 1987.

Lloyd-Jones DM, Wilson PW, Larson MG, Leip E, Beiser A, D'Agostino RB, Cleeman JI, Levy D. Lifetime risk of coronary heart disease by cholesterol levels at selected ages. *Arch Intern Med* 2003;163:1966–72.

Lonn E, Shaikholeslami R, Yi Q, Bosch J, Sullivan B, Tanser P, Magi A, Yusuf S. Effects of ramipril on left ventricular mass and function in cardiovascular patients with controlled blood pressure and with preserved left ventricular ejection fraction: a substudy of the Heart Outcomes Prevention Evaluation (HOPE) trial. *J Am Coll Cardiol* 2004;43:2200–6.

Lord SJ, Irwig L, Simes RJ. When is measuring sensitivity and specificity sufficient to evaluate a diagnostic test, and when do we need randomized trials? *Ann Intern Med* 2006;144:850–5.

Loy CT, Irwig L. Accuracy of diagnostic tests read with and without clinical information: a systematic review. *JAMA* 2004;292:1602–9.

Mack WJ, Preston-Martin S, Bernstein L, Qian D. Lifestyle and other risk factors for thyroid cancer in Los Angeles County females. *Ann Epidemiol* 2002; 12:395–401.

Maclure M. The case-crossover design: a method for studying transient effects on the risk of acute events. *Am J Epidemiol* 1991;133:144–53.

MacMahon S, Sharpe N, Gamble G, Clague A, Mhurchu CN, Clark T, Hart H, Scott J, White H. Randomised, placebo-controlled trial of the angiotensin-converting enzyme inhibitor, ramipril, in patients with coronary or other occlusive arterial disease. PART-2 Collaborative Research Group. Prevention of atherosclerosis with ramipril. *J Am Coll Cardiol* 2000;36:438–43.

MacMahon B, Yen S, Trichopoulos D, Warren K, Nardi G. Coffee and cancer of the pancreas. *N Engl J Med* 1981;304:630–3.

Mantel N, Haenszel W. Statistical aspects of the analysis of data from retrospective studies of disease. *J Natl Cancer Inst* 1959;22:719–48.

Marsoni S, Valsecchi MG. Prognostic factors analysis in clinical oncology: handle with care. *Ann Oncol* 1991;2:245–7.

Martens EP, Pestman WR, de Boer A, Belitser SV, Klungel OH. Instrumental variables: application and limitations. *Epidemiology* 2006;17:260–7.

Mayer SA, Brun NC, Begtrup K, Broderick J, Davis S, Diringer MN, Skolnick BE, Steiner T; Recombinant Activated Factor VII Intracerebral Hemorrhage Trial Investigators. Recombinant activated factor VII for acute intracerebral hemorrhage. *N Engl J Med* 2005;352:777–85.

McClellan M, McNeill BJ, Newhouse JP. Does more intensive treatment of acute myocardial infarction in the elderly reduce mortality? Analysis using instrumental variables. *JAMA* 1994;272:859–66.

McColl KE, Murray LS, Gillen D, Walker A, Wirz A, Fletcher J, Mowat C, Henry E, Kelman A, Dickson A. Randomised trial of endoscopy with testing for Helicobacter pylori compared with non-invasive H pylori testing alone in the management of dyspepsia. *BMJ* 2002;324:999–1002.

McDonald S, Lefebvre C, Antes G, Galandi D, Gotzsche P, Hammarquist C, Haugh M, Jensen KL, Kleijnen J, Loep M, Pistotti V, Ruther A. The contribution of handsearching European general health care journals to the Cochrane Controlled Trials Register. *Eval Health Prof* 2002;25:65–75.

McDonald S, Taylor L, Adams C. Searching the right database. A comparison of four databases for psychiatry journals. *Health Libr Rev* 1999;16:151–6.

Medical Research Council. Streptomycin treatment of pulmonary tuberculosis. *BMJ* 1948;2:769–82.

Mennen LI, de Maat MP, Meijer G, Zock P, Grobbee DE, Kok FJ, Kluft C, Schouten EG. Postprandial response of activated factor VII in elderly women depends on the R353Q polymorphism. *Am J Clin Nutr* 1999;70:435–8.

Miettinen OS. Epidemiology: quo vadis? *Eur J Epidemiol* 2004;19:713–8.

Miettinen OS. The clinical trial as a paradigm for epidemiologic research. *J Clin Epidemiol* 1989;42:491–6.

Miettinen OS. *Theoretical Epidemiology: Principles of Occurrence Research in Medicine*. New York: John Wiley and Sons, 1985.

Miettinen OS. The need for randomization in the study of intended effects. *Stat Med* 1983;2:267–71.

Miettinen OS. Design options in epidemiology research. An update. *Scand J Work Environ Health* 1982;8(Suppl 1):7–14.

Miettinen OS. Stratification by a multivariate confounder score. *Am J Epidemiol* 1976a;104:609–20.

Minozzi S, Pistotti V, Forni M. Searching for rehabilitation articles on MEDLINE and EMBASE. An example with cross-over design. *Arch Phys Med Rehabil.* 2000;81:720–722.

Mittleman MA, Maclure M, Tofler GH, Sherwood JB, Goldberg RJ, Muller JE, for The Determinants of Myocardial Infarction Onset Study Investigators. Triggering of acute myocardial infarction by heavy physical exertion. Protection against triggering by regular exertion. *N Engl J Med* 1993;329:1677–83.

Mittleman MA, Mintzer D, Maclure M, Tofler GH, Sherwood JB, Muller JE. Triggering of myocardial infarction by cocaine. *Circulation* 1999;99:2737–41.

Moher D, Schulz KF, Altman D. The CONSORT statement: revised recommendations for improving the quality of reports of parallel-group randomised trials 2001. *Explore (NY)* 2005;1:40–5.

Moher D, Schulz KF, Altman DG; CONSORT Group (Consolidated Standards of Reporting Trials). The CONSORT statement: revised recommendations for improving the quality of reports of parallel-group randomized trials. *J Am Podiatr Med Assoc* 2001a;91:437–42.

Moher D, Schulz KF, Altman DG, Lepage L. The CONSORT statement: revised recommendations for improving the quality of reports of parallel-group randomised trials. *Lancet* 2001b;357:1191–4.

Moher D, Cook DJ, Jadad AR, Tugwell P, Moher M, Jones A, Pham B, Klassen TP. Assessing the quality of reports of randomised trials: implications for the conduct of meta-analyses. *Health Technol Assess* 1999;3:98.

Montori VM, Wilczynski NL, Morgan D, Haynes RB. Optimal search strategies for retrieving systematic reviews from Medline: analytical survey. *BMJ* 2005;330:68. Comment in BMJ 2005;330:1162–3.

Moons KG, Biesheuvel CJ, Grobbee DE. Test research versus diagnostic research. *Clin Chem* 2004a;59:213–5.

Moons KG, Bots ML, Salonen JT, Elwood PC, Freire de Concalves A, Nikitin Y, Sivenius J, Inzitari D, Benetou V, Tuomilehto J, Koudstaal PJ, Grobbee DE. Prediction of stroke in the general population in Europe (EUROSTROKE): is there a role for fibrinogen and electrocardiography? *J Epidemiol Community*

Health 2002c;56(Suppl 1):i30–6.

Moons KG, Donders ART, Steyerberg EW, Harrell FE. Penalized maximum likelihood estimation to directly adjust diagnostic and prognostic prediction models for overoptimism: a clinical example. *J Clin Epidemiol* 2004b;57:1262–70.

Moons KG, Donders ART, Stijnen T, Harrell FE Jr. Using the outcome variable to impute missing values of predictor variables: a self-fulfilling prophecy? *J Clin Epidemiol* 2006;59:1092–101.

Moons KG, Grobbee DE. Clinical epidemiology: an introduction. In: Vaccaro AR, ed. *Orthopedic Knowledge Update: 8*. Rosemont, IL: American Academy of Orthopedic Surgeons, 2005.

Moons KGM, Grobbee DE. Diagnostic studies as multivariable prediction research. *J Epidemiol Comm Health* 2002a;56:337–8.

Moons KG, Grobbee DE. When should we remain blind and when should our eyes remain open in diagnostic research? *J Clin Epidemiol* 2002b;55:633–6.

Moons KG, Harrell FE. Sensitivity and specificity should be deemphasized in diagnostic accuracy studies. *Acad Radiol* 2003;10:670–2.

Moons KG, van Es GA, Deckers JW, Habbema JD, Grobbee DE. Limitations of sensitivity, specificity, likelihood ratio, and Bayes' theorem in assessing diagnostic probabilities: a clinical example. *Epidemiology* 1997;8:12–7.

Moons KG, van Es GA, Michel BC, Buller HR, Habbema JD, Grobbee DE. Redundancy of single diagnostic test evaluation. *Epidemiology* 1999;10:276–81.

Moritz DJ, Kelsey JL, Grisso JA. Hospital controls versus community controls: differences in inferences regarding risk factors for hip fracture. *Am J Epidemiol* 1997;145:653–60.

Moses LE, Mosteller F, Buehler JH. Comparing results of large clinical trials to those of meta-analyses. *Stat Med* 2002;21:793–800.

Moss S, Thomas I, Evans A, Thomas B, Johns L; Trial Management Group. Randomised controlled trial of mammographic screening in women from age 40: results of screening in the first 10 years. *Br J Cancer* 2005;92:949–54.

Neaton JD, Grimm RH Jr, Cutler JA. Recruitment of participants for the multiple risk factor intervention trial (MRFIT). *Control Clin Trials* 1987;8(Suppl 4):41S–53S.

O'Leary D, Costello F. Personality and outcome in depression: an 18-month prospective follow-up study. *J Affect Disord* 2001;63:67–78.

Olijhoek JK, van der Graaf Y, Banga JD, Algra A, Rabelink TJ, Visseren FL; the SMART Study Group. The metabolic syndrome is associated with advanced vascular damage in patients with coronary heart disease, stroke, peripheral arterial disease or abdominal aortic aneurysm. *Eur Heart J* 2004;25:342–8.

Oostenbrink R, Moons KGM, Bleeker SE, Moll HA, Grobbee DE. Diagnostic research on routine care data: prospects and problems. *J Clin Epidemiol* 2003;56:501–6.

Oostenbrink R, Moons KG, Derksen-Lubsen G, Grobbee DE, Moll HA. Early prediction of neurological sequelae or death after bacterial meningitis. *Acta Paediatr* 2002a;91:391–8.

Oostenbrink R, Moons KG, Donders AR, Grobbee DE, Moll HA. Prediction of bacterial meningitis in children with meningeal signs: reduction of lumbar punctures. *Acta Paediatr* 2001;90:611–7.

Ottervanger JP, Paalman HJA, Boxma GL, Stricker BHCh. Transmural myocardial infarction with sumatriptan. *Lancet* 1993;341:861–2.

Oudega R, Hoes AW, Moons KG. The Wells rule does not adequately rule out deep venous thrombosis in primary care patients. *Ann Intern Med* 2005a;143:100–7.

Oudega R, Moons KGM, Hoes AW. A simple diagnostic rule to exclude deep vein thrombosis in primary care. *Thromb Haemost* 2005b;94:200–5.

Oxman AD, Clarke MJ, Stewart LA. From science to practice; meta-analyses using individual patient data are needed. *JAMA* 1995;274:845–6.

Papotti M, Kalebic T, Volante M, Chiusa L, Bacillo E, Cappia S, Lausi P, Novello S, Borasio P, Scagliotti GV. Bone saloprotein is predictive of bone metastases in resectable non-small-cell lung cancer: a retrospective case-control study. *J Clin Oncol.* 2006;24:4818–24.

Patino LR, Selten JP, Van Engeland H, Duyx JH, Kahn RS, Burger H. Migration, family dysfunction and psychotic symptoms in children and adolescents. *Br J Psychiatry* 2005;186:442–3.

Peduzzi P, Concato J, Feinstein AR, Holford TR. Importance of events per independent variable in proportional hazards regression analysis. II. Accuracy and precision of regression estimates. *J Clin Epidemiol* 1995;48:1503–10.

Peduzzi P, Concato J, Kemper E, Holford TR, Feinstein AR. A simulation study of the number of events per variable in logistic regression analysis. *J Clin Epidemiol* 1996;49:1373–9.

Peto R. Failure of randomisation by "sealed" envelope. *Lancet* 1999;354:73.

Piegorsch WW, Weinberg CR, Taylor JA. Non-hierarchical logistic models and caseonly designs for assessing susceptibility in population-based case-control studies. *Stat Med* 1994;13:153–62.

Pierce DA, Shimizu Y, Preston DL, Vaeth M, Mabuchi K. Studies of the mortality of atomic bomb survivors. Report 12, Part I. Cancer: 1950–1990. *Radiat Res*

1996;146:1–27.

Pitt B, O'Neill B, Feldman R, Ferrari R, Schwartz L, Mudra H, Bass T, Pepine C, Texter M, Haber H, Uprichard A, Cashin-Hemphill L, Lees RS; QUIET Study Group. The QUinapril Ischemic Event Trial (QUIET): evaluation of chronic ACE inhibitor therapy in patients with ischemic heart disease and preserved left ventricular function. *Am J Cardiol* 2001;87:1058–63.

Plint AC, Moher D, Morrison A, Schulz K, Altman DG, Hill C, Gabouri I. Does the CONSORT checklist improve the quality of reports of randomised controlled trials? A systematic review. *Med J Aust* 2006;185:263–7.

Pocock SJ. *Clinical Trials: A Practical Approach*. New York: John Wiley & Sons, 1984.

Prandoni P, Villalta S, Bagatella P, Rossi L, Marchiori A, Piccioli A, Bernardi E, Girolani B, Simioni P, Girolami A. The clinical course of deep-vein thrombosis. Prospective long-term follow-up of 528 symptomatic patients. *Haematologica* 1997;82:423–8.

Prentice RL. A case-cohort design for epidemiologic cohort studies and disease prevention trials. *Biometrika* 1986;73:1–11

Psaty BM, Heckbert SR, Koepsell TD, Siscovick DS, Raghunathan TE, Weiss NS, Rosendaal FR, Lemaitre RN, Smith NL, Wahl PW, et al. The risk of myocardial infarction associated with antihypertensive drug therapies. *JAMA* 1995;274:620–5.

Rademaker KJ, Lam JN, Van Haastert IC, Uiterwaal CS, Lieftink AF, Groenendaal F, Grobbee DE, de Vries LS. Larger corpus callosum size with better motor performance in prematurely born children. *Semin Perinatol* 2004;28:279–87.

Rademaker KJ, Uiterwaal CS, Beek FJ, van Haastert IC, Lieftink AF, Groenendaal F, Grobbee DE, de Vries LS. Neonatal cranial ultrasound versus MRI and neurodevelopmental outcome at school age in preterm born children. *Arch Dis Child Fetal Neonatal Ed* 2005;90:F489–93.

Randolph AG, Guyatt GH, Calvin JE, Doig DVM, Richardson WS. Understanding articles describing clinical prediction tools. *Crit Care Med* 1998;26:1603–12.

Ransohoff DF, Feinstein AR. Problems of spectrum and bias in evaluating the efficacy of diagnostic tests. *N Engl J Med* 1978;299:926–30.

Rasanen P, Roine E, Sintonen H, Semberg-Konttinen V, Ryynanen OP, Roine R. Use of quality-adjusted life years for the estimation of effectiveness of health care: a systematic literature review. *Int J Technol Assess Health Care* 2006;22:235–41.

Ravnskov U. Frequency of citation and outcome of cholesterol lowering trials. *BMJ* 1992;305:717.

Rawlins MD, Thompson JW. Pathogenesis of adverse drug reactions. In: Davies DM, ed. *Textbook of Adverse Drug Reactions*. Oxford: Oxford University Press, 1977.

Reilly BM, Evans AT. Translating clinical research into clinical practice: impact of using prediction rules to make decisions. *Ann Intern Med* 2006;144:201–9.

Riegelman R. *Studying a Study and Testing a Test*. Boston: Little, Brown, 1990.

Rietveld RP, ter Riet G, Bindels PJ, Sloos JH, van Weert HC. Predicting bacterial cause in infectious conjunctivitis: cohort study on informativeness of combinations of signs and symptoms. *BMJ* 2004;329:206–10.

Riley RD, Abrams KR, Sutton AJ, Lambert PC, Jones DR, Heney D, Burchill SA. Reporting of prognostic markers: current problems and development of guidelines for evidence-based practice in the future. *Br J Cancer* 2003;88:1191–8.

Rimm EB, Klatsky A, Grobbee D, Stampfer MJ. Review of moderate alcohol consumption and reduced risk of coronary heart disease: is the effect due to beer, wine, or spirits. *BMJ* 1996;312:731–6.

RITA Trial Participants. Coronary angioplasty versus coronary artery bypass surgery: the Randomized Intervention Treatment of Angina (RITA) trial. *Lancet* 1993;341:573–80.

Robertson BC. Lies, damn lies, and statistics (letter). *Anesthesiology* 2006;104:202.

Roest M, van der Schouw YT, de Valk B, Marx JJ, Tempelman MJ, de Groot PG, Sixma JJ, Banga JD. Heterozygosity for a hereditary hemochromatosis gene is associated with cardiovascular death in women. *Circulation* 1999;100:1268–73.

Roland M, Torgerson DJ. Understanding controlled trials: what are pragmatic trials? *BMJ* 1998;316:285.

Rosenbaum PR, Rubin DB. Reducing bias in observational studies using subclassification on the propensity score. *J Am Stat Assoc* 1984;79:516–24.

Rothman KJ, Greenland S. Causation and causal inference in epidemiology. *Am J Public Health* 2005;95(Suppl 1):S144–50.

Rothman KJ. *Epidemiology. An Introduction*. New York: Oxford University Press, 2002.

Rothman KJ. *Modern Epidemiology*. Boston, Little & Brown, 1986.

Rothwell PM. External validity of randomised controlled trials: "to whom do the results of this trial apply?" *Lancet* 2005;365:82–93.

Roukema J, Loenhout van RB, Steyerberg EW, Moons KGM, Bleeker SE, Moll HA. Polytomous logistic regression did not outperform dichotomous logistic regression in diagnosing children with fever without apparent source. *J Clin Epidemiol* 2007 (In press).

Rovers MM, Glasziou P, Appelman CL, Burke P, McCormick DP, Damoiseaux RA, Little P, Le Saux N, Hoes AW. Predictors of a prolonged course in children with acute otitis media: an individual patient data meta-analysis. *Pediatrics* 2007;119:579–85.

Rovers MM, Glasziou P, Appelman CL, Burke P, McCormick DP, Damoiseaux RA, Gaboury I, Little P, Hoes AW. Antibiotics for acute otitis media: a meta-analysis with individual patient data. *Lancet* 2006;368:1429–35.

Royston P, Altman DG, Sauerbrei W. Dichotomizing continuous predictors in multiple regression: a bad idea. *Stat Med* 2006;25:127–41.

Rubin DB. Estimating causal effects from large data sets using propensity scores. *Ann Intern Med* 1997;127:757–63.

Rubin DB. Multiple imputation after 18+ years. *J Am Stat Assoc* 1996;91:473–489.

Rubin DB. *Multiple Imputation for Non Response in Surveys*. New York: Wiley, 1987.

Rubin DB. Inferences and missing data. *Biometrika* 1976;63:581–590.

Rudakis T, Thomas M, Gaskin Z, Venkateswarlu K, Chandra KS, Ginjupalli S, Gunturi S, Natrajan S, Ponnuswamy VK, Ponnuswamy KN. Sequences associated with human iris pigmentation. *Genetics* 2003;165:2071–83.

Rutjes AW, Reitsma JB, Vandenbroucke JP, Glas AS, Bossuyt PM. Case-control and two-gate designs in diagnostic accuracy studies. *Clin Chem* 2005;51:1335–41.

Rutten FH, Cramer MJ, Grobbee DE, Sachs AP, Kirkels JH, Lammers JW, Hoes AW. Unrecognized heart failure in elderly patients with stable chronic obstructive pulmonary disease. *Eur Heart J* 2005a;26:1887–94.

Rutten FH. *Heart failure in COPD*. Thesis, Utrecht University, 2005c.

Rutten FH, Moons KG, Cramer MJ, Grobbee DE, Zuithoff NP, Lammers JW, Hoes AW. Recognising heart failure in elderly patients with stable chronic obstructive pulmonary disease in primary care: cross sectional diagnostic study. *BMJ* 2005b;331:1379.

Rutten FH, Moons KGM, Hoes AW. Improving the quality and clinical relevance of diagnostic studies. *BMJ* 2006;332:1129–30.

Ryan CM, Schoenfeld DA, Thorpe WP, Sheridan RL, Cassem EH, Tompkins RG. Objective estimates of the probability of death from burn injuries. *N Engl J Med* 1998;338:362–6.

Sackett DL, Haynes RB, Tugwell P. *Clinical: Epidemiology: A Basic Science for Clinical Medicine*. Boston, Toronto: Little, Brown, 1985.

Sampson M, Barrowman NJ, Moher D, Clifford TJ, Platt RW, Morrison A, Klassen TP, Zang L. Can electronic search engines optimize screening of search results in systematic reviews: an empirical study. *BMC Med Res Methodol* 2006a;6:7.

Sampson M, Zhang L, Morrison A, Barrowman NJ, Clifford TJ, Platt RW, Klassen TP, Moher D. An alternative to the hand searching gold standard: validating methodological search filters using relative recall. *BMC Med Res Methodol* 2006b;6:33.

Sargeant JK, Bruce ML, Florio LP, Weissmann MM. Factors associated with 1-year outcome of major depression in the community. *Arch Gen Psychiatry* 1990;47:519–26.

Schafer JL. *Analysis of Incomplete Multivariate Data*. London: Chapman & Hill, 1997.

Schafer JL, Graham JW. Missing data: our view of the state of the art. *Psychol Methods* 2002;7:147–177.

Schlesselman JJ. *Case Control Studies. Design Conduct, Analysis*. New York, Oxford: Oxford University Press, 1982.

Schouten EG, Dekker JM, Kok FJ, LeCessie S, van Houwelingen HC, Pool J, Vandenbroucke JP. Risk ratio and rate ratio estimation in case-cohort designs: hypertension and cardiovascular mortality. *Stat Med* 1993;12:1733–45.

Schulz KF, Grimes DA. Case-control studies: research in reverse. *Lancet* 2002;359:431–4.

Schwartz D, Lellouch J. Explanatory and pragmatic attitudes in therapeutic trials. *J Chron Dis* 1967;20:637–48.

Selby JV, Smith DH, Johnson ES, Raebel MA, Friedman GD, McFarland BH. Kaiser Permanente Medical Care Program. In: Strom BL, ed. *Pharmacoepidemiology*, 4th ed. Chichester: John Wiley & Sons, 2005.

Senn SJ. *Cross-Over Trials in Clinical Research*. Chichester: John Wiley, 1993.

Shojania KG, Bero LA. Taking advantage of the explosion of systematic reviews: an efficient MEDLINE search strategy. *Eff Clin Pract* 2001;4:157–62.

Sierksma A, van der Gaag MS, Kluft C, Hendriks HF: Moderate alcohol consumption reduces plasma C-reactive protein and fibrinogen levels: a randomized, diet-controlled intervention study. *Eur J Clin Nutr* 2002;56:1130–6.

Silverman W. The schizophrenic career of a monster drug. *Pediatrics* 2002;110:404–6.

Simel DL, Samsa GP, Matchar DB. Likelihood ratios with confidence: sample size estimation for diagnostic test studies. *J Clin Epidemiol* 1991;44:763–70.

Simes RJ. Confronting publication bias: a cohort design for meta-analysis. *Stat Med* 1987;6:11–29.

Simon R, Altman DG. Statistical aspects of prognostic factor studies in oncology. *Br J Cancer* 1994;69:979–85.

Simons PC, Algra A, van de Laak MF, Grobbee DE, van der Graaf Y. Second Manifestations of ARTerial disease (SMART) study: rationale and design. *Eur J Epidemiol* 1999;15:773–81.

Snow J. *On the Mode of Communication of Cholera*, 2nd ed. London: John Churchill, 1855.

SOLVD Investigators. Effect of enalapril on survival in patients with reduced left ventricular ejection fractions and congestive heart failure. *N Engl J Med* 1991; 325:293–302.

Spijker J, de Graaf R, Ormel J, Nolen WA, Grobbee DE, Burger H. The persistence of depression score. *Acta Psychiatr Scand* 2006;114:411–6.

Staessen JA, Fagard R, Thijs L, Celis H, Arabidze GG, Birkenhager WH, Bulpitt CJ, de Leeuw PW, Dollery CT, Fletcher AE, Forette F, Leonetti G, Nachev C, O'Brien ET, Rosenfeld J, Rodicio JL, Tuomilehto J, Zanchetti A. Randomised doubleblind comparison of placebo and active treatment for older patients with iso-lated systolic hypertension. The Systolic Hypertension in Europe (Syst-Eur) Trial Investigators. *Lancet* 1997;350:757–64.

Staessen JA, Wang JG, Thijs L. Cardiovascular protection and blood pressure reduction: a meta-analysis. *Lancet* 2001;358:1305–15

Stamler J, Wentworth D, Neaton JD. Is relationship between serum cholesterol and risk of premature death from coronary heart disease continuous and graded? Findings in 356,222 primary screenees of the Multiple Risk Factor Intervention Trial (MRFIT). *JAMA* 1986;256:2823–8.

Starr JR, McKnight B. Assessing interaction in case-control studies: type I errors when using both additive and multiplicative scales. *Epidemiology* 2004;15:422–7.

Steenland K, Beaumont J, Hornung R. The use of regression analyses in a cohort mortality study of welders. *J Chronic Dis* 1986;39:287–94.

Stelzner S, Hellmich G, Koch R, Ludwig K. Factors predicting survival in stage IV colorectal carcinoma patients after palliative treatment: a multivariate analysis. *J Surg Oncol* 2005;89:211–7.

Stern JM, Simes RJ. Publication bias: evidence of delayed publication in a cohort study of clinical research projects. *BMJ* 1997;315:640–5.

Sterne JA, Gavaghan D, Egger M. Publication and related bias in meta-analysis: power of statistical tests and prevalence in the literature. *J Clin Epidemiol* 2000;53:1119–29.

Sterne JA, Juni P, Schulz KF, Altman DG, Bartlett C, Egger M. Statistical methods for assessing the influence of study characteristics on treatment effects in "metaepidemiological" research. *Stat Med* 2002;21:1513–24.

Stewart LA, Tierney JF. To IPD or not to IPD? Advantages and disadvantages of systematic reviews using individual patient data. *Eval Health Prof* 2002;25:76–97.

Steyerberg EW, Bleeker SE, Moll HA, Grobbee DE, Moons KGM. Internal and external validation of predictive models: a simulation study of bias and precision in small samples. *J Clin Epidemiol* 2003;56:441–7.

Steyerberg EW, Borsboom GJ, van Houwelingen HC, Eijkemans MJ, Habbema JD. Validation and updating of predictive logistic regression models: a study on sample size and shrinkage. *Stat Med* 2004;23:2567–86.

Steyerberg EW, Eijkemans MJ, Harrell FE, Habbema JD. Prognostic modelling with logistic regression analysis: a comparison of selection and estimation methods in small data sets. *Stat Med* 2000;19:1059–79.

Steyerberg EW, Eijkemans MJC, Habbema JDF. Application of shrinkage techniques in logistic regression analysis: a case study. *Stat Neerl* 2001a;55:76–88.

Steyerberg EW, Harrell FE Jr., Borsboom GJ, Eijkemans MJ, Vergouwe Y, Habbema JD. Internal validation of predictive models: efficiency of some procedures for logistic regression analysis. *J Clin Epidemiol* 2001b;54:774–81.

Steyerberg EW, Neville BA, Koppert LB, Lemmens VE, Tilanus HW, Coebergh JW, Weeks JC, Earle CC. Surgical mortality in patients with esophageal cancer: development and validation of a simple risk score. *J Clin Oncol* 2006;24:4277–84.

Stiell I, Wells G, Laupacis A, Brison R, Verbeek R, Vandenheen K, Naylor CD. Multicentre trial to introduce the Ottawa ankle rules for use of radiography in acute ankle injuries. Multicentre Ankle Rule Study Group. *BMJ* 1995;311:594–7.

Straus SM, Bleumink GS, Dielman JP, van der Lei J, 't Jong GW, Kinma JH, Sturkenboom MC, Stricker BH. Antipsychotics and the risk of sudden cardiac death. Arch Intern Med 2004;164:1293–7. Erratum in: *Arch Intern Med* 2004;164:1839.

Strazzullo P, Kerry SM, Barbato A, Versiero M, D'Elia L, Cappuccio FP. Do statins reduce blood pressure? A meta-analysis of randomised, controlled trials. *Hypertension* 2007;49:792–8.

Strom BL, ed. *Pharmacoepidemiology*, 4th ed. Chicester: John Wiley, 2005.

Suarez-Almazor ME, Belseck E, Homik J, Dorgan M, Ramos-Remus C. Identifying clinical trials in the medical literature with electronic databases: MEDLINE alone is not enough. *Control Clin Trials* 2000;21:476–87.

Sullivan JL. Iron and the sex difference in heart disease risk. *Lancet* 1981;1:1293–4.

Sun GW, Shook TL, Kay GL. Inappropriate use of bivariable analysis to screen risk factors for use in multivariable analysis. *J Clin Epidemiol* 1996;49:907–16.

Sutton AJ, Abrams KR, Jones DR. Generalized synthesis of evidence and the threat of dissemination bias. The example of electronic fetal heart rate monitoring

(EFM). *J Clin Epidemiol* 2002;55:1013-24.

Swartzman LC, Burkell J. Expectations and the placebo effect in clinical drug trials: why we should not turn a blind eye to unblinding, and other cautionary notes. *Clin Pharmacol Ther* 1998;64:1-7.

Sweeting MJ, Sutton AJ, Lambert PC. What to add to nothing? Use and avoidance of continuity corrections in meta-analysis of sparse data. *Stat Med* 2004;23:1351-75.

Swets JA. Measuring the accuracy of diagnostic systems. *Science* 1988;240:1285-93.

Taubes G. Epidemiology faces its limits. *Science* 1995;269:164-9.

ten Have M, Oldehinkel A, Vollebergh W, Ormel J. Does neuroticism explain variations in care service use for mental health problems in the general population? Results from the Netherlands Mental Health Survey and Incidence Study (NEMESIS). *Soc Psychiatry Psychiatr Epidemiol* 2005;40:425-31.

Teo KK, Burton JR, Buller CE, Plante S, Catellier D, Tymchak W, Dzavik V, Taylor D, Yokoyama S, Monague TJ. Long-term effects of cholesterol lowering and angiotensin- converting enzyme inhibition on coronary atherosclerosis: the Simvastatin/ Enalapril Coronary Atherosclerosis Trial (SCAT). *Circulation* 2000;102:1748-54.

Thompson JF, Man M, Johnson KJ, Wood LS, Lira ME, Lloyd DB, Banerjee P, Milos PM, Myrand SP, Paulauskis J, Milad MA, Sasiela WJ. An association study of 43 SNPs in 16 candidate genes with atorvastatin response. *Pharmacogenomics J* 2005;5:352-8.

Thompson SG, Higgins JP. How should meta-regression analyses be undertaken and interpreted? *Stat Med* 2002;21:1559-73.

Tu JV. Advantages and disadvantages of using artificial neural networks versus logistic regression for predicting medical outcomes. *J Clin Epidemiol* 1996; 49:1225-31.

Tulenko TN, Brown J, Laury-Kleintop L, Khan M, Walter MF, Mason RP. Atheroprotection with amlodipine: cells to lesions and the PREVENT trial. Prospective Randomised Evaluation of the Vascular Effects of Norvasc trial. *J Cardiovasc Pharmacol* 1999;33(Suppl 2):S17-22.

Unnebrink K, Windeler J. Intention-to-treat: methods for dealing with missing values in clinical trials of progressively deteriorating diseases. *Stat Med* 2001;20:3931-46.

Vach W. *Logistic Regression with Missing Values in the Covariates*. New York: Springer,1994.

Vach W, Blettner M. Biased estimates of the odds ratio in case-control studies due to the use of ad hoc methods of correcting for missing values for confounding variables. *Am J Epidemiol* 1991;134:895–907.

Van Berkum FN, Birkenhager JC, Grobbee DE, Stijnen T, Pols HA. Erasmus University Medical Center, Rotterdam, The Netherlands.

Van Buuren S, Oudshoorn K. Flexible multivariate imputation by mice. Technical report. Leiden, The Netherlands: TNO prevention and Health, 1999. Available at http://web.intern.nl.net/users/S.vanBuuren/mi/html/mice.htm. Accessed July 30, 2007.

Van de Bosch J, Moons KGM, Bonsel GJ, Kalkman CJ. Does measurement of preoperative anxiety have added value in the prediction of postoperative nausea and vomiting? *Anesth Analg* 2005;100:1525–32.

Van de Brink RH, Ormel J, Tiemens BG, Os TW, Smit A, Jenner JA, Meer KV. Accuracy of general practitioner's prognosis of the 1-year course of depression and generalised anxiety. *Br J Psychiatry* 2001;179:18–22. Comment in *Br J Psychiatry* 2001;179:177–8.

Van de Garde EM, Hak E, Souverein PC, Hoes AW, van den Bosch JM, Leufkens HG. Statin treatment and reduced risk of pneumonia in patients with diabetes. *Thorax* 2006;61:957–61.

Van den Bosch MA, Kemmeren JM, Tanis BC, Mali WP, Helmerhorst FM, Rosendaal FR, Algra A, van der Graaf Y. The RATIO study: oral contraceptives and the risk of peripheral arterial disease in young women. *J Thromb Haemost* 2003;1:439–44.

Van der ADL, Marx JJ, Grobbee DE, Kamphuis MH, Georgiou NA, van Kats-Renaud JH, Breuer W, Cabantchik ZI, Roest M, Voorbij HA, Van der Schouw YT. Nontransferrin-bound iron and risk of coronary heart disease in postmenopausal women. *Circulation* 2006;113:1942–9.

Van der Heijden G, Donders AR, Stijnen T, Moons KGM. Handling missing data in multivariate diagnostic accuracy research: a clinical example. *J Clin Epidemiol* 2006;59:1102–9.

Van der Heijden GJ, Nathoe HM, Jansen EW, Grobbee DE. Meta-analysis on the effect of off-pump coronary bypass surgery. *Eur J Cardiothorac Surg* 2004;26:81–4.

Van der Lei J, Duisterhout JS, Westerhoff HP, van der Does E, Cromme PV, Boon WM, van Bemmel JH. The introduction of computer-based patient records in the Netherlands. *Ann Intern Med* 1993;119:1036–41.

Van der Schouw YT, Grobbee DE. Menopausal complaints, oestrogens, and heart disease risk: an explanation for discrepant findings on the benefits of postmenopausal hormone therapy. *Eur Heart J* 2005;26:1358–61.

Van Dijk D, Jansen EW, Hijman R, Nierich AP, Diephuis JC, Moons KG, Lahpor JR, Borst C, Keizer AM, Nathoe HM, Grobbee DE, De Jaegere PP, Kalkman CJ; Octopus Study Group. Cognitive outcome after off-pump and on-pump coronary artery bypass graft surgery: a randomized trial. *JAMA* 2002;287:1405–12.

Van Es RF, Jonker JJ, Verheugt FW, Deckers JW, Grobbee DE; Antithrombotics in the Secondary Prevention of Events in Coronary Thrombosis-2 (ASPECT-2) Research Group. Aspirin and coumadin after acute coronary syndromes (the ASPECT-2 study): a randomised controlled trial. *Lancet* 2002;360:109–13.

Van Houwelingen JC. Shrinkage and penalized likelihood methods to improve diagnostic accuracy. *Stat Neerl* 2001;55:17–34.

Van Houwelingen HC, Arends LR, Stijnen T. Advanced methods in meta-analysis: multivariate approach and meta-regression. *Stat Med* 2002;21:589–624.

Van Houwelingen JC, Le Cessie S. Predictive value of statistical models. *Stat Med* 1990;9:1303–25.

Vandenbroucke JP. What is the best evidence for determining harms of medical treatment? *CMAJ* 2006;174:645–6.

Vandenbroucke JP. When are observational studies as credible as randomised trials? *Lancet* 2004;363:1728–31.

Vandenbroucke JP. Survival and expectation of life from the 1400s to the present. A study of the Knighthood Order of the Golden Fleece. *Am J Epidemiol* 1985;122:1007–16.

Vandenbroucke JP, Valkenburg HA, Boersma JW, Cats A, Festen JJ, Huber-Bruning O, Rasker J. Oral contraceptives and rheumatoid arthritis: further evidence for a preventive effect. *Lancet* 1982;320:1839–42.

Vergouwe Y, Steyerberg EW, Eijkemans MJ, Habbema JD. Validity of prognostic models: when is a model clinically useful? *Semin Urol Oncol* 2002;20:96–107.

Verhagen AP, de Vet HC, de Bie RA, Kessels AG, Boers M, Knipschild PG. Balneotherapy and quality assessment: interobserver reliability of the Maastricht criteria list and the need for blinded quality assessment. *J Clin Epidemiol* 1998;51:335–41.

Vural KM, Tasdemir O, Karagoz H, Emir M, Tarcan O, Bayazit K. Comparison of the early results of coronary artery bypass grafting with and without extracorporeal circulation. *Thorac Cardiovasc Surg* 1995;43:320–5.

Watson RJ, Richardson PH. Accessing the literature on outcome studies in group psychotherapy: the sensitivity and precision of MEDLINE and PsycINFO bibliographic database searching. *Br J Med Psychol* 1999a;72(Pt 1):127–34.

Watson RJ, Richardson PH. Identifying randomised controlled trials of cognitive therapy for depression: comparing the efficiency of EMBASE, MEDLINE and PsycINFO bibliographic databases. *Br J Med Psychol* 1999b;72(Pt 4):535–42.

Weijnen CF, Hendriks HA, Hoes AW, Verweij WM, Verheij TJ, de Wit NJ. New immunoassay for the detection of Helicobacter pylori infection compared with urease test, 13C breath test and histology: validation in the primary care setting. *J Microbiol Methods* 2001;46:235–40.

Weinberg C, Wacholder S. The design and analysis of case-control studies with biased sampling. *Biometrics* 1990;46:963–75.

Weinberg CR, Sandler DP. Randomized recruitment in case-control studies. *Am J Epidemiol* 1991;134:421–32.

Wells PS, Anderson DR, Bormanis J, Guy F, Mitchell M, Gray L, Clement C, Robinson KS, Lewandowski B. Value of assessment of pretest probability of deep-vein thrombosis in clinical management. *Lancet* 1997;350:1795–8.

Whang Y, Klein JG, Zhang Y, Sieuwerts AM, Look MP, Yang F, Talantov D, Timmermanns M, Meijer-van Gelder ME, Yu J, Jatkoe T, Berns EM, Atkins D, Foekens JA. Gene-expression profiles to predict distant metastasis of lymph-nodenegative primary breast cancer. *Lancet* 2005;365:671–9.

Whitehead A. A prospectively planned cumulative meta-analysis applied to a series of concurrent clinical trials. *Stat Med* 1997;16:2901–13.

Whiting P, Rutjes AW, Reitsma JB, Glas AS, Bossuyt PM, Kleijnen J. Sources of variation and bias in studies of diagnostic accuracy: a systematic review. *Ann Intern Med* 2004;140:189–202.

Wilczynski NL, Haynes RB. Robustness of empirical search strategies for clinical content in MEDLINE. *Proc AMIA Symp* 2002;904–8.

Wilczynski NL, Morgan D, Haynes RB. An overview of the design and methods for retrieving high-quality studies for clinical care. *BMC Med Inform Decis Mak* 2005;5:20.

Wilczynski NL, Walker CJ, McKibbon KA, Haynes RB. Quantitative comparison of pre-explosions and subheadings with methodologic search terms in MEDLINE. *Proc Annu Symp Comput Appl Med Care* 1994;905–9.

Willich SN, Lewis M, Lowel H, Arntz HR, Schubert F, Schroder R. Physical exertion as a trigger of acute myocardial infarction. Triggers and Mechanisms of Myocardial Infarction Study Group. *N Engl J Med* 1993;329:1684–90.

Wong SS, Wilczynski NL, Haynes RB. Comparison of top-performing search strategies for detecting clinically sound treatment studies and systematic reviews in MEDLINE and EMBASE. *J Med Libr Assoc* 2006a;94:451–5.

Wong SS, Wilczynski NL, Haynes RB. Optimal CINAHL search strategies for identifying therapy studies and review articles. *J Nurs Scholarsh* 2006b;38:194–9.

Zaffanella LE, Savitz DA, Greenland S, Ebi KL. The residential case-specular method to study wire codes, magnetic fields, and disease. *Epidemiology* 1998;9:16–20.

Zhang L, Ajiferuke I, Sampson M. Optimizing search strategies to identify randomised controlled trials in MEDLINE. *BMC Med Res Methodol* 2006;6:23.

索　引

数字

2 × 2 表　　83, 154
25％値　　433
2 段階法　　415
2 値のアウトカム　　439
75％値　　433
95％信頼区間　　384, 429, 435, 443

欧文

Apgar スコア　　140, 141
assessment bias　　281
attributable risk　　68
attributable risk proportion　　68
A 型副作用　　222
background rate　　374
baseline　　268
Bayes の定理　　82, 83
Bayes 理論　　461
before-after study　　208
binomial distribution　　429
Boolean 演算子　　392
B 型副作用　　224
case-control study　　260, 266
case-crossover study　　346
causal relationship　　264
censoring　　457
centralized randomization　　367
Clinical Queries　　392
cluster randomized trial　　363
cohort　　259
cohort study　　259, 265, 267

concordance-statistic　　163
condeterminant　　23
conditional imputation　　289
confounding by indication　　191
confounding triangle　　219
Consolidated Standards of Reporting Trials　　359
CONSORT　　359
CONSORT 声明　　363
Cox 回帰　　456
Cox 比例ハザード回帰モデル　　457
crossover design　　361
cross-sectional study　　266, 269, 275
c 係数　　119
descriptive　　264
determinant　　256, 267
diagnosis　　78
diagnostic review　　105
dynamic cohort　　259
dynamic population　　259, 321
dynamic population study　　265
experimentation　　263
exposure　　275
external validity of the trial　　364
generalizability　　364
goodness-of-fit　　117
hazard　　149, 402
historical cohort　　258
historic control group　　206
ICMJE　　359

496

imputation of a missing value	289	population attributable risk	68
incorporation bias	105, 281	posterior probability	82
index	390	precision	65, 428
indicator variable	289	prior probability	82
information bias	281	prognosis	137
intention	263	prospective	256
intention-to-treat	275	P 値	379, 444
intention-to-treat analysis	161, 375	P 値による予測因子選択法	123
International Committee of Medical Journal Editors	359	randomized study	196
		randomized trial	196, 266
IPD メタ分析	415	recall bias	276
Kaplan-Meier 曲線	402	referral bias	280
Kaplan-Meier 法	457	residual confounding	65, 257
L'Abbé プロット	411	retrospective	256
logit	116	retrospective cohort	258
Mann-Whitney U-test	436	risk difference	68
Mantel-Haenszel 法	445	ROC	87
maximum likelihood estimations	288	ROC 曲線下面積	118
meta-analysis	381	RR	441
minimization procedure	368	SD	433
missing at random	282	SE	433
missing completely at random	282	selection bias	279
missing indicator method	289	source population	306
missing not at random	282	standard deviation	433
multiple imputation	258	standard error	433
multiplicative model	59	Stein の逆説	400
non-experimental study	202, 264	stopping rules	377
observational	264	study base	306
observer bias	281	thesaurus	390
on-treatment 分析	376	time-to-event 分析	66
outcome movement	26	trials	264
over-adjustment	45	triple blind design	378
overall imputation	289	type I error	375
overfitted	122	type II error	375
per-protocol 分析	376	t 検定	435
person-years	307	unconditional imputation	289
Poisson 分布	430	validity	65

verification bias　279
work-up bias　280

あ
アウトカム　9, 159, 371
アウトカム発生率　316
暗黙的予後予測　143

い
一致係数　119
一致統計値　163
一般化　28
一般化可能性　364
一般線形モデル　437
意図　263
意図されたものでない効果　213
意図した効果　173
イベント期間　66
因果関係　264
因果経路　36
因果研究　16, 30
因果的影響　219
因果的交互作用　50
因果的修飾　50
因果連鎖　36
陰性予測値　87
引用管理ソフトウェア　396
引用バイアス　397

う
後向き研究　256
後向きコホート　258
打ち切り　457

え
疫学　1
疫学研究デザイン　9

エビデンス　424

お
横断研究　256, 266, 269, 276
横断的症例対照研究　97, 305, 316
応用臨床科学　2
応用臨床研究　4
オッズ比　116, 320, 339
重み　117
重み付け　174, 407

か
回帰係数の指数関数　116
回帰分析　446
外的決定因子　35
外的効果　181
外的妥当性　27, 126
カイ二乗検定　408, 436
介入　18
介入研究　18, 173, 212
介入の副作用　213
確定診断　69
確認バイアス　279
確率　463
確率値　443
仮説検定　443
過適合　122
カテゴリカル変数　436, 451
カプラン・マイヤー曲線　402
カプラン・マイヤー法　457
過補正　45
観察研究　99, 230, 235, 264
観察者効果　186
観察者バイアス　186, 280
患者選択基準　364
患者抽出バイアス　110
患者プロフィール　4

関心のあるアウトカム　　387
間接的標準化法　　445
完全ランダム欠損　　282
感度　　87
鑑別診断　　104
含有バイアス　　280
簡略化リスクスコア　　124
関連性と一般化　　24

き
期間効果　　362
期間特異的絶対リスク　　148
記述研究　　4, 10
記述的コホート研究　　271
記述的修飾　　49
記述的相互作用　　49
期待値最大化アルゴリズム　　289
帰無仮説　　444
逆分散法　　407
キャリーオーバー効果　　362
キャリブレーション　　117
求心バイアス　　110
共因子　　23
共変量　　413
寄与危険　　68
寄与危険割合　　68
偽ランダム化　　246
禁忌による交絡　　193, 222
近隣対照　　331

く
クラスターランダム化比較試験　　363
クロス引用検索　　393
クロスオーバーデザイン　　361

け
経験的予後研究　　140

傾向スコア　　245, 249
経時的研究　　312
欠損値指標法　　289
欠損値のデータ補完　　289
欠損データ　　257, 281
決定因子-アウトカム関連　　35
決定要因　　256, 267, 387
原因研究　　4, 10, 174, 218
研究基盤集団　　306, 320
研究結果の一般化　　27
研究対象集団　　157
研究対象集団から抽出された標本　　266
研究ドメイン　　26
検索フィルター　　389
検査研究　　87
検査後確率　　89
検査前確率　　89
源集団　　306

こ
合意診断　　106
効果修飾　　48, 58, 157
効果予測の信頼区間　　384
貢献度　　117
交互作用　　48, 57, 360
交叉確認法　　122
交叉ランダム化試験　　346
合成スコア　　245
交絡　　110
交絡因子　　10, 35, 444
交絡因子の調整法　　342
交絡の三角形　　219
交絡バイアス　　160
交絡を制限する方法　　241
固定効果モデル　　408
古典的統計学データ分析　　460

個別の患者データメタ分析　　415
コホート　　259, 267
コホート研究　　259, 265, 267
ゴールドスタンダード　　104

さ

最小化法　　368
採択　　396
最尤推定法　　288
索引　　390
サブグループ　　379
サーベイランス試験　　358
残査交絡　　257
残査交絡因子　　65
残査分散　　449
三者盲検法　　378
散布図　　416
サンプリング　　304
サンプルサイズ計算　　374
サンプル集団　　63
サンプル分割法　　122

し

時間軸　　256
識別能　　117
試験　　264
事後確率　　82
事象関係　　11
システマティックエラー　　109
事前確率　　82
自然経過　　176
シソーラス　　390
実験研究　　99, 263
実験的アプローチ　　230
実験的コホート研究　　64, 274
実効説明試験　　376
実践的試験　　185

市販後臨床試験　　358
指標変数　　289
四分位　　433
重回帰分析　　164
修飾　　48
修飾因子　　51, 60
従属変数　　451
集団　　259, 267
集団対照　　327
集団の集約尺度　　277
縮小の法則　　401
縮小モデル　　116
主効果　　173
受信者操作特性曲線　　87
シュタインの逆説　　400
出版バイアス　　397
準実験研究　　189
順序アウトカム　　162
紹介バイアス　　280
条件つきデータ補完法　　289
情報バイアス　　280
症例群　　304
症例コホート研究　　327, 343
症例対照研究　　63, 97, 260, 266, 301
症例反射研究　　349
書誌データベース　　388
事例交叉研究　　346
診断安全バイアス　　110
診断学　　78
診断研究　　14, 76
診断見直しバイアス　　112
診断モデル　　129
診断レビュー　　105
真の陰性率　　87
真の陽性率　　87
信頼区間　　384, 429
信頼区間曲線　　449

索 引

信頼度　　117

す

推論的確率的知識　　7
推論の概念　　424
数量的臨床研究　　2
スクリーニング　　85, 395
スコアリングルール　　124

せ

正規分布　　433
精査バイアス　　279
生存データ　　456
生存分析　　457
生態学的研究　　277
精度　　65, 428
絶対確率　　149
絶対的禁忌　　220
絶対的適応　　220
絶対リスク差　　373
説明的試験　　185
説明分散　　164
説明変数　　9
全か無かの現象　　224
前駆因子　　37
線形回帰　　437
線形回帰分析　　447
線形回帰モデル　　164
前後比較研究　　208
潜在的リスク　　232
全数調査　　63, 96, 260, 304
全体のデータ補完法　　289
選択バイアス　　279

そ

相乗効果モデル　　59
相対危険度の近似値　　340

相対危険比　　441
相対的禁忌　　220
相対的測定法　　404
相対的適応　　220
層別化サンプリング　　319, 320
層別化分析　　445
層別ランダム化　　197, 368
粗関連測定値　　428
測定誤差　　64
粗効果推定値　　445
粗推定値　　445

た

第1種の過誤　　375
対数目盛　　423
対照群　　304, 307
対象範囲　　387
対数　　116
対数変換　　59
対数尤度比検定　　116
第2種の過誤　　375
多項（名義）アウトカム　　162
多施設共同臨床試験　　368
多層分析　　289
妥当性　　65
多変量分析　　115, 121, 248
多変量ロジスティック回帰分析　　249
ダミー変数　　288, 453
単一盲検　　198
単純線形回帰分析モデル　　447
単変量分析　　114

ち

中央化無作為割り付け　　367
中央値　　433
中間アウトカム　　372
中間因子　　37

中止基準　　　377
抽出調査　　　96
中心値　　　433
調整推定値　　　445
直接的標準化法　　　445
治療企図　　　161, 275
治療企図分析　　　375
治療効果　　　187
治療内容の混交　　　385
治療割り付けの隠匿　　　385

て
適応による交絡　　　191, 194, 220
適合度　　　117
データ解析　　　427
データ解析デザイン　　　8
データ収集のデザイン　　　8, 255, 304
データ分析ソフト　　　423
データ補完法　　　257, 289
転帰　　　159
点推定　　　423

と
統計学的統合法　　　408
統計学的な検出力　　　386
統計学的分析　　　163
動的コホート　　　259
動的集団　　　321
動的母集団　　　259
動的母集団研究　　　265
特異度　　　87
独立変数　　　451
ドメイン　　　9

な・に
内的妥当性　　　122
二項分布　　　429, 433

二重盲検　　　198
二値変数　　　453
二分アウトカム　　　163
二変量分析　　　114

ね・の
ネステッド症例対照研究　　　325
ノンパラメトリック検定　　　435

は
バイアス　　　109, 160, 396
媒介変数　　　246
媒介変数法　　　247
背景の発生率　　　374
曝露　　　275
曝露オッズ比　　　339
ハザード　　　149, 402
ハザード関数　　　459
発生比率　　　340
発生率　　　316, 428
ハードアウトカム　　　200
反復測定値の解析　　　289

ひ
非介入研究　　　235
比較可能性　　　189, 198
比較対照研究　　　194
非実験研究　　　202, 264
非実験的研究のパラダイム　　　209
ヒストグラム　　　433
批判的吟味　　　398
非盲検化　　　370
病因研究　　　4
病院対照　　　330
評価の盲検化　　　385
評価バイアス　　　280
標準誤差　　　433

索引

標準偏差　　　433
標本エラー　　　408
標本抽出　　　304
標本調査　　　227, 260
標本における決定因子の分布　　　260
非ランダム欠損値　　　282
非臨床プロフィール　　　4
頻度主義的分析　　　460

ふ

フォレストプロット　　　419
普及バイアス　　　398
不均質性　　　408
副作用　　　213
複数回のデータ補完法　　　258
ブートストラッピング法　　　122
プラシーボ　　　370
プラシーボ効果　　　182
ブーリアン演算子　　　392
プール推定値　　　445
フルモデル　　　116
フローチャート　　　416
プロペンシティー・スコア　　　249
文献検索　　　388
分散係数　　　449

へ

平均値　　　431, 433
平均への回帰　　　177
ベイズの定理　　　82, 83
ベイズ理論　　　461
併用治療バイアス　　　110
並列試験　　　359
ベースライン　　　268
ベネフィット　　　381
ヘルスケア・データベース　　　252
編入バイアス　　　105

ほ

ポアソン分布　　　430
母集団　　　9, 190, 434
母集団寄与危険　　　68

ま

前向き研究　　　256
マッチング　　　335
マッチング因子　　　245
マンテル・ヘンツェル法　　　445

む

無作為化　　　194
無作為抽出標本　　　210
無作為割り付け　　　194, 367
無条件データ補完法　　　289

め

名義変数　　　451
明示的予後予測　　　140, 143
メタ回帰法　　　413
メタ分析　　　381

も・や

盲検化　　　198, 369
薬物介入　　　214

ゆ

尤度比　　　89, 437
有病率　　　316, 428

よ

要因配置法　　　360
陽性予測値　　　87
要約推定値　　　428
要約値　　　433
予後　　　137

予後決定因子　　158
予後研究　　10, 16, 135, 148, 174
予後指数　　142
予後スコア　　144
予後予測　　69, 135
予測因子　　158
予測モデル　　128
予測ルール　　142

ら
ランダム化　　194, 366
ランダム化研究　　196
ランダム化試験　　196, 264, 266, 357
ランダム化同時比較試験の代替方法
　　208
ランダム化比較試験　　230
ランダム効果モデル　　408
ランダムに生じた欠損値　　282

り
利益　　173
罹患比率　　339
罹患率　　429
リコールバイアス　　276
リサーチクエスチョン　　8, 255, 387
リスク　　173, 381
リスク差　　68
リスクスコア　　142
リスクプロフィール　　142
利得　　381
流出入のある対象集団とない集団
　　266
量的基準　　400
理論的デザイン　　8

臨床疫学　　1
臨床疫学研究　　14
臨床疫学研究のデザイン　　255
臨床試験の外的妥当性　　364
臨床試験の質的指標　　377
臨床試験の登録　　359
臨床プロフィール　　4
臨床予測モデル　　142

る
累積発症率　　429
累積メタ分析　　401
累積罹患率　　163

れ
歴史的コホート　　258
歴史的対照群　　206
レビュアーバイアス　　397
レファランススタンダード　　104
レファレント群　　307
連続アウトカム　　436
連続変数　　372, 451
連続量　　433

ろ
漏斗状プロット　　416
ログランク検定　　459
ロジスティック回帰分析　　451
ロジステイック回帰モデル　　115
ロジット変換　　451

わ
割り付け　　196

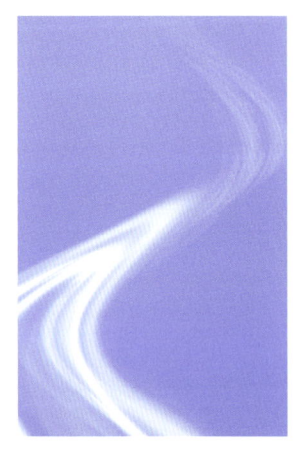

臨床疫学
臨床研究の原理・方法・応用

2011年10月1日　初版第1刷発行

[著者]　　Diederick E. Grobbee
　　　　　Arno W. Hoes
[監訳]　　福井次矢
[発行人]　赤土正幸
[発行所]　株式会社インターメディカ
　　　　　〒102-0072　東京都千代田区飯田橋2-14-2
　　　　　TEL. 03-3234-9559　FAX. 03-3239-3066
　　　　　URL.http://www.intermedica.co.jp

[印刷]　　三報社印刷株式会社
[装丁]　　株式会社デザインコンビビア（岡野祐三）

ISBN978-4-89996-286-1
定価はカバーに表示してあります。